Ralf Zwiebel
Die innere Couch

Das Anliegen der Buchreihe Bibliothek der Psychoanalyse besteht darin, ein Forum der Auseinandersetzung zu schaffen, das der Psychoanalyse als Grundlagenwissenschaft, als Human- und Kulturwissenschaft sowie als klinische Theorie und Praxis neue Impulse verleiht. Die verschiedenen Strömungen innerhalb der Psychoanalyse sollen zu Wort kommen, und der kritische Dialog mit den Nachbarwissenschaften soll intensiviert werden. Bislang haben sich folgende Themenschwerpunkte herauskristallisiert: Die Wiederentdeckung lange vergriffener Klassiker der Psychoanalyse – wie beispielsweise der Werke von Otto Fenichel, Karl Abraham, Siegfried Bernfeld, W. R. D. Fairbairn, Sándor Ferenczi und Otto Rank – soll die gemeinsamen Wurzeln der von Zersplitterung bedrohten psychoanalytischen Bewegung stärken. Einen weiteren Baustein psychoanalytischer Identität bildet die Beschäftigung mit dem Werk und der Person Sigmund Freuds und den Diskussionen und Konflikten in der Frühgeschichte der psychoanalytischen Bewegung.

Im Zuge ihrer Etablierung als medizinisch-psychologisches Heilverfahren hat die Psychoanalyse ihre geisteswissenschaftlichen, kulturanalytischen und politischen Bezüge vernachlässigt. Indem der Dialog mit den Nachbarwissenschaften wiederaufgenommen wird, soll das kultur- und gesellschaftskritische Erbe der Psychoanalyse wiederbelebt und weiterentwickelt werden.

Die Psychoanalyse steht in Konkurrenz zu benachbarten Psychotherapieverfahren und der biologisch-naturwissenschaftlichen Psychiatrie. Als das ambitionierteste unter den psychotherapeutischen Verfahren sollte sich die Psychoanalyse der Überprüfung ihrer Verfahrensweisen und ihrer Therapie-Erfolge durch die empirischen Wissenschaften stellen, aber auch eigene Kriterien und Verfahren zur Erfolgskontrolle entwickeln. In diesen Zusammenhang gehört auch die Wiederaufnahme der Diskussion über den besonderen wissenschaftstheoretischen Status der Psychoanalyse.

Hundert Jahre nach ihrer Schöpfung durch Sigmund Freud sieht sich die Psychoanalyse vor neue Herausforderungen gestellt, die sie nur bewältigen kann, wenn sie sich auf ihr kritisches Potenzial besinnt.

Bibliothek der Psychoanalyse
Herausgegeben von Hans-Jürgen Wirth

Ralf Zwiebel

Die innere Couch

Psychoanalytisches Denken in Klinik und Kultur

Psychosozial-Verlag

Bibliografische Information der Deutschen Nationalbibliothek
Die Deutsche Nationalbibliothek verzeichnet diese Publikation
in der Deutschen Nationalbibliografie; detaillierte bibliografische Daten
sind im Internet über http://dnb.d-nb.de abrufbar.

Originalausgabe

E-Mail: info@psychosozial-verlag.de
www.psychosozial-verlag.de

Umschlagabbildung: Wassily Kandinsky, *Intime Nachricht*, 1942
Umschlaggestaltung und Innenlayout nach Entwürfen von Hanspeter Ludwig, Wetzlar
Satz: SatzHerstellung Verlagsdienstleistungen Heike Amthor, Fernwald
ISBN 978-3-8379-2895-2 (Print)
ISBN 978-3-8379-7636-6 (E-Book-PDF)

Inhalt

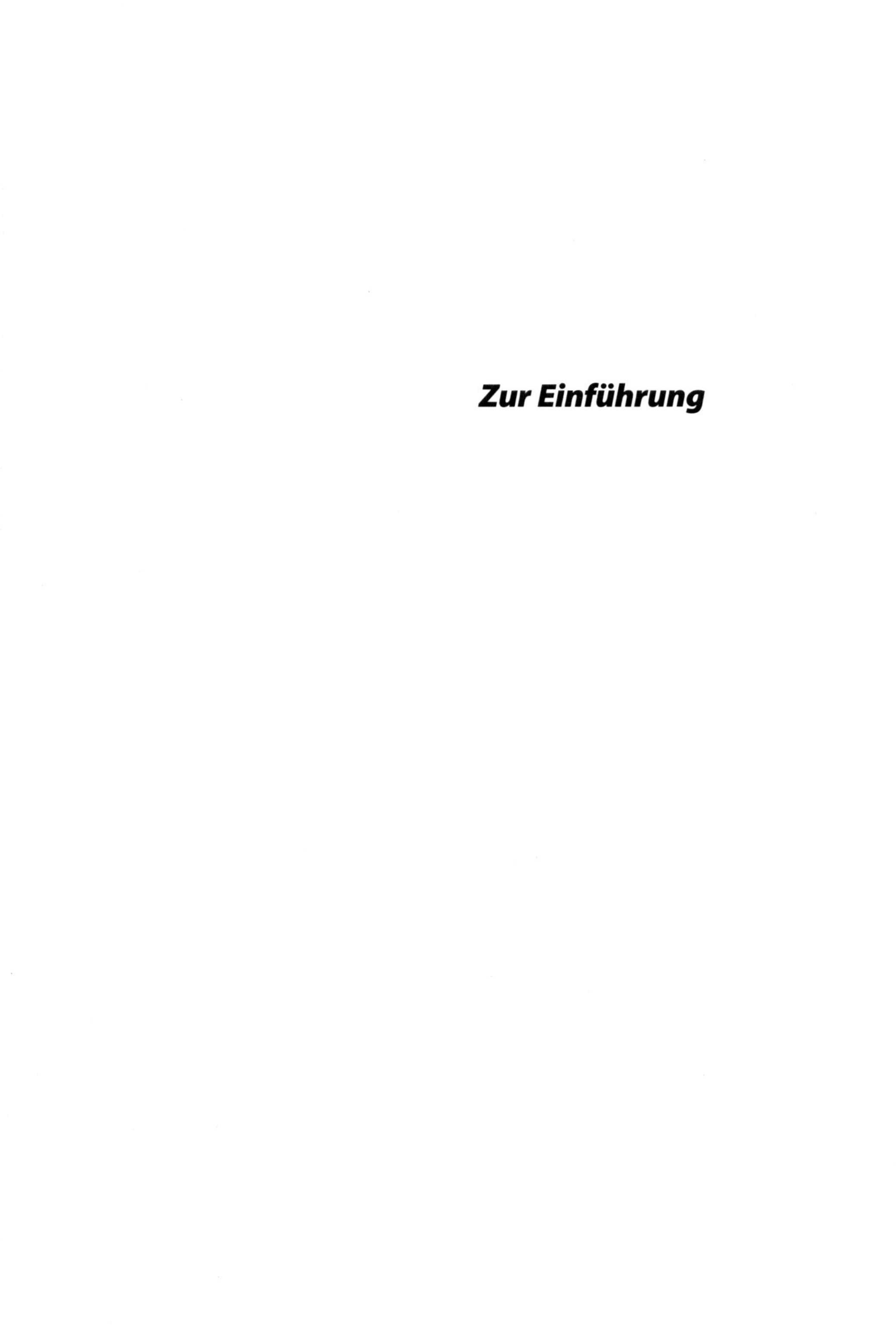

Zur Einführung

Vorwort

In dem vorliegenden Band »Die innere Couch – Psychoanalytisches Denken in Klinik und Kultur« sind einige meiner Arbeiten und Vorträge aus den letzten zehn Jahren zusammengestellt, die in unterschiedlichen Kontexten um die Thematik »Mit und ohne Couch« kreisen.[1] Dies war auch lange Zeit der Arbeitstitel, mit dem ich ein Buch von Thea Bauriedl aus den 90er Jahren des letzten Jahrhunderts aufgegriffen habe, das mich damals beschäftigt und beeinflusst hat. Die vorliegenden Texte kreisen um die Frage, wie die Erfahrungen aus der psychoanalytischen Standardsituation (mit Couch) in andere Felder sinnvoll und wirkungsvoll übertragen werden können (ohne Couch). Dabei geht es primär nicht um eine Übertragung oder Anwendung der Theorie im Sinne einer angewandten Psychoanalyse, sondern um einen Transfer der psychoanalytischen Haltung, des psychoanalytischen Denkens und Arbeitens im Sinne der Verwirklichung der zentralen psychoanalytischen Grundannahmen. Man könnte auch fragen: Wie kann die innere Arbeitsweise des Psychoanalytikers auch in anderen Bereichen und Arbeitsfeldern zur Wirksamkeit gelangen? Diese innere psychoanalytische Arbeitsweise kann man in der Metapher der »inneren Couch« als Ausdruck der Verinnerlichung des Settings der psychoanalytischen Situation zusammenfassen. Zusammengestellt sind klinische Arbeiten, Arbeiten zur Filmpsychoanalyse, zur Beziehung von Buddhismus und Psychoanalyse und zu im weitesten Sinne didaktischen Fragen, etwa am Beispiel von Supervision oder ethischen Fragen im Rahmen der psychoanalytischen Ausbildung. Dabei ist natürlich nicht die ganze »Reichweite« des Klinischen und Kulturellen erfasst, denn viele andere Bereiche

1 Ich danke der Deutschen Psychoanalytischen Vereinigung (DPV) und den folgenden Verlagen für die Genehmigung zum Abdruck in diesem Band: Klett-Cotta, EMH Schweizerischer Ärzteverlag, Springer, Vandenhoeck & Ruprecht, Via Nova, Schattauer.

wie Philosophie, Literatur, Soziologie, Geschichte und auch andere therapeutische Methoden sind nicht berücksichtigt. Die ausgewählten Bereiche spiegeln meine persönlichen Interessen und Tätigkeitsfelder, die notwendigerweise nur eine Auswahl darstellen können. Den roten Faden aller Arbeiten stellt aber die Metapher der »inneren Couch« als Ausdruck psychoanalytischen Denkens und einer psychoanalytischen Haltung dar, das auch in Bereichen »ohne Couch« ein wirkungsvolles Arbeitsinstrument darstellen kann.

1 Mit und ohne Couch

Zur klinischen und außerklinischen Bedeutung der Psychoanalyse

Zur Begründung des Themas

Für Sigmund Freud war die Psychoanalyse immer viel mehr als ein klinisches Verfahren zur Behandlung seelischer Problematiken. Dies kommt in seiner berühmten Definition der Psychoanalyse von 1923 ganz deutlich zum Ausdruck:

> »Psychoanalyse ist der Name 1. Eines Verfahrens zur Untersuchung seelischer Vorgänge, welche sonst kaum zugänglich sind; 2. Eine Behandlungsmethode neurotischer Störungen, die sich auf diese Untersuchung gründet; 3. Einer Reihe von psychologischen, auf solchem Wege gewonnenen Einsichten, die allmählich zu einer neuen wissenschaftlichen Disziplin zusammenwachsen« (Freud, 1923a, S. 211).

In dem folgenden Text wird es darum gehen, wie sich diese Auffassung für einen Psychoanalytiker aus heutiger Sicht – fast 100 Jahre nach dieser Freud'schen Definition – darstellt. Es wird sich dabei ein Spannungsfeld eröffnen, das zwischen einer Fokussierung auf die klinische analytische Behandlungssituation – mit der Couch – und einer Erweiterung auf weitere klinische und außerklinische Felder – ohne Couch – aufgespannt ist. Auf Grund meiner langen persönlichen Auseinandersetzung mit diesem Spannungsfeld, das seit den Tagen von Freud sicherlich in erheblichem Umfang durch die Entwicklung von Psychotherapie, Wissenschaft, Kunst etc. zugenommen hat, ist mir das Konflikthafte dieser Dynamik sehr bewusst: Das Fokussieren auf die analytische Situation kann ebenso zu einer Hermetik führen, wie das Fokussieren auf den Bereich jenseits der Couch zum Verlust des genuin »Psychoanalytischen«. Die folgenden Ausführungen spiegeln meine persönliche Auseinandersetzung mit diesem konflikthaften

Spannungsfeld, die aber zu einer grundlegenden Überzeugung geführt hat, dass nämlich die Wechselbeziehung zwischen dem »Drinnen« der analytischen Situation und dem »Draußen« des sonstigen Lebens für die Wirksamkeit des psychoanalytischen Denkens und Arbeitens absolut essenziell ist. Beginnen möchte ich mit einigen persönlichen Erfahrungen, die als erste Veranschaulichung dienen mögen:

Als junger Psychoanalytiker, der in den 70er Jahren – also vor über 40 Jahren – ausschließlich im sogenannten klassischen Standardverfahren (Psychoanalyse auf der Couch mit vier Wochenstunden und offenem Ende) ausgebildet worden war, stellten sich bei der Praxisgründung manch komplizierte klinische Fragen. Eine größere Gruppe von potenziellen Patienten schien für dieses Verfahren auf Grund ihrer Problematik nicht geeignet, bei anderen gab es offensichtliche äußere Hinderungsgründe oder sie lehnten eine solche intensive und aufwändige, in der Regel langjährige intensive Behandlungsform ab. So arbeitete ich bald in meiner Praxis »mit und ohne Couch« – im Hintergrund immer mit der selbstkritischen Frage, wie viel sogenannte Verunreinigung das »reine Gold« der Psychoanalyse, wie es Freud einmal genannt hat, meine konkrete Praxis verträgt. Gleichzeitig war ich mit Berichten von Kollegen aus anderen Ländern konfrontiert, die in ihrer Praxis ausschließlich oder überwiegend die Standardmethode praktizierten, selbst wenn sie ihre Stunden mit Analysanden nicht belegen konnten.

In den 90er Jahren erschien ein relativ viel beachtetes Buch der Münchener Psychoanalytikerin Thea Bauriedl mit dem Titel: »Auch ohne Couch«. Hier setzt die Autorin sich unter anderem mit den psychoanalytischen Grundlagen auseinander, der Beziehung von Psychoanalyse und Psychotherapie und fragt, ob »Psychoanalyse ohne Couch« in sich ein Widerspruch sei. Das Buch ist unter anderem eine Antwort auf die expansive Entwicklung und Weiterentwicklung von Psychoanalyse und Psychotherapie im 20. Jahrhundert, die neben der erweiterten Anwendungen psychoanalytisch inspirierter Therapieformen wie Paar-, Gruppen- und Familientherapie, tiefenpsychologisch fundierte Einzeltherapie aber auch das Aufkommen anders fundierter therapeutischer Verfahren wie die Verhaltenstherapie, Systemische Therapie und humanistische Verfahren umfasste (Bauriedl, 1994). Die von ihr entwickelte »Beziehungsanalyse« findet als eine Form von angewandter Psychoanalyse in ganz unterschiedlichen Settings nach ihrer Auffassung ihre berechtigte Anwendung – beispielsweise auch in der Supervision.

Diese Frage nach der Beziehung von Psychoanalyse und Psychotherapie stellte sich mir verstärkt auch durch Erfahrungen mit der Supervision von analytischen und therapeutischen Kollegen und therapeutischen Teams in psychosomatischen Kliniken, die zwar die psychoanalytische Expertise suchen, aber selbst nicht nur in ganz anderen Settings, sondern auch auf der Basis anderer Therapieverfahren arbeiten. Der supervidierende Psychoanalytiker arbeitet ja in diesem Fall »ohne Couch«, muss sich aber doch immer wieder fragen, wie die Möglichkeiten und Grenzen der Übertragbarkeit von dem ihm vertrauten klinischen Setting in eine ganz andere Situation zu bewerten sind. Es hat – und dies bemerke ich hier nur am Rande – viele Jahrzehnte gedauert, bis die Psychoanalytiker erkannten, dass Supervision eine eigene Methodik darstellt und damit auch eine eigenständige Ausbildung oder Fortbildung erfordert (siehe Kapitel 17). Diese Fragestellung bekam noch einmal eine Verschärfung, als ich meine psychoanalytische Praxis verließ und den Aufbau einer psychosomatischen Tagesklinik übernahm. Hier wurde der Versuch unternommen, das aus dem Standardverfahren entwickelte psychoanalytische Denken und Praktizieren in ein ganz anderes Setting zu übertragen. Über die Möglichkeiten und Hindernisse habe ich damals ausführlich berichtet (Zwiebel, 1987).

Diese Frage der Übertragbarkeit stellte sich ebenso intensiv in meiner Arbeit als Psychoanalytiker an der Hochschule. Die Vermittlung von psychoanalytischen Inhalten oder psychoanalytischem Denken an Sozialarbeiter oder Lehramtstudierende unterscheidet sich ja fundamental von der Ausbildung von angehenden Analytikern oder Therapeuten und ist selbst natürlich auch ein außerklinischer Rahmen. Die zukünftige konkrete Praxis dieser Studierenden hat mit der Welt des klinischen Psychoanalytikers hinter der Couch erst einmal wenig zu tun und die notwendige Übersetzungsarbeit von so unterschiedlichen Settings – etwa die Arbeit in einem Heim für schwererziehbare Jugendliche oder der Unterricht in einer Grundschule – stellt keine kleine Herausforderung dar. Bemerkenswert ist auch die universitäre Erfahrung, dass manche Mitglieder der Hochschule eine Art »Klinifizierung« durch den psychoanalytischen Hochschullehrer befürchteten, eine Versuchung übrigens, der immer wieder zu widerstehen war, wenn etwa die Studierenden den psychoanalytischen Lehrer als klinischen Psychoanalytiker ansprachen. Die erfolgreiche Etablierung eines Studienganges »Konfliktberatung für Pädagogen«, in dem die psychoanalytische Denk- und Arbeitsweise in einer modifizierten Weise zur Anwendung kam und kommt, stimulierte viele Fragen und Einsichten in die von mir erwähnte Dynamik zwischen »Drinnen« und »Draußen« (Dauber & Zwiebel, 2006).

Als ein letztes Beispiel erwähne ich die amerikanische Fernsehserie *In Treatment*, in der die Arbeit eines psychoanalytisch orientierten Therapeuten sehr detailliert gezeigt wird. Obwohl er selbst sehr deutlich erkennbar psychoanalytisch orientiert arbeitet, ist die Analyse-Couch aus seinem Behandlungszimmer verschwunden. Er bezeichnet sich auch selbst nicht als Psychoanalytiker, was mit einer Beobachtung korrespondiert, dass sich moderne Psychoanalytiker oft selbst eher als Therapeuten und nicht als Psychoanalytiker bezeichnen. Dies entspricht einem anderen Befund: dass nämlich heutige Psychoanalytiker in Deutschland nur zu einem geringeren Prozentsatz noch das klassische, hochfrequente Standardverfahren praktizieren – das heißt, Psychoanalyse mit der Couch. Es ist also auch hier eine Tendenz zu beobachten, dass die Couch langsam verschwindet – um es etwas provokant und bildlich zu formulieren. Betrachtet man Spielfilme auch als einen Spiegel der äußeren und sozialen Welt, dann drängt sich auch hier erneut die Frage nach der Beziehung von Psychoanalyse mit und ohne Couch unweigerlich auf. Ulrike May, die die vielen Interviews von Kurt Eissler mit ehemaligen Patienten, Kollegen und anderen Menschen geführt hat, die Freud noch selbst erlebt haben, kommt in ihrer Auswertung zu dem Schluss, dass in der Tat heutige Psychoanalytiker – und dies in einem deutlichen Gegensatz zu Freud – sich überwiegend als Therapeuten erleben und weniger als psychoanalytische Forscher (May, 2018). Nur am Rande sei schließlich erwähnt, dass auch für den durchschnittlichen Laien heute die »Couch« ein historisches Relikt darstellt.

Damit sind einige Beispiele kurz angesprochen, die den Titel der folgenden Arbeiten »Mit und ohne Couch« verständlich machen. Festzuhalten bleibt, dass die »Couch« hier in einem doppelten Sinne zu verstehen ist: einmal in ihrer konkreten Präsenz in einer spezifischen Behandlungssituation(das psychoanalytische Standardverfahren) und zum anderen als Metapher oder Symbol für das Praktizieren von Psychoanalyse oder noch differenzierter: für die Realisierung psychoanalytischen Denkens und Handelns, psychoanalytischen Vorgehens und Interpretierens oder als einer sich daraus ergebenden psychoanalytischen Haltung. Dies bedeutet, dass das alleinige Benutzen der Couch noch nichts Psychoanalytisches per se bedeuten muss und dass Psychoanalytisches auch außerhalb des Behandlungszimmers stattfinden kann. Dies berührt die immer wieder seit Freuds Zeiten aufgeworfene Frage, was denn nun das eigentliche, das genuin »Psychoanalytische« sei, eine Frage, die heute vielleicht noch drängender als früher ist, weil sich die Welt, die Wissenschaften und auch die Psychoanalyse und die Psychotherapie insgesamt in ungeahnter Weise weiterentwickelt haben. Ich habe das persönlich insofern nachvollzogen, weil mich von früh an auch Bereiche außerhalb des psychoanalytischen Behandlungszimmers interessiert haben (die analytische Supervision, die teil- und vollstationäre analytisch orientierte Psychotherapie, die Lehre von Psychoanalyse an der Hochschule, die Beziehung von Buddhismus und Psychoanalyse und die Entwicklung der Filmpsychoanalyse) und ein besonderes Interesse dabei gewesen ist, die psychoanalytischen Erfahrungen und Einsichten auch auf diese anderen Felder zu übertragen. Daher steckt hinter der Frage: »Psychoanalyse mit und ohne Couch« die grundlegende Frage nach dem »Psychoanalytischen«, die gerade in den Feldern außerhalb des Couch-Arrangements immer wieder zu stellen ist. Allerdings tauchte auch immer wieder die Frage auf, ob die Arbeit im »Draußen« nicht auch eine Vermeidung darstellt, etwa, weil das ausschließliche oder überwiegende Arbeiten im »Drinnen« zu mühsam, zu ängstigend, zu frustrierend, zu wenige (materielle, exhibitionistische, narzisstische etc.) Befriedigungen bieten. An dieser Stelle werde ich diese eher persönliche Frage nicht weiter vertiefen, werde aber in späteren Kapiteln wieder darauf zurückkommen (Kapitel 6 und Kapitel 9). In jedem Fall kann man sagen: Geht der Psychoanalytiker in andere Felder außerhalb seines vertrauten Behandlungszimmer, muss er die Couch gleichsam verinnerlicht mitnehmen, etwa als »innere Couch«. Dies ist die zentrale These meiner Arbeit. Was aber darunter zu verstehen ist, möchte ich im Folgenden weiter ausführen. In allen weiteren Kapiteln wird es zentral um diese Frage gehen.

Was ist das »Psychoanalytische«?

Dominic Angeloch schreibt in einer bemerkenswerten Arbeit über die Beziehung zwischen Text und Leser als Beispiel für eine psychoanalytische Ästhetik (auch ein Beispiel für den außerklinischen Bereich) das Folgende:

> »Psychoanalyse aber ist keine apolitische medizinische Technik, sondern eine Methode, die von Anfang an weit über den Rahmen des Behandlungszimmer hinausging und sich in Auseinandersetzung mit den unterschied-

> lichsten Debatten, Forschungen und Wissensgebieten entwickelte, während sie sie umgekehrt zugleich prägte und in sie eingriff« (Angeloch, 2013, S. 526).

Hier klingt also das Klinische (der Zusammenhang mit der Medizin) und das Außerklinische an, wobei das Außerklinische fast unbegrenzt erscheint, wenn man etwa an die Anwendung psychoanalytischer Theorien oder psychoanalytischen Denkens in Bereichen wie Philosophie, bildende Kunst, Film und Literatur, Religion, Politik und Soziologie denkt. Dies unterstreicht noch einmal die Wichtigkeit, zwischen der konkreten Couch und der Couch als Metapher für »Psychoanalytisches« zu unterscheiden: Im klinischen Bereich treffen wir danach – konkret und im übertragenen Sinne – auf Situationen »mit und ohne Couch« (Psychotherapie im klassischen psychoanalytischen Sinne und modifiziert ohne konkrete Couch), im außerklinischen Bereich natürlich auf Situationen im konkreten Sinne »ohne Couch«, aber falls »Psychoanalytisches« wirklich realisiert wird, dann doch im übertragenen Sinne auf mögliche Situationen mit der »inneren Couch«. Dies ist im Übrigen der Kern der Arbeit von Angeloch, der sich kritisch über die bisherige psychoanalytische Ästhetik äußert. Metaphorisch gesprochen findet Psychoanalyse mit der Couch im außerklinischen Bereich (z.B. bei der Literatur- oder Filmanalyse) dann statt, wenn etwa ein Text oder ein Film nicht nur aus der Sicht der psychoanalytischen Theorie interpretiert wird, sondern die psychoanalytische Methode selbst in modifizierter Weise zu Anwendung kommt; für die psychoanalytische Literaturanalyse spricht Angeloch von der Gegenübertragungsanalyse (Angeloch, 2013). Die wesentliche Frage einer »angewandten Psychoanalyse« kreist immer darum, ob es lediglich um die Anwendung der psychoanalytischen Theorie auf ein Feld außerhalb des »Drinnen« geht, oder ob das Methodische der konkreten Praxis – etwa als Erforschung der unbewussten Wirklichkeit – realisiert wird.

Die dreifache Bestimmung der Psychoanalyse als Untersuchung unbewusster Prozesse, als Behandlungsverfahren und als allgemeine psychologische Theorie, die ich eingangs erwähnte, zeigt die komplexe Durchmischung von Klinischem und Außerklinischem: Die Psychoanalyse des Unbewussten beginnt bei der Untersuchung des Alltagslebens der Menschen, wie es sich an den Beispielen der Träume, der Fehlleistungen, des Witzes zeigt; es wird in der klinischen Arbeit bei Patienten oder Analysanden mit seelischen Leiden als eine spezifische therapeutische

Behandlungsmethode konzipiert, woraus sich schließlich eine ganze wissenschaftliche Theorie der Persönlichkeit, ihrer Entwicklung und ihres In-der-Welt-Sein entwickelt, in der kaum ein Bereich menschlicher Wirklichkeit ausgespart ist – ein Beispiel dafür wäre beispielsweise Freuds Arbeit *Unbehagen in der Kultur* (Freud, 1930a) oder seine religionskritische Arbeit *Die Zukunft einer Illusion* (Freud, 1927c). Noch präziser oder konkreter bestimmt Freud die Bestandteile der Psychoanalyse in seinem Rückblick auf die Geschichte der psychoanalytischen Bewegung:

> »Man darf daher sagen, die psychoanalytische Theorie ist ein Versuch, zwei Erfahrungen verständlich zu machen, die sich in auffälliger und unerwarteter Weise bei dem Versuche ergeben, die Leidenssymptome eines Neurotikers auf ihre Quellen in seiner Lebensgeschichte zurückzuführen: die Tatsache der Übertragung und die des Widerstandes. Jede Forschungsrichtung, welche diese beiden Tatsachen anerkennt und sie zum Ausgangspunkt ihrer Arbeit nimmt, darf sich Psychoanalyse heißen, auch wenn sie zu anderen Ergebnissen als den meinigen gelangt« (Freud, 1914d, S. 54).

Da Übertragung – die Wiederholung der Vergangenheit in der Gegenwart – und Widerstand – die Vermeidung oder Verdrängung meist unlustvoller Erfahrungen aus dem Bewusstsein – überwiegend unbewusste Phänomene sind, wird also hier der erste Punkt in Freuds allgemeiner Definition der Psychoanalyse – die Arbeit am Unbewussten – noch einmal präzisiert. Man könnte meinen, dass sich diese Kennzeichnung der Übertragung und des Widerstandes auf die klinische Situation beschränkt, sind sie doch dort am deutlichsten zu beobachten und zu studieren. Man muss aber wohl davon ausgehen, dass diese zentralen Phänomene als universal anzusehen sind und daher auch im Außerklinischen einschließlich von Alltagsphänomenen von wesentlicher Bedeutung sind. Noch bedeutsamer ist aber, dass in diesen beiden zentralen Begriffen der Übertragung und des Widerstandes sehr viele andere Grundbegriffe der psychoanalytischen Grundannahmen enthalten bzw. damit verknüpft sind: die Auffassung der grundlegenden Konflikthaftigkeit seelischen Geschehens, die überragende Bedeutung der realen und verinnerlichten Beziehungsmuster (Objektbeziehungen genannt), die von der Vergangenheit auf die Gegenwart übertragen werden – und zwar als gewünschte, aber auch gefürchtete und vermiedene Beziehungen –, die damit verbundene Verknüpfung zu Wiederholungen und dem Wiederholungszwang und schließlich die präödipalen und ödipalen Konfliktmuster, die die Weichen für die Entwicklung der subjektiven und sexuellen Identität stellen. Für die klinische Situation und die erwähnte psychoanalytische Standardsituation auf der Couch gilt die Annahme, dass das seelische Leiden des Analysanden sehr vereinfacht gesprochen durch dysfunktionale Übertragungen und Widerstände – manchmal spricht man auch von pathologischen Kompromissbildungen – entstanden ist: als grundlegende Täuschung gilt, dass die aktuelle Gegenwart durch die Brille der Vergangenheit erlebt wird. In der psychoanalytischen Behandlung geht es demnach um eine Art »Einsichtstherapie«, in der diese Wiederholungsmuster erkannt werden und auf diese Weise auch verändert werden können. Auf die Erweiterung der klinischen Theorie durch die Behandlung nichtneurotischer Patienten werde ich hier nicht detaillierter eingehen.

Dies sind alles sehr komprimierte Zusammenfassungen der theoretischen Einsichten, die heute auch einem gebildetem Laienpublikum bekannt sind. Im Folgenden will ich nun in zwei sukzessiven Schritten den Versuch machen, diese äußerst komplexe Thematik ein wenig präziser aufzufächern. Dazu werde ich

- ➢ erstens die Elemente der analytischen Situation in ihrem klassischen Setting als Standardsituation noch einmal genauer charakterisieren; hier könnte man dann von »Psychoanalyse mit der Couch« sowohl im konkreten als auch im metaphorischen Sinne sprechen; denkbar sind danach auch Behandlungssituationen, die konkret ohne Couch stattfinden, aber dennoch genuin psychoanalytisch sind;
- ➢ zweitens psychoanalytisches Denken und Handeln in außerklinischen Bereichen zu diskutieren versuchen, also Psychoanalyse ohne konkrete Couch, aber mit ihrer metaphorischen Präsenz als »innere Couch« wie eben schon angesprochen ; dies werde ich kurz am Beispiel der Arbeit in der Hochschule, in der Supervision, der Beziehung von Buddhismus und Psychoanalyse und der Filmpsychoanalyse andeutungsweise illustrieren (siehe insbesondere auch die späteren Kapitel 6, 10 und 17).

Beschreibung der analytischen Situation

Als zentrale Aufgabe des klinischen Psychoanalytikers kann man die Herstellung, das Aufrechterhalten und Beenden der analytischen Situation betrachten. Daher möchte ich im Folgenden kurz einige zentrale Elemente der analytischen Situation zusammenfassen, wie sie als Standardsituation – also mit der konkreten Couch – beschrieben wird. Dabei berücksichtige ich nicht in vollem Umfang die moderne Entwicklung der Psychoanalyse, die von einer beachtlichen Pluralität oder Vielstimmigkeit geprägt ist, sondern beschränke mich auf einige Kernelemente, die wohl von vielen Analytikern als »common ground« betrachtet werden -– auch dies wird allerdings von manchen bestritten, sodass gar nicht mehr von »der« Psychoanalyse gesprochen wird. Die Haltungen, die Funktionen und die Erkenntnisse, die sich auf diese Situation beziehen, kann man metaphorisch dann als eine Situation »mit Couch« betrachten, selbst wenn im einzelnen Fall auch ohne die konkrete Couch, sondern im Sitzen gearbeitet wird.[1]

1. Zunächst ist davon auszugehen, dass die analytische Situation eine quasi experimentelle Modellsituation ist, die ein Abbild und ein Untersuchungsfeld des grundsätzlichen menschlichen In-der-Welt-Seins darstellt: die Beziehung zur Welt, zu anderen und zu sich selbst werden wie in einem Brennglas fokussiert, studierbar und modifizierbar. Daher findet sich von vornherein immer auch eine Durchdringung von Alltag und aktueller analytischer Beziehungssituation. Allein dies impliziert eine Übertragbarkeit von der klinischen Standardsituation in andere Bereiche des Lebens – also von »Drinnen« nach »Draußen«. Picht schreibt in einer neueren Arbeit als Begründung für diese Aussage: »Denn die psychoanalytische Situation würde zu nichts taugen, wenn nicht in aller Vielfalt und Widersprüchlichkeit in ihr aufkommen könnte, was Leben in der Welt ausmacht. Sie ist daher, und zwar mit allen ihren Bestandteilen, so komplex wie die Welt und das Leben selbst, woraus folgt, dass ein Verständnis der psychoanalytischen Situation nicht zu haben ist ohne die Frage nach der Art und Weise, wie der Mensch in der Welt ist« (Picht, 2018). Interessanterweise wird manchmal ein wichtiger Aspekt vergessen, der früher als wichtiges Element der analytischen Situation angesehen wurde, nämlich die Situation als Versuchung und Versagung. Diese sind im Alltag allgegenwärtig, werden aber in der analytischen Situation wie in einem Brennglas genauer studierbar.
2. Die analytische Situation wird im Medium des Unbewussten konstituiert. Dies gründet auf dem Freud'schen Postulat, dass das Seelische

1 Ich verweise auf den Doppelband der *Psyche* 2018, in dem einige neuere Arbeiten über die psychoanalytische Situation vertiefend nachgelesen werden können.

unbewusst ist und daher das »Ich nicht Herr im eigenen Hause ist« (Freud, 1917a 1916). Diese Grundannahme kann als eine wesentliche Abgrenzung zu anderen therapeutischen Verfahren gelten. Allerdings haben sich die Konzeptualisierungen des Unbewussten seit Freud erheblich erweitert. Kürzlich hat beispielsweise Werner Bohleber für die moderne Psychoanalyse vier Konzeptualisierungen des Unbewussten beschrieben: das dynamische Unbewusste (was üblicherweise auch mit dem Verdrängten gleichgesetzt wird), das nicht-verdrängte Unbewusste (wie etwa die impliziten Beziehungsmuster aus der frühen Kindheit, wie sie im prozeduralen Gedächtnis kodiert sind), das traumatisch-dissoziierte Unbewusste (bei dem abgespaltene, traumatische Erfahrungen bei entsprechenden Triggern wieder aktiviert werden können) und das kreative Unbewusste (das vor allem in seiner schöpferischen Potenz gesehen wird) (Bohleber, 2017). De Masi hatte in einer anderen wichtigen Arbeit, beruhend auf den Arbeiten von Bion, das dynamische Unbewusste vom emotionalen Unbewussten unterschieden (de Masi, 2003). Dieses emotionale Unbewusste wird als das Ungeformte, noch nicht Gestaltete etwa im Sinne von rohen Emotionen betrachtet, die erst zu Seelischem wie Gefühlen, Einfällen, Gedanken, Vorstellungen, Wünschen etc. transformiert und gestaltet werden müssen. Basaler formuliert betreten Analysand und Analytiker mit dem Entstehen der analytischen Situation einen »Raum des Unbekannten«, der viele der noch zu beschreibenden Phänomene generiert (siehe auch Kapitel 2 und 4).

3. Aus den beiden zuerst genannten Aspekten folgt, dass die analytische Situation in einem wesentlichen Punkt als eine Forschungssituation anzusehen ist. Daraus ergibt sich die Haltung des Analytikers als forschende Grundhaltung (Leuzinger-Bohleber, 2007). Daher ist die analytische Situation vor allem auch als ein »Raum des Unbekannten« aufzufassen, worin aber gerade das transformative Potenzial beruht.
4. Die analytische Situation ist eine Beziehungssituation, die durch Analysand und Analytiker gemeinsam entsteht. Man kann auch sagen, dass sie vom analytischen Paar ko-kreiert wird, wobei die unterschiedlichen Anteile allerdings verschieden gewichtet sind. Daher ist die jeweilige analytische Situation einzigartig und hochgradig individuell. In einer anderen Formulierung spricht man von einem bipersonalen Beziehungsfeld, das vor allem von der Emotionalität der

beteiligten Personen gesteuert wird. Hierin drückt sich vor allem eine Weiterentwicklung von der klassischen zur postklassischen Psychoanalyse aus, die auch in der Formulierung von der Einpersonenpsychologie zu Zweipersonenpsychologie ihren Niederschlag findet.

5. Aufgrund dieser grundlegenden relationalen Emotionalität spielt die Etablierung von Grenzen innerhalb der Beziehung und zwischen der analytischen Situation als einem »Drinnen« und dem »Draußen« der äußeren Realität eine entscheidende Rolle. Rahmen und Setting sind damit entscheidende Garantien, damit für das analytische Paar ein »sicherer Ort« entstehen kann (der durch Stabilität, Vertrauen, Zuverlässigkeit etc. entsteht), der dann das Wagnis erlaubt, sich dem »Ort der emotionalen Turbulenz« zu nähern. In einer seiner vielen prägnanten Formulierungen sagt der einflussreiche britische Psychoanalytiker Wilfred Ruprecht Bion dazu:

> »If a psycho-analyst is doing a proper analysis then he is engaged on an activity that is indistinguishable from that of an animal that investigates what it is afraid of - it smells danger. An analyst is not doing his job if he is investigating something because it is pleasurable or profitable [...] The analyst must share the danger and has, therefore, to share the smell of the danger. It is Your job to be curious about that danger – not cowardly, not irresponsible« (zitiert nach Angeloch, 2016, S. 1019).

Beispielsweise kann man in diesem Sinne sagen, dass Angst und Schuldgefühl entscheidende Determinanten bei der emotionalen Regulierung der analytischen Situation sind; dies bedeutet, dass Analysand und Analytiker immer wieder den Mut aufbringen müssen, sich der analytischen Situation auszusetzen.

6. Der methodische Aspekt der analytischen Situation besteht in der freien Assoziation des Analysanden und der gleichschwebenden Aufmerksamkeit des Analytikers. Damit verbunden sind weitere Aspekte, die ich hier kurz erwähne: die Eröffnung eines intersubjektiven Raums, in dem möglichst alles zum Ausdruck und zur Sprache gebracht werden kann. Dies führt zu einem Verständnis der analytischen Situation als einem gemeinsamen Raum des Erlebens, des Nachdenkens, des Verstehens, aber auch des Spielens, also einem »Spielraum« – alles dies im Verständnis des symbolischen Denkens.

Dies wird durch eine fundamentale Dynamik von Offenheit und Begrenztheit ermöglicht: Gerade die sichere Abgrenzung zwischen »Drinnen« und »Draußen« schafft die Möglichkeit einer unbegrenzten Offenheit und Öffnung. Auch hier möchte ich die Arbeit von Picht noch einmal erwähnen, der von der Vieldimensionalität der analytischen Situation spricht und vor allem drei Dimensionen beschreibt: die Dimension des Verstehens und Erkennens, die sich vor allem auf den Duktus der freien Assoziationen und der Konzeptualisierung des Analytikers bezieht, die Dimension des Kontaktes, die vor allem mit räumlichen Vorstellungen verbunden ist – daher also auch die Metapher des »Spielraums« – und die Dimension der Bewegung oder des Ereignisses, die man auch mit Begriffen wie Präsenz oder dem unmittelbaren, nicht wiederholbaren Jetzt beschreiben kann (Picht, 2018). Für die innere Arbeitsweise des Analytikers ist die »gleichschwebende Aufmerksamkeit« entscheidend, die aus einer Außenperspektive sich auch als abwartendes Zuhören manifestiert. Impliziert in dieser besonderen Form des Zuhörens, die in einer anderen Form auch als »reverie« im Sinne eines träumerischen Denkens beschrieben wird, ist eine besondere Zeitdimension, wie sie eindrücklich Dana Birksted-Breen beschrieben hat (Birksted-Breen, 2012, S. 93ff.). In späteren Kapiteln werde ich auf diesen zentralen Punkt noch mehrfach zu sprechen kommen (siehe auch Kapitel 6 und 8).

7. Zentrale Orientierung für den Analytiker bleiben, wie schon erwähnt, auch für die analytische Situation Übertragung und Widerstand. Wir würden heute sagen, dass Übertragungs- und Widerstandphänomene universal sind, in der psychoanalytischen Situation durch das spezifische Setting aktiviert, aber auch beobachtbar und besprechbar werden und dem Analytiker sowohl als Orientierung dienen als auch für die Intervention besonders beachtet werden. Wenn man als die beiden wesentlichen Aktivitäten des Analytikers in der analytischen Situation das abwartende Zuhören und die Deutung ansieht, dann nimmt die psychoanalytische Deutung vor allem Bezug auf diese Phänomene der Übertragung und des Widerstandes -- etwa, wenn der Analytiker die Vermeidungen und unbewussten Erwartungen des Analysanden thematisiert.
8. Das analytische Paar leistet seelische Arbeit, die man auch als Verarbeiten, Durcharbeiten und Nacharbeiten beschreiben kann. Das Ver-

arbeiten bezieht sich vor allem auf einen Aspekt des Unbewussten, den, wie erwähnt, de Masi im Anschluss an Bion als das emotionale Unbewusste beschrieben hat (de Masi): Hier geht es darum, die emotionale Erfahrung der analytischen Beziehung in Seelisches, das heißt, in Bilder, Fantasien, Gedanken etc. zu transformieren, einen Prozess, den Bion selbst als eine erweiterte Form des Träumens beschrieben hat: Das analytische Paar »träumt« danach die analytische Situation. Oder mit Thomas Ogden formuliert: Der Analytiker träumt die ungeträumten Träume des Analysanden (Ogden, 2003), wenn man davon ausgeht, dass seelisches Leiden zu einem wichtigen Teil von »ungeträumten Träumen« – also der Unfähigkeit, emotionale Erfahrungen in Seelisches zu transformieren – bestimmt ist. Das Durcharbeiten bezieht sich auf die ständig aktive Verdrängungsarbeit, die auch einmal erreichte emotionale Einsichten wieder in Vergessenheit geraten lässt – übrigens ein Grund für die oft beklagte Dauer analytischer Behandlungen. Das Nacharbeiten findet im »Draußen« außerhalb der analytischen Situation statt. Die seelische Arbeit des Analytikers manifestiert oder verdichtet sich in der Deutung, in der seine Verarbeitung, sein Durcharbeiten und Nacharbeiten der analytischen Situation zum Ausdruck kommt (Detailliertes dazu in Kapitel 2).

9. Jeder Analytiker entwickelt im Laufe seiner beruflichen Praxis eine Art »private Theorie«, die eine Legierung aus der offiziellen Theorie, seinen Ausbildungs- und Behandlungserfahrungen und seiner eigenen Persönlichkeit und Lebensentwicklung darstellt und die viele implizite Elemente enthält. Der Unterschied zwischen einer analytischen Situation und einer Gesprächssituation im Alltag besteht vor allem auch darin, dass der Analytiker eine »theory in practice« hat – theoretische Grundannahmen und Konzeptualisierungen –, die auch die Funktion eines »dritten Objektes« in der Zweierbeziehung haben (Tuckett et al., 2008; Birkstedt-Breen, 2012). Knapp zusammengefasst würde ich meine eigene »private Theorie« folgendermaßen beschreiben: Aufgrund der grundlegenden und geschilderten Vieldimensionalität entwickelt der Analytiker eine analytisch-therapeutische Position, die selbst als eine Form von multipler Bipolarität zu verstehen ist. Unter Bipolarität verstehe ich gegensätzliche Funktionen, Aufgaben und Haltungen, die zwar teilweise widersprüchlich und gegensätzlich sind, aber auf einer tieferen Ebene doch zusammengehören, ja, sich gegenseitig bedingen und hervorbringen.

> Ich nenne hier nur: Forschen und Heilen, eine Beziehungssituation zwischen persönlichen und fachlichen Dimensionen wie Asymmetrie und Gegenseitigkeit, ein Feld von Wissen und Nichtwissen, von Intrapsychischem und Intersubjektivem, von Bewusstem und Unbewusstem, von Sicherheit und Ungewissheit, von Offenheit und Begrenztheit und von Gelingen und Scheitern. Zusammengefasst könnte man von einer multiplen Bipolarität von »persönlichem Pol« und »technischem Pol« sprechen (Zwiebel, 2007). Diese Bipolaritäten müssen in der Schwebe gehalten werden und dürfen nicht aufgelöst werden, weil alle Elemente zur »lebendigen Wirklichkeit« der analytischen Situation beitragen. Daher könnte man auch von einer Paradoxie der Position des Analytikers sprechen. In einer anderen Formulierung ist dies die Beschreibung einer grundlegenden Ambiguität der Situation. Als zentrale Aufgabe des Analytikers wäre dann die Entwicklung einer Ambiguitätstoleranz zu beschreiben, die sich in dem Oszillieren oder Zirkulieren zwischen den verschiedenen polaren Funktionen und Haltungen manifestiert. Eine Folge ist, dass Eindeutigkeiten und Gewissheiten sich kaum einstellen, ja, diese gleichsam als Feinde der analytischen Situation zu betrachten sind, obwohl das Gefühl von Klarheit und Gewissheit einem Urbedürfnis des Menschen entspricht. Ambivalenz-, Ambiguitäts- und Ungewissheitstoleranz kann man daher als zentrale Tugenden des Psychoanalytikers ansehen.

Nach meinem Verständnis verdichtet sich nun in dem Coucharrangement diese kurz skizzierte multiple Bipolarität: Man könnte auf diese Weise die Couch als Symbol für die innere Arbeit des Analytikers bzw. des analytischen Paares im Medium dieser Bipolaritäten verstehen. In späteren Kapiteln werde ich noch detaillierter auf die verschiedenen Fragestellungen eingehen.

Es ist bekanntlich sehr viel leichter, bestimmte »Sollzustände« zu beschreiben und zu fordern, als sich immer wieder mit den erfahrenen und erlebten »Istzuständen« auseinander zu setzen: Die idealtypisch beschriebene analytische Situation differiert in erheblichem Ausmaß von der realtypischen. Dies gründet auch in der von Guggenheim et. al. erwähnten Besonderheit der psychoanalytischen Wissenschaft, dass die Praxis in einer wesentlichen Dimension in dem Austausch von Worten, die Theorie aber in Form der Schrift stattfindet (Guggenheim et al., 2016). Immer ist die

Neigung zu beachten, das tatsächliche verbale und nonverbale Geschehen in dem nachträglichen schriftlichen Aufarbeiten aufzuwerten und zu idealisieren – oder aber auch zu entwerten. Dies hängt natürlich auch mit der Dimension der Ereignishaftigkeit der analytischen Situation zusammen, die sich auch darin manifestiert, dass es praktisch nicht möglich ist, dieses Geschehen exakt abzubilden und wirklich in irgendeiner Weise festzuhalten. Dies mobilisiert die Gefahr einer moralisierenden Tendenz und es erscheint immer wieder notwendig, sich mit der »lebendigen Wirklichkeit« der konkreten psychoanalytischen Situation auseinander zu setzen. Wenn ich jetzt auf die Ausgangsfrage dieser Arbeit zurückkomme – mit und ohne Couch – dann könnte man sagen: »Mit der Couch« im konkreten und übertragenen Sinne bezieht sich vor allem auf die innere Arbeitsweise des Analytikers (sein Erleben, Denken und Handeln) als seinen wesentlichen Beitrag zur analytischen Situation, die sich am klarsten in der skizzierten analytischen Situation konkretisiert, aber auch in anderen Settings in modifizierter Weise realisiert werden kann. Im Kern geht es metaphorisch gesprochen um die »Verinnerlichung der Couch« – oder auch mit Birksted-Breen um die Etablierung eines »dritten Objektes« –, womit die Person des Analytikers ganz im Zentrum der Überlegungen steht. Bei dieser Fokussierung auf den Analytiker in seinem Beitrag zur analytischen Situation realisiert man, dass die Person oder das Selbst des Analytikers im Grunde sein entscheidendes Arbeitsinstrument ist – gerade auch im Vergleich etwa zu medizinischen Interventionen. Daher folgt die Frage, wie man sich die Selbstzustände des Psychoanalytikers vorstellen soll, die die Realisierung dieser zentralen Aufgabe ermöglichen. Diese Fragestellung nach der Person oder dem Selbst des Psychoanalytikers finde ich sehr überzeugend in einer Beschreibung von Poland beschrieben:

> »Ich schlage vor, dass es die disziplinierte Verwendung des eigenen Selbst des Analytikers ist, die im Grunde als Medium für die emotionale Selbsterkundung des Patienten dient, wodurch sich klinische Psychoanalyse von anderen Therapieformen unterscheidet« (Poland, 2012, S. 9).

Es geht also um nicht mehr und nicht weniger um diese »disziplinierte Verwendung des eigenen Selbst« des Psychoanalytikers. Dies unterstreicht die Aussage, dass die Person und das Selbst des Psychoanalytikers das alleinige Instrument seiner Arbeitsweise sind. Zusammenfassend könnte man abschließend noch einmal die Basis der analytischen Haltung, die im

»Drinnen« entwickelt wird – und ins »Draußen« transferiert werden kann – zu formulieren versuchen. In Modifikation einer anderen transformativen Praxis (inspiriert durch Überlegungen des Zen-Meisters Richard Baker) könnte man vier Kennzeichen einer analytischen Haltung postulieren, die schulübergreifend sind und nicht als Ideal, sondern als Potenzial zu verstehen sind: 1. Kontakt mit dem Unbewussten, die »Beziehung zum Unbekannten« (Laplanche) ist möglich; 2. Die Milderung und Transformation von seelischem Leiden ist möglich; 3. Die daran orientierte Praxis steht im Dienst der Förderung anderer und einem selbst, vor allem durch ein Einlassen auf eine emotionale Beziehung zum anderen; 4. Es ist möglich, der Welt und den Menschen weitgehend ohne Projektionen zu begegnen. Dies wären die grundlegenden Kennzeichen einer analytischen Haltung – sozusagen möglichst ungesättigt und anzureichern durch die individuellen Arbeitsmodelle –, deren Kern in der analytischen Ausbildung erworben wird und in der späteren Berufspraxis trotz unvermeidlicher Rückschläge, Zweifel, Ungewissheiten, Unsicherheiten, Ambivalenzen und Ambiguitäten vertieft und weiterentwickelt wird.

Psychoanalytisches im außerklinischen Bereich

Dies sind also einige der wichtigen Elemente der psychoanalytischen Situation und des Beitrags der Psychoanalytikers, damit sich diese Situation entwickeln kann. Was geschieht, wenn der Psychoanalytiker sein Behandlungszimmer mit der Couch verlässt und sich in andere Bereiche wie der Supervision, der universitären Lehre, der Literatur- und Filmanalyse oder noch andere Bereiche begibt? Bekanntlich spricht man gern – auch im kritischen Sinn – von angewandter Psychoanalyse. Die zentrale Diskussion dreht sich dabei um die Frage, ob es sich um Anwendungen psychoanalytischen Wissens handelt – etwa wenn psychoanalytische Theorien wie der Ödipuskomplex und die des Narzissmus auf Literatur oder Film bezogen werden – oder ob die psychoanalytische Methodik, die Arbeit im »Medium des Unbewussten« mit den Phänomenen von Widerstand und Übertragung realisiert wird. Angeloch beschreibt beispielsweise für die psychoanalytische Ästhetik als einen solchen außerklinischen Bereich, dass im diesem letzteren Fall dann die Beziehung zwischen Leser und Text als ein intersubjektives Dazwischen in den Fokus des Interesses rückt (Angeloch, 2013). Im Folgenden möchte ich daher einige wenige Beispiele aus meiner persönlichen Erfahrung beschreiben, die sich auf diese außerklinischen Bereiche beziehen.

Als Psychoanalytiker an der Hochschule und der Vermittlung von psychoanalytischem Denken an Lehramtsstudenten und Sozialarbeiter hat mich dabei interessiert, wie ich den Studierenden einige der beschriebenen Elemente und Dimensionen der psychoanalytischen Situation mit ihrer Arbeitsweise näher bringen könnte, da diese ja auch in ihrem späteren Berufsfeld – wenn auch in anderer Weise – wirksam sein werden. Die Übertragbarkeit von der analytischen Situation ins Leben: das »Medium des Unbewussten«, die Ko-Kreation der Beziehungsdynamik, die Bipolarität von »persönlichen« und »technisch-fachlichen« Aspekten als Ausdruck einer zu entwickelnden Professionalität, die Entwicklung von Ambiguitätstoleranz und die Ermutigung zur Selbstreflexion im Sinne von Einsichtsfähigkeit (Sugarman, 2006) – eine Einübung in die disziplinierte Verwendung des eigenen Selbst – waren dabei entscheidende Orientierungspunkte. Mit diesen Grundannahmen im Hintergrund entwickelten wir einen Studiengang »Konfliktberatung für Pädagogen«, bei dem diese aus der Erfahrung der psychoanalytischen Situation gewonnenen Einsichten in Ansätzen umgesetzt werden sollten. Zu diesem Studiengang gehörten theoretische Seminare über Psychoanalyse, die aber einen ersten, wenn auch sehr diskreten Ansatz von Selbsterfahrung vermitteln sollten: Die Studierenden wurden aufgefordert, ihre Leseerfahrungen der jeweiligen Texte wöchentlich in einem knappen schriftlichen Kommentar festzuhalten, der vor allem auch ihre persönliche Leseerfahrung spiegeln sollte – also eine Ermutigung zu einer angedeuteten »freien Assoziation«, nämlich die eigenen inneren Reaktionen beim Lesen wahrzunehmen. Ich selbst las diese wöchentlichen Kommentare und gab den Studierenden eine kurze schriftliche Rückmeldung in einer Mischung aus Ermutigung und Konfrontation, sodass neben der Bearbeitung im Seminar selbst eine sublime Beziehung zwischen Studierenden und mir entstand, in der Phänomene wie Übertragung und Widerstand in einer sehr vorsichtigen und unaufdringlichen Weise erlebt werden konnten – etwa die Widerstände beim Lesen gegenüber bestimmten Thematiken, das Entdecken des eigenen Bezuges zum Text etc. Die beiden anderen wesentlichen Teile dieses Studienganges waren ein Supervisionsseminar und vor allem ein Seminar »Praxis der Beratung«, in dem in verschiedenen Modalitäten Beratung als Beziehungsarbeit eingeübt wurde, beispielsweise durch Rollenspiele selbst erlebter oder vorgegebener Gesprächssituationen. Zielorientierung war dabei nicht die Vermittlung einer vorgegebenen Technik, sondern einer Gesprächshaltung, die orientiert blieb an den methodischen Momenten der psychoanalytischen Situation: etwa das abwartende Zuhören lernen, das Erkennen und Tolerieren von Nichtwissen und Nichtverstehen, ein Gespür für Übertragungs- und Widerstandsphänomene entwickeln, das Erspüren der Ambiguitäten etc. Bei diesem Ansatz blieb also die »innere Couch« im übertragenen Sinne anwesend und auch wirksam, da sich dieser Studiengang im Laufe der Jahre bei den Studierenden großer und wachsender Beliebtheit erfreute. Als ein Beispiel nenne ich einen aus Eigeninitiative gegründeten Arbeitskreis ehemaliger Teilnehmer und beruflich tätigen Lehrern des Kurses unter dem Titel »Psychoanalytische Pädagogik« (Genaueres siehe bei Dauber & Zwiebel, 2006).

Ein anderer außerklinischer Bereich ist die Beschäftigung mit dem Kino und mit Spielfilmen. Hier hat sich eine interessante Entwicklung in den letzten 20 bis 25 Jahren angebahnt, die sich als Filmpsychoanalyse auf Tagungen, in Seminaren, Publikationen und vor allem bei öffentlichen Filmvorstellungen mit einem überwiegenden Laienpublikum, bei denen ein Psychoanalytiker den Film aus einer psychoanalytischen Perspektive kommentiert, etabliert hat. Entsprechend der Unterscheidung von angewandter Psychoanalyse – also dem Interpretieren des Films nach den gängigen theoretischen Konzepten – und Filmpsychoanalyse im engeren Sinne, bei der der methodische Aspekt der psychoanalytischen Situation berücksichtigt wird, können gerade diese öffentlichen Filmvorstellungen und Diskussionen für den Zuschauer einen vertieften »Erlebnis- und Denkraum« eröffnen, in dem die eigenen Problemsituationen erfahrbar und reflektierbar werden. Auch hier spielen dann aber einige der schon erwähnten Dimensionen der psychoanalytischen Situation, die der Psychoanalytiker in seinem moderierenden Kommentar in seiner Haltung und seinem Vorgehen vermittelt, eine entscheidende Rolle. Er führt auf diese Weise gleichsam den Zuschauer an einen anderen Zugang zum Film heran, etwa, indem er das Formale des Films besonders beachtet, Brüche und Widersprüche aufweist, latente Verbindungen aufspürt, das Nichtwissen und Nichtverstehen toleriert und auf die Fragen hinweist, die der Film oder der Filmkünstler dem Zuschauer übergibt und er vor allem keine endgültigen Interpretationen liefert, sondern vom eigenen Erleben und eigenen Irritationen ausgehend die Neugierde des Zuschauers zur weiteren Erforschung des eigenen Filmerlebens ermutigt. In geglückten Veranstaltungen kann dann die gemeinsame Kinodiskussion tatsächlich einen Raum eröffnen, der das emotionale Filmerleben vieler Zuschauer vertiefen kann. Meine eigene Orientierung dabei ist das Arbeitsmodell, dass nämlich der Filmkünstler die ungeträumten Träume des Zuschauers träumt: Dies impliziert, dass die Kinosituation mit der psychoanalytischen Situation vergleichbar ist – natürlich nur als Analogie –, in der der Filmkünstler den Zuschauer »auf die Couch« legt (Hamburger & Leube, 2014). Auf diese Weise wird der Film als eine Deutung der inneren Situation des Zuschauers verstanden. Dies genau betrachte ich als Aufgabe des Filmpsychoanalytikers, nämlich diese Überlegungen dem Zuschauer zu Bewusstsein zu bringen, um damit die potenziell transformative Kraft des Films zu realisieren. Schmid hat in diesem Zusammenhang einmal vom Kino als einer »viewing cure« im Vergleich zur »talking cure« der klassischen psychoanalytischen Situation gesprochen (Schmid, 2006). Auf diese Weise wird dann das Kino in diesem Setting zu einer Situation, in der Elemente der »inneren Couch« vielleicht auch für den durchschnittlichen Zuschauer lebendig werden können (siehe die Kapitel 6 bis 9).

Ein weiterer wichtiger Bereich war für mich die Untersuchung der Beziehungen von Buddhismus und Psychoanalyse. Vor allem in der Auseinandersetzung mit der zentralen Haltung der »gleichschwebenden Aufmerksamkeit« des Analytikers in der analytischen Situation ergaben sich wichtige Querverbindungen, da auch im Buddhismus als einer meditativen Praxis die »reine Beobachtung« des Praktizierenden einen zentralen Stellenwert bekommt. In den Kapitel 10 bis 13 wird diese ganze Thematik vertieft (siehe auch Zwiebel & Weischede, 2015, 2017).

Schließlich möchte ich über meine langjährige Erfahrung mit der Supervision in psychosomatischen Kliniken berichten. Auch dies gehört für mich in den außerklinischen Bereich, da diese Arbeit außerhalb des Behandlungszimmers stattfindet. Das Beispiel, das ich ausgewählt habe, bezieht sich auf eine Klinik, in der ich seit vielen Jahren wöchentliche Fallsupervision mit dem gesamten Team aus Therapeuten, Kreativtherapeuten und Pflegepersonal durchführe. Pro Sitzung wird ein Patient vorgestellt, was einen besonderen Luxus darstellt bei dem Behandlungsdruck, unter dem die Klinik und ihre Therapeuten normalerweise stehen. Diese Form der Entschleunigung stellt selbst einen ersten gleichsam »psychoanalytischen« Aspekt dar. Die Therapeuten sind überwiegend verhaltens- und tiefenpsychologisch orientiert, also zumindest mit den psychoanalytischen Grundannahmen vertraut, aber weniger mit den methodischen Prinzipien, die der psychoanalytischen Situation inhärent sind. Was bedeutet es also, wenn ich in diese Gruppe mein psychoanalytisches Denken, die »innere Couch« einführe? Ich selber verhalte mich »abwartend zuhörend«, ermutige alle Teilnehmer möglichst genau ihre Eindrücke und emotionalen Reaktionen auf den vorgestellten Patienten einzubringen, versuche meine theoretischen Kenntnisse erst einmal zu vergessen und mich auf die entstehende Teamdynamik einzustellen und sie als Spiegel der inneren Vorgänge des vorgestellten Patienten zu verstehen – das heißt, ich achte auch auf Übertragungen und Widerstände. Ich verwende also mein Selbst in der Regel diszipliniert, um die unbewusste Wirklichkeit des vorgestellten Patienten besser zu verstehen. Dabei geht es nicht um Diagnosen, sondern um einen zentralen Konflikt, eine strukturelle Problematik oder eine unbewusste Fantasie, die sich an dem konkreten Verhalten des Patienten in der Klinik und in den einzelnen therapeutischen Kontakten zeigt. Als besonders befriedigend erlebt das Team und auch ich selbst eine Dynamik, wenn aus der Vielstimmigkeit der Beiträge, die die innere Welt des Patienten spiegeln, eine Art Bild entsteht, das entweder aus der Gruppe oder aber ein bislang unverstandenes Bild des Patienten plötzlich in verdichteter Form einen zentralen Aspekt der Problematik des Patienten erhellt – eine Art Symbolisierung im Sinne der träumerischen Aktivität des ganzen Teams. Häufig zeigt das Ende der Sitzung noch einmal ein Spannungsfeld, das Freud als Junktim von Forschen und Heilen thematisiert hat. Freud schreibt nämlich:

> »In der Psychoanalyse bestand von allem Anfang an ein Junktim zwischen Heilen und Forschen, die Erkenntnis brachte den Erfolg, man konnte nicht behandeln, ohne etwas Neues zu erfahren, man gewann keine Aufklärung, ohne ihre wohltätige Wirkung zu erleben« (Freud, 1927a, S. 293).

Da das Team sehr unter dem therapeutischen Druck steht, in wenigen Wochen Behandlungserfolge zu generieren, kommt am Ende oft die Frage auf, was das Team nun mit all den Einfällen, Überlegungen und Erkenntnissen machen soll, welche konkreten Interventionen aus all dem folgen. Hier meldet sich dann energisch die therapeutische Stimme, die vor allem fokussiert und lösungsorientiert arbeitet – natürlich nachvollziehbar, weil ja die Dauer der stationären Behandlung bei durchweg chronifizierten und massiven Problematiken der Patienten extrem kurz ist. Aber nicht selten meldet sich dann von einem anderen Therapeuten eine andere Stimme – sozusagen die analytische Stimme. Nach der jetzigen Besprechung habe sich die Abneigung gegen den Patienten plötzlich ganz gemildert, man könne sich viel besser einfühlen, weil man besser verstanden habe, wie das konkrete Verhalten des Patienten beispielsweise ein Ausdruck der konfliktiven und/oder traumatischen Lebensgeschichte ist. Andere, relativ häufige Rückmeldungen bekomme ich später zu hören: Der Patient habe in der nächsten Einzelsitzung genau so über das Problem gesprochen, das in der Supervision zur Sprache kam, als sei er persönlich anwesend gewesen. Ich verstehe dies so, dass sich die Wahrnehmungs- und Beziehungseinstellung der Therapeuten gegenüber dem Patienten durch das Teamgespräch verändert hat – auch eine Aktivierung der analytischen Stimme – wodurch sich ein therapeutischer Effekt eher indirekt einstellt. Als ein kurzes Beispiel erwähne ich die folgende Sitzung:

> Das Team stellt eine junge Frau vor, die verschiedene Ausbildungen abgebrochen hat und vor allem über massive Selbstwertprobleme klagt. Die Therapeutin sagt, dass die Gespräche mit der Patientin äußerst anstrengend sind, sie ist am Ende oft total erschöpft und sie hat das Gefühl, dass sich nichts wirklich Relevantes erarbeiten lässt. Nach der Schilderung der Biografie sprechen die anderen Teammitglieder, die Kreativtherapeutin stellt die Objekte der Patientin vor und auch bei mir schleicht sich ein Gefühl der Anstrengung und Vergeblichkeit ein. Da berichtet eine Krankenschwester, dass in einer anderen Teambesprechung über die Patientin plötzlich die Fantasie aufgekommen sei, die Patientin könnte ein »Frühchen«, also eine Frühgeburt, gewesen sein. Die Therapeutin, die dies bislang nicht erwähnt hatte, ließ sich das durch die Patientin bestätigen, ohne aber weitere Einzelheiten über die näheren Umstände der Frühgeburt zu erfahren. Sie scheint auch nicht so interessiert, diesen Gesichtspunkt zu vertiefen, da die Patientin selbst nicht explizit darüber spricht. Ich sage: Die Patientin selbst weiß mit ihrem autobiografischen Gedächtnis nicht viel darüber, aber mit ihrem prozeduralen Beziehungswissen vermittelt sie Ihnen allen offenbar diese Tatsache ihrer Lebensgeschichte. Ein wenig später wendet sich die Therapeutin an mich und fragt, wie die Patientin wohl sie selbst als Therapeutin erleben mag. Diese überraschende Frage ist für mich der entscheidende Wendepunkt in der Fallbesprechung, von dem sich eine Überlegung herauskristallisiert, die sehr zusammengefasst so zu formulieren ist: Die Form der Objektbeziehung bei der Patientin kann man als eine Art Infusionsbeziehung verstehen, sie lebt implizit wie in einer noch

undifferenzierten Art »Umweltbrühe«, angewiesen auf ständige Zufuhr von außen, um ihre Vitalität aufrecht zu erhalten – als ob sie ständig die frühe Brutkasten-Situation reproduzieren muss. In dieser Vorstellung kamen verschiedene Aspekte der Gesprächssituation in der Gruppe (der Erschöpfung der Therapeutin, die sich durch die ständige »Energiezufuhr« ausgesaugt fühlt, ihre Frage an mich und anderes) zusammen. Eine andere Therapeutin sagt: Jetzt ist auch zu verstehen, warum die Patientin ihren Freund ständig mit der Frage löchert, ob er sie noch liebe, schon nach einer halbe Stunde zweifle sie schon wieder, ob er sie nicht doch verlassen werde. Und die behandelnde Therapeutin versteht plötzlich ihr Angestrengtsein viel besser, da auch sie die Patientin offenbar ständig »infundieren« muss.

Abschließende Überlegungen

Die »innere Couch« als Metapher, als Ausdruck mentaler Funktionen und als eine grundlegende Haltung im außerklinischen, professionellen Bereich ist nach dem hier vorgestellten Modell durch die genannten Elemente der analytischen Situation – mit Modifizierung durch die jeweilige, konkrete Arbeits- und Lebenssituation – charakterisiert: ein Bewusstsein für die Bedeutung unbewusster Einflüsse, ein Gefühl für den »Raum des Unbekannten«, die Berücksichtigung der Beziehungsdimension, im Kontakt mit der Emotionalität, ein Gefühl für Grenzen und Kontakt, ein Zugang zum träumerischen Denken und eine Einschätzung des eigenen, individuellen Arbeitsmodells. In den folgenden Kapiteln werden diese Ausführungen weiter vertieft und vor allem durch das Konzept der Ambiguität bzw. Bipolarität erweitert. Am Schluss sei noch erwähnt, dass die Beziehung von »mit und ohne Couch« auch den Analysanden betrifft, der außerhalb der Sitzungen und nach Beendigung seiner Psychoanalyse die Erfahrungen mit der Couch in sein alltägliches Leben übertragen sollte. Dies erscheint oft als ein kritischer Punkt, unterscheidet sich doch die analytische Situation durch die beschriebenen Elemente nicht unerheblich von dem offeneren, komplexeren Alltagsleben. Diese Fragestellung werde ich in den folgenden Kapiteln allerdings nur am Rande wieder berühren, weil mein Interesse sich ganz auf das Selbst und die Praxis des Analytikers konzentriert.

Klinisches

2 Über die psychische Arbeit des analytischen Paares

Verarbeiten – Durcharbeiten – Nacharbeiten

Einleitung

In den folgenden Kapiteln möchte ich die eben beschriebenen Haltungen und Funktionen, die sich aus den Grundannahmen über die analytische Situation ergeben, weiter vertiefen, bevor ich dann in den weiteren Kapiteln vom »Drinnen« zum »Draußen« gehe. Es ist also der Versuch, die »innere Couch« als verinnerlichte Haltung und Arbeitsweise noch weiter zu präzisieren. Der Schwerpunkt dieser Überlegungen liegt dabei auf der psychischen Arbeit, die der Analytiker zu leisten hat, auf seiner Fähigkeit, eine eigene Stimme zu entwickeln, die sich in der Art und Weise seiner Deutungen manifestiert, und der Entwicklung von Ambivalenz- und Ambiguitätstoleranz.

Wenn wir in jeder neuen Sitzung mit unseren Analysanden den Versuch machen, eine Haltung des »Anfänger-Geistes« zu realisieren, indem wir unser Wissen suspendieren und uns ganz dem gegenwärtigen Moment, der lebendigen Wirklichkeit der psychoanalytischen Situation zu öffnen versuchen, um ihre unbewusste Wirklichkeit schließlich besser verstehen zu können (Müller-Pozzi, 1991; Zwiebel, 2004), stoßen wir unvermeidlich auf die Probleme, die Freud in seiner Arbeit »Erinnern, Wiederholen, Durcharbeiten« (Freud, 1914g) auf so komplexe Weise beschrieben hat.[1] Man

1 Ich werde hier nicht näher darauf eingehen, dass Freud bereits in den *Studien über Hysterie* (1895d 1893–95) vom Durcharbeiten sprach. Dieses bezieht er vor allem auf die Erinnerungsarbeit des Patienten und seine Bewältigung dieser pathogenen Erinnerungen. Später hat Freud das Thema des Durcharbeitens in *Hemmung, Symptom und Angst* noch einmal aufgegriffen, wo er die Notwendigkeit des Durcharbeitens vor allem auf den Es-Widerstand des Unbewussten bezieht; hier wird der Widerstand des Unbewussten mit der Macht des

könnte sich fragen, ob nicht die damit verbundenen behandlungstechnischen Fragen generell von den nachfolgenden Generationen von Psychoanalytikern, aber auch speziell von jedem einzelnen Psychoanalytiker immer wieder »erinnert, wiederholt und durchgearbeitet« werden; denn auch die in der Evolution der psychoanalytischen Professionalität erworbenen Einsichten und Erkenntnisse werden immer wieder vergessen und verdrängt und müssen wieder neu entdeckt und »durchgearbeitet« werden. Greenberg warnte vor einem »psychoanalytischen Exzess«, der in einer Einseitigkeit neuer Gesichtspunkte unter Vernachlässigung des einmal Erarbeiteten zu sehen ist (Greenberg, 2001). Dieses Spannungsfeld zwischen Erinnern gesicherter Erkenntnisse, Wiederholen altvertrauter Fehler oder Irrtümer und das Durcharbeiten von hartnäckigen Widerständen gegen die Anerkennung zentraler, bewährter Grundannahmen der Psychoanalyse scheint mir ein Kennzeichen unserer Arbeit zu sein und wird auch unvermeidlich die notwendigerweise begrenzten Ausführungen dieses Kapitels bestimmen.[2] Für das Thema »Mit und ohne Couch« sei hier erwähnt, dass die für die analytische Situation beschriebenen Phänomene des Erinnerns, Wiederholens und Durcharbeitens natürlich gleichsam technische Phänomene sind, die aber auch in anderen Lebenssituationen und insbesondere im Alltag vorkommen, auch wenn sie dort nicht so detailliert studiert werden können.

Ich gehe davon aus, dass es möglich sein könnte, die gegenwärtigen Konvergenzen und Divergenzen in unseren psychoanalytischen »Welten« mit ihren Gefahren des »psychoanalytischen Exzesses« offener und fruchtbarer zu diskutieren, wenn wir von dem Kontext unserer professionellen Alltagspraxis ausgehen. Dies impliziert meiner Ansicht nach folgende Überlegungen:

➢ zum einen eine Relativierung von Freuds Auffassung unseres »unmöglichen Berufs« – Psychoanalyse als Profession wäre in diesem relativierenden Verständnis bei aller Besonderheit in Bezug auf die große Komplexität, die Unsicherheit, Ungewissheit und Nicht-Vorhersehbarkeit,

Wiederholungszwanges in Verbindung gebracht (1926d). Es sei aber auch erwähnt, dass Freud lediglich eine knappe Seite für das Thema des Durcharbeitens reserviert hat.

2 Auf die vielen Bezüge zwischen Erinnerung, Wiederholung und Durcharbeiten in der konkreten klinischen Arbeit kann ich hier nicht detailliert eingehen, da ich auf der umfangreichen und komplexen Thematik des Durcharbeitens nur einige nach meiner Auffassung zu wenig beachtete Bereiche herauszugreifen versuche.

die Nicht-Stabilität und Einzigartigkeit der analytischen Situation durchaus mit anderen professionellen Situationen zu vergleichen;[3]

- weiterhin die Bedeutung von impliziten oder auch privaten Theorien, die wir als Analytiker neben den offiziellen Theorien entwickeln: Sie sind eine Legierung aus offiziellen Theorien, den eigenen persönlichen und professionellen Erfahrungen und dem Studium wissenschaftlicher und empirischer Weiterentwicklungen. Ein wichtiger Aspekt von analytischer Professionalität könnte die Ausarbeitung, Reflexion und Überarbeitung dieser privaten Theorien sein;
- und schließlich das Verständnis unserer analytischen Professionalität, wie sie sich in Form der klinischen Arbeitsmodelle manifestiert, die wir auf dem Hintergrund unserer Alltagspraxis diskutieren und näher zu bestimmen versuchen. Dafür erscheint es mir zwingend, zwischen idealtypischen und realtypischen Modellen der analytischen Praxis zu unterscheiden. Letztere gehen von der Alltagspraxis des »durchschnittlich guten und durchschnittlich begabten« Analytikers aus, der von Stunde zu Stunde, von morgens bis abends, von Woche zu Woche, von Jahr zu Jahr die unterschiedlichen Patienten trifft und mit ihnen mehr oder weniger erfolgreich zu arbeiten versucht. Ich glaube, wir alle kennen die schmerzliche Kluft zwischen den idealtypischen Erwartungen, Beschreibungen und Modellen und den eigenen alltäglichen, durchaus schwankenden Erfahrungen unserer analytischen Praxis, die aber in unserer klinischen Diskussion unbedingt mehr berücksichtigt werden sollten.[4]

Auf diesem Hintergrund möchte ich im Folgenden das Thema des Durcharbeitens unter drei Gesichtspunkten besprechen:

1. Die seelische Arbeit in der analytischen Situation wird vom »analytischen Paar« auf eine hochspezifische Weise geleistet; das »analyti-

3 In diesem Sinne ist auch die Arbeit von G. O. Gabbard zu verstehen, der an die Bedeutung der Überdeterminiertheit, wie sie Freud immer wieder beschrieben hat, erinnert und vor allem die Notwendigkeit für den klinischen Psychoanalytiker postuliert, offen für die Komplexität der analytischen Situation und für den »unendlichen Raum« der Bedeutungen, Gründe und Verursachungen zu bleiben (Gabbard, 2007).

4 Siehe nochmals die erwähnte Arbeit von Gabbard: » In the service of making a compelling argument, they (gemeint sind die publizierenden Analytiker) present a version of psychoanalytic work that, if not entirely ficitive, is at least more elegant than the real-life version in the trenches of the consulting room« (Gabbard, 2007, S. 564).

sche Paar« schließt in meinem Verständnis die beiden Subjektivitäten von Analysand und Analytiker und vor allem ihren gegenseitigen Einfluss aufeinander ein: Es ergibt sich damit ein Spannungsfeld von intrapsychischer und intersubjektiver Dynamik, von Subjektivität, Intersubjektivität und Objektivität, die das komplexe Geschehen der analytischen Beziehung strukturiert.

Erst in den letzten Jahren gibt es zunehmend Publikationen, die die intersubjektive Perspektive auch in den klinischen Falldarstellungen stärker berücksichtigen; exemplarisch sind die Arbeiten von Ogden, Smith und kürzlich Israelstam (2007) zu nennen. Renik gibt folgende Definition für Intersubjektivität:

> »To accept that clinical psychoanalysis is intersubjective means to recognize the clinical analytic encounter consists of an interaction between two subjectivities [...] and that the understanding gained through clinical analytic investigation is a product of that investigation. Therefore, insights are always specific to the particular analytic couple that produces them. Insight is something co-created by analyst and patient as much as it is something discovered by analyst and patient. To differentiate co-creation from discovery in clinical psychoanalysis is to establish a specious distinction« (Renik, 2004, S. 1054).

Die Fragen, die sich aus dieser Dimension ergeben, kreisen vor allem um die Natur der Wahrheit (Entdeckung oder Ko-Kreation) und der Bedeutung der Selbstenthüllung des Analytikers. Aron und Benjamin diskutieren Intersubjektivität vor allem unter dem Begriff der »thirdness«: »Intersubjectivity consists of a dialectical process of mutual recognition and breakdown into complementarity.« (Aron, 2006, S. 364). Und Jiminez beschreibt die Auffassung von Stern:

> »Using the concept of radical human relationality as his starting point, Stern postulates the intersubjectivity desire as a primary, innate motivational system which is essential for the survival of the species. Speaking from a perspective which integrates the relational model with the conception of motivational systems, he states that the desire for intersubjectivity is one of the major motivations that drives a psychotherapy forward. Patients want to be known and to share what it feels like to be them« (Jiminez, 2006, S. 1501).

In diesem intersubjektiven Zusammenhang wird in den letzten Jahren auch häufiger vom analytischen Paar gesprochen. Es sei an die Bemerkung von Bollas erinnert: »Ich habe dieses Modell das Freud'sche Paar [...] genannt – der frei assoziierende Analysand und der gleichschwebende Analytiker – eine Beziehung, speziell dazu entworfen, unbewusste Gedankenlinien ins Licht zu bringen, mit dem Ziel, einige der latenten Gedankeninhalte zu entdecken« (Bollas, 2006, S. 933). Die Überlegungen von Ferro zum Feldbegriff und zum analytischen Paar gehen über diese Definition von Bollas noch weiter hinaus. Ferro geht von der Ko-Produktion der analytischen Situation durch Analysand und Analytiker und von dem analytischen Paar als »Autor der Geschichte der Transformationen des jeweiligen bipersonalen Feldes« aus (Ferro, 1999). Die Bezeichnung eines analytischen Paares bedeutet aber nicht, sich gleichsam als »relational psychoanalyst« zu identifizieren. Was mit dem Paar betont wird, ist ein zentraler Kontext, der zunehmend Beachtung findet. So schreibt auch Kantrowitz:

> »In accord with most relational theorists, I believe that the character and conflicts of both patient and analyst mutually influence each other. They create something unique between them that is not reducible to their individual psychologies or histories. I also believe that we cannot understand or predict all the ramifications of our interventions; we are inevitably blind to aspects of ourselves. These aspects of ourselves and our patients, not yet within awareness, are expressed in much of what occurs between us, but we often become conscious of their meaning only when they take on more dramatic behavioral form« (Kantrowitz, 2001, S. 399).

Eine überzeugende Zusammenfassung der Auseinandersetzung mit der Intersubjektivität ist bei Bohleber nachzulesen (Bohleber, 2018).

2. Neben den vielfach beschriebenen Formen seelischer Arbeit – ich erwähne: Traumarbeit, Trauerarbeit, Erinnerungsarbeit, Erkenntnisarbeit, Deutungsarbeit, Beziehungsarbeit, Widerstandsarbeit etc. – möchte ich in diesem Kapitel zwischen Verarbeiten, Durcharbeiten und Nacharbeiten unterscheiden. Dabei betrachte ich das Verarbeiten als einen basalen, ständig mehr oder weniger aktiven, unbewussten psychischen Mechanismus, der vor allem darin besteht,

das unbewusste, emotionale Erleben in vorbewusste und bewusste Repräsentanzen zu transformieren und auf diese Weise das Material zum Denken, Sprechen und Verstehen zu generieren. Dieses Weiterverarbeiten könnte man im engeren Sinn als Durcharbeiten betrachten, das grundsätzlich notwendig ist, weil das Verarbeitete oder Bearbeitete durch strukturelle und konflikthafte Komponenten des Seelischen immer wieder infrage gestellt wird und vor allem durch Verdrängung, Abspaltung und andere Abwehroperationen wieder verloren geht.[5] Als Nacharbeiten verstehe ich das eher wenig beachtete Verarbeiten und Durcharbeiten der analytischen Erfahrung außerhalb der analytischen Situation, also entweder außerhalb der Sitzungen oder nach der Beendigung der Analyse.

3. Die Haltungen und Funktionen des Analytikers, die ich als innere Arbeitsweise im Sinne einer privaten Theorie in früheren Arbeiten zu beschreiben versucht habe, charakterisieren und spezifizieren dieses Verarbeiten, Durcharbeiten und Nacharbeiten aus der Sicht des Analytikers. Diese innere Arbeit stellt seinen Beitrag zur seelischen Arbeit des analytischen Paares dar: die Entwicklung einer analytischen Position, der reflexive Modus des Denkens im Sinne eines »Inneren Analytikers«, das Zulassen, Erkennen und Transformieren von Störungen im Verstehen und in der analytischen Beziehung und das Gewahrwerden einer phobischen Position als Ausdruck defensiver Einstellungen gegenüber dieser inneren Arbeitsweise. Diese Modelle stellen Beschreibungen dar, die Arbeitsanforderungen des Analytikers auf einer mikropsychologischen Ebene begrifflich näher zu fassen versuchen (Zwiebel, 2003a, 2003b, 2004, 2007). Ich werde die Auffassung vertreten, dass der Analytiker diese einzelnen Komponenten der inneren Arbeitsweise immer wieder durcharbeiten muss (auch als eine Form des Nacharbeitens), indem er von Stunde zu Stunde immer wieder den Mut aufbringt, als »Hüter« der analytischen Situation seine Funktionen wahrzunehmen, also das Wagnis eingeht, Analytiker zu sein (siehe auch Quinodoz et al., 2006). Diese

5 Hier geht es ja vor allem auch um die affektive Toleranz für ins Bewusstsein getretenes Material, das ja bereits Freud mit seiner Vorstellung der Bewältigung erwähnt hat. Überhaupt ist das Konzept der affektiven Regulierung, wie es Moser und v. Zeppelin in ihrem Traummodell beschreiben, in diesen Überlegungen noch nicht ausreichend konzipiert (siehe auch Moser & v. Zeppelin, 1996; Moser 2001).

drei Gesichtspunkte möchte ich nun im Näheren etwas detaillierter diskutieren.

Die seelische Arbeit des analytischen Paares

Ich fasse hier in aller Kürze meine Überlegungen zusammen. Im Wesentlichen geht es um die Erkenntnis, dass bereits in Freuds schon erwähnter Arbeit die »gemeinsame Arbeit« von Patient und Analytiker als Thema formuliert wird und dass das Verhältnis von intrapsychischer und intersubjektiver »Arbeit« in den folgenden Jahren zunehmend diskutiert wird. Autoren wie Fenichel (2001), Greenson (1965), Sedler (1983), Cremerius (1979) und Thomä und Kächele (1985)[6] haben wichtige Beiträge geliefert und die Frage des Durcharbeitens weiter differenziert. Auch wenn Freud die unbewusste Kommunikation zwischen Patient und Arzt betonte, rücken erst die Arbeiten von Bion zum Container, die Arbeiten zur Rolle der projektiven Identifizierung, Ferros Modell des bipersonalen Feldes, de Masis Konzept des emotionalen Unbewussten und die intersubjektiven Modelle der analytischen Situation, wie sie von Greenberg (1995), Hoffman (1998), Benjamin (2004), Ogden (2005), Smith (2000) etc. formuliert sind, die psychische Arbeit des Analytikers mehr in den Fokus des Interesses und damit auch das analytische Paar. Man kann also mit diesen wenigen Hinweisen postulieren, dass wir in der Tat heute viel stärker als früher davon ausgehen, dass das analytische Paar »gemeinsame Arbeit« leistet, auch wenn sich dies immer noch zögernd in den klinischen Diskussionen, Publikationen und vor allem Falldarstellungen niederschlägt. Daher hat die Bemerkung von Cremerius heute immer noch Aktualität, wenn er davon spricht, dass in vielen Darstellungen die Deutungen des schweigenden Analytikers »wie der Regen in der Wüste (fallen)«, ohne dass sein Erkenntnisprozess dabei nachvollziehbar wird.[7]

6 Thomä und Kächele haben viele der Fragen gestellt, die in diesem Kapitel auch formuliert werden: zum Beispiel taucht das Nacharbeiten indirekt in der Beziehung von innen und außen auf. Vor allem aber bringen sie die Problematik des Durcharbeitens und des Scheiterns von Behandlungen mit der kritischen Frage nach der idealtypischen Standardtechnik in Zusammenhang.

7 Cremerius schreibt: »Es ist deshalb nicht verwunderlich, daß man in vielen Schriften über die Theorie der Technik den Eindruck bekommen kann, daß der Analytiker schweigt, bis er die Deutung geben kann, und daß der psychoanalytische Prozess aus der Summe der

Hier werden wir uns einer Kluft bewusst, die das Konzept des Durcharbeitens erst im Laufe der Zeit deutlicher gemacht hat: War das Erkennen und Verstehen der unbewussten Wirklichkeit des Patienten durch den Analytiker vor allem ein technisches Problem, das durch Verbesserung dieser Technik und ihrer Theorie zu lösen wäre und das Ausbleiben bleibender Veränderung vorwiegend in den Widerständen des Analysanden lokalisiert, so rückte nach und nach das Erkenntnisproblem aufseiten des Analytikers in den Vordergrund des Interesses: Vor allem durch Bions epochale Arbeit rückte die Frage des emotionalen Verstehens des Analytikers, seiner Begrenzungen und Widerstände immer mehr in den Vordergrund des Interesses – und damit seine reale Person und seine seelische Arbeit, die wir heute besser zu verstehen beginnen. So können wir postulieren, dass auch das Durcharbeiten grundsätzlich bipersonal konzipierbar ist: Für den Analytiker wird das Durcharbeiten notwendig, wenn es ihm trotz Einsichten in die unbewusste Dynamik nicht gelingt, diese in seine Handlungspraxis umzusetzen, das heißt also ein Widerstand gegen die Transformation der Einsichten in eine veränderte Haltung, Handhabung und Deutungspraxis bemerkbar wird. Dies kann man besonders eindrucksvoll in den Kontrollanalysen beobachten, wenn trotz emotionaler Einsicht in die Dynamik der analytischen Situation es dem Analytiker-in-Ausbildung nicht möglich wird, diese in seiner konkreten Arbeit umzusetzen (siehe auch Kapitel 17).

Zur Unterscheidung von Verarbeiten, Durcharbeiten und Nacharbeiten

Für die konkrete, alltägliche klinische Arbeit erscheinen diese Überlegungen jedoch noch zu abstrakt und allgemein, sodass ich im Folgenden noch einmal eine Präzisierung und Differenzierung versuchen möchte. Ich schlage vor, zwischen Verarbeiten, Durcharbeiten und Nacharbeiten zu differenzieren, das grundsätzlich auf das analytische Paar zu beziehen ist. Die Anregungen zu dieser Unterscheidung verdanke ich unter anderem auch der Arbeit von Rolf Klüwer, in der er vom vernachlässigten Aspekt

Deutungen besteht, aus denen sich am Ende, wie von allein die heilsame Veränderung ergibt. Die Deutungen des schweigenden Analytikers fallen wie der Regen in der Wüste« (Cremerius, 1978, S. 205).

des Fokalen in der psychoanalytischen Methode spricht, was auch zu der Vagheit und Unklarheit des Begriffes des Durcharbeitens beigetragen habe (Klüwer, 2006). Auch die Arbeit von de Masi eignet sich meiner Ansicht nach, diese verschiedenen Arbeitsformen näher zu umkreisen (de Masi, 2003, S. 1ff.). Erinnern wir uns daran, dass ein wesentliches Ziel der analytischen Arbeit vor allem als ein Bewusstmachen des Unbewussten und der damit verknüpften therapeutischen Veränderung betrachtet wird; daher spielt die Konzeption des Unbewussten eine so zentrale Rolle, die nach de Masi jedoch ausgesprochen widersprüchlich und vieldeutig sei, weil sie einmal positiv in Form ihrer Mechanismen und Funktionen und andererseits negativ als Gegensatz zum Bewusstsein verstanden wird.[8] In den nachfolgenden Überlegungen stütze ich mich vor allem auf de Masis Unterscheidung zwischen dem dynamischen und dem emotionalen Unbewussten und versuche eine Differenzierung der seelischen Arbeit aus dem Kontext dieser Unterscheidung.

De Masi unterscheidet Freuds Theorie vom dynamischen Unbewussten, das Unbewusste bei Melanie Klein und das bei Bion. Für Freud sei das Unbewusste ein psychischer Ort mit bestimmten Mechanismen und Inhalten. Es sind Triebe und Affekte, die durch den Primärvorgang wie Verschiebung und Verdichtung reguliert werden und nur in Gestalt ihrer Abkömmlinge oder als Kompromissbildungen Zugang zum Bewusstsein haben. Fantasien seien unbewusste seelische Repräsentanten der Triebe. Dieses Unbewusste entsteht vor allem durch infantile Verdrängung und deckt sich mit jenen des Primärvorganges (Fehlen von Negation, Regulierung durch das Lust-Unlust-Prinzip, Indifferenz gegenüber der Realität). In der Strukturtheorie sind auch Anteile des Ichs und des Über-Ichs unbewusst. In Kleins Theorie des Unbewussten spielt die unbewusste Fantasie eine zentrale Rolle: Sie sei nicht nur Repräsentanz eines Triebes, sondern auch Repräsentanz körperlicher Erlebnismodi, die als Beziehungen zwischen Objekten interpretiert werden. »Für Klein besteht das Unbewusste aus konkret erlebten Beziehungen zwischen inneren Objekten und Fantasien über sie« (de Masi, 2003, S. 6). Eine besondere Rolle spielt der Mechanismus der projektiven Identifizierung, wodurch das Konzept des Unbewussten auf den zwischenmenschlichen Bereich ausgedehnt werde. Auch Maruco betont

8 In neueren Arbeiten wird das Konzept des Unbewussten weiter differenziert (siehe Kapitel 1). Siehe hierzu auch die Arbeit von Bernd Nissen im erwähnten Doppelheft der *Psyche* 2018 (Nissen, 2018).

in seinem Kongressbeitrag des IPA-Kongresses 2007 die Bedeutung des Unbewussten, indem er einen zentralen Fokus der gegenwärtigen psychoanalytischen Debatte herausgreift: die des im Psychischen Repräsentierten, des Nicht-Repräsentierten und des Unrepräsentierbaren (Maruco, 2007, S. 325). Diese Überlegungen bezieht er auf die Problematik des Wiederholens und formuliert: »Die heutige Psychoanalyse stellt sich der Herausforderung dreier Formen der Wiederholung: der »repräsentativen« (ödipal), der »nicht-repräsentierten« (narzisstisch), die zur Repräsentation gelangen kann, und der »unrepräsentierbaren« (unlenkbare Erinnerungsspuren, die sich manchmal als Schicksal tarnen) (Maruco, 2007, S. 334).

Hier kurz die Eigenschaften des emotionalen Unbewussten, wie es Bion beschrieben hat: Es handelt sich nicht um einen Ort, sondern um Funktionen, die die Aufgabe haben, sensorische Rohdaten in Gefühle zu transformieren bzw. diese zu binden. Dieses emotionale Unbewusste stellt eine Art Verdauungsorgan dar, das sich zuerst durch die »Träumerei« der Mutter entwickele und das eine Art unbewusstes Organ des Bewusstseins darstelle, das beim Verarbeiten und Erkennen der äußeren Realität und der Gefühle helfe und letztlich Gedanken über die emotionalen Erfahrungen hervorbringe. Bions Antithese sei nicht zwischen Bewusstsein und Unbewusstem, sondern zwischen Wachzustand und Schlaf; daher sei der Traum ein Modus der Transformation, mit dessen Hilfe seelisches Material aufbewahrt werden könne.

> »Wie das Unbewusste sind Träume intrapsychische und interpersonelle Mitteilungen und keine Konstruktionen, die zu deuten sind. Das Unbewusste stellt durch das Träumen neue Symbole und Bilder zur Verfügung, die Sinneserfahrungen in Gedanken transformieren. Weit davon entfernt, ein Resultat der Verdrängung zu sein, ist der Traum wie das Unbewusste eine Funktion, die Gefühle formt und aufbewahrt – eine Aktivität während des Wachzustands, die auf der subliminalen Ebene immer aktiv ist« (de Masi, 2003, S. 9).

Dieses emotionale Unbewusste existiert nun neben dem von Freud beschriebenen dynamischen Unbewussten, dessen Inhalte aus Konflikten und Beziehungswünschen bestehen. De Masi postuliert, dass das emotionale Unbewusste der »Container« des dynamischen Unbewussten sei, in dem sich die verschiedenen Instanzen einander beeinflussen; ersteres habe die Funktion, Erkenntnisse verfügbar zu machen, ist in seinen Funktionen jedoch nicht erkennbar, während das dynamische Unbewusste bewusst gemacht werden könne.

Bezieht man diese Unterscheidung zwischen dem emotionalen und dem dynamischen Unbewussten auf die seelische Arbeit des analytischen Paares in der analytischen Situation, so gehen wir heute davon aus, dass hier zwei Personen in eine affektiv-kognitive Kommunikation eintreten, die vom emotionalen und dynamischen Unbewussten beider Personen gestaltet wird. Aus der Perspektive des dynamischen Unbewussten stellt die analytische Situation eine Versuchungs- und Versagenssituation dar, die unterschiedliche verinnerlichte Konflikt- und Beziehungsmuster mit ihren Wünschen, Ängsten und Abwehrformationen bei beiden Partnern der analytischen Situation mobilisiert; man kann allerdings davon ausgehen, dass der Analytiker seine eigenen Konfliktmuster besser kennt und vertrauter mit ihnen ist. Aus der Perspektive des emotionalen Unbewussten rückt das intersubjektive Erkenntnis- und Verstehensproblem der analytischen Situation ganz in den Vordergrund: Auf welche Weise kommen Patient und Analytiker zu einer emotionalen, verändernden Einsicht und wie ist überhaupt Erkennen und Verstehen der psychischen Realität möglich bzw. wie lässt sich das immer wieder dominierende Nicht- oder Missverstehen langsam durch Verstehen und Einsicht transformieren? Im Unterschied zur Alltagsbeziehung, in der eine komplexe Dynamik zwischen Bewusstsein, Vorbewusstem, dynamischem und emotionalem Unbewussten spontan wirksam ist, wird in der analytischen Situation durch die ritualisierte psychoanalytische Methode diese Dynamik beobachtbar und teilweise veränderbar. Die zentrale Differenz zwischen Analytiker und Analysand besteht darin, dass der Analytiker der »Hüter« der analytischen Methode ist, auch wenn er selbst vergleichbaren psychischen Prozessen wie sein Patient unterworfen ist.[9] Als zentrales Kennzeichen dieser psychoanalytischen Me-

9 Auch dieser Punkt wird immer wieder in letzter Zeit in der Literatur diskutiert. So schreibt zum Beispiel Kantrowitz: »While patient and analyst both contribute to painful enactments, it seems to me it is the analyst`s job to try to be the one in control. In this respect, patient and analyst are not equals, the analyst is the one who is required to try, however difficult it is and however flawed the attempt, to keep an eye on what is going on [...] I think it is important to stress that the analytic situations is asymmetrical not just as regards power, but as regards the expectation of self-control in the analyst« (Kantrowitz, 2001, S. 402). Sie betont auch noch einmal, wie wichtig es ist, die Interessen des Patienten im Vordergrund zu behalten und sich immer wieder klar zu machen, dass die Reaktionen der Patienten mit uns, aber nicht nur mit uns zu tun haben.

thode als Weg der analytischen Erkenntnis wird von Schneider das Prinzip der Afokalität beschrieben, das in Konzepten der gleichschwebenden Aufmerksamkeit, der Reverie und der Bereitschaft zur Rollenübernahme beschrieben wurde, während er als Merkmale der Fokalität die Konzepte des Durcharbeitens, der Orientierung am Punkt der Dringlichkeit und der Orientierung am Fokalen beschreibt (Schneider, 2003). Klüwer greift diese Überlegungen auf und beschreibt für die analytische Methode ein grundlegendes Spannungsfeld zwischen dem Afokalen und dem Fokalen, das er folgendermaßen zusammenfasst:

> »Meine Überlegungen führen mich zur Formulierung von zwei gegenläufigen Aspekten der psychoanalytischen Methode: dem Assoziieren und dem Strukturieren. Sie erscheinen als die beiden Zentren dessen, was als das eigentlich Psychoanalytische gelten kann. Das erste Zentrum ist das de-konstruierende, Verbindungen-Auflösende der freien Assoziation und der ihr zuzuordnenden gleichschwebenden Aufmerksamkeit; das zweite das strukturierende, wie wir es exemplarisch im szenischen Verstehen [...] finden, dem die Formulierung konkreter Deutungen folgt« (Klüwer, 2005, S. 55).

Ich selbst habe vorgeschlagen, als Kern der inneren Arbeitsweise des Analytikers – und als Ziel auch des analytischen Paares – eine Form von multipler Bifokalität anzusehen, die man als ein Oszillieren, ein In-der-Schwebe-Halten und Transformieren von verschiedenen Polaritäten betrachten könnte: hier ein Oszillieren zwischen Primär- und Sekundärprozess, zwischen Traumdenken und diskursivem Denken, zwischen Aktivität und Passivität, zwischen Loslassen und Festhalten usw. (Zwiebel, 2004, 2007). Nach Klüwers Auffassung hat die Vernachlässigung des Fokalen in der Psychoanalyse auch dazu geführt, dass der Begriff des Durcharbeitens recht wenig ausgearbeitet worden sei; er formuliert, »dass das Arbeiten mit einem Fokus nichts anderes ist als die Durcharbeitung des im Fokus formulierten Zusammenhangs« (Klüwer, 2005, S. 54). Auch die in Kapitel 1 beschriebene Ambiguitätstoleranz bezieht sich unter anderem auf dieses Spannungsfeld von Assoziieren und Fokussieren. Diese Bipolarität kann man auch als »Präsenzpol« und »Reflexionspol« beschreiben.

Auf diesem Hintergrund könnte man noch einmal die von mir vorgeschlagene Differenzierung der seelischen Arbeit des analytischen Paares präzisieren, auch wenn die Zusammenhänge natürlich sehr komplex und verwickelt sind: Zuerst einmal stellt das Angebot der analytischen

Situation einen Raum zum gemeinsamen »Träumen« dar, der vom emotionalen und dynamischen Unbewussten beider Partner der analytischen Situation generiert wird. Darüber hinaus stellt der Analytiker als »Hüter« der analytischen Methode und der analytischen Situation nicht nur sein Wissen zu Verfügung, sondern vor allem auch sein emotionales Unbewusstes, in dem er die unbewusst-affektive Kommunikation des Patienten aufnimmt und sich in einen »träumerischen Zustand« vergleichbar der Mutter mit ihrem Baby begibt, aus dem sich dann Gefühle und Gedanken entwickeln können, die die unbewusste emotionale Erfahrung repräsentieren oder mentalisieren. Diese seelische Arbeit des emotionalen Unbewussten ist grundsätzlich unbewusst, spontan und nicht kontrollier- und steuerbar. Sie steht aber in einer komplexen, dynamischen Wechselbeziehung nicht nur mit dem eigenen dynamischen Unbewussten und natürlich dem Vorbewussten und Bewusstsein, sondern auch mit denen des Analysanden. Vor allem diese seelische Arbeit des emotionalen Unbewussten möchte ich im Folgenden unter dem Begriff des Verarbeitens beschreiben: Ihr Ergebnis sind bewusstseinsfähige Vorstellungen, Bilder, Gefühle, Erinnerungen, die dann auf einer bewussteren Ebene weiter bearbeitet werden können, oft allerdings auch der Dynamik des konflikthaften, dynamischen Unbewussten unterworfen sind. Unter Verarbeiten verstehe ich also vor allem diese unbewusste und nicht bewusstseinsfähige Funktion des emotionalen Unbewussten ; die auf diese Weise entstandenen vorbewussten und bewussten Repräsentanzen werden teilweise unter dem Einfluss von Verdrängung und anderen Abwehroperationen zu Inhalten des dynamischen Unbewussten. Nach meiner gegenwärtigen Auffassung sollte man dieses Weiterverarbeiten der vom emotionalen Unbewussten gebildeten Inhalte einschließlich des Fokussierens als Durcharbeiten bezeichnen, weil seine Inhalte unvermeidlich von Abwehroperationen gestaltet werden und zu normalen und pathologischen Kompromissbildungen beitragen, die wir als Wirkungen des dynamischen Unbewussten betrachten. Das Durcharbeiten ist auf diese Weise eine differenziertere Form des Verarbeitens und bleibt aus klinischer Sicht eng mit dem Phänomen des Widerstandes verbunden. Und das Durcharbeiten bleibt eine ständige Anforderung für Analysand und Analytiker: Erkenntnis und Veränderung werden unvermeidlich durch das konflikthafte dynamische Unbewusste infrage gestellt mit den entsprechenden und schmerzlich bekannten Folgen für die analytische Situation, die Alltagspraxis des Analysanden aber auch die Behandlungspraxis des Analytikers. Aus diesen Gründen lässt sich auch für den Begriff des Durcharbeitens keine spezifische analytische Technik formulieren, da es als eine grundlegende, »vom Subjekt der Analyse zu leistende Arbeit« aufgefasst werden muss, die allerdings beide Subjekte der Analyse umfasst (siehe auch Sedler, 1983). Als Nacharbeiten – hier greife ich einen Begriff von Klüwer auf – kann man das Verarbeiten und Durcharbeiten des analytischen Paares außerhalb der analytischen Sitzung auffassen. Dazu gehört nicht nur das Nachdenken, Protokollieren, Supervidieren und Publizieren der jeweiligen Sitzungen und Behandlungen, sondern auch Phänomene wie die Träume des analytischen Paares, in denen die »unverdauten« Erfahrungen der analytischen Situation vom emotionalen Unbewussten verarbeitet werden und in Form der erinnerten Träume dann auch weiter bearbeitet werden können (Zwiebel, 2001).

An diesem Beispiel der Träume des analytischen Paares[10] kann man die versuchte Differenzierung der verschiedenen seelischen Arbeitsformen noch einmal etwas deutlicher machen: Die nächtliche Traumaktivität zwischen den Sitzungen findet ja überwiegend unbewusst statt (die geträumten Träume nach Moser & v. Zeppelin, 1996); nur ein kleiner Teil wird als erinnerter Traum erinnert und nur einige davon wiederum werden »erzählt«. Die Träume, die sich im manifesten Inhalt auf die analytische Situation beziehen, sind deshalb von besonderem Interesse, weil man eine unmittelbare Reaktion auf das Geschehen der analytischen Situation vermuten darf. Das nächtliche Träumen selbst ist danach zuerst einmal ein Nacharbeiten (weil es außerhalb der analytischen Sitzung stattfindet), aber in der Form des unbewussten Verarbeitens durch das emotionale Unbewusste. Erst der erinnerte Traum als Repräsentation

10 Hier sei an die verschiedenen Arbeiten von Thomas Ogden erinnert, in denen er – ebenfalls Bion folgend – die Bedeutung des Träumens und der Unfähigkeit zu träumen so überzeugend demonstriert; als ein zentrales Ziel der psychoanalytischen Arbeit betrachtet er, die Fähigkeit des Patienten zu entwickeln, seine emotionale Erfahrung zu »träumen«; Symptome und innere Unlebendigkeit sind Folge von »ungeträumten« oder »unterbrochenen Träumen«. In diesem Prozess spielt auch das Träumen des Analytikers eine zentrale Rolle: Er muss die ungeträumten oder unterbrochenen Träume des Patienten träumen, damit dieser seine Traumfunktion entwickeln kann (Ogden, 2003, 2004). Einen ähnliche Ansatz vertritt auch Lear: »Daß Träume nicht allein wegen ihres Inhaltes wertvoll sind, sondern auch deshalb, weil sie zur Bildung der psychischen Struktur beitragen können, gehört zu den bemerkenswerten Einsichten der Psychoanalyse« (Lear, 2007, S. 359). Weitere Ausführungen dazu in Kapitel 7.

dieser unbewussten Verarbeitung eröffnet die Möglichkeit einer bewussteren Bearbeitung in Form von Assoziationen, Erinnerungen, Überlegungen, Erzählungen und Deutungen. Mit der Traumerzählung durch den Analysanden wird der Traum für das analytische Paar bearbeitbar; der Analytiker wird seine Träume in der Regel für sich behalten, sie aber im Hintergrund seines Zuhörens in der Schwebe halten, um auf diese Weise bislang nicht verstandene Verbindungen entdecken zu können. Das Erinnern und Erzählen der Träume beruht damit sowohl auf der unbewussten Aktivität des emotionalen Unbewussten als auch auf der Aktivität des Vorbewussten und des dynamischen Unbewussten, was ich hier als Verarbeiten, Durcharbeiten und Nacharbeiten bezeichnet habe. Was die Arbeit des analytischen Paares betrifft, so könnte man formulieren, dass beide Partner in unterschiedlicher Intensität und Kapazität ihr emotionales Unbewusstes in Form der träumerischen Aktivität zum Verarbeiten, Durcharbeiten und Nacharbeiten einbringen; bei den unvermeidlich auftretenden »Arbeitsstörungen« könnte man sogar postulieren, dass der Analytiker die Träume des Analysanden oder dieser die Träume des Analytikers träumt, auch dies als Ausdruck der »gemeinsamen Arbeit« des analytischen Paares.[11]

11 J. Lear hat in seinem Beitrag auf dem Kongress der IPA 2007 eine erweiterte Auffassung des Durcharbeitens vorgeschlagen: »In einem positiveren Licht betrachtet, kann man das Durcharbeiten aber auch als einen Prozess verstehen, der dem Analysanden eine bemerkenswerte praktische Fähigkeit vermittelt: die Fähigkeit nämlich, die unzähligen Manifestationen unbewusster Phantasien anzuerkennen, die im Hier und Jetzt auftauchen, und neue und kreative Möglichkeiten zu finden, mit ihnen zu leben. [...] An diesem Kriterium (der griechischen Tugenden von praktischen Fähigkeiten) gemessen, sollten wir den erfolgreichen Prozess des Durcharbeitens als Entwicklung einer menschlichen Tugend begreifen, als den Erwerb einer gewissen dichterischen Freiheit in Bezug auf das eigene geistige Leben. Das Durcharbeiten ist auch und gleichermaßen die Entwicklung der Fähigkeit, die eigenen Empfindungen und Gedanken in Worte zu fassen« (Lear, 2007, S. 346f.). Diese Definition ist weiter als meine hier vorgeschlagene, die sehr viel enger mit den klinischen Phänomenen der Verdrängung und des Widerstandes verbunden ist. In gewisser Weise würde ich die Bezeichnung seelische Arbeit als den Oberbegriff wählen, der das Verarbeiten, Durcharbeiten und Nacharbeiten umfasst und vor allem klinisch definiert ist, aber natürlich auch auf außerklinische Situationen anwendbar bleibt. Man könnte auch in diesem Zusammenhang überlegen, ob man eine kreative, transformative psychische Arbeit (im Sinne des Verarbeitens und Durcharbeitens) von einer defensiven oder gar destruktiven psychischen Arbeit unterscheiden könnte.

Über die innere Arbeitsweise des Analytikers als Beitrag zur Arbeit des analytischen Paares

In meinen bisherigen Überlegungen habe ich versucht, die psychische Arbeit des analytischen Paares zu beschreiben, wobei sowohl Gemeinsamkeiten und Unterschiede als auch die beiden Grundformen dieser seelischen Arbeit, nämlich das Verarbeiten der emotionalen Erfahrungen der analytischen Situation durch das emotionale Unbewusste und das Bearbeiten dieser Inhalte durch den Einfluss des dynamischen Unbewussten, zur Sprache kamen: Als »Hüter« der analytischen Situation und Methode übernimmt der Analytiker für diese die Verantwortung, obwohl er selbst der unbewussten Dynamik der analytischen Beziehung unterworfen ist. Es wurde vorgeschlagen, den Begriff des Durcharbeitens vor allem auf die Situationen zu beziehen, in denen Widerstände des analytischen Paares gegen Verstehen und Veränderungen innerhalb und außerhalb der analytischen Situation wirksam werden. Nach den neueren Überlegungen von Johannes Picht könnte man allerdings auch von einem Widerstand gegenüber dem Kontakt und der Ereignishaftigkeit der analytischen Situation sprechen (Picht, 2018). Jetzt bleibt noch etwas Raum, einige weitere Überlegungen zum Beitrag des Analytikers zur »gemeinsamen Arbeit« des analytischen Paares anzuführen; die zentrale Frage bleibt nämlich immer wieder, auf welche Weise der Analytiker die analytische Situation bewahren und für sie auf professionelle Weise sorgen kann. Ich stelle im Folgenden meine eigenen Gedanken zu dieser Frage vor, die ich als Formulierung meiner eigenen privaten Theorie betrachte.

Wie schon anfangs erwähnt, versuche ich jede analytische Sitzung mit der Haltung des »Anfänger-Geistes« zu beginnen, die wohl in gewisser Weise Freuds Beschreibung der gleichschwebenden Aufmerksamkeit oder Bions Empfehlung von »no memory, no desire, no understanding« entspricht. Als Hintergrund ist dennoch die Annahme einer analytischen Position[12] wirksam, die ich in ihrem Kern als ein vielfältiges, widersprüchli-

12 Man könnte auch von einer analytisch-therapeutischen Position sprechen, eine Bezeichnung, in der die Bipolarität zwischen analytischen und therapeutischen Zielen deutlicher zum Ausdruck kommt; die Unentschiedenheit in dieser Bezeichnung drückt meiner Ansicht nach selbst eine grundlegende Schwierigkeit des »professionellen Projektes« der Psychoanalyse aus, das Eisold vor allem auf die klassische Definition der Psychoanalyse aus dem Jahre 1923 zurückführt. In seiner Arbeit betrachtet Eisold die gegenwärtige Situ-

ches bipolares Spannungsfeld von »persönlichem Pol« und »technischem Pol« betrachte: teilnehmende Beobachtung, Sich-Einlassen und Abstand-Nehmen, Assoziieren und Strukturieren, träumerisches und diskursives Denken, Passivität und Aktivität, Asymmetrie und Gegenseitigkeit, Zuhören und Interpretieren sind einige der wesentlichen Bipolaritäten, die vor allem in der Schwebe gehalten werden, um einseitige Polarisierungen zu vermeiden. Als Indikator für ein gelingendes In-der-Schwebe-Halten betrachte ich selbst eine milde Spannung und eine atmosphärische Qualität der analytischen Beziehung, die man als »lebendigen analytischen Kontakt« beschreiben könnte: Es ist so etwas wie eine, wenn auch oft latente, Übereinstimmung zwischen Analysand und Analytiker, dass es um »gemeinsame Arbeit« vor allem im Sinne des Verstehens unbewusster Bedeutungen mit dem Ziel einer inneren emotionalen Entwicklung des Analysanden geht. Diese spannungsvolle Oszillation und die Vermeidung von einseitigen Polarisierungen sind allerdings nicht willentlich herstellbar, sondern kann nur immer wieder zugelassen werden.[13]

Neben dem im Hintergrund vorhandenen theoretischen und technischen Wissen des Analytikers (repräsentiert durch den »technischen Pol«) spielt die selbstreflexive Funktion im Sinne eines »inneren Analytikers« nach meiner Vorstellung für das Zulassen des In-der-Schwebe-Haltens die entscheidende Rolle: Sie ermöglicht die Wahrnehmung und Reflexion der jeweiligen Bewegungen in Richtung des »persönlichen Pols« und des »technischen Pols«, macht also die eigenen Assoziationen, Rollenübernahmen, Verwicklungen oder theoretischen und technischen Überlegungen transparenter. Mit Hilfe dieser selbstreflexiven Betrachtung gelingt es immer wieder, die Balance zwischen den multiplen Bipolaritäten herzustellen und vor allem die Ungewissheit, die mit den jeweiligen Bewegungen verbunden ist, zu tolerieren. Auf diese Weise entsteht ein innerer Raum, der sowohl intrapsychisch als auch intersubjektiv betrachtet werden kann. Als ein treffendes Bild für diese Dynamik erscheint mir das

---

ation der Psychoanalyse als extrem gefährdet; er diagnostiziert vor allem eine Fragmentierung der Entwicklung, den Verlust einer glaubwürdigen Autorität der Psychoanalyse vor allem in der Öffentlichkeit und das Scheitern einer präzisen und nachvollziehbaren Beschreibung, was wir als Psychoanalytiker wirklich tun (Eisold, 2005).

13 Mit Verweis auf die Arbeiten von Freud, Klein, Winnicott, Bion, Ogden und Hoffman betont auch Israelstam die Bedeutung der dialektischen Spannung von verschiedenen Polaritäten und unterscheidet zwischen »dialectical edge« und »dialectical space« (Isrealstam, 2007).

von Gastgeber und Gast, indem der Analytiker seinen inneren (und äußeren) Raum als Gastgeber seinem Analysanden-Gast zur Verfügung stellt, also bereit ist, den Analysanden in seiner inneren Welt aufzunehmen, sich ihm mit Interesse und Einfühlung zuzuwenden und mit seinen Gefühlen und Gedanken zu versorgen.[14]

Die Bezeichnung »innerer Analytiker« ist eine Bezeichnung meiner eigenen privaten Theorie, die allerdings viele Bezüge zur offiziellen Theorie der Psychoanalyse hat; in jüngerer Zeit spiegeln sich diese Überlegungen vor allem im Mentalisierungskonzept von Fonagy und seiner Arbeitsgruppe wider. Ich erwähne hier eine kürzlich erschienene Arbeit von Sugarman, in der die Entwicklung von »insightfulness« – wohl mit Einsichtsfähigkeit am besten zu übersetzen – in der analytischen Arbeit als zentral angesehen wird (Sugarman, 2006). Sugarman geht in dieser Arbeit von dem viel diskutierten Unterschied zwischen Einsicht und Beziehung in der analytischen Arbeit aus und betont, dass es sich um eine künstliche Trennung handelt bzw. in eine falsche Dichotomie führe; dies wird deutlich, wenn man sich an den Unterschied zwischen mentalen Inhalten und mentalen Funktionen erinnert. Symptome und pathologische Charakterzüge drücken immer auch eine gestörte mentale Funktion aus: »The more our patients conscious self-knowledge is expanded, the greater control they develop over mental functioning. The progressive movement from reflexive, psychological functioning to reflective conscious control is marked by a shift from concrete to abstract mental functioning and an expansion of the mind. Self-reflection and the ability to use words to think about and communicate ones inner processes help to alleviate the need for the problematic symptoms or character traits our patients use in their desperate attempts to maintain homeostatic equilibrium« (Sugarman, 2006, S. 967). Sugarman betrachtet diese Einsichtsfähigkeit als eine Art Immunsystem des »mind«. Demnach ist ein zentrales Ziel der analytischen Arbeit die Entwicklung von Einsichtsfähigkeit, also die Entwicklung von höheren, mentalen Funktionen – in der Formulierung von Fonagy die Entwicklung eines reflexiven Modus des Denkens –, die durch Entwicklungshemmungen oder regressive Bewegungen auf prozedurales, konkretes, handlungsorientiertes Funktionieren eingeschränkt sein können. Sugarman betont gleichzeitig, dass dies auch für den Analytiker gilt: seine mentalen Funktionen sind auch hierarchisch gestaltet

14 Dieses Bild lässt sich aber auch reziprok verstehen, indem der Analytiker zu Gast in der inneren Welt des Analysanden wird, falls dieser das wirklich zulassen kann.

und auch sein Handlungsdenken (»action modes«) ist potenziell aktivierbar: daher auch die Unvermeidbarkeit des Mitagierens oder des Enactments oder Reniks Erkenntnis, dass Enactments von Gegenübertragungenerst dann erkannt werden können, wenn man schon in ihnen »drin« ist. Daher auch sein Plädoyer für »Handlungsdeutungen« (action interpretations) und damit das In-Frage-Stellen des alleinigen Werts der verbalen Deutung. Wesentlich sei, sich ein Bild von der mentalen Verfassung des Patienten zu machen und seine Interventionen auf diese Ebene auch einzustellen: Dies spiegelt auch die Beschreibung von Greenberg, der die Evolution der psychoanalytischen Technik vor allem darin sieht, dass nicht der Patient an die Methode, sondern die Methode an den Patienten angepasst wird. Zu fragen wäre darüber hinaus gehend, inwieweit die Methode auch an den Analytiker angepasst werden muss.

Das Bild eines schwebenden, eines zu balancierenden Gleichgewichtes impliziert allerdings auch, dass es viele Abweichungen und Störungen geben kann und geben wird: Früher oder später kommt es zu Momenten, die ich zusammenfassend als »problematische Situationen« bezeichnen möchte: Die optimale Spannung geht verloren (entweder zu viel oder zu wenig), es entsteht kein »lebendiger analytischer Kontakt«, der innere Raum entwickelt sich nicht oder kollabiert, es kommt zu vorzeitigen Polarisierungen, die die rituelle Spontaneität gefährden (Hoffman, 1998).

Ich erwähne hier eine Arbeit von Smith, in der dieser Aspekt sehr deutlich beschrieben wird. Dieser Autor betont in seinen Arbeiten vor allem die oft ununterscheidbare Verschränkung von Übertragung und Gegenübertragung und fasst die Gegenübertragung als eine »joint creation« von Analysand und Analytiker auf, eine Auffassung, die ich selbst in der Arbeit über die Müdigkeit und auch in der Arbeit über die Angst des Analytikers vertrete (Zwiebel, 1992, 2007). Seine klinischen Beispiele signalisieren eindrucksvoll die Bedeutung der Gegenseitigkeit in der analytischen Beziehung, die wechselseitige Projektion und Identifizierung und vor allem auch die Bedeutung von unvermeidlichen »Irritationen« aufseiten des Analytikers, mit denen er auf die verschiedenen Widerstände des Analysanden reagiert, etwas, das er als »benigne negative Gegenübertragung« bezeichnet. Auch Smith betont die Wichtigkeit, diese »Irritationen« wahrzunehmen, wenn etwa Schläfrigkeit aufkommt oder sich eine Form des »masochistischen Zuhörens« entwickelt (Smith, 2000).

Diese »problematischen Situationen« manifestieren sich vor allem als Krisen des Verstehens, des Kontaktes und als unbewusste Inszenierungen oder »enactments«; sie sind grundsätzlich unvermeidbar, wenn auch nicht erwünscht (Treuerniet, 1996), da sie die Gastgeber-Gast-Beziehung spannungsvoll, unerfreulich, frustrierend, ängstigend oder zu erregend werden lassen. Die seelische Arbeit des Analytikers als sein Beitrag zur Arbeit des analytischen Paares sehe ich darin, dass er bereit ist, diese »problematischen Situationen« zuzulassen und immer wieder den Versuch macht, diese Krisen zu verarbeiten. Dies geschieht durch eine Form von multipler Bifokalität (auch einen Begriff von Thomä aufgreifend), die vor allem als eine bifokale Betrachtung von Innen und Außen, von Selbst und Objekt, von Vergangenheit und Gegenwart anzusehen ist. Beispielsweise wird die Inszenierung einer unbewussten Beziehungsstruktur durch die Rollenübernahme des Analytikers erst einmal anerkannt und benennbar, um dann auf ihre gegenseitige Bedingtheit und Entstehung hin untersucht zu werden: Dies geschieht vor allem mit einem von Baranger, Baranger und Moms beschriebenen »zweiten Blick« (Baranger et al., 1983), indem man von der Nahsicht der »problematischen Situation« ausgeht und diese dann in Beziehung setzt zur Fernsicht der bisherigen Stunde, dem momentanen Stand der Analyse, mit der Vergangenheit des Analysanden, aber auch der eigenen Beteiligung; im Grunde handelt es sich um den Versuch, eine Entwirrung zwischen Innen und Außen, zwischen Selbst und Objekt, zwischen Fantasie und Wirklichkeit zu ermöglichen, immer mit dem Ziel, eine Einsicht in die unbewusste Wirklichkeit des Analysanden und damit die Einsichtigkeit des Analysanden zu fördern (Sugarman, 2006; Zwiebel, 2004). Dazu ist oft auch das beschriebene Nacharbeiten notwendig: Nicht selten bleibt am Ende der Stunde die »problematische Situation« bestehen, beim Protokollieren, beim Nachdenken mit dem Supervisor oder auch in den eigenen Träumen macht der Analytiker jedoch den Versuch, diese Krisen in Verstehen umzuwandeln.

Diese Beschreibung der Bifokalität ist wiederum als eine private Theorie zu verstehen, die jedoch sehr viele Bezüge zu aktuell diskutierten Fragen der Intersubjektivität und der Funktion des »Dritten« oder auch einer »dritten Position« hat. Ich denke an die Arbeiten von Ogden, Benjamin und zuletzt von Aron, der diese Thematik noch einmal zusammengefasst hat. Vor allem die Beschreibung von Benjamins »third in the one« kommt der hier vorgeschlagenen Beschreibung der Bifokalität recht nahe: Aron verdeutlicht dieses Prinzip am Beispiel des markierten Affektes, wie er von Gergely und Fonagy beschrieben wurde: Mütter markieren ihre Affektspiegelung, indem sie einige ihrer Antworten übertreiben: Die Affektspiegelung signalisiert, dass es sich um die Antwort der Mutter auf ein Gefühl des Kindes handelt: »It is markedness that indicates that it is not mothers affect display, but her reflection(her understanding, her version) of the infants affect« (Aron, 2006, S. 357). Vor allem signalisiert die Mutter zur gleichen Zeit ein Gefühl von Gemeinsamkeit oder Verbundenheit auf der einen Seite und von Getrenntheit auf der anderen Seite. Die emotionalen Reaktionen der Mutter

> »are neither realistic authentic responses of the self, nor are they perfectly matched reflections of the other. Emotional attunement, mirroring, and empathy all have built-in elements of authenticity and do not wipe out the features of either self or other. It is neither a sadistic destruction of the other nor a masochistic betrayal of the self. Therefore, mirroring, with its marked component, is a dyadic phenomenon, functioning as a differentiation third point emerging between the infant and the attuned parent« (Aron, 2006, S. 358).

Bezogen auf die analytische Situation und den Begriff der Bifokalität bedeutet dies, dass der Analytiker sich mit dem Erleben des Patienten partiell identifiziert, aber gleichzeitig dieses durch sein eigenes Erleben filtert und es auf diese Weise »markiert«: Seine Gedanken, Gefühle, Erinnerungen und Einfälle haben ihre Quelle in der Erzählung seines Patienten, sind aber gleichzeitig natürlich seine eigenen mentalen Inhalte. Die Reaktionen des Analytikers, seine Deutungen beinhalten im günstigen Falle diese »Markierung«: Sie beziehen sich auf das, was der Patient ausgedrückt hat, allerdings mit der erkennbaren Verarbeitung durch den Analytiker; damit wird das Gemeinsame, aber auch das Trennende spürbar; im Grunde gibt es bei der Möglichkeit der Bifokalität immer drei Perspektiven: die des Patienten, die des Analytikers und eine dritte Perspektive, die aus dem Zulassen und des In-Beziehung-Setzens beider Perspektiven sich entwickeln kann, eine »dritte Position«, ein drittes Bild.

Diese Arbeit kann man fast immer auch als Durcharbeiten auffassen, da an den »problematischen Momenten« auch immer Widerstände des Analytikers beteiligt sind, also konflikthafte Anteile im Sinne von abgewehrten Wünschen und Ängsten eine Rolle spielen. Erst in den letzten Jahren ist mir noch deutlicher geworden, welche wichtige Rolle vor allem die unbewussten Ängste und Schuldgefühle in der analytischen Situation und an der Aufrechterhaltung der hier kurz skizzierten inneren Arbeitsweise des Analytikers spielen, und zwar vor allem auf Grund des bipolaren-bifokalen Spannungsfeldes und ihrer paradoxen Widersprüchlichkeit, dem Erleben von Ungewissheit und manchmal sogar Ausweglosigkeit.[15] Von daher scheint es mir auch gerechtfertigt, von einer phobischen Position zu sprechen, die sich dann entwickelt, wenn sich aus unbewussten Ängsten, Schuld- und Schamgefühlen eine defensive Haltung gegenüber der analytischen Position, der selbstreflexiven Funktion des »inneren Analytikers« und der Verarbeitung bzw. Transformation von »problematischen Situationen« entwickelt. Diese phobische Position repräsentiert damit einen Widerstand gegenüber dieser inneren Arbeitsweise, gegenüber dem Versuch, diese multiple Bipolarität-Bifokalität in der Schwebe, in der Balance zu halten und bedeutet gleichzeitig, sich in persönliche oder technische Positionen zu retten, die allerdings fast immer dysfunktional sind und der analytischen Arbeit wenig nutzen. Dies bedeutet auch, dass der Analytiker von Stunde zu Stunde immer wieder den Mut aufbringen muss, sich der analytischen Situation zu stellen und seine seelische Arbeit in ihrer ganzen Spannung und Widersprüchlichkeit zu realisieren (siehe auch Quinodoz et al., 2006).[16] Daher würde ich postulieren, dass der »durchschnittlich gute« Analytiker in seiner alltäglichen, realen analytischen Arbeit von Stunde zu Stunde mit seinen unterschiedlichen Analysanden und Patienten sich immer in diesem Spannungsfeld zwischen der Realisierung oder Aktualisierung seiner inneren Arbeitsweise und einer phobischen Einstellung aufhält; diese bezieht sich vor allem auf die Wirkungen des dynamischen Unbewussten (die Aktivierung unbewusster, verinnerlichter Konflikte), aber auch des emotionalen Unbewussten (nämlich die wechselnde Kapazität für träumerische Aktivität und Umwandlung der emotionalen Erfahrung in Denken). Daher postuliere ich, dass der Analytiker immer wieder vor allem seine phobische Position verarbeiten und durcharbeiten muss, das heißt sich seiner Widerstände gegenüber der inneren Arbeitsweise be-

15 Schneider hat in diesem Zusammenhang von dem aporetischen Stachel der analytischen Arbeit gesprochen (Schneider, 2006).

16 Als Manifestation einer phobischen Position habe ich folgende Konstellationen beschrieben: kontraphobische Einstellungen, einseitige Polarisierungen der analytischen Position in Richtung Überidentifizierung oder Abwehr der Einfühlung, technische Rigidität, Überspielen und Verleugnen von »problematischen Situationen«, Intoleranz gegenüber Ungewissheit, Ratlosigkeit und Nicht-Verstehen, zu starke Affektabwehr, repetitive Inszenierungen, Angst vor Fehlern und schließlich problematische Rahmenbedingungen (Zwiebel, 2007).

wusst zu werden, und zwar in der Sitzung selbst oder erst im Nacharbeiten. Eindrücklich sind die Erfahrungen, wenn man nach den Sitzungen beim Notieren der Stunde, das meiner Ansicht nach für das Durcharbeiten und Nacharbeiten absolut zwingend ist, plötzlich eine repetitive Inszenierung erkennt oder ein in der Stunde kollabierter innerer Raum plötzlich wieder verfügbar ist und man daran die Wirkung der Gegenwart des Analysanden und der analytischen Situation realisiert und dann auch reflektieren kann. Wie viel Mut es bedarf, um als Analytiker in der analytischen Situation präsent zu bleiben, beschreibt auch Maruco, vor allem auch in der Behandlung von Patienten, in denen es um eine psychische Zone geht, die vom Todestrieb beherrscht wird; er spricht in diesem Zusammenhang vom »Triebeinsatz« des Analytikers und formuliert weiter: »Es handelt sich zusammengefasst darum, die Präsenz des Analytikers in die Dimension der Kur einzubeziehen, des Analytikers, der sich mit seinem ganzen Sein und Können – gleichsam mit »Haut und Haaren« – dem analytischen Auftrag verschreibt« (Maruco, 2007, S. 338).

Diese Überlegungen zur phobischen Position als Ausdruck einer defensiven Haltung gegenüber der inneren Arbeitsweise des Analytikers verweisen auf eine grundsätzliche Problematik, die leider viel zu wenig diskutiert wird. In diesem Zusammenhang erscheint mir die Arbeit von Israelstam sehr wichtig, in der theoretisch und klinisch einige der Argumente diskutiert werden, die im Zusammenhang mit der Beschreibung einer phobischen Position auch mir bedeutsam sind. Als Kommentar zu einer schwierigen Behandlung schreibt er:

> »When I was at the edge within the ›too near-too far‹ dialectic, my increasing anxieties and tension (not recognized at the time) began to override my holding/containing capacity. Our analyses, I believe, do not completely free us of anxieties arising out of the core universal, existential anxieties relating to dialectics, such as the ›closeness-separateness‹ one. Close-proximity or excessiv-distance triggers can still activate our universal fears inherent at the edge of this dialectic. Primitive, omnipotent, destructive anxieties in relation to self and others, as well as fears of annihilation, destruction, fragmentation and loss, are all represented […] by the triad that relates to core intimacy anxieties- to hurt, be hurt and the loss of the self« (Israelstam, 2007, S. 601).

Dies drückt den Kern meiner Überlegungen zur phobischen Position aus, die ich in einem umfangreicheren Text vorgestellt habe (Zwiebel, 2007).

Meine zentrale These darin ist, dass man die Ängste des Analytikers als Angst vor der Spontaneität und Emotionalität, als Angst vor der eigenen Verletzlichkeit und als Angst vor dem Verlust des professionellen Selbst auffassen könnte. Dies entspricht den Formulierungen von Israelstam in seiner Beschreibung der Ängste, zu verletzen, verletzt zu werden und das Selbst zu verlieren.

Nach meinen Erfahrungen kann man die phobische Position nämlich als eine Art Schutzwall oder sogar Bastion gegenüber eigenen verletzlichen oder verwundbaren Bereichen der Persönlichkeit des Analytikers auffassen, die auch in der langen Ausbildung, der Lehranalyse und dem professionellen Leben nicht ausreichend »geheilt« worden sind. Je nach Kontext könnte man diese Verletzlichkeit des Analytikers aus der Perspektive einer Konfliktdynamik (z.B. ein aktivierbarer Aggressions-Schuld-Konflikt), aus der Perspektive des psychischen Raums als Ausdruck der Funktionalität des emotionalen Unbewussten (z.B. die Bedrohung des seelischen Containments durch die interaktive Matrix der analytischen Situation) oder aus der Perspektive der Identitätsproblematik (zum Beispiel die bedrohte Fähigkeit, für den Analysanden ein »ausreichend schlechter Analytiker« zu sein) betrachten und diskutieren (Zwiebel, 2007). Auch für den Analytiker bedeutet dies, dass er sich mit der Aufnahme der analytischen Beziehung und der Herstellung der analytischen Situation in eine für ihn potenziell gefährdete Situation begibt, auf die aus Selbstschutz mit den Widerständen einer phobischen Position reagiert werden kann. Wenn wir uns aber klar machen, dass auch der Analytiker mit jeder neuen analytischen Arbeit seine eigenen konflikthaften, verletzlichen Seiten immer wieder zur Disposition stellt und immer auch ein Stück neu verarbeiten muss und damit auch eine eigene Entwicklung mit Hilfe der analytischen Arbeit mit seinen Analysanden durchmachen kann (Kantrowitz, 2004), so gewinnt die Überlegung einer permanenten Durcharbeitung der eigenen Widerstände gegenüber der inneren Arbeitsweise eine wirklich zentrale Rolle. Daher würde ich sogar postulieren, dass der wichtigste Beitrag des Analytikers zur Arbeit mit seinen Patienten das immer wieder neue – bedingt durch die jeweils individuelle und spezifische Beziehungssituation mit jedem seiner Analysanden – Durcharbeiten der phobischen Position darstellt, die sich allerdings, wie schon angedeutet, in vielen verschiedenen Formen zeigen kann. Daher gewinnt der Begriff des Durcharbeitens eine besondere und spezifische Bedeutung, wenn man ihn auf den Beitrag des Analytikers zur psychischen Arbeit des analytischen Paares bezieht. Wesentlich bleibt dann, dass der Analytiker an der Intention festhält, die analytische Situation herzustellen, zu bewahren und zu beenden; dass er seine Aufmerksamkeit auf den bipolaren-bifokalen Aspekt der Arbeit richtet und dabei vor allem aufmerksam für die Manifestationen der phobischen Position bleibt und dass er unermüdlich den Versuch macht, die dabei gemachten emotionalen Erfahrungen zu verbalisieren. Sehr pointiert formuliert geht es dann aufseiten des Analytikers darum, die Ängste, Analytiker zu werden, zu sein und zu bleiben immer wieder zu verarbeiten, durchzuarbeiten und nachzuarbeiten. Auch hier scheint mir der Beitrag von Lear einen wichtigen Zusammenhang zu eröffnen. Lear beschäftigt sich ja mit dem kulturellen Verlust und der damit verbundenen Bedeutung des Durcharbeitens. Er schreibt: »Die Schwierigkeiten unserer Gegenwart zeigen, dass wir unseren eigenen Begriff des Durcharbeitens erweitern und vertiefen müssen, um auch solche Phasen mit ihm bezeichnen zu können, in denen basale Identitäts- und Existenzkonzepte verlorengehen und in neuer Form wiederaufleben« (Lear, 2007, S. 364f.) Beziehen wir dies auf die gegenwärtige Situation der Psychoanalyse, dem drohenden Verlust unserer Identität, ja vielleicht sogar unserer professionellen Existenz, dann kann man hier eine wichtige Quelle für die phobische Position annehmen und auch hier die Notwendigkeit postulieren, dass das Durcharbeiten der Beunruhigungen und Ängste zentral für ein professionelles Weiterleben sein wird. Im Kontext des Themas »Mit und ohne Couch« sind die Beschreibungen der inneren Arbeitsweise des Analytikers alles Komponenten der »inneren Couch«, die in modifizierter Art und Weise in Anpassung an das jeweilige »Draußen« wirksam werden können.

3 Die eigene Stimme entdecken[1]

Der kreative Prozess von Analytiker-Werden und Analytiker-Bleiben

Einleitung

Auf der weiteren Suche nach der »inneren Couch« mit ihren verschiedenen Elementen wende ich mich jetzt einem Bereich zu, der ebenfalls zentral ist, aber in seiner Komplexität nicht leicht zu beschreiben ist. Dieser Bereich bezieht sich auf das Dialogische oder Diskursive der analytischen Situation und könnte sehr verdichtet so formuliert werden: Analysand und Analytiker suchen in der analytischen Begegnung ihre jeweils eigene Stimme, die es zu entdecken gilt. Auch hier suche ich nach einem Bild, das verdichtet etwas Wesentliches ausdrückt und bei einer genaueren Betrachtung seine ganze Tiefendimension zu entfalten vermag. In seiner Vorlesung mit dem Titel »Wie wollen wir leben?« schreibt der Philosoph Peter Bieri: »Ich möchte in einer Kultur der Stille leben, in der es vor allem darum ginge, die eigene Stimme zu finden« (Bieri, 2012). Mir scheint dies ein treffendes Motto für die analytische Arbeit sowohl innerhalb als auch außerhalb der analytischen Situation. Im folgenden Kapitel soll diese Metapher der eigenen Stimme auch als Markierung der »inneren Couch« in

1 »Die eigene Stimme entdecken« – dies ist eine Metapher, die sich auch anders ausdrücken ließ, zum Beispiel »Selber Denken«. Es ist kein Zufall, dass ich zu Beginn mit den Ausführungen eines Philosophen beginne, denn in einem erweiterten Sinne könnte man auch von der psychoanalytischen Tätigkeit als einer »philosophischen« sprechen, wenn man etwa folgende Definition akzeptiert, die der Sinologe Billeter in seinem Buch über den Zhuangzi geschrieben hat: ein Mensch, der selbstständig denkt und seine Erfahrung von sich, den Menschen und der Welt zum Gegenstand seines Denkens macht, der beachtet, was andere Philosophen denken oder vor ihm gedacht haben ; der sich der Fallen der Sprache bewusst ist und von ihr einen kritischen Gebrauch macht (Billeter, 2015). Zu erwähnen wäre auch Paul Valéry der sich sehr mit der Frage des »eigenständigen Denkens« beschäftigt hat (Valéry, 2001).

ihrer Komplexität ausgelotet werden; im 9. Kapitel – »Vom Finden der eigenen Stimme« – werde ich am Beispiel eines Filmes diese Thematik fortsetzen.

Vielstimmigkeit und das Finden der eigenen Stimme

Beginnen möchte ich mit einer knappen Umkreisung der Rahmung meines Themas. Der Züricher Philosoph Michael Hampe spricht in seinen Arbeiten von Polyphonie oder Vielstimmigkeit in der Philosophie und Wissenschaft, die er an zwei Beispielen – einem bislang ungeklärten Naturereignis in Sibirien (Tunguska) und der Frage nach den Quellen des Glücks – in einem vielstimmigen Gespräch zwischen fiktiven Wissenschaftlern und Denkern detailliert auffächert (Hampe, 2009, 2011). Dabei lässt er einen seiner Protagonisten sagen: »Denn die Wahrscheinlichkeit, eine eigene Stimme zu entwickeln, die Fremdheit der anderen zu ertragen und zu schätzen, ist in der einen starken Konformitätsdruck ausübenden universitären Welt ja ganz gering« (Hampe, 2009, S. 263). In seinem Buch »Das vollkommene Leben« lässt Hampe in einem fiktiven Wettbewerb vier Ansichten über das vollkommene Glück zu Worte kommen: die Ansicht des naturwissenschaftlichen Forschers, des meditierenden Buddhisten, des Psychoanalytikers und des Soziologen; es sind dies also vier verschiedene Stimmen, die in vielen Bereichen ausgesprochen gegensätzlicher Natur sind. Der fiktive Initiator dieser Vielstimmigkeit behauptet aber von sich, dass er nie eine eigene Stimme gehabt habe, da gerade dies der einzige Weg zur Seelenruhe sei. Mit einiger Sicherheit beschränkt sich diese Feststellung von Hampe über die Schwierigkeit mit einer eigenen Stimme zu sprechen nicht nur auf die universitäre Welt, sondern lässt sich sowohl generalisieren[2] als

2 In einer aktuellen Analyse der Fremdheitsgefühle der Deutschen, die sich in Protestbewegungen wie der AfD und der Pegida-Bewegung manifestieren und die oft fälschlicherweise auf reale Fremde (Migranten, Muslime) projiziert werden, kommt Hartmut Rosa zur Beschreibung einer soziologischen Dimension des Findens der eigenen Stimme (*FAZ* vom 20.03.2015, S. 6). Die wirklichen Ursachen des Fremdheitsgefühls einer wachsenden Anzahl von Deutschen sieht Rosa in der Altersstruktur der Bevölkerung und der für diese Gruppe besonders spürbare Beschleunigung des sozialen Wandels, dem Verlust einer Resonanzbeziehung zwischen dem Einzelnen und den politischen Institutionen (Rosa: »Demokratische Resonanz bedeutet, dass die eigene Stimme im politischen Konzert zur Geltung gebracht werden kann, dass sie sich mit anderen Stimmen vereinigt

auch auf die psychoanalytische Welt beziehen. Dies ist beispielsweise einer Arbeit von Gabbard und Ogden mit dem Titel »On becoming a psychoanalyst« zu entnehmen, in der sie die Schwierigkeiten, aber auch Notwendigkeit beschreiben, einen eigenen Stil, eine eigene Stimme als Analytiker zu entwickeln (Gabbard & Ogden, 2009). Sie diskutieren eindrucksvoll die dialektische Spannung zwischen Eigenem und Fremden, zwischen dem Entdecken der eigenen Stimme und dem kreativen Gebrauch der Stimmen der Lehrer und analytischen Vorbilder. Daraus lässt sich auch vermuten, dass es eine äußere und eine innere Vielstimmigkeit gibt, die in einer engen Verschränkung zu betrachten ist und aus der sich die eigene Stimme heraus entwickeln kann und auch zu behaupten hat.

Dieser Beginn meiner Ausführungen wirft mich aber selbst zugleich in dieses Spannungsfeld von Fremdem und Eigenem, das ich eben angesprochen habe: Ich habe fremde Stimmen zitiert und muss doch gleichzeitig meine eigene Stimme finden oder sogar entdecken, um mit dem Leser in einen dialogischen Kontakt zu kommen. Daher gebe ich einige eigene Beispiele, die für mich persönlich Ausdruck dieser komplexen, dialektischen Spannung zwischen innerer und äußerer Vielstimmigkeit und dem Entdecken der eigenen Stimme sind:

- In Heft 4 der Zeitschrift *Psyche* des Jahrgangs 2014 finden sich nebeneinander zwei Arbeiten von Schweizer Psychoanalytikern, die sowohl Ausdruck der Vielstimmigkeit der Psychoanalyse als auch Ausdruck einer eigenen Stimme der Autoren in dieser Polyphonie sind: Heinz Müller-Pozzi und Ullrich Moser (mit Vera Hortig) schreiben in für sie charakteristischer Weise (Stil, Wortwahl, Begrifflichkeit) über frühe Objektbeziehungen in einem jeweils spezifischen Kontext: die Rolle des Anderen in der Entwicklung eines sexuellen Selbst bzw. die Abbildung von introjektiven Beziehungsprozessen im Traum (Müller-Pozzi, 2014; Moser & Hortig, 2014). Als möglicher Review-Gutachter für diese Zeitschrift hätte ich die beiden Autoren in den anonymisierten Arbeiten nach wenigen Sätzen identifizieren können als Ausdruck dafür, dass diese beiden Autoren eine eigene Stimme,

und dass sie auf einen Widerhall stößt, der oft genug auch ein scharfer Widerspruch sein kann, dass sie Folgen hat)« und schließlich einem fehlenden Aneignungsprozess der Ostdeutschen durch die Übernahme der westdeutschen politischen Institutionen. Dieser soziologischen Makro-Ebene werde ich im Folgenden die psychologische Mikro-Ebene gegenüber stellen.

eine eigene Sprache, vielleicht sogar ein ganz eigenes Vokabular entwickelt haben (Rorty, 2012).

- In den von David Tuckett initiierten »working parties« auf den Tagungen der EPF arbeiten Psychoanalytiker an einem einzigen Fall und an einem Stundenprotokoll sehr detailliert das jeweilige individuelle Arbeitsmodell des vorstellenden Analytikers heraus. Vor allem die intensive Diskussion der Interventionen des vorstellenden Analytikers durch die Kollegen demonstriert sowohl die Vielstimmigkeit der Arbeitsgruppe, das Schulen übergreifende Denken der Teilnehmer der Gruppe, aber auch die jeweils spezifische Denk- und Sprachweise des vorstellenden Analytikers (Tuckett et al., 2008).
- Die psychoanalytische Beschäftigung mit Spielfilmen (als Beispiel für eine Form der Kunstpsychoanalyse) bestätigt ein Phänomen, das vielfach beschrieben wird: Jeder Zuschauer kreiert sozusagen seinen eigenen Film, mit teilweise erheblich abweichenden Eindrücken, Reaktionen und Deutungen. In mehreren Anläufen haben wir jeweils einen einzigen Film von verschiedenen Filmpsychoanalytikern interpretieren lassen und dabei sowohl die Vielstimmigkeit als auch die jeweils eigene Stimme der Autoren entdecken können (Zwiebel & Mahler-Bungers, 2007; Blothner & Zwiebel, 2012; Zwiebel & Blothner, 2014).
- Als ein weiteres Beispiel erwähne ich zwei große Denker der Weltgeschichte, das die Dialektik von Polyphonie und eigener Stimme noch einmal anders zu beleuchten vermag: Der historische Buddha hat als Gründer einer Weltreligion vor über 2500 Jahren eine eigene Stimme und Antwort auf das grundlegende menschliche Leiden gefunden, das erst hunderte Jahre später von seinen Schülern aufgeschrieben wurde; Sigmund Freud hat vor über 100 Jahren mit der Entdeckung der Psychoanalyse eine völlig neue Begrifflichkeit und Sprache geschaffen, die ebenfalls als Antwort auf menschliches Leiden – er nannte es früh: hysterisches Elend (Freud, 1895d 1893–95) – zu verstehen ist. Falls sich Buddha und Freud in einem fiktiven Himmel treffen würden und in einen Dialog kämen, wäre ein Übersetzer nicht nur der realen Fremdsprache, sondern auch der fremden Begrifflichkeit zwingend vonnöten. Aber man kann ebenfalls davon ausgehen, dass heutige Buddhisten und moderne Psychoanalytiker ebenfalls eine Übersetzungsarbeit leisten müssen, indem sie die zuerst fremden, äußeren Stimmen in ihrem Innern übersetzen und so über einen

Aneignungsprozess zu einer eigenen Stimme kommen können. Wir werden also nach der Art dieser »Übersetzungsarbeit« zu fragen haben (Zwiebel & Weischede, 2015).

- In einem letzten Beispiel sei das Thema der Vielstimmigkeit für den Bereich von Literatur, Musik, bildende Kunst genannt. Man könnte die ganze künstlerische Kreativität der Menschen mit einem riesigen Orchester vergleichen, das eine unendliche und überkomplexe Vielstimmigkeit hervorgebracht hat und immer noch hervorbringt, in dem sich aber einzelne Stimmen, Solo-Stimmen, hervortun, die wir dann als die wegweisenden und großen Künstler der Welt betrachten. Es sind diese Künstler, die einen eigenen Stil entwickeln, neue Formen entdecken, die sich oft auch gegen das Alte wenden, es zerstören oder aber transformieren. Als Zuschauer, Betrachter und Leser erkennen wir fast unvermeidlich dann die jeweils eigene Stimme des Autors, des Komponisten, des Malers. Wenn man etwa Bilder von Macke und Marc nebeneinander betrachtet, erkennt man trotz ihrer großen zeitlichen, menschlichen und künstlerischen Nähe bald ohne Mühe den Schöpfer des jeweiligen Bildes. In der Literatur braucht man nur eine Seite eines Textes zu lesen, um beispielsweise einen Autor wie Jose Saramago oder Thomas Bernhard zu identifizieren. Dieser äußeren Vielstimmigkeit in der Kunst steht eine innere Vielstimmigkeit in einer kreativen Persönlichkeit gegenüber, die vielleicht am eindrucksvollsten von Fernando Pessoa entwickelt wurde: Seine verschiedenen inneren Stimmen hat er fiktiven Autoren geliehen, die reale Namen und Biografien bekommen haben, etwa Ricoardo Reiss, Alberto Caeiro oder Bernardo Soares.

Zur Frage der Vielstimmigkeit[3]

Wesentliche Überlegungen und Anregungen zur Thematik der Vielstimmigkeit oder Polyphonie verdanke ich, wie schon angedeutet, den Arbeiten

3 Wenn im Weiteren von »Vielstimmigkeit« und der »eigenen Stimme« die Rede ist, dann verwende ich »Stimme« in einem sehr weiten, übertragenen oder umgangssprachlichen Sinn, ohne die philosophische Unterscheidung zwischen »Stimme«, »Sprache«, »Denken« etc. zu machen. Ich verwende den Begriff der »Stimme« in diesem weiten Sinne als Form der Externalisierung von inneren Mikrowelten, um hier die Theorie von Moser

von Michael Hampe. Die Grundfrage wird sein, was es wirklich heißt, mit einer eigenen Stimme zu sprechen und welche Bedingungen dazu erforderlich sind. Vielstimmigkeit bedeutet in erster Linie immer auch die Konfrontation mit Differenz: »Die unterschiedlichen Ausgangspunkte, von denen Menschen aufgrund ihrer verschiedenen Erfahrungen bei Bewertungen ausgehen, lassen sich nicht gegeneinander »abgleichen«, man kann sie nur hinnehmen und anerkennen, dass hier eine Differenz besteht« (Hampe, 2009, S. 246). Die Vielstimmigkeit ist nach Hampe ein universales Phänomen. Ebenso grundlegend ist, dass diese Polyphonie immer zu konflikthaften Situationen führt: Immer haben wir es mit unabgeschlossenen Gesprächen und wieder einzurenkenden Missstimmungen zu tun. Die Anerkennung der Polyphonie impliziert in einem ganz radikal gedachten Sinne die Ablehnung von Standpunkten und Überzeugungen, weil diese – wie es Nietzsche formulierte – zu Feinden der Wahrheit werden. Die Vielstimmigkeit in eine Rangordnung bringen zu wollen, Entscheidungen über die richtige oder falsche Stimme sind daher von vornherein als problematisch anzusehen. Damit verbunden ist, dass die Anerkennung der Vielstimmigkeit mit einer Urteilsenthaltung verknüpft ist. Dies hat sicherlich gewisse Anknüpfungspunkte an den Pyrrhonismus und die damit zusammenhängende Entwicklung des Skeptizismus. Hampe lässt einen seiner fiktiven Protagonisten dazu das Folgende sagen:

> »Ich selbst bin [...] ein erfolgreicher Standpunktloser, dem die eigene Standpunktlosigkeit ein ständiger Grund zur Heiterkeit ist. Denn ich will die Welt nicht von einem Standpunkt wahrnehmen, sondern in ihr vorkommen. Mein Bewusstsein, dass ich zur Welt gehöre, würde ich jedoch absichtlich schwächen, setzte ich mich auf den Hochsitz einer Meinung, um sie von dort aus zu betrachten« (Hampe, 2009, S. 252).

Urteilsenthaltung, Standpunktlosigkeit, ohne eigene Meinung sein – das alles schließt die Entwicklung einer eigenen Stimme allerdings nicht aus, aber impliziert eine grundlegende Offenheit oder Haltlosigkeit, auf die entweder mit Angst und Melancholie oder aber mit Heiterkeit reagiert werden kann. Hampe führt für die Philosophie den Unterschied zwi-

---

zu bemühen, als Manifestationen oder Entäußerung einer Innenwelt des Subjekts. Der Fokus liegt auch auf der Situation des Analytikers. Eine Theorie der Stimme hat Mladen Dolar vorgelegt (Dolar, 2007).

schen Platon und Aristoteles aus: Platons Philosophie sei vielstimmig, polyphon, in dem er in seinen Dialogen die verschiedenen, möglichen Standpunkte vorführt, eine Art Bewusstmachungsdenken, im Gegensatz zu Aristoteles, der eine Vertreter-Philosophie entwickelte. Hampe nennt diesen Unterschied: eine polyphon zeigende Philosophie bei Platon und eine monophon behauptende Philosophie bei Aristoteles. Es ist dies eine Beschreibung, die man vielleicht auch für die Psychoanalyse annehmen kann. Hampe noch einmal: »Diese Art von polyphoner Philosophie ist ein Bewusstmachungsdenken und Zu-Gehör-Bringen von Standpunkten, eine Inszenierung verschiedener Stimmen« (Hampe, 2009, S. 254). Hampe erwähnt auch spätere polyphone Philosophen, aber auch für die Literatur kann man das beschreiben. Hier taucht die Vielstimmigkeit auch in einer einzelnen Person auf: etwa im Vergleich von frühen und späten Schriften oder Werken. Das heißt, dass die eigene Stimme auch einem ständigen Wandel unterworfen ist – oder noch genauer gefragt: Könnte dies nicht ein zentrales Merkmal der eigenen Stimme sein, nämlich ihre Wandelbarkeit? Die imitierten Stimmen, die in der Regel von außen kommen, bleiben dagegen unverändert, werden repetitiv und bleiben statisch. Man könnte also auch sagen: Die eigene Stimme unterliegt einer ständigen Entwicklung. Aber wie ist es, wenn man verschiedene Stimmen zur gleichen Zeit in sich findet? Gerät man dann nicht in Schwierigkeiten? Hier gibt es in den Überlegungen von Hampe auch klare Vergleiche zum Konzept der Arbeitsmodelle: »Das Vorführen oder Zeigen und das Beschreiben von Erkenntniseinstellungen und Ausgangspunkten hat einen eigenen Wert, weil es mit Entdeckungen verbunden sein kann, wenn es mit der nötigen Genauigkeit geschieht« (Hampe, 2009, S. 259). Das ist in meinen Worten eine Beschreibung von Alltags- oder Arbeitsmodellen. Auch folgt hier die wichtige Unterscheidung zwischen guten Beschreibungen auf der einen Seite und Erklärungen oder Interpretationen auf der anderen Seite, wobei letztere oft überschätzt werden. Daraus folgt das Plädoyer für eine prägnante Beschreibung. Bei der Vielstimmigkeit geht es also auch um das Nebeneinanderstellen von verschiedenen, prägnanten Beschreibungen, die Kontraste hervorbringen, die die Wirklichkeit genauer erfassen lassen.

Am Beispiel des Malens wird von Hampe noch einmal eine kritische Bemerkung über das Urteilen gemacht: Das Malen wird selbst als ein Prozess verstanden, der die Schemata und Urteile abzubauen vermag, ein Vorgang, der in der Lage sein kann, mit der unendlichen Komplexität von Formen, Farben, Empfindungen und Gedanken in Kontakt zu kommen. »Deshalb könne man beinahe sagen, dass derjenige, der ein Urteil fälle, lüge, weil er die Komplexität jenseits dieser einfachen Kontraste im Urteil leugne, die ihm aber doch gegeben seien« (Hampe, 2009, S. 26f.). Die Anerkennung der individuellen Verschiedenheiten des Lebens, der Erfahrungen und des Denkens: Ist dies eine Voraussetzung für menschliches Glück? Hier geht es noch einmal um die Anerkennung einer Differenz, die notwendig sei, um nicht unter der Fremdheit des anderen zu leiden oder an der Täuschung zu leiden, die anderen als Gleiche zu erleben. Dann wird die Differenz als »Fehler« bekämpft oder als irrtümliche Wahrnehmung unterdrückt, »so dass entweder die eigene Stimme oder die der anderen als unakzeptabel angesehen wird«. In dem Kontext des Buches über das Glück: »Alles, was auf einen immer aussichtlosen Kampf gegen die Komplexität der Wirklichkeit hinausläuft, sei es unsere eigene Komplexität oder die Unerschöpflichkeit »der Welt«, verhindere das Glück« (Hampe, 2009, S. 261).

Es geht also um die Akzeptanz von Verschiedenheit und Fremdheit, die immer auch mit Gefühlen der Ablehnung und des Verlustes von Geborgenheit verbunden ist: Es geht auch hier um die Entwicklung eines »Dazwischen«. Weil dies oft misslingt, leiden die meisten Menschen an der Abgetrenntheit und nicht an der Freude der eigenen Existenz. Dieses Plädoyer für einen echten Dialog, in dem die jeweils eigenen Stimmen zur Sprache kommen können, weil es primär um das Fortkommen der Einsicht handelt, die aber nicht hergestellt oder gemacht werden können: »Die menschlichen Gemeinschaften sind meist unglückliche, weil sie vom Herstellungswillen geprägt sind« (Hampe, 2009, S. 265).

Abschließend geht es bei Hampe um die beiden zentralen Themen des Glücks und der Endlichkeit des Lebens. Es handelt sich um eine Form von experimenteller, deskriptiver Philosophie, in der die Beschreibung von Vielstimmigkeit im Zentrum steht. Dabei, wie schon erwähnt, spielt die Anerkennung von Differenzen (die auch mit Friedfertigkeit verbunden ist), eine absolut zentrale Rolle. Das heißt aber nicht, dass *in* den jeweiligen Stimmen man nicht zwischen richtig und falsch unterscheiden kann (die Revidierbarkeit der Aussagen ist ja gerade ein Kennzeichen einer eigenen Stimme). Es geht also in der Beschreibung vieler Stimmen um ein anerkennendes Zeigen von Unterschieden im Sinne einer kritischen Beschreibung der Vielstimmigkeit: Das Glück ergibt sich gerade nicht im Einnehmen einer richtigen Position, sondern dass man in der Welt vorkommt. Die Vielstimmigkeit wird beschrieben, es wird jedoch vermieden, einen eigenen festen Standpunkt einzunehmen. Es handelt sich um eine Loyalität gegenüber den anderen vielen Stimmen, ohne sich selbst in der eigenen Individualität zu verleugnen (was den Verlust der eigenen Stimme bedeuten würde).

Konflikthafte Emotionen und das Problem der Gewissheit

Diese wenigen, eigenen Beispiele und die bemerkenswerten Ausführungen von Hampe machen auf eine Dynamik aufmerksam, auf die ich später noch einmal zurückkommen werde: Die Konfrontation mit der Vielstimmigkeit in der äußeren, aber auch der inneren Welt erfordert nicht nur das Ertragen und Wertschätzen der Fremdheit, wie es Hampe formuliert, sondern erfordert auch eine Toleranz für die Unendlichkeit, die Unbegrenztheit oder Unerschöpflichkeit der möglichen Fragen und Antworten auf die Phänomene dieser inneren und äußeren Welten, die in dieser Vielstimmigkeit zum Ausdruck kommen. Im 1. Kapitel hatte ich auch das Konzept der Ambiguität erwähnt, die sich in diesem Zusammenhang als widersprüchliche Vielstimmigkeit beschreiben lässt. In diesem Zusammenhang war auch postuliert worden, dass die Ambiguitätstoleranz eine der zentralen Tugenden des Analytikers ist: In dem Zusammenhang dieses Kapitels würde man von einer Toleranz der inneren und äußeren Vielstimmigkeit sprechen können, die damit auch zu einem Kennzeichen der »inneren Couch« wird. Es sei hier aber noch einmal betont, dass ich im Folgenden von der »eigenen Stimme« im übertragenen/metaphorischen und nicht im konkreten Sinne sprechen werde. Der slowenische Philosoph Mladen Dolar hat in einem bemerkenswerten Buch eine Theorie der Stimme vorgelegt. Dabei geht es um die reale Stimme, die in einem »Zwischen« von Körper und Sprache, in einem »Zwischen« von Subjekt und Anderem situiert ist (Dolar, 2007). Hier beschränke ich mich auf das Spannungsfeld der eigenen Stimme und der äußeren und inneren Vielstimmigkeit und zwar gezielt unter dem Gesichtspunkt der Situation des Analytikers in der analytischen Sitzung – und die Rolle dieser Thematik für die »innere Couch«. Denn so überzeugend auch die Ausführungen von Hampe sind: Aus psychoanalytischer Sicht ist immer wieder nach den Hindernissen zu fragen, die diese wünschenswerten Einstellungen und Haltungen verhindern.

Es ist nun anzunehmen, dass dieses Spannungsfeld von äußerer und innerer Vielstimmigkeit und dem Finden der eigenen Stimme grundsätzlich konflikthafte Emotionen weckt: in der Entwicklung der eigenen Stimme der Wunsch, gesehen und gehört zu werden, eine Spur zu hinterlassen, sich zu behaupten, wirksam zu sein, eine Anerkennung für die eigene Einzigartigkeit und Autonomie zu finden, das Nichtwissen in Wissen zu transformieren oder, wie es Hampe nennt, eine »semantische Autonomie« zu gewinnen. Die Kehrseite dieser Wünsche ist die Angst und Scham, sich zu zeigen und zu äußern, die manchmal bis zur Vernichtungsangst gehen kann, die Begrenztheit des eigenen Denkens zu erkennen, die schmerzhafte Konfrontation mit dem Nichtwissen und dem Nicht-gehört-Werden. Konflikthafte Emotionen löst aber auch die Vielstimmigkeit aus: der Wunsch, andere zu hören und zu verstehen, an dem Wissen der Welt zu partizipieren, in einen Dialog mit anderen zu treten und sich auszutauschen und eine »forschende Grundhaltung« zu realisieren. Aber auch hier die Kehrseite des Unbehagens: aufkommende Neid- und Konkurrenzgefühle, die Versagung durch die Unbegrenztheit und Unendlichkeit der Vielstimmigkeit, auch im Sinne einer mentalen Überforderung, die Angst vor dem Verlust der »semantischen Autonomie« (bzw. der Kampf um sie) und damit einhergehende Minderwertigkeits- und Kleinheitsgefühle. Es scheint mir eine relevante Frage zu sein, wie Menschen mit diesen konflikthaften Emotionen umgehen und schlage vor, dies am Beispiel der analytischen Situation einmal etwas genauer zu untersuchen.[4]

Zuvor möchte ich jedoch noch eine begriffliche Klärung bezüglich der Vielstimmigkeit und dem Entdecken der eigenen Stimme versuchen.[5] Es sei hier nicht strikt zwischen dem Denken und dem Sprechen unterscheiden: Ich verstehe also das Denken als eine Form von innerem Sprechen, das sich manchmal im äußeren Sprechen manifestiert, aber oft genug auch stumm und ungehört bleibt. Dabei ist die äußere Vielstimmigkeit am leichtesten zu beschreiben: Man denke nur an Alltagsgespräche auf einer Gesellschaft, an klinische Falldiskussionen, an Talkshows im Fernsehen, an Diskussionen über Kunst, Diskussionen im Parlament, die vielfältigen wissenschaftlichen Publikationen etc. Meinungen, Wertungen, Erzählungen und Behauptungen werden ausgetauscht und prallen dabei oft heftig

4 Dazu beispielsweise Dolar: »Der stille Zuhörer hat die Macht, über die Stimme und ihren Absender zu entscheiden; der Zuhörer kann über ihre Bedeutung verfügen – oder weghören.« Oder: »Eine Stimme zu hören und eine Stimme von sich zu geben, ist also gleichermaßen ein Exzess, ein Übermaß an Autorität auf der einen Seite und ein Übermaß an Ausgesetzt- sein auf der anderen« (Dolar, 2007, S. 110).

5 Siehe Genaueres bei Dolar, 2007.

aufeinander und spiegeln die Vielfalt des Erlebens und Denkens der Menschen in der Welt als ein unendliches Sprachengewirr.[6] Die innere Vielstimmigkeit ist schwieriger zu beschreiben, da sie eine gewisse Introspektion erfordert und viele Stimmen im Verborgenen wirken: Dass das, was man für das eigene Denken und die eigene Stimme hält, oft eine andere, eine fremde Stimme ist bzw. dass diese Stimme aus verschiedenen, sich widersprechenden Stimmen besteht, bleibt nicht selten verborgen und unerkannt. Die eigene Stimme und Sprache war ja zuerst eine fremde Sprache (man wird zunächst in eine fremde Sprachenwelt hineingeboren) und in einem etwas übertriebenen Sinne könnte man sagen, dass wir alle Plagiatoren sind.[7] Die Schwierigkeit einer Differenzierung von eigener und fremden Stimme kommt beispielsweise im Phänomen des Gewissens zum Ausdruck: Die ursprünglichen Gebote, Verbote und Ideale der Eltern und der Gesellschaft haben oft längst ihre Fremdheit für uns verloren und wir sprechen sie aus, als ob sie tatsächlich ursprünglich zu uns gehören. Diese Differenzierung von Eigenem und Fremdem erscheint als ein grundsätzliches Problem: Das Denken und das damit verbundene Sprechen steigt ja aus einem unbewussten Grund auf – man könnte mit Bollas von einer »unbewussten Denkfabrik« sprechen (Bollas, 2006) – und wird, ehe es ins Bewusstsein kommt, durch einen komplizierten Filterungsprozess geformt, bei dem Wahrnehmungen, Erinnerungen, Affekte, Fokussierungen, Verdrängungen eine schwer durchschaubare selektive Funktion haben. Dieses Aufsteigen des Denkens aus einem »dunklen Grund« beschreibt übrigens auch Georg Steiner in seinem bemerkenswerten Text »Warum Denken traurig macht« (Steiner, 2011). Man kann davon ausgehen, dass nur ein Bruchteil des gesamten psychischen Prozesses das Bewusstsein erreicht. Zum »Eigenen« werden diese Gedanken dann durch eine Form von Identifizierung, indem die auftauchenden Gedanken als Eigenes be-

6 Auch Dolar beschreibt dies in ähnlicher Weise: »Fortwährend leben wir in einem Universum voller Stimmen, ununterbrochen werden wir mit Stimmen bombardiert, Tag für Tag müssen wir uns unseren Weg durch einen Dschungel von Stimmen bahnen, und wir müssen alle möglichen Macheten und Kompasse benutzen, um nicht darin stecken zu bleiben. Da sind die Stimmen anderer Menschen, die Stimmen der Musik, die Stimmen der Medien und mittendrin unsere eigene Stimme« (Dolar, 2007, S. 21).

7 Steiner schreibt dazu: »Wir werden in eine sprachliche Matrix hineingeboren, die geschichtlich ererbt ist und an der alle teilhaben. Die Wörter, die Sätze, die wir benutzen, um unser Denken nach innen oder außen zu übermitteln, gehören einer gemeinsamen Währung« (Steiner, 2011, S. 37).

zeichnet und dem Ich oder Selbst zugeschrieben werden. Kann man dann schon von einem Sprechen mit der eigenen Stimme sprechen, wenn doch die Herkunft des Denkens grundsätzlich aus dem Unbekannten kommt? Ja, wir sagen, dass das Ich eine Wahl hat und nur das zur Sprache bringt, was dem Ich dringlich, kohärent und sagbar erscheint: der Versuch des Ichs, der Stimme Kohärenz, Evidenz und Wirksamkeit zu verleihen. Es bleibt aber die Frage, ob das Sprechen mit der eigenen Stimme aus dieser Sicht nicht auch eine Illusion ist, weil man nie den Zweifel ausschließen kann, ob man selbst oder ein Anderer aus einem spricht. Dolar gibt an Hand des »Emil« von Rousseau ein Beispiel für die innere, konflikthafte Vielstimmigkeit. Hier wird die eigentliche, innere Stimme mit dem Göttlichen gleichgesetzt, die aber in Konflikt mit anderen Stimmen geraten kann:

> »Andere Stimmen können versuchen, es mit dieser göttlichen Stimme aufzunehmen: die ›lärmende Stimme‹ der Vorurteile [...] ›die Stimme des Leibes‹ (›das Gewissen ist die Stimme der Seele, die Leidenschaften sind die Stimme des Leibes‹). Es scheint, als sei das menschliche Bewusstsein eine stimmliche Angelegenheit, ein Kampf zwischen Stimmen (vielleicht können wir ihn uns als eine Oper vorstellen – Rousseau liebte Opern)« (Dolar, 2007, S. 117).

In einem kurzen Exkurs beschreibt Dolar die ethische Dimension der Stimme bei Platon, bei Rousseau, bei Kant, bei Freud, bei Heidegger und bei Lacan. Immer wieder umkreist er dabei das »Atopische« der Stimme, das bei vielen Autoren erwähnt wird. Es tauchen insgesamt vier Stimmen auf: die Stimmer des Herzens, die Stimme der Natur, die göttliche Stimme und die Stimme der Vernunft.

> »Sokrates lässt sich von der Stimme lediglich davon abhalten, etwas Falsches zu tun; für Rousseau war die mit der göttlichen identische natürliche Stimme die Führerin, die jedem Menschen sagte, wie er zu handeln habe; die kantsche Stimme dagegen befiehlt oder verhindert nichts, sie rät weder zu noch ab. Es ist eine Stimme, die lediglich eines fordert, ja, unerbittlich dekretiert: die Unterwerfung des Willens unter die Rationalität und Formalität des moralischen Gesetzes, den kategorischen Imperativ. Die Stimme der Vernunft ist nichts anderes als das Gebot, sich der Vernunft zu unterwerfen, sie hat keinen anderen Inhalt« (Dolar, 2007, S. 121f.).

In jedem Fall kann man auch sagen, dass echte Originalität äußerst selten ist – Einstein soll gesagt haben, er habe in seinem ganzen Leben nur zwei authentische Ideen gehabt (Steiner 2011, S. 39) Die Fehlleistungen wie das Versprechen sind ja der eindrückliche Beweis für die innere, im Grunde immer konflikthafte Vielstimmigkeit, indem sich eine Stimme Gehör verschafft, die ansonsten unterdrückt oder verdrängt bleibt. Das Versprechen ist gleichsam der Kontrollverlust des bewussten Ichs und konfrontiert den Sprecher mit der berühmten Aussage Freuds, dass das »Ich nicht Herr im eigenen Haus« ist (Freud, 1917a 1916). Der Philosoph Gernot Böhme hat mit der Bezeichnung des Ich-Selbst den Versuch gemacht, dieses polare Spannungsfeld der Person in ein bewusstes Ich und ein weitgehend unbekanntes, unbewusstes Selbst auf den Begriff zu bringen (Böhme, 2012). Dabei ist das Ich die gesellschaftlich verlangte intellektuell konsistente und moralisch verantwortliche Person, die dem Einzelnen nicht gegeben ist, sondern entwickelt werden muss. Das Selbst dagegen ist jenes von Nietzsche genannte große Selbst, der Leib, das Unbewusste, dem der Einzelne in »betroffener Selbstgegebenheit« gleichsam ausgeliefert ist. Das bewusste Ich hätte danach die eigene Stimme zu entwickeln, während das unbewusste Selbst Ausdruck der Vielstimmigkeit ist und bleibt. Wir müssen wohl vorerst damit zufrieden sein, dass das Denken und Sprechen immer kompromisshaften Charakter hat und grundsätzlich keine Gewissheit herstellbar ist, wie viel Eigenes und wie viel Fremdes im Denken und Sprechen zum Ausdruck kommt: welchen Anteil das bewusste Ich und welchen Anteil das unbewusste Selbst an unserem Denken und Sprechen hat.[8,9] Mit dem Begriff der »Stimmigkeit« könnte

8 Steiner beschreibt einige der Gründe, warum Denken unvermeidlich traurig macht: Es ist unbegrenzt und unvollkommen, es ist ungeordnet und unkontrolliert (wie der Atem kann es kaum angehalten werden), es steht in dem Widerspruch von Einzigartigkeit und Gewöhnlichkeit, es konfrontiert mit Getrenntheit und Einsamkeit, es bleibt fiktiv und kann nicht die »Wahrheit« erreichen, es führt zu enttäuschten Hoffnungen durch die Kluft von Vorstellung und Realität, es ist intransparent im Sinne der Undurchsichtigkeit (vor allem auch im Bereich der Liebe), die Ungerechtigkeit zwischen dem »großen Denken« und dem Ideal der Gleichberechtigung etc. (Steiner, 2011).

9 Hier sei auch noch ein Begriff von Steiner aufgegriffen, der vom »Idiolekt« der Linguisten spricht: Jeder Mensch spreche mit einer Sprache, die eine Auswahl aus der verfügbaren Sprache sei, »mit privaten, einzigartigen, vielleicht unübersetzbaren Zeichen, Konnotationen und Referenzen, die der Dialogpartner weder gänzlich noch mit Gewissheit zu deuten weiß. Wir versuchen uns gegenseitig zu übersetzen. Wie oft kommt es vor, dass wir uns ein wenig oder auch völlig missverstehen« (Steiner, 2011, S. 80).

man vielleicht die Erfahrung auf den Begriff bringen, die man mit sich selbst und bei anderen immer wieder erleben kann und die man mit Begriffen wie Authentizität, Echtheit oder im negativen Fall mit Gerede, Nachplappern, Geschwätz etc. zu greifen versucht. Mit dem Begriff der »Stimmigkeit« geht es weniger darum, ob es so etwas wie eine »eigene Stimme«, die dann auch noch entdeckt werden kann, wirklich gibt, sondern ob das Denken und die Stimme der jeweiligen inneren und äußeren Situation angemessen ist, ob sie passt, sich einfügt und die Situation weiter zu entwickeln hilft; ich merke hier nur an, dass dies ein Gedanke ist, der mehr aus dem östlichen Denken kommt, etwa im Sinne einer Unterscheidung zwischen Prozess- und Substanzontologie (Möller, 2001; Jullien, 2001, 2013). Es geht dabei weniger um wahre Aussagen wie im westlichen Denken, sondern um stimmige Aussagen, die die momentane Situation voranbringen. Wie schon mehrfach ausgeführt, spielt auch in diesen Überlegungen der Begriff der Ambiguität mit hinein: Die innere Vielstimmigkeit ist in diesem Sinne immer ambig, mehrdeutig und vielstimmig und es geht dann darum, dass der Einzelne trotz dieser Wider*sprüch*lichkeit seine eigene Stimme findet.

Die Stimmen im Analyse-Zimmer[10]

Nach diesen Vorüberlegungen möchte ich mich jetzt etwas detaillierter der analytischen Situation zuwenden: das Analytiker-Werden und Analytiker-

10 Hier sei nochmals auf Dolars Buch über die Theorie der Stimme verwiesen. Interessanterweise bezieht sich Dolar auf Freuds Bemerkung von den unmöglichen Berufen (Regieren, Erziehen und Analysieren), die alle im Wesentlichen mit der Stimme verbunden sind. Über die Stimme des Analytikers im Analyse-Zimmer schreibt Dolar: »Der Analytiker muss schweigen, wenigstens im Prinzip und die meiste Zeit. Hier kommt es aber zu einer bemerkenswerten Umkehr: Der Analytiker in seinem Schweigen wird zur Verkörperung des Objektes Stimme. Er ist die Personifizierung, die Verkörperung der Stimme, die leibhaftige Stimme, die aphone, stumme Stimme. Dies ist nicht die Stimme des Herrn und Meisters, nicht die Stimme eines Befehls oder des Über-Ichs, sondern die unmögliche Stimme, der man zu antworten hat. Es ist die Stimme, die nichts sagt, die unaussprechliche Stimme. Es ist die stumme Stimme eines Appells, eines Rufes, eines Aufrufs zu antworten und seine Position als Subjekt einzunehmen. Man wird zur Sprache aufgerufen und man ist bereit, alles zu sagen, was einem in den Kopf kommt, nur um diese Stille zu unterbrechen, um diese Stimme zum Schweigen zu bringen, um das Schweigen zum Schweigen zu bringen« (Dolar, 2007, S. 168).

Bleiben im Zusammenhang mit dem Entdecken der eigenen Stimme und der Stimmigkeit in der analytischen Situation oder Beziehung. In diesem Zusammenhang sei die schon erwähnte Arbeit von Gabbard und Ogden etwas genauer besprochen (Gabbard & Ogden, 2009). Es geht ihnen um den »Entwicklungs- oder Reifungsprozess« das Analytikers nach absolvierter Ausbildung. Sie sprechen von »Stil«, der »eigenen Stimme« oder auch vom »Wasserzeichen«. Grundlegend beschreiben sie vier fundamentale Voraussetzungen für diesen Prozess: das Denken und Träumen der gelebten Erfahrung als intersubjektiver Prozess, die innere Verarbeitung in Isolation, die Fähigkeit zum Träumen bei gleichzeitigem rationalen Denken und die Entwicklung eines »containers« für verstörende Erfahrungen. Unter der Überschrift: «Reifungserfahrungen des Analytikers« beschreiben sie dann folgende (ich verweise hier auf meine Überlegungen im 2. Kapitel): 1. Die Entwicklung einer eigenen Stimme; 2. Das Präsentieren von klinischem Material; 3. Die eigene klinische Arbeit als prinzipielles Medium der Selbstanalyse; 4. Das Entdecken des eigenen Denkens und wer man beim Schreiben ist; 5. Der Mut zur Improvisation; 6. Die Widerstände gegenüber der Art, wie man sich als Analytiker erlebt; 7. Achtsam sein gegenüber dem eigenen Älter-Werden; 8. Schwierigkeiten beim Analytiker-Werden. Hier nur einige Bemerkungen zu dem ersten Punkt: Die Autoren verwenden »Stimme« sowohl im realen als auch im metaphorischen Sinn. Eine wichtige Rolle spielt, wie man sich selbst zuhört und welche Stimmen man dabei hört; aber es geht auch um den Klang, den Tonfall etc. In gewisser Weise wird auf die »Vielstimmigkeit« im Inneren angespielt und die wichtige Unterscheidung zwischen Eigenem und Fremden (etwa den »Geistern«, z.B. der eigene Analytiker oder Supervisor). Mit Bezug auf Loewald wird vom »Vatermord« gesprochen, mit einem Anteil von »Busse«, die zu einer Internalisierung führt. Es folgt ein klinisches Beispiel, in dem der Analytiker, sich selbst zuhörend merkt, dass er eine bestimmte Redewendung seines ersten Analytikers übernommen hatte, sich aber zuerst nicht fragte, aus welchen Gründen dies nun auftauchte. Er wird erst durch einen Traum seines Patienten aufmerksam, der offenbar auch als Reaktion auf dieses andere Sprechen zu verstehen ist: Es geht um die unbewusste Wahrnehmung seines Analytikers, die in dem Traum zum Ausdruck kommt und die den Analytiker dazu bringt, über seine Imitation seines eigenen Analytikers nachzudenken.

Man kann sicherlich davon ausgehen, dass zwar aus der Außenperspektive im Praxiszimmer nur zwei Personen miteinander sprechen, aus einer

Innenperspektive sind aber immer viele Stimmen anwesend – also die beschriebene Vielstimmigkeit. Wie lässt sich die analytische Beziehung aus dieser Perspektive charakterisieren? Der Analysand kommt bekanntlich zur Analyse, weil er leidet: entweder weil er seine unterdrückte oder verdrängte Stimme nicht hört oder nicht ausdrücken kann, er von fremden Stimmen bestimmt oder weil er gar keine eigene Stimme bislang entwickelt hat und seine emotionalen Probleme nicht denken kann.[11] Auch wenn der Analytiker seltener als sein Analysand spricht, so hat er doch auch viele Stimmen in sich: seine privaten Stimmen, seine professionelle Stimme, die manchmal seine eigene, manchmal aber auch die seiner Lehrer und seiner analytischen Vorbilder ist. Daher könnte man die analytische Situation auch als einen Raum verstehen, in dem die Vielstimmigkeit sich manifestieren und ein »Übersetzungsraum« entstehen kann, in dem die eigene und die fremde Stimme gehört, verstanden oder überhaupt erst gefunden werden kann- und zwar nicht nur vom Analysanden, sondern vom analytischen Paar. Sehr vereinfacht wäre die analytische Situation der Ort, an dem Fremdbestimmung in Selbstbestimmung transformiert werden kann und dies gilt natürlich für den Patienten, aber auch für den Analytiker. Dies wird nach relativ übereinstimmender Ansicht durch den analytischen Rahmen, die analytische Grundregel der freien Assoziation und der gleichschwebenden Aufmerksamkeit und die Deutungsarbeit des Analytikers ermöglicht.

Allerdings gilt wohl auch für die analytische Situation, was ich vorhin generell über die Beziehung von Vielstimmigkeit und dem Finden der eigenen Stimme gesagt habe: Auch für das analytische Paar löst dies grundsätzlich wie im Alltag konflikthafte Emotionen aus, die Ausdruck der beschriebenen komplexen affektiven Konfliktdynamik sind. Allerdings kommt hier zum Tragen, was Tuckett über den Unterschied zwischen einem Alltagsgespräch und dem analytischen Gespräch formuliert hat und was man mit der Vorstellung von Analytiker-Werden und Analytiker-Bleiben in Verbindung bringen kann: Der Analytiker entwickelt ein »Arbeitsmodell«, das seine theoretischen und behandlungspraktischen Konzeptualisierungen repräsentiert – man könnte auch sagen: das seine professionelle Stimme darstellt (Tuckett, 2008). In der modernen Psychoanalyse wird immer mehr darauf hingewiesen, dass die viel diskutierte Pluralität der Psychoanalyse sich gerade darin ausdrückt, dass es keine einheitliche Theorie und

11 Ein Beispiel für die Vielstimmigkeit bei manchen Patienten: eine verletzte Stimme, eine verletzende Stimme, eine schützend-fürsorgliche Stimme.

Theorie der Praxis gibt, selbst die so einfach klingende Grundregel ganz unterschiedlich konzipiert werden kann. Jeder Analytiker entwickelt ein individualisiertes Arbeitsmodell, das man als Legierung oder Assimilierung aus öffentlicher Theorie, eigenen Ausbildungserfahrungen, klinischer Praxis und persönlichem Leben auffassen könnte. Das individualisierte Arbeitsmodell, das aus Grundannahmen über die Natur des psychischen Leidens und des Unbewussten, der Wirksamkeit der Psychoanalyse und der analytischen Beziehung konzipiert wird, ist dann gleichsam Ausdruck der entwickelten eigenen Stimme im Chor der psychoanalytischen Vielstimmigkeit. Der Unterschied zwischen einem Alltagsgespräch und einem analytisch-therapeutischen Gespräch ist also das Arbeitsmodell des Analytikers, das sein Denken und Handeln in der jeweiligen Sitzung bestimmt. Es ist in meinem Verständnis in der Tat die zentrale Aufgabe der analytischen Ausbildung und auch die Zeit nach dieser oft langen Ausbildung, diese Basis für die Entwicklung oder Entdeckung eines eigenen, individualisierten Arbeitsmodell zu fördern, an dem der Analytiker allerdings sein ganzes professionellen Leben arbeiten wird. Sein Denken und Sprechen als Manifestation dieses individualisierten Arbeitsmodells kommt dann in der Arbeit mit seinen Patienten, – also in der konkreten analytischen Sitzung – in seinen Beiträgen bei klinischen Diskussionen, in der Supervision und in seinen Schriften zum Ausdruck.[12]

Die innere Arbeitsweise des Analytikers: abwartendes Zuhören

Jetzt will ich mich etwas genauer auf die konkrete analytische Situation beziehen und überlegen, wie es dem Analytiker immer wieder gelingen kann, aus einer anfänglichen Alltagsbeziehung (die bei der Begrüßung noch vorhanden ist) eine analytische Situation herzustellen und zu bewahren. Ich gehe davon aus, dass dieser Prozess von Analytiker-Werden und Analytiker-Bleiben im Kern eine kreative Leistung darstellt, die grundsätzlich wie jede Form der Kreativität der Dynamik von Gelingen und Scheitern unterliegt, also nur begrenzt kontrollierbar und verfügbar ist. Aus einer de-

12 Ein wesentliches Problem der Ausbildung, das sich insbesondere in der Supervision zeigt, ist die zu entwickelnde Fähigkeit des Kandidaten, »selbst zu denken« und nicht nur die Lehren der Lehrer ungeprüft zu übernehmen.

skriptiven Außenperspektive lässt sich dieser Prozess im Wesentlichen als die Entwicklung einer Haltung des »abwartenden Zuhörens« (Heenen-Wolff, 2008) und des Deutens beschreiben. Dem liegt etwas zugrunde, das ich selbst die innere Arbeitsweise des Analytikers nenne und die man wiederum aus der Innenperspektive betrachtet als eine kreative Leistung beschreiben kann (Näheres dazu in Kapitel 2). Zuerst also einige Bemerkungen zum »abwartenden Zuhören«: Dies ist überhaupt keine Selbstverständlichkeit, sondern beruht auf einer seelischen Arbeit, die nur in einem langen Prozess des Lernens und Übens erworben werden kann und ausgesprochen störanfällig ist – wie jeder praktizierende Analytiker bestätigen wird. Dieses »abwartende Zuhören« lässt sich nämlich genauer als ein quasi-meditatives Element beschreiben, das aus dem Zulassen und Loslassen der situativen und momentanen Ereignisse der analytischen Beziehung sich entwickelt: Im Idealfall entsteht auf diese Weise ein Raum für die vielen Stimmen im analytischen Paar, die durch die analytische Begegnung ausgelöst werden. »Abwartend« heißt also aufseiten des Analytikers, dass durch die Aufhebung der konventionellen Alltagskommunikation ein Raum für diese vielen Stimmen eröffnet werden kann. Dies gilt nicht nur für den Analysanden, der ja die Möglichkeit bekommt, über alles zu sprechen, was ihm durch den Kopf geht; dies gilt auch für den Analytiker, der ja nicht nur auf die Stimmen des Analysanden, sondern auch auf seine eigenen, aufsteigenden Stimmen hört. Die Vielstimmigkeit wird also zugelassen, aber auch wieder losgelassen, denn nur dies garantiert ja, das möglichst viele Stimmen kontinuierlich zur Sprache kommen. Man könnte auch sagen: Die vielen überwiegend inneren Stimmen werden vom Analytiker in der Schwebe gehalten, Bewertungen und Fokussierungen werden erst einmal suspendiert, was auch einer Haltung des Nicht-Wissens und Nicht-Verstehens entspricht. Das Motto wäre etwa: Ich verstehe hier erst einmal überhaupt nicht, wovon die Rede ist und worauf dies alles hinausläuft! Dies ist ein zentraler Punkt, weil jeder Analytiker natürlich im Hintergrund sein individuelles Arbeitsmodell hat, das die Phänomene der analytischen Begegnung einzuordnen versucht. Nach meiner Vorstellung besteht das »abwartende Zuhören« also in einem widersprüchlichen Prozess, da auch das vertraute Arbeitsmodell erst einmal losgelassen werden muss, damit der Analytiker zum Analytiker werden kann. Daher hört sich das Zulassen und Loslassen zwar recht einfach an, ist aber ein äußerst schwieriger und riskanter innerer Schritt, weil er mit einer Bewegung der Negation verbunden ist, in dem das bisherige und vertraute Wissen (allgemein und speziell über den Analysanden) infrage gestellt oder sogar vergessen werden muss, damit sich der Raum für die bislang nicht gehörten Stimmen wirklich eröffnen kann.[13]

Eine klinische Illustration

Ich gebe ein kleines Beispiel aus einer Supervisionssitzung mit einer Kandidatin. Die Kandidatin erzählt mit fast empörter Stimme, dass ihre Analysandin die vorletzte Freitag-Stunde doch einfach versäumt habe, ohne abzusagen oder sich zu melden. Das sei ausgesprochen ungewöhnlich bei dieser so motivierten und gleichzeitig zwanghaften Analysandin. Am Sonntag dann habe sie eine SMS von ihr bekommen, sie habe sich vielmals entschuldigt. Die Kandidatin schildert mir dann die darauf folgende Montag-Stunde, in der die Analysanden sich erneut entschuldigt, diesmal wie immer auch pünktlich kommt und detailliert schildert, wie sie erst am Sonntagabend realisierte, dass sie die Stunde am Freitag total vergessen hatte. Relativ ausführlich erzählt mir die Kandidatin, wie sie intervenierte und diese offensichtliche Fehlleistung mit den letzten Stunden in Verbindung brachte, in der sie erstmals nach zwei Jahren die Übertragung stärker und mutiger ansprach. In der Supervision sprechen wir dann über die möglichen Gründe dieser Fehlleistung und überlegen auch, ob dies ein Agieren ist, das auch einen Fortschritt bei dieser zwanghaften Patientin bedeuten könnte.[14] Schließlich sage ich zur Kandidatin: Aber merkwürdig ist schon, dass gerade diese so zuverlässige und motivierte Patientin bis zum Sonntagabend ihre Freitagstunde vergessen hat und in dem Zusammenhang fällt mir immer wieder Ihre empörte Stimme ein, gerade wenn wir davon ausgehen, dass eine Fehlleistung etwas recht Natürliches und uns Vertrautes ist. Nun zögert die Kandidatin nachdenklich und sagt schließlich lächelnd, ja, ich habe in meinem Bericht vorhin etwas vergessen. Mir ging nämlich der Gedanke in der Stunde mit der Patientin durch den Kopf, ob sie mir

13 Ein eindrückliches Beispiel ist bei Bernd Nissen nachzulesen (Nissen, 2018).

14 Dieses Beispiel dient als Illustration meines Grundgedankens. In der Sitzung mit der Kandidatin wurden noch andere Aspekte der Analyse dieser Patientin besprochen, etwa die Tatsache, dass sich das Ende dieser Behandlung abzeichnet (aus äußeren Gründen), dass es sich um eine Wochenendunterbrechung handelte etc.

> wirklich die Wahrheit sagt. Darauf kam ich, sagt die Kandidatin, als die Patientin mir auch erzählte, dass sie nachher zu ihrem Hausarzt gehen wolle, um sich krankschreiben zu lassen, obwohl sie sich gar nicht krank fühle: Sie wolle einfach mal ein paar Tage ausspannen. Da dachte ich, ob die Patientin auch bei mir mit dem Vergessen der Stunde geflunkert habe. Nun sprechen die Kandidatin und ich über die Frage des »Flunkerns« – auch etwa im Gegensatz zur Fehlleistung-, über den unbewussten Hinweis der Patientin auf dieses »Flunkern« – ich will einmal ein paar Tage nicht arbeiten (in der Analyse am Freitag) – und der Frage, wie man dies zur Sprache bringen kann, ohne dass sich die Pat. von der Analytikerin wie von einem strengen Über-Ich verfolgt fühlt.

Dieses wenig spektakuläre Beispiel mag illustrieren, was ich mit dem Zulassen und Loslassen und dem »Vergessen« des eigenen Arbeitsmodells zu beschreiben versuche: Der Gedanke an die Fehlleistung drängt sich natürlich sofort auf und impliziert eine Reihe von theoretischen und behandlungspraktischen Überlegungen. Dies fällt in den Bereich des allgemeinen, abrufbaren Wissens. Da ich aber meiner eigenen inneren Stimme einen Raum verschaffe (merkwürdig ist dieses lange Vergessen des Vergessens der Stunde schon und warum klingt die Kandidatin so empört), fällt auch der Kandidatin etwas ein, das sie in der Stunde hörte und dachte, mir aber in ihrem Bericht nicht gesagt hatte: Vielleicht lügt oder – abgemildert – flunkert die Patientin. Für diese Möglichkeit des »Flunkerns« steht nicht sofort eine Theorie des Arbeitsmodells zur Verfügung: Wir mussten ganz neu überlegen, was es mit dem möglichen »Flunkern« auf sich haben könnte und wie man dies mit der Patientin zur Sprache bringen könnte. Es ist dies in meinen Augen ein kleiner kreativer Akt – in diesem Fall des Supervisionspaares – aus deren Abfolge im günstigen Fall die analytische Arbeit besteht. Für die Frage und den Umgang mit dem möglichen »Flunkern« bietet das gängige und vertraute Arbeitsmodell erst einmal keine Hilfe: Es muss ein Ad-hoc-Arbeitsmodell entwickelt werden, das auf dem Nicht-Wissen oder Nicht-Verstehen ruht. Der zentrale Akt ist also eine widersprüchliche Bewegung: das »Vergessen« (im Sinne eines in den Hintergrund-treten-Lassens) des eigenen Arbeitsmodells und das Kreieren eines Ad-hoc-Arbeitsmodells, das eine gewisse Stimmigkeit mit der gegenwärtigen Situation hat. Obwohl die Sitzung zwischen der Kandidatin und mir mit einigen offenen Fragen endete, empfand ich selbst die Sitzung als »stimmig«, gerade weil bislang nicht gehörte Stimmen zur Sprache gekommen waren – vor allem eben auch bei der Kandidatin, die sich ihr Misstrauen gegenüber ihrer Patientin mir gegenüber erstmals eingestehen konnte, was ihr sehr unangenehm ist, weil sie selbst viel Angst vor einer konflikthaften Zuspitzung der analytischen Beziehung hat. Im Übrigen denke ich, dass auf diese Weise der Lernprozess in der Supervision, aber auch in der Analyse selbst, sich entwickeln kann: Der Supervisor (Analytiker) hilft der Kandidatin (Analysandin) durch das Einbringen seiner eigenen Stimme, sodass diese ebenfalls den Mut findet, ihre eigene Stimmer ernst zu nehmen und zu artikulieren. Aber man sieht natürlich auch, wie schon eben angedeutet: Sie ist sich nicht sicher, ob dies wirklich ihre eigene Stimmer ist, oder die Stimme des Gewissens, die in diesem Fall die eines anderen ist.

Die innere Arbeitsweise des Analytikers: die Deutung

Und wie entsteht nun die Deutung als zweiter, kreativer Akt der inneren Arbeitsweise des Analytikers nach der Entwicklung des »abwartenden Zuhörens«? Aus der äußeren und inneren Vielstimmigkeit wird schließlich – eher später als früher – auf die Stimmen fokussiert, die sich immer wieder in den Vordergrund drängen. Auch hier ergibt sich ein grundlegendes Problem, das auch ein Ergebnis dieser Vielstimmigkeit ist: Welches sind die wesentlichen, die dringlichen, die echten Stimmen? Welche sind für die gegenwärtige Situation relevant? Und dies betrifft beide Protagonisten des analytischen Paares, denn auch der Analytiker achtet ja auf die aus seiner »unbewussten Denkfabrik« auftauchenden Stimmen. Geht die Fokussierung von dem Unbehagen des Nicht-Verstehens aus, um es durch das vertraute Wissen zu kompensieren, oder bleibt die Fokussierung bei dem Nicht-Wissen, das toleriert wird und damit auch thematisiert wird, scheint hier die zentrale Frage zu sein. Ich glaube, das kleine Beispiel aus der Supervision illustriert diesen Punkt recht gut: Sich auf die Kenntnisse der Dynamik der Fehlhandlungen zu beziehen, ist wohl eine Bewegung weg von dem Nicht-Wissen. Man vermutet dann beispielsweise einen abgewehrten aggressiven Impuls bei der Patientin, der sich auf die Wochenendpause, das veränderte, aktivere Verhalten der Analytikerin, ihre Übertragungsdeutungen etc. bezieht. Es wären aber auch noch andere theoretisch gefärbte Gedanken denkbar: Um welche Form von Abspaltung mag es sich bei der

Patientin handeln? Aber die Frage, ob es sich hier überhaupt um eine Fehlleistung handelt, kommt aus einer Fokussierung, die aus einer bleibenden Frage und dem Nicht-Verstehen resultiert: Woher kommt die Empörung der Kandidatin und warum ist man bei dieser Patientin so irritiert über das ausgedehnte Vergessen ihrer Freitag-Stunde? Diese fokussierende Deutung des Supervisors bringt eine vergessene Stimme der Kandidatin zum Vorschein und kann in einer »forschenden Grundhaltung« weiter besprochen werden: Hat die Patientin geflunkert und teilt dies unbewusst ihrer Analytikerin mit (über ihre Erzählung mit der bevorstehenden Krankschreibung), vielleicht mit dem Wunsch verbunden, endlich mit ihr darüber sprechen zu können, diese verborgene flunkernde Stimmer zu Wort kommen zu lassen, das Thema der Lüge anzusprechen?

Der kreative Akt von Analytiker-Werden und Analytiker-Bleiben

Die innere Arbeitsweise des Analytikers, die ihn in der Sitzung mit dem Analysanden zum Analytiker werden lässt, besteht also aus einer Abfolge von beschreibbaren Haltungen und Funktionen, die ich als Zulassen, Loslassen, Fokussieren, Konzeptualisieren und Verbalisieren bezeichnet habe. Sie sind die Voraussetzung dafür, dass dieser postulierte kreative Akt des Analytiker-Werdens und Analytiker-Bleibens realisiert wird. Zum Abschluss möchte ich diesen mir wichtigen Punkt noch etwas vertiefen und dabei einen Aspekt besprechen, der aus der Beschäftigung mit den östlichen Traditionen wie dem Daoismus und dem Buddhismus resultiert (siehe auch Kapitel 10 bis 13). Der Philosoph Rolf Elberfeld hat hier wichtige Arbeiten vorgelegt, die er selbst als interkulturelle Philosophie im Sinne eines Dialogs von westlicher und östlicher Philosophie versteht. Ein anderer wichtiger Vertreter dieser Richtung ist Francoise Jullien, der die westliche Philosophie aus der Perspektive des chinesischen Denkens betrachtet (Elberfeld, 2004, 2006; Jullien, 2001, 2013). In einer Arbeit über Kreativität aus der Sicht östlicher Traditionen beschreibt Elberfeld diese als Entwicklung neuer Denk- und Handlungsmuster, wobei grundsätzlich angenommen wird, dass man, um kreativ sein zu können, auf vorgefertigtes Wissen und Verstehen, auf habituelle Denkmuster und auf starke Ergebnis- und Erwartungsfixierungen verzichten muss, weil dies die Freiheit des Denkens und Handelns einschränkt. Bei der Kreativität geht es um Wissen und Verstehen, das man nicht besitzt, und um Ergebnisse, die man nicht kennt: »es ist ein Nichts, das sich als Ganzes entzieht [...]. Ein kreativer Prozess ist erfüllt, wenn ein »Nicht« sich verwandelt in Neues, bislang nicht Gedachtes und Erwartetes« (Elberfeld, 2006, S. 524).

Ein vorheriges »Nicht« wird zum »Neuen«, wobei hier allerdings ein Zirkel entsteht, denn das »Neue« wird schnell zum »Alten« und damit dann zum Vertrauten und zu einem weiteren Muster. Dieser Gedanke erinnert stark an die Bemerkungen von Bion über die grundlegende Haltung des Analytikers in seiner berühmten Formel »No memory, no desire, no understanding«. Hier taucht auch das »Nicht« auf und zwar als Voraussetzung dafür, etwas wirklich Neues, nämlich die unbewusste Wirklichkeit des Analysanden bzw. des analytischen Paares zu entdecken. Deswegen erscheint es so wichtig, die Konzepte und Theorien in der Sitzung mit dem Patienten fallen zu lassen. Dies hatte ich in meinen Worten als die Notwendigkeit beschrieben, das vertraute Arbeitsmodell in der Sitzung fallen zu lassen, um ein Ad-hoc-Arbeitsmodell – oder vielleicht lieber ein Mini-Modell – über die gegenwärtige, momentane analytische Situation zu entwickeln. Zulassen, ohne zu selektieren, und loslassen, ohne festzuhalten: Dies wäre die kürzeste Formel für diese mentale Einstellung. Aber die zentrale Frage bleibt, wie denn diese Haltung zu realisieren ist, in der es darum geht, das »Nicht« oder das Nicht-Wissen nicht zu verdrängen. Da es also bei der Kreativität um ein Wissen und Verstehen geht, über das man in der Regel nicht verfügt (mit Beginn der Sitzung weiß der Analytiker nicht, was ihn erwartet), geht es darum, das Gewohnte, Bestehende und Geltende außer Kraft zu setzen oder zu negieren. Eine wesentliche Einsicht, die wir dem östlichen Denken und auch den damit verbundenen Übungspraktiken wie der Meditation verdanken, ist, dass dies möglich wird durch einen Akt der Selbstvergessenheit oder Selbstzurücknahme. Die ostasiatischen Ansätze werden als eine praktische Übungsform angesehen, die vor allen in meditativen Praktiken und leibbezogenen Bewegungskünsten bestehen, die sich zu einer »Kultur des Vergessens und der Absichtslosigkeit« entwickelt haben. Ein Beispiel dafür ist der berühmte japanische Zen-Meister Dogen, der gesagt hat, die Bedeutung des Buddhaweges bestehe darin, das eigene Selbst zu studieren und zu vergessen. Elberfeld deutet diese Aussage so, dass es darum gehe, die Selbstbezogenheit, die sich über viele Jahre gebildet habe, loszulassen und zu vergessen, um zu einer Ebene vorzustoßen, »in der ich selbst als Geschehen immer wieder hervortrete« (Elberfeld, 2004, S. 529). Für den Analytiker bedeutet dies, dass es für den kreativen

Prozess von Analytiker-Werden und Analytiker-Bleiben zwingend erscheint, eine ich-zentrierte Haltung aufzugeben, also das Heilen-Wollen, Verstehen-Wollen oder den Wunsch, ein besonders guter Analytiker zu sein, immer wieder zu suspendieren, um für den Patienten und sich selbst einen kreativen Spielraum zu eröffnen, in dem eine wirklich neue, verändernde Erfahrung gemacht werden kann. Da die Gewohnheiten und die Muster mit unserem Ich-Bild verbunden sind, zielt eine solche Haltung auf die Phänomene des »Vergessens« und der »Absichtslosigkeit«, da diese beiden negativen Momente die wesentlichen Voraussetzungen kreativer Möglichkeiten sind; das »Nicht« soll seine Wirksamkeit entfalten. Und hier findet sich nun ein Anschluss an das vorher beschriebene Modell des Ich-Selbst: Absichtslos wird der Analytiker, wenn er sein bewusstes Ich suspendiert und sich seinem unbewussten Selbst hingibt, also sich gegenüber der »unbewussten Denkfabrik« und dem gesamten gegenwärtigen Moment der analytischen Situation gegenüber öffnet. Vergessen wird das Ich, während das Selbst sich entfalten oder wirken kann. Ich habe diesen Unterschied als das »kleine Selbst« und das »große Selbst« des Analytikers bezeichnet (Zwiebel, 2013a). Damit ist auch die Vermutung verbunden, dass der notwendige Spielraum für die analytische Vielstimmigkeit und seine kreative Nutzung in der analytischen Situation durch eine Verschiebung der Polarität von Ich und Selbst zugunsten des unbewussten Selbst entstehen kann. Erst dann spricht der Analytiker mit der eigenen Stimme, wenn er nämlich die Vielstimmigkeit der analytischen Community und die ihm ansonsten vertrauten Stimmen der psychoanalytischen Theorie suspendiert oder sogar vergisst und das bislang Nicht-Gedachte und Nicht-Gewusste entdeckt und dann auch den Mut findet, dieses Neue in die analytische Situation einzubringen.

Abschließendes

Die Suche nach einer genaueren Bestimmung der »inneren Couch« hat aus der Perspektive der Thematik von Vielstimmigkeit und der eigenen Stimme einen wichtigen Aspekt ans Licht gefördert. Zum einen wird der prozesshafte Charakter betont: Analytiker-Sein ist nichts Statisches, sondern ein dynamischer Prozess, aus dem sich im günstigen Fall die analytischen Funktionen und Haltungen ergeben können. Der Analytiker spricht nicht als Meister oder Experte, was ihm allerdings immer wieder von außen angetragen wird. Zum anderen ist das Finden der eigenen Stimme als ein kreativer Akt zu verstehen, der unvermeidlich konflikthaft und emotional belastend ist, da er immer mit einer Phase der Unsicherheit, Ungewissheit und Zweifeln begleitet ist. Die Übertragung dieser Haltung von »Drinnen« nach »Draußen« setzt daher den Mut voraus, einen Raum zuzulassen – zum Beispiel in der Supervision, bei einer öffentlichen Kinoveranstaltung, in einem Seminar an der Hochschule, bei einem Gespräch mit einem buddhistischen Meister – in dem dieser kreative, prozesshafte Charakter sich entfalten kann. Dann handelt der Analytiker mit der »inneren Couch«. In einer etwas anderen Formulierung könnte man auch sagen, dass die Möglichkeit, die eigene Stimme zu finden, dann gegeben ist, wenn das Ich-Selbst in einem bipolaren Spannungsfeld zirkulieren kann: die Stimmen aus dem Selbst (der »unbewussten Denkfabrik«) und die Stimmen aus dem Ich (das bewusste Wissen) auf die gegenwärtige Situation bezogen, abgewogen und schließlich eine Bestimmung der affektiven Dringlichkeit gefunden wird. In einem späteren Kapitel über den Film *Wie im Himmel* werde ich das Thema weiter besprechen (Kapitel 8).

4 Zur ethischen Dimension der Psychoanalyse

Einleitung: »zu viel – nicht genug«

Die analytische Situation, wie sie in den bisherigen Kapiteln beschrieben worden ist, hat eine ethische Dimension, die bislang eher implizit angesprochen wurde. Dies gilt auch für die »innere Couch«, wenn der Analytiker in außerklinische Felder geht – oder wenn ehemalige Analysanden ihre Coucherfahrungen in ihr alltägliches Leben transferieren. Diese Thematik tritt dann in den Vordergrund, wenn die analytische Situation durch den Analytiker infrage gestellt wird oder sogar zerstört wird. Daher werde ich im Folgenden die ethische Dimension der psychoanalytischen Praxis in sieben thesenhaften Punkten diskutieren. Als Motto könnte ich das Thema der Jahrestagung der Europäischen Psychoanalytischen Föderation 2015 wählen, das »zu viel- nicht genug« lautete: Lange Zeit hat die psychoanalytische Gemeinschaft ethische Fragen eher nicht genug und intensiv behandelt (man denke an die späte Gründungen von Ethikkommissionen, an die eher spärliche Literatur und begrenzte Ausbildungsangebote), gleichzeitig gibt es aber auch ein »zu viel« an immer wieder auftauchenden und belastenden Fragen, ob unsere Praxis eine »richtige«, eine »reine« oder eine »verfälschte« Praxis sei, Fragen, die eine zumindest implizite ethische Dimension haben. Die folgenden Überlegungen betrachte ich als einen Diskussionsrahmen, der in allen einzelnen Punkten genauer zu vertiefen wäre (siehe auch Zwiebel, 2017).

Erstens: Zur Bipolarität psychoanalytischen Denkens

Ich beginne mit einigen kurzen Überlegungen zur grundlegenden Bipolarität psychoanalytischen Denkens. Dabei erinnere ich daran, dass der heutige, durchschnittliche moderne Analytiker weniger als Vertreter einer Schule, sondern in seiner konkreten Praxis als ein Analytiker betrachtet wird, der ein individualisiertes Arbeitsmodell entwickelt, das eine Legierung aus offiziellen Theorien, persönlicher Aneignung und klinischen Erfahrungen darstellt. In meinem eigenen Arbeitsmodell stellt sich Analytiker-Werden und Analytiker-Bleiben in der konkreten Sitzung, im Verlauf einer einzelnen Behandlung und im Laufe eines Analytiker-Lebens als eine komplexe und schwierige Aufgabe dar, die ich unter dem Aspekt der Entwicklung und dem Bewahren einer analytisch-therapeutischen Position zu beschreiben versuche. Diese lässt sich als das Wirken einer multiplen Bipolarität von »persönlichem Pol« und »technischem Pol« verstehen, die grundsätzlich in einer oszillierenden, balancierenden Schwebe gehalten werden muss und nicht dauerhaft in den einen oder anderen Pol im Sinne einer Polarisierung aufgelöst werden darf (Zwiebel 2007, 2013a, auch die Kapitel 2 und 3). Einfühlung und konzeptualisierende Distanzierung, Asymmetrie und Gegenseitigkeit, Assoziieren und Fokussieren, Abstinenz und Mitagieren, Wissen und Nicht-Wissen, Aktivität und Passivität, Absichtslosigkeit und Zielorientierung, Anonymität und Selbstoffenbarung sind zentrale Polaritäten dieser analytisch-therapeutischen Position. Für die Frage nach der ethischen Dimension unserer analytischen Praxis ist eine weitere Bipolarität jedoch von besonderer Bedeutung, nämlich das von Freud beschriebene Junktim von Forschen und Heilen:

> »In der Psychoanalyse bestand von allem Anfang ein Junktim zwischen Heilen und Forschen, die Erkenntnis brachte den Erfolg, man konnte nicht behandeln, ohne etwas Neues zu erfahren, man gewann keine Aufklärung, ohne ihre wohltätige Wirkung zu erlebe« (Freud, 1927a, S. 293 ff.).

Mir scheint, dass in diesem Junktim oft zu wenig deren bipolare Grundlage gesehen wird, nämlich die Aufgabe, eine oszillierende Balance zwischen zwei durchaus gegensätzlichen Tendenzen herzustellen: Die forschende Grundhaltung (Leuzinger-Bohleber, 2007) zielt auf Erkenntnis und Wahrheit, die Heilung auf die Wirksamkeit des Verfahrens mit der immer mitgedachten Vermeidung negativer Wirksamkeiten, also auch möglicher Schädigungen des Analysanden. In Freuds berühmtem Wort vom »furor sanandi« zeigt sich die Gefahr einer Dysbalance in dieser schwierigen Bipolarität, indem nämlich eine Polarisierung in Richtung »Heilung« stattfindet, die aber gerade dadurch gefährdet werden kann.

Zweitens: Zur Bipolarität von Forschen und Heilen

Wenn ich im Folgenden von dieser Bipolarität von Heilen und Forschen ausgehe, dann lassen sich bezüglich der ethischen Dimension psychoanalytischer Praxis zwei Prämissen postulieren: Zum einen muss man die grundlegende ethische Dimension unserer Praxis anerkennen, die sehr viel umfassender ist, als es gewöhnlich direkt thematisiert wird. Dabei übernehme ich eine recht weit gefasste Definition von Markus Gabriel, der unter Ethik das systematische Nachdenken über die Begründung der Prinzipien unseres Handelns angesichts des Umstands versteht, dass wir zum Guten und zum Bösen fähig sind (Gabriel, 2015, S. 110). Hier klingt eine weitere basale Bipolarität an, die die ganze psychoanalytische Theorie durchdringt: die Dualität von libidinösen und aggressiven Kräften im menschlichen Leben. Zum anderen lässt sich vermuten, dass die Beachtung dieser Bipolarität von Forschen und Heilen eine gewisse Differenzierung zwischen zentralen, aber schwierigen Begriffen in den ethischen Diskussionen wie Täuschung, Irrtum, Illusion auf der einen Seite und einem für die Psychoanalyse aufgeladenen Begriff des Fehlers, des Behandlungsfehlers, der Nebenwirkungen ermöglicht: Erstere gehören danach eher in den Bereich der »Forschung«, letzterer in den Bereich der »Heilung«, allerdings immer das Freud'sche Junktim im Sinne einer Verzahnung oder gegenseitigen Verschränkung im Auge, das die Überlegungen oft so komplex und unübersichtlich machen. Vor allem in diesem zweiten Bereich der »Heilung« fallen dann auch Phänomene, die man allgemein als »unerwünschte Ereignisse« (Linden & Strauss, 2013, S. 20) bezeichnen könnte: Abbrüche, Verschlechterungen der Patienten, Krisen in der Behandlung, Auftreten neuer Symptome, negative Auswirkungen in der Außenwelt, fehlende Wirksamkeit, Stillstände, aber auch Beeinträchtigungen des Analytikers etc., die wohl den Analytiker täglich und umfänglich in seiner Praxis beschäftigen. Nach meiner Einschätzung ist der praktizierende Analytiker täglich mit diesen Phänomenen konfrontiert, die um zwei zentrale Bereiche seines individuellen Arbeitsmodells kreisen, wie auch die von Tuckett initiierten »working parties« herausgefunden haben: Was ist los mit dem Patienten? wäre danach eher die zentrale Forschungsfrage. Was braucht der Analysand, um einen »wohltätigen« Veränderungsprozess zu ermöglichen?« , wäre die Frage der »Heilung« (Tuckett et al., 2008). Gerade bei dem Auftauchen der »unerwünschten Ereignisse« werden dann die Fragen und Zweifel geweckt, die sich am »Forschungspol« um Fragen der Wahrnehmung und

Interpretation (also Fragen nach Irrtum und Täuschung) und die sich am »Heilungspol« um Fragen der korrekten Behandlungsführung, von Behandlungsfehlern und eigener Fehl-Leistungen drehen. In diesem Bereich tauchen dann auch Fragen nach der Kompetenz, der Professionalität und schließlich der allgemeinen Ethik auf. Letztere kreisen um die Fragen der Verantwortung und dabei vor allem um die Frage, welchen Anteil man selbst an diesen »unerwünschten Ereignissen« hat. Es wird danach also in den folgenden Ausführungen um einige allgemeine Überlegungen zur in diesem weiten Sinne umfassenden ethischen Dimension der psychoanalytischen Praxis gehen. Ich kann nur darauf hinweisen, dass diese grundlegenden Fragen auch aus einer weiteren Bipolarität von »Drinnen« und »Draußen« zu betrachten wären: das »Drinnen« bezieht sich auf die konkrete Arbeit in den einzelnen Sitzungen, das »Draußen« auf den ganzen Bereich außerhalb dieser: außeranalytische und postanalytische Kontakte, die Rolle der Angehörigen, Probleme der Schweigepflicht, Ausbildung und Supervision, kollegialer Umgang, institutionelle Prozesse, ethische Probleme der Patienten.

Drittens: Zwei Bereiche der ethischen Dimension

Die folgende zentrale These möchte ich in diesem Kapitel etwas näher ausführen, die für die Praxis des Psychoanalytikers und vor allem für das Verständnis der ethischen Dimension von wesentlicher Bedeutung erscheint. Nach meiner Auffassung gibt es zwei zentrale Kontexte oder auch Ebenen bzw. Perspektiven, die genauer beschrieben werden können, die getrennt betrachtet werden müssen, selbst wenn es immer wieder zu Überschneidungen, Wechselwirkungen oder Grenzverwischungen kommen kann. Diese Unterscheidung orientiert sich am Begriff der Verantwortung, in dem eine zentrale Erfahrung des Analytikers in der konkreten Praxis gespiegelt ist, nämlich die Frage der jeweiligen individuellen Beteiligung am Beziehungsgeschehen des analytischen Paares.

Der erste Bereich umfasst die Standards allgemein anerkannten ethischen und im engeren Sinne professionellen Handelns, die auch für den Psychoanalytiker wie für andere Professionen wie dem Arzt, dem Lehrer, dem Sozialarbeiter etc. gelten. Für die Realisierung dieser ethischen und professionellen Standards trägt der Analytiker die alleinige Verantwortung. In diesen Bereich fallen auch alle die Ereignisse, die ich im Folgenden global als Verfehlungen, Verletzungen und Behandlungsfehler bezeichnen möchte, also Handlungen, die als Abweichung oder Nicht-Einhaltung der allgemeinen ethischen und professionellen Standards angesehen werden können; der Einfachheit halber spreche ich zusammenfassend von »Verfehlungen und Behandlungsfehlern« in diesem ersten Bereich. Picht hat in einem Vortrag über die Frage von Fehlern des Analytikers sogar vermutet, dass für diesen Bereich der Begriff Fehler (er spricht selbst nicht von »Behandlungsfehlern)« zu milde sei: »Wo die analytische Situation für persönliche Ziele narzisstischer oder erotischer Art missbraucht wird, ist dagegen das Wort Fehler zu harmlos, zu nüchtern: Hier ist eher von Verletzung, von Vergehen, ja vielleicht sogar von Verbrechen und Sünde zu sprechen« (Picht, 2016). Er hinterfragt überhaupt aus einer philosophischen Sicht die Sinnhaftigkeit des Fehlerbegriffs für die analytische Situation.

Der zweite Bereich umfasst die spezifische Arbeitsweise des Analytikers in der analytischen Begegnung, die der Dynamik von Gelingen und Scheitern unterliegt; hier wird auch üblicherweise in einem nicht selten verunklarten Vokabular von Täuschungen, Irrtümern, Fehlern, Missverständnissen, Fehlhandlungen etc. gesprochen. Diese Ereignisse sind aber der analytischen Arbeitsweise inhärent und unvermeidlich oder konstituieren sie geradezu: Selbst wenn sie nicht erwünscht sind, stellen sie doch eine unverzichtbare Quelle psychoanalytischen Verstehens und Arbeitens dar. In diesem Bereich kann man von einer geteilten Verantwortung sprechen, da das analytische Paar in jeweils unterschiedlicher Gewichtung dieses Gelingen und Scheitern hervorbringt. Hier kann man von »Täuschungen, Irrtümern und Illusionen« sprechen, was ich im Folgenden in der zusammenfassenden Bezeichnung »Irrtümer« besprechen werde. Geht es in dem ersten Kontext darum, »Behandlungsfehler« in diesem Sinne von Verletzungen bestimmter ethischer und professioneller Standards möglichst zu vermeiden, ist eine angestrengte Vermeidung von »Irrtümern« im zweiten Kontext nicht nur unmöglich, sondern sogar kontraproduktiv. Picht spricht ebenfalls davon, dass aus der analytischen Perspektive »keinen Fehler machen« Widerstand sei. Ich selbst spreche von einer »phobischen Position« als Gegenübertragung auf die analytische Methode, die eine ihrer Quellen in der Angst vor »Fehlerhaftigkeit« der eigenen Arbeitsweise hat (Zwiebel, 2007 und das 2. Kapitel). Ich frage mich, ob es sich bei diesen zwei Kontexten bei Betrachtung der notwendigen Funktionen und Haltungen um eine weitere Bipolarität handelt: Auf den ersten Blick geht es in dem ersten Bereich um ein striktes »Vermeiden« (hier vergleichbar mit anderen Bereichen der modernen Welt wie der Organmedizin oder dem Verkehrswesen), im zweiten Bereich um ein möglichst umfassendes »Zulassen« im Sinne eines Realisierens der Arbeitsweise, die unvermeidlich Täuschungen und Irrtümer einschließt. Dieser strikte Gegensatz oder Widerspruch relativiert sich, wenn man davon ausgeht, dass die Realisierung der inneren Arbeitsweise des Analytikers – die dieses »Zulassen« zentral umfasst – das »Vermeiden« in dem ersten Bereich letztlich erst ermöglicht. Für die konkrete Praxis scheint von besonderer Bedeutung zu sein, diese Wechselbeziehung, dieses Junktim, noch genauer zu beschreiben. Die Erforschung dieser beiden Bereiche und ihre mögliche Beeinflussung und Wechselbeziehung möchte ich unter dem Stichwort einer »psychoanalytischen Irrtumstheorie« zusammenfassen, die allerdings in ihren Ansätzen weiter auszuarbeiten wäre.

Viertens: Das Vokabular der Ethik in der Psychoanalyse (Shefler)

Diese zentrale These möchte ich anstelle einer umfassenden Literaturübersicht (siehe dazu auch die Arbeiten von Picht, 2014 und Schneider, 2014) mit einer aktuellen Arbeit von Gaby Shefler, einem israelischen Psychoanalytiker vertiefen, der bereits im Titel das zentrale Problem der ethischen Diskussionen in der Psychoanalyse benennt: »Verwirrungen durch einen Wechsel zwischen unterschiedlichen Sprachen der Ethik innerhalb der Psychoanalyse und die durch sie verursachten Schäden« (nach einem Vortrag auf der IPU 2014). Shefler meint, dass die ethischen Debatten eine Tendenz sichtbar machen, nämlich zwischen verschiedenen Sprachen der Ethik zu wechseln und sie zu vermischen, was zu schädlichen Verwirrungen führe. Im Folgenden beschreibt er dann fünf verschiedene Sprachen der Ethik:

- Ethik als die Sprache der Moral und der angemessenen Tugenden des Menschen. Hier könnte man von einer philosophischen Dimension sprechen, die Begriffe wie Tugend, Moral, das Gute etc. umfassen.
- Ethik als die philosophische Sprache der Psychoanalyse. Hier geht es um grundlegende Fragen der psychoanalytischen Praxis oder vielleicht auch um die »Philosophie« der Praxis wie: Welche Rolle spielt des Wissen des Analytikers? Worin besteht die Validität von Einsichten und Deutungen? Welche grundlegenden Werte bestimmten das

psychoanalytische Denken? Was ist überhaupt das Konstituierende der analytischen Situation? Welche Rolle spielt die Suche nach Wahrheit? Und die Frage der ethischen Dimension der Wahrheit? (Etwa: Wie viel Wahrheit verträgt der Mensch?). In diesen Bereich fällt auch die bereits erwähnte Arbeit von Picht, der ganz grundsätzlich nach der Berechtigung von Begriffen wie Fehler und Fehlerkultur für die Psychoanalyse fragt (Picht, 2016).

- Ethik als Sprache der Empathie und des Mitgefühls in der Psychoanalyse. Hier geht es um die Sorge für den leidenden Analysanden und dabei vor allem um die Anerkennung des Kummers und des Leidens. Ethisch sei die »mitfühlende Treue« zum Patienten während der ganzen Behandlung. Immer wieder wird ein Vergleich mit der frühen Eltern-Kind-Beziehung, in der Empathie, Mitgefühl und Containment eine wesentliche Rolle spielen, hergestellt. Für diesen Bereich erwähnt Shefler Levinas »Verantwortung für den anderen«. Im Grunde kann man dies als eine existenzielle Verantwortung verstehen. Shefler zitiert Chetrit-Vatine, die das Konzept eines »mütterlichen Raumes« in Anlehnung von Levinas Philosophie entwickelt hat, die der Analytiker für den Patienten bereit stellt, dabei aber auch eine grundlegende Asymmetrie annehmend.
- Ethik als Sprache einer angemessenen Professionalität und ihrer ethischen Kodizes. Hier geht es um das ideale professionelle Verhalten mit den beobachtbaren Standards. Jedes Verhalten, das unter diesen Standards bleibt, wird als unethisch betrachtet. Die zuvor erörterten moralisch-ethischen Gesichtspunkte oder Systeme werden dabei vorausgesetzt. Nach Shefler hätten sich relativ wenig Analytiker zu dieser Ebene geäußert. Sie erwähnt Gabbard, der sich vor allem mit den Grenzen und Grenzverletzungen beschäftigt. Gabbard betrachtet Grenzverletzungen allerdings nicht als kriminelle Handlungen, sondern versucht, sie analytisch zu verstehen. Aber was ist nun die professionelle Ethik? Es handelt sich um die Integration von Regeln und Richtlinien für professionelles Verhalten auf der einen Seite und die Erkenntnis, dass Überschreitungen dieser Regeln nicht durchweg gut oder schlecht sind.
- Ethik als Sprache der Gesetze. Hier werden allgemeine Gesetze und berufsspezifische Gesetze unterschieden; bei letzteren geht es zum Beispiel um die Rechte des Patienten bzw. den Verpflichtungen von Therapeuten gegenüber ihren Patienten. »Wir bedienen uns der

> Sprache der Gesetze, wenn wir es zu tun haben mit einer Lücke zwischen den Erwartungen eines Patienten und dem Handeln eines Therapeuten. « Dabei geht es dann um moralisches Fehlverhalten des Therapeuten, wenn er etwa zu Lasten seines Patienten persönliche Bedürfnisse befriedigt (Shefler, 2014).

Nach meinem Verständnis differenziert auch Shefler zwischen zwei grundlegenden Kontexten oder Bereichen, die er auf das verwendete Vokabular bezieht. Er schreibt:

> »Die genannten fünf Sprachen lassen sich in zwei Hauptgruppen einteilen: a. Sprachen, die sich mit der philosophischen Grundlage und den subjektiven Beziehungen zwischen Analytiker und Patient befassen: also die moralische Sprache, die philosophische Sprache der Psychoanalyse und die Sprache der Empathie und des Mitgefühls; b. Sprachen, die verwendet werden im Umgang mit den praktischen, von wechselseitigen objektiven Beziehungen zwischen Analytiker und Patient: Sie umfassen die letzten beiden der erwähnten Sprachen: also die Sprache der professionellen Ethik und die Sprache der Gesetze« (Shefler, 2014).

Sein erster Bereich würde sich also in meinen Worten auf die innere Arbeitsweise des Analytikers beziehen, der zweite Bereich auf grundlegende ethische und professionellen Standards der analytischen Behandlung. Shefler betont auch, dass ein Wechsel der Sprache zwischen den Ebenen unter Therapeuten weit verbreitet sei. Er erwähnt hier ein klinisches Beispiel: Der Patient beschwert sich, weil sein Analytiker in der Sitzung eingeschlafen sei; der Analytiker erklärt es mit der »Sprache der Philosophie« der Psychoanalyse (er träume dann eben die Situation des Patienten); er versteht nicht, dass dies aus der Sicht des Patienten ein »Versagen« ist, dies als Verletzung und Respektlosigkeit des Analytikers verstanden wird. Ein anderes treffendes Beispiel ist das Nicht-Ausstellen von Rechnungen/Quittungen, um dem Patienten die Finanzierung der notwendigen Analyse zu ermöglichen. Gerade bei einem Psychoanalytiker sei durch diesen kriminellen Akt der Kern der analytischen Arbeit beschädigt, in der es vor allem um Wahrhaftigkeit geht. Shefler spricht in diesem Zusammenhang von einem schweren professionellen und ethischen Fehlverhalten, da zum Beispiel das Vertrauen des Patienten in den Analytiker und in die Analyse zerstört wird. Auch wenn man unethisches Verhalten des Analytikers in der Sprache des Mitgefühls versteht oder interpretiert (also die individuelle Problematik des Analytikers betont und in gewisser Weise erklärt oder sogar entschuldigt), wechselt man die Sprachebene und dies geschieht in der Regel zu Lasten des Patienten.

Fünftens: Der erste Bereich von »Verfehlungen und Behandlungsfehlern«

Es folgen einige zusammenfassende Überlegungen zum ersten Bereich: »Verfehlungen und Behandlungsfehler« als Verletzung ethischer und struktureller professioneller Standards. Das Postulat zweier durchaus zu differenzierender Bereiche im Rahmen der ethischen Dimension der psychoanalytischen Praxis betont ja den zentralen Widerspruch von »Vermeiden« auf der einen Seite im ersten Bereich und »Zulassen« auf der anderen Seite im zweiten Bereich, eine Gegensätzlichkeit, die ich in den folgenden Überlegungen weiter diskutieren möchte. Ich glaube, dass jeder Psychoanalytiker und vielleicht noch mehr jeder Kandidat dieses Spannungsfeld, das sich als eine Art Dilemma oder Ambiguität darstellen kann, aus der täglichen Praxis nur zu gut kennt. Wie häufig manifestiert sich diese Problematik in der nicht enden wollenden Frage nach »richtig oder falsch«, vor allem, wenn »unerwünschte Ereignisse« auftreten oder sich gar häufen. Daher könnte es sehr hilfreich sein, diese grundlegende ethische Dimension immer wieder aufzugreifen und vertiefend zu durchdringen versuchen.

Insofern man Psychoanalyse auch als ein therapeutisches Behandlungsverfahren von seelischen Störungen versteht, kann man für sie ebenfalls die generell anerkannten medizinethischen Prinzipien geltend machen. Große Bedeutung hat die weitgehend anerkannte Arbeit von Tom L. Beauchamp und James F. Childress in ihrer Beschreibung eines »Vier-Prinzipien-Modells« bekommen (Beauchamp & Childress, 2007), das eine allgemeine Ethik medizinischen Handelns formuliert. Es handelt sich dabei um folgende vier Punkte:

1. Respekt vor der Autonomie des Patienten. Dabei geht es um die Bewahrung der Entscheidungsfähigkeit des Patienten und vor allem um die Forderung des informierten Einverständnisses (informed consent) vor jeder diagnostischen und therapeutischen Maßnahme des Arztes.

2. Nicht-Schaden als Prinzip der Schadensvermeidung, d.h. die grundsätzliche Forderung, schädliche Eingriffe zu unterlassen.
3. Beim Prinzip der Fürsorge und Hilfestellung geht es um die aktive Förderung des Wohls des Patienten.
4. Mit der Beachtung von Gleichheit und Gerechtigkeit ist vor allem die gerechte Verteilung von Gesundheitsleistungen gemeint.

Beauchamp und Childress beschreiben, dass diese vier grundlegenden Prinzipien in jedem einzelnen Fall konkretisiert werden müssen und diese vier Prinzipien auch in einen konflikthaften Gegensatz kommen können. Aus psychoanalytischer Sicht würde man vielleicht grundsätzlich auch hier eine zentrale Bipolarität zu betonen haben: In einer ganz allgemeinen Formulierung handelt es sich um ethische Grundprinzipien, die generell anzuerkennen sind; in der konkreten Praxis zeigen sich aber alle vier Punkte in ihrer bedingt konflikthaften Bipolarität: Die Autonomie steht in einem Spannungsfeld zur Abhängigkeit (der »informed consent« kann immer nur relativ sein, zumal viele Patienten ihre Autonomie freiwillig abtreten); das Prinzip des Nicht-Schadens steht in einem Spannungsfeld zu unvermeidlichen Nebenwirkungen, Schmerzen und prognostischen Ungewissheiten des jeweiligen Behandlungsverfahrens ; das Prinzip der Fürsorge kann in Gegensatz zur Autonomie des Patienten im Sinne eines Paternalismus treten und damit dem Prinzip der Autonomie zuwiderlaufen und Gleichheit kann als Ideal, aber nicht als Realität angesehen werden. Für die organmedizinische Behandlung könnte man sagen, dass es sich um grundlegende ethische Haltungen des Arztes handelt, die aber im konkreten Fall durchaus konflikthaft und nur partiell realisierbar sein können, aber dennoch den Kern einer ärztlichen Professionalität darstellen: Sie stellen die ethische Basis dar, damit eine ärztliche Behandlung generell und in ihren ganz unterschiedlichen Verfahren professionell durchgeführt werden kann. Alle grundsätzlichen Abweichungen bzw. Versäumnisse von diesen vier Prinzipien sind dann als unethisch zu charakterisieren.

Die »Vier Prinzipien« gelten also auch für die psychoanalytische Behandlung nicht nur in diesem prinzipiellen Sinne, sondern auch in jeder konkreten individuellen analytischen Behandlung. Allerdings ergeben sich hier viele differenzierende Fragen und Probleme: Wie ist beispielsweise die Autonomie des Analysanden zu gewährleisten, in einem Verfahren, das gerade die regressive Abhängigkeit zur Bearbeitung neurotischer Probleme nutzt? Wie gelangt man zu einem »informed consent«, der ja zunehmend auch gefordert wird? Was sollte man mit einem Patienten vor Aufnahme einer Psychoanalyse im Detail besprechen, wenn doch das Verfahren selbst ein intersubjektiver Prozess ist, der von dem analytischen Paar ko-kreiiert wird und die Verantwortung des Patienten für den Prozess – im Gegensatz etwa zum chirurgischen Patienten – immer gegeben bleibt? Man denke an vielleicht extreme Situationen, wenn der Patient von seiner Suizidalität spricht und der Analytiker ihn am Ende der Stunde entlässt – seine Autonomie bewahrt – und der Patient sich anschließend umbringt? Oft fühlen sich Patienten durch das Setting der Analyse – beispielsweise auch durch die Vakanzregeln – in ihrer Autonomie beschnitten. Mir ist beispielsweise bekannt, dass eine Kollegin bei einer mit der Urlaubsregelung massiv agierenden Patientin schließlich eine Fehlstunde berechnete und die Kollegin von der Justiziarin der daraufhin angerufenen Psychotherapeutenkammer gerügt wurde, dass sie mit ihrer Ferienregelung die Autonomie der Patientin untergrabe. Wie stellt sich das Prinzip des »Nicht-Schadens« dar, wenn es durch den regressiven Prozess der Analyse zum Auftauchen neuer, vielleicht ganz gravierender Symptome kommt, der Patient beispielsweise eine Psychose entwickelt? Wie lässt sich das »Fürsorgeprinzip« mit der Selbstverantwortung des Patienten in Einklang bringen? Ist das für die psychoanalytische Haltung notwendige »abwartende Zuhören« eine Verletzung dieser Fürsorge, wenn beispielsweise konkrete Antworten oder Ratschläge nicht gegeben werden? Man sieht an diesen wenigen Beispielen, dass die »Vier Prinzipien« in einem allgemeinen Sinne auch für das psychoanalytische Verfahren zu erwarten sind – dies wird besonders evident an den groben Verletzungen und Versäumnissen – dass diese aber für die psychoanalytische Arbeit ihre spezifische Ausformung bekommen müssen. Dennoch bleibt festzuhalten, dass Verletzungen und Versäumnisse im Bereich dieser »Vier Prinzipien« auch bei Berücksichtigung der Spezifität des psychoanalytischen Verfahrens als unethisch zu bezeichnen und zu benennen sind. Das Beispiel eines Lehranalytikers, der seinen Kandidaten in der Analyse vor der Supervision eines anderen Lehranalytikers des gleichen Institutes warnt, zeigt in meinem Verständnis ein klares ethisches Fehlverhalten, eine Verfehlung, weil im Gewande der Fürsorge sowohl die Autonomie des Kandidaten untergraben als auch eine Schädigung der Ausbildung und Ausbildungsinstitution bewirkt wird.

Bei aller Unterschiedlichkeit zwischen organmedizinischer und psychotherapeutischer Behandlung besteht in der Professionalisierung eine wesentliche Gemeinsamkeit. Dies berührt einen zweiten wichtigen Punkt in dem hier zu beschreibenden ersten Bereich. Geht es bei den »Vier Prinzipien« um generelle ethische Standards, die im Grunde auch Bedeutung für das Alltagsleben in einer modernen zivilisierten Welt haben, berührt die Frage der Professionalisierung den Bereich der fachlichen Kompetenz. Als Professionen werden heute Berufe verstanden, in denen es beim einzelnen Patienten/Klienten zu einer spezifisch-individuellen Regelanwendung eines konsensuellen Behandlungsmodells kommt, das gewissen wissenschaftlichen Standards entspricht (Buchholz, 2006, S. 426). Professionelle Situationen sind nach Buchholz komplex, nur schwer von einem externen Standpunkt beschreibbar, grundsätzlich unsicher und schwer vorhersehbar und steuerbar. Sie sind nicht stabil, einzigartig und verlangen Entscheidungen, die mit dem Wertesystem des Arztes/Therapeuten vereinbar sein müssen. Insoweit Psychoanalyse eine Form von Psychotherapie ist, ist sie den allgemeinen Standards professionellen Handelns unterworfen. Ich selbst habe unter der Überschrift »Elemente professioneller Psychotherapie« einen Vorschlag gemacht, die strukturellen Standards einer als professionell zu bezeichnenden Psychotherapie – und eben auch der Psychoanalyse, psychodynamischer Psychotherapie etc. – genauer zu beschreiben (Zwiebel, 2013a):

- Der Therapeut entwickelt ein individualisiertes Arbeitsmodell, das in der Sitzung mit dem Patienten aktiviert wird;
- Der Therapeut entwickelt eine therapeutische Position, die als ein Spannungsfeld zwischen »Persönlichem Pol« und »Technischem Pol« angesehen werden kann;
- Der Therapeut entwickelt als Ausdruck dieser therapeutischen Position eine bestimmte Wahrnehmungseinstellung(etwa im Sinne der teilnehmenden Beobachtung);
- Der Therapeut beachtet die Bedingungen von Rahmen und Setting (vor allem die Grenzen zwischen einer Alltagsbeziehung und einer Behandlungsbeziehung);
- Der Therapeut formuliert mit seinem Patienten therapeutische Ziele, die auch eine Zeitdimension berücksichtigen;
- Der Therapeut verfügt über ein Modell seiner therapeutischen Interventionen, deren Wirksamkeit er immer wieder überprüft;
- Der Therapeut versteht die therapeutische Beziehung als störanfällig, was er in seiner Arbeitsweise berücksichtigt; man könnte auch sagen, dass er ein Modell für eine Irrtumstheorie entwickelt.

Alle diese Grundelemente sind erst einmal nicht inhaltlich, sondern strukturell zu verstehen: Es sind notwendige Strukturen einer als professionell zu bezeichnenden Psychotherapie. »Behandlungsfehler« im Sinne von objektiven Schädigungen des Patienten (ausbleibende positive und auftretende negativen Wirkungen im Sinne der »unerwünschten Ereignisse«), können auf strukturelle Mängel oder Versäumnisse im Bereich dieser professionellen Standards zurückgehen. »Unerwünschte Ereignisse« sind dann als Folge von Behandlungsfehlern einzustufen, wenn sich eine klare Verbindung zwischen diesen »unerwünschten Ereignissen« und Verletzungen oder Versäumnissen dieser strukturellen Voraussetzungen professionellen Handelns nachweisen lassen. Entweder handelt es sich dabei um Verletzungen der »Vier Prinzipien« von Beauchamp und Childress und sind dann als objektiv unethisches Verhalten zu betrachten oder sie sind Folge mangelnder Kompetenz und werden dann als professionelle Versäumnisse zu betrachten sein. Unprofessionalität zeigt sich dann in der fehlenden Auseinandersetzung mit dem eigenem Arbeitsmodell, der polarisierenden Fokussierung auf den »persönlichen Pol« oder den »technischen Pol« der therapeutischen Position, Verletzungen des Rahmens, Missachten der drei großen A's psychotherapeutischer Arbeit (Asymmetrie, Abstinenz und Anonymität), Verleugnung der Zeitdimension, »wilde« Deutungen, dysfunktionaler Umgang mit unvermeidlich auftretenden Störungen und Krisen, etwa durch »negative Diagnostik« etc.

Es handelt sich bei allen diesen Komponenten primär um Funktionen, Haltungen und Handlungsmuster des Therapeuten, die in seiner alleinigen Verantwortung liegen, auch wenn sie in den Einflussbereich der therapeutischen Beziehung mit ihrer Übertragungs-Gegenübertragungsdynamik geraten können, etwa durch einen starken interaktionellen Druck vonseiten des Patienten, bestimmte strukturelle Standards aufzugeben oder zu modifizieren. Es sind Komponenten einer mehr oder weniger ausgeprägten Kompetenz, die ihre ethische Dimension dadurch bekommt, dass die positiven und negativen Wirksamkeiten zu einem beträchtlichen Teil von diesen Komponenten abhängig sind. Beim Auftreten von »negativen Ereignissen« wie ausbleibende positive Wirkungen, Verschlechterungen, neue Symptomatik oder sogar katastrophale Entwicklungen bleibt immer die Frage nach dem kausalen Zusammenhang zwischen diesen Ereignissen und der Professionalität des Therapeuten. Prinzipiell muss man hier wohl von einer großen Dunkelziffer ausgehen, weil viele Patienten in oft erstaunlicher Weise eindeutige Mängel und Versäumnisse in professioneller Hinsicht ihrer Therapeuten hinnehmen und erdulden – oder manchmal sogar erst nach Jahren auf bestimmte Mängel stoßen und dann manchmal noch die Ethikkommissionen in Anspruch nehmen.

Ein früher beschriebenes Fallbeispiel eines Analytikers, der außerhalb der Sitzungen in den beruflichen Bereich seiner Patientin eindrang, obwohl sie ihm ihr Unbehagen darüber signalisierte und dann aber die Behandlung auf Grund seines Handelns abbrach, fällt nach meiner Ansicht nach in die Kategorie eines »Behandlungsfehlers«, der einen Mangel an professioneller Reflektion signalisiert: Die therapeutische Position neigt sich in diesem Fall zu sehr dem »persönlichen Pol« zu (das zu starke libidinöse Interesse an der Patientin), ohne dass es dem Analytiker möglich ist, eine Abstand nehmende Konzeptualisierung der Gesamtsituation zu realisieren. Dieses Beispiel zeigt aber auch, dass zwischen generellen und akzidentellen Versäumnissen im Bereich der Professionalität zu unterscheiden ist. Gerade bei starken Übertragungs- und Gegenübertragungsverstrickungen kann man in der Tat oft von einem »singulären Ereignis« ausgehen – die fachliche Kompetenz also nicht grundsätzlich infrage zu stellen ist (Zwiebel, 2014).

Sechstens: Der zweite Bereich von »Täuschungen, Irrtümern und Illusionen«

Der größere Rahmen dieses zweiten Bereiches, der sich auf die analytische Gesprächssituation bezieht, ließe sich einerseits allgemein- philosophisch oder allgemein-psychoanalytisch aufschließen: Martin Seel schreibt beispielsweise in einem Text über »Paradoxien der Verständigung« in Anlehnung an Wilhelm von Humboldt: »Die Bestimmtheit der menschlichen Rede – ihre Verständlichkeit und Bedeutsamkeit – ist unvermeidlich von Kontexten der Unbestimmtheit getragen [...]. Diese Unbestimmtheit ist jedoch kein Mangel, sondern vielmehr ein Wahrzeichen der Kommunikation« (Seel, 2014, S. 110).

Der psychoanalytische Kontext lässt sich aus Freuds »Psychopathologie des Alltags« ableiten, nachdem das Miteinander-Sprechen, das Sich-Verständigen, das In-Beziehung-Treten im Alltag die nämlichen »Störungen« zeigt, wie sie Freud für die Fehlleistungen beschrieben hat: Sprachliche und sonstige Verständigung ist immer ein »halbes Gelingen« und ein »halbes Scheitern«, da Sprechen und Zuhören von unbewussten, konflikthaften

Beziehungsstrukturen determiniert ist. Diese Prämissen begründen ein Modell unvermeidlicher Täuschungen und Irrtümer, das ich auch als eine »Irrtumskultur« im Sinne eines Arbeitsmodells kurz ansprechen möchte: Irren ist menschlich – das gilt auch für Psychoanalytiker: Dies wäre die erste, basale Tatsache, die es anzuerkennen gilt. Bei der menschlichen Neigung, diese Grundtatsache zu verleugnen, erscheint diese eigentlich selbstverständliche Erwähnung sinnvoll. Auch der Psychoanalytiker ist nicht »Herr im eigenen Haus« (Freud, 1917a 1916).

Zum individualisierten Arbeitsmodell als Ausdruck der Grundannahmen der Arbeitsweise des Analytikers gehört auch die Entwicklung einer psychoanalytischen Irrtumstheorie, die die Besonderheiten der analytischen Gesprächssituation zu berücksichtigen hat: die Dimension bewusst-unbewusst, die Täuschungsanfälligkeit des Bewusstseins und die Rolle der Sprache als zu übersetzendes und in jedem Fall vorläufiges Vokabular. Die Irrtumstheorie enthält ein Modell für jene »Störungen«, die ich selbst in meinem Arbeitsmodell als »problematische Situationen« bezeichnet habe (Zwiebel, 2007).

Das »abwartende Zuhören«, die Interventionen und die Sicherung von Rahmen und Setting sind die drei wesentlichen Handlungsaktivitäten des Analytikers. Diese unterliegen der Dynamik von Gelingen und Scheitern, können also »irrtümlich« oder »fehlerhaft« im Sinne von dysfunktionalen Wahrnehmungen und Verhaltensweisen sein: es wird zu viel oder zu wenig abgewartet; die Mitteilungen des Patienten werden missverstanden, umgedeutet, zu schnell »verstanden«; die Lücken des Wissens und Verstehens werden durch überwertige Ideen gefüllt; die notwendige Resonanz stellt sich nicht ein; die Affektregulierung misslingt; die Interventionen können zu häufig oder zu wenig sein, sie können korrekt oder inkorrekt sein, sie können taktvoll oder taktlos sein, nicht zur rechten Zeit etc. Auch die Handhabung des Rahmens und des Settings kann sich als dysfunktional herausstellen. Man könnte auch sagen: Diese Aktivitäten gelingen immer nur mehr oder weniger optimal und die Abweichungen können sich als Irrtümer und Täuschungen herausstellen bzw. werden vom Analytiker und/oder vom Analysanden als solche betrachtet. Zur Irrtumstheorie des einzelnen Analytikers gehört, dass er eine Kenntnis der eigenen »Schwachpunkte« entwickelt und dementsprechend achtsam mit diesen Anfälligkeiten umgeht (zum Beispiel Schwierigkeiten, längere Schweigepausen zu erdulden, oder eine Neigung, Momente des Nicht-Wissens zu überspringen).

Diese grundsätzlichen und unvermeidlichen Störungsmöglichkeiten führen aber nicht zu einer übertriebenen Vorsicht. Es gehört zu einer Irrtumskultur der Mut, entsprechende Irrtümer auch zuzulassen. Dies setzt die Überwindung einer omnipotenten Position voraus, was unter anderem bedeutet, zu akzeptieren, dass die durchschnittliche Voraussagbarkeit (etwa, wie ein Patient eine Intervention versteht) grundsätzlich begrenzt ist. Dieser Mut ist dann eher möglich, wenn es die grundsätzliche Überzeugung gibt, dass Irrtümer zwar unvermeidlich, aber auch erkennbar, korrigierbar und auch wieder gut zu machen sind. Dies wird am ehesten in der Entwicklung einer »forschenden Grundhaltung realisiert, die von einer Annäherung an die Wahrheit (im Sinne der inneren Wahrheit des Analysanden) durch Versuch und Irrtum ausgeht. Hier erweisen sich dann die Täuschung und der Irrtum als produktiv und kreativ. Die Anerkennung der Grenzen der eigenen Möglichkeiten ist ein wesentlicher Aspekt für die Entwicklung dieses so notwendigen Mutes.

Das Erkennen und die Verarbeitung von Irrtümern werden also zu einem unverzichtbaren Teil der analytischen Arbeit. Dies drückt sich in meinem persönlichen Arbeitsmodell in der schon erwähnten Konzeptualisierung einer »problematischen Situation« aus, die als eine unvermeidliche Störung der analytischen Beziehung aufzufassen ist, die von beiden Teilnehmern auf unterschiedliche Weise und in unterschiedlicher Stärke generiert wird. Theoretischer formuliert spricht man hier ja von Widerstand, Gegenwiderstand, Übertragung und Gegenübertragung, Mitagieren, Enactment etc. Die zentrale Begründung für diese unvermeidlichen Phänomene ist die Annahme, dass Seelisches überwiegend unbewusst ist (Freud, 1940a 1938). Mertens spricht neuerdings von einem »Zwei-Personen-Unbewussten«:

> »Aufgrund der Postulierung nicht-bewusster Beziehungsregulierungen und Wahrnehmungsvorgänge ist nunmehr aber von einer Intersubjektivität zwischen beiden Beteiligten auszugehen, die im mikroprozessualen Bereich angesiedelt ist und sich in Bruchteilen von Sekunden abspielt. Die dem Patienten klassischerweise attribuierte Selbsttäuschung trifft deshalb nicht weniger auf den Analytiker zu; seine eigenen geglückten und missglückten impliziten Beziehungsstrukturen bestimmen von Beginn an den Dialog mit seinem Patienten auf eine ganz spezifische Weise mit« (Mertens, 2013, S. 836).

Auch hier ist die Dynamik von Gelingen und Scheitern implizit angesprochen, wie auch in dem folgenden Zitat:

> »Wir sind als Analytiker und Patient darum bemüht, unsere impliziten emotionalen Subtexte aufeinander abzustimmen, unsere Absichten miteinander auszuhandeln, auf Rückmeldungen, ob wir unsere gemeinsamen Ziele erreichen, genauestens zu achten, anhand winziger Signale, Nähe und Distanz, Überlegenheit und Unterlegenheit, Anziehung und Abstoßung zu regulieren. Dabei passieren sowohl fortlaufend Fehlabstimmungen, Missverständnisse, Unterbrechungen der Abstimmungsprozesse als auch Reparaturen dieser Misslichkeiten. Nur ein Bruchteil davon wird uns allerdings reflexiv bewusst und ist sprachlich überhaupt verfügbar« (Mertens, 2013, S. 837).

Auch der Analytiker bleibt also für das »getäuschte Bewusstsein« anfällig. Begründet werden diese Beschreibungen mit der Besonderheit der menschlichen Wahrnehmung: Die bewusstseinsfähige Selbstwahrnehmung (als Außen- und Binnenwahrnehmung) durchläuft von der sensorischen Registrierung der Außen- und Körperwelt über die Gedächtnisstrukturen über viele unbewusste Schleifen einen hochgradigen Selektionsprozess: »Tatsächlich hat das nicht bewusste sensorische Perzept auf seinem Weg ins Bewusstsein eine Vielzahl von Korrekturen, Ausblendungen, aber auch unzählige Bedeutungsanreicherungen erfahren« (Mertens, 2013, S. 824). Das Zulassen, das Erkennen und das Umwandeln von »problematischen Situationen« im Sinne dieser »Fehlabstimmungen, Missverständnisse, Unterbrechungen der Abstimmungsprozesse« und »Selbsttäuschungen« kann man dann als Kern dieser spezifischen Irrtumskultur bezeichnen. Es ist die Voraussetzung dafür, dass der Analytiker nicht nur seinen Beitrag (seine Verantwortung im Sinne einer Urheberschaft) erkennt, sondern auch anerkennt, korrigiert und in den Behandlungsprozess mit einbezieht.

Dies setzt eine besondere Affektregulierung voraus, da diese »problematischen Situationen« oft mit Unlust, Unbehagen, Angst, Scham- und Schuldgefühlen verbunden sind. An dieser Stelle ist die Selbstreflexion des Analytikers in besonderer Weise gefordert, besteht doch auch bei ihm wie bei vielen Menschen die Neigung, unlustvolle Erfahrungen – »unerwünschte Ereignisse« – zu verleugnen, zu verdrängen, zu projizieren. Da dies oft unbemerkt geschieht, bedarf es einer hohen Sensibilität für die eigenen emotionalen Reaktionen, um auch der eigenen Abwehr und der eigenen Mitbeteiligung auf die Spur zu kommen. Hilfreich in diesem Zusammenhang ist die Konzeptualisierung unbewusster Prozesse als »resonantes Unbewusstes«, in dem es um die Beziehungsregulierung durch Resonanz zwischen mehreren Personen geht (Buchholz & Gödde, 2013). Wenn die

Resonanz fehlgeht, spricht man von »misalignment«, das eine andere Bezeichnung für die »problematische Situation« ist. Auch hier geht es wieder darum, die Möglichkeit des »misalignment« grundsätzlich anzuerkennen, weil es hier immer um Balanceprozesse zwischen Gelingen und Scheitern, zwischen »alignment« und »misalignment« geht und diese auf impliziten Beziehungsstrukturen beruhenden Vorgänge außerhalb des bewussten Willens der Beteiligten in Sekundenschnelle ablaufen. Auch dies läuft wiederum auf die Anerkennung der Freud'schen Aussage hinaus, dass das Ich nicht Herr im eigenen Hause sei. Diese Anerkennung bedeutet aber keine Verleugnung der Verantwortung, sondern bedeutet ganz im Gegenteil, dass ich als ganze Person Verantwortung für meine Wahrnehmungen und Handlungen übernehme, obwohl sie teilweise außerhalb meines bewussten Willens stattfinden.

Diese fraglos schwierige Lage führt zu einem weiteren wichtigen Punkt einer spezifischen Irrtumskultur, nämlich einer möglichen phobischen Haltung der eigenen Arbeitsweise gegenüber (siehe auch Kapitel 2). Ausdruck einer »phobischen Position« ist es, dass der Analytiker einen Widerstand gegenüber seiner eigenen Arbeitsweise oder der analytischen Arbeitsmethode gegenüber entwickelt, wenn er beispielsweise Angst vor der analytischen Situation insgesamt und den eigenen Interventionen bekommt (Zwiebel, 2007). Eine zu starke Angst, sich zu irren oder Fehler zu machen, ist ein möglicher Ausdruck einer phobischen Position: Der Versuch, alles richtig zu machen, ist dann Ausdruck eines konflikthaften Bereiches der Analytiker-Persönlichkeit, der zur Entwicklung einer phobischen Position beiträgt. Der Mut, die eigene Arbeitsmethode zu realisieren – und damit auch die personale Verantwortung für die vom Bewusstsein nichtkontrollierbaren Bereiche der eigenen Person zu übernehmen – ist dann gleichsam das Gegenstück zur phobischen Position. Auch dies darf man sich eher als ein Kontinuum vorstellen, das von vielen akzidentellen Bedingungen abhängig sein wird (der besondere Patient, die besondere innere Verfassung des Analytikers etc.).

Ein weiterer, sehr wichtiger Aspekt einer Irrtumskultur ist das Erkennen, wenn das Kontinuum des grundsätzlichen professionellen Verhaltens und der Dynamik von Gelingen und Scheitern der analytischen Arbeitsweise sich verschiebt, da sich hier das Feld für Behandlungsfehler und schweren Grenzverletzungen öffnet. Wenn man sich die beiden von mir beschriebenen Bereiche eher wie ein Kontinuum vorstellt, mit den beiden Polen des »Behandlungsfehlers« auf der einen Seite und der Dynamik von »Gelingen und Scheitern« auf der anderen Seite, dann gehört zur Irrtumskultur, die Balance zwischen den beiden Polen inhärenten Widersprüchen zu tolerieren: das Vermeiden von »Behandlungsfehlern« und das Zulassen der Dynamik von Gelingen und Scheitern der analytischen Arbeitsweise. Dazu gehört wohl auch das Anerkennen der grundsätzlichen Möglichkeit, dass man trotz bewusster ethischer Einstellung zur eigenen Arbeit im Einzelfall doch vulnerabel für unethisches und unprofessionelles Verhalten bleibt. Dies hängt natürlich mit den im analytischen Setting unvermeidlich mobilisierten Übertragungen, Gegenübertragungen, Widerständen und Regressionen auch aufseiten des Analytikers zusammen. Dies ist ein unerfreuliches Eingeständnis, weil es den eigenen oder unseren Idealen sehr widerspricht; aber eine ehrliche Reflexion der eigenen Praxis wird belegen, dass es diese Gefährdung grundsätzlich gibt.

Zur Entwicklung einer Irrtumskultur gehört auch, Hinweise des Patienten auf »Irrtümer, Täuschungen und Illusionen« aufzunehmen, ernst zu nehmen und zu überprüfen; diese könnten vom Patienten direkt oder indirekt angesprochen werden und stellen einen Kommentar dazu dar, wie der Patient die Arbeitsweise seines Analytikers erlebt. Es ist immer wieder von Autoren darauf verwiesen worden, dass die Patienten in ihren Assoziationen im Sinne einer unbewussten Kommunikation mitteilen, wie sie den Analytiker und sein Handeln in der analytischen Situation erleben. In diesen Bereich gehört aber auch das Erkennen der Fähigkeiten vieler Patienten, Täuschungen und Irrtümer zu verzeihen und ihnen mit Toleranz zu begegnen. Dies sollte aber durchaus nicht mit dem Übersehen und Übergehen von offensichtlichen Fehlern oder Irrtümern oder gar Behandlungsfehlern des Analytikers verwechselt werden. Daher braucht der Analytiker auch eine Sensibilität gegenüber seinem eigenen Scheitern, das notfalls direkt zu thematisieren ist. Der schon kurz erwähnte Fall, bei dem es zu einem Abbruch der Behandlung durch die Patientin kam, nachdem der Analytiker ihren musikalischen Auftritt mit seiner Frau besucht hatte, zeigt, dass es hier dem Analytiker an der nötigen Sensibilität gegenüber den Hinweisen der Patientin fehlte. Dies könnte man auch als ein Beispiel dafür nehmen, wie das Scheitern der Irrtumskultur zu einem Behandlungsfehler werden kann.

Um diese beschriebenen Elemente einer psychoanalytischen Fehlerkultur zu verwirklichen, bedarf es bestimmter Basiskompetenzen, die hier nicht weiter detailliert ausgeführt werden. Ich verweise auf eine Arbeit über psychoanalytische Qualität, in der ich eine Trias von Präsenz, Gegenübertragung und Einsicht postulierte und diese unter der Thematik des achtsamen, des wünschenden, des träumenden, des bezogenen und des sprechenden Analytikers genauer besprochen habe (Zwiebel, 2013a, 2017). Hier sind die Basiskompetenzen näher ausgeführt, die als Voraussetzungen für eine ethisch fundierte psychoanalytische Arbeitsweise und die Entwicklung einer psychoanalytischen Irrtumskultur (im Sinne einer allgemeinen Irrtumstheorie) anzusehen sind.

Siebtens: Die Interdependenz der beiden Bereiche

Die beiden von mir hier herausgearbeiteten Bereiche finden sich auch eher implizit in vielen anderen Arbeiten. Ich erwähne hier nur kurz drei Beispiele: Zum ersten die bis 2018 geltenden Ethikrichtlinien der DPV. Dort heißt es: »Unabhängig davon, dass jeder Psychoanalytiker ein subjektiv geprägtes Methodenverständnis und eine persönlich geformte Behandlungstechnik entwickeln muss, gibt es für die psychoanalytische Berufsausbildung unverzichtbare ethische Grundsätze« (DPV-Ethikrichtlinien, 2018). Dies ist wohl einer der Kernsätze der DPV-Richtlinien. Denn hier entsteht ein sehr komplexes Spannungsfeld zwischen ethischen Grundprinzipien analytischer Professionalität, die sich im Wesentlichen nicht von einer medizinischen und psychotherapeutischen Professionalität unterscheiden (die Verpflichtung, die Würde und das Recht auf körperlicher und psychische Integrität des Patienten nicht zu verletzen; die Grundsätze von Vertraulichkeit, Wahrhaftigkeit und Aufklärungspflicht; Abstinenz; das Einhalten von Vereinbarungen und der Erhalt und die Sicherung der Kompetenz) und die hoch individuelle Realisierung der analytischen Methode, deren Standards keineswegs eindeutig festlegen, wie der Analytiker in der konkreten Situation zu handeln habe. Zwar mag es hier gewisse Differenzen zwischen psychoanalytischen und medizinischen bzw. therapeutischen Grundsätzen geben (etwa in dem Verständnis von Abstinenz), aber im Prinzip sind dies ethische Grundsätze, die das Spezifische der psychoanalytischen Methode nicht umfänglich erfassen (auch wenn jeder Psychoanalytiker in dieser Allgemeinheit den ethischen Grundprinzipien zustimmen wird). Eine ähnliche Differenzierung findet sich in der lesenswerten Arbeit von Horst Kächele und Micha Hilgers (2013, S. 41), in der sie über Schäden in psychodynamischen Therapien berichten: Danach sind Schäden in einer Behandlung Verschlechterungen, die sowohl bei korrekter als auch bei fehlerhafter Anwendung der Methode auftreten können. Davon seien Schäden zu unterscheiden, die durch Übergriffe des Behandlers auftreten; an anderer Stelle sprechen sie von »Kunstfehlern«. Martin Ehl et al. gehen in ihrer Arbeit auch auf das erwähnte »Vier-Prinzipien-Modell« von Beachamp und Childress als einen medizinethischen Rahmen ein, den man als grundsätzlich für jede psychotherapeutische Arbeit ansehen kann (also den hier beschriebenen ersten Bereich umfasst) (Ehl et al., 2005, S. 573).

Es würde eine weitere ausführliche Arbeit erfordern, das Zusammenwirken der beiden Bereiche noch näher zu charakterisieren (Näheres dazu bei Zwiebel, 2017). Es ist aber sehr naheliegend und entspricht auch vielen klinischen Erfahrungen, dass die Etablierung einer grundlegenden ethischen und professionellen Haltung, wie sie für den ersten Bereich zu fordern ist, überhaupt erst die Voraussetzung schafft, dass sich eine wirksame Irrtumskultur, wie sie den zweiten Bereich charakterisiert, entwickelt. Diese wirkt ihrerseits wiederum rückwirkend stabilisierend auf den ersten Bereich, vor allem, wenn es dort zu Irritationen, Versuchungen und Versagungen kommt. Dieser positiven Schleife und Rückkopplung lässt sich aber auch eine negative Schleife gegenüber stellen, in der die fehlende professionelle Haltung die notwendige Entwicklung einer Irrtumskultur nicht zulässt und dies wiederum negativ auf den ersten Bereich rückwirkt: die Entwicklung eines circulus vitiosus. Es bleibt zu diskutieren, wie sich diese Überlegungen auf Fragen der Ausbildung, auf Prozesse der Supervision und die Arbeit der Ethikkommissionen auswirken können. Es ist jedoch meine Überzeugung, dass eine klarere Differenzierung zwischen diesen Bereichen – ohne das Übersehen möglicher Überschneidungen und ihrer Interdependenz – manche ungute Entwicklung (etwa das »Weginterpretieren« von faktischem Missbrauch oder das kollektive Wegschauen von Ausbildungsinstanzen) verringern wird. Für die Metapher der »inneren Couch« lässt sich postulieren, dass der Analytiker die hier formulierte Fehler- und Irrtumskultur auch in Bereichen außerhalb des Behandlungszimmers mit der Couch anwenden wird.

5 Psychotherapie mit und ohne Psychoanalyse

Überlegungen zur Professionalität von Psychotherapie

Zum Titel des Kapitels

Das Thema »Mit und ohne Couch« bezieht sich auf die Psychoanalyse als Theorie und Praxis. Aber wie gestaltet sich die Beziehung zwischen Psychoanalyse und anderen Psychotherapien, denn die vielen unterschiedlichen Psychotherapieformen finden ja grundsätzlich »ohne Couch« statt. Aber auch ohne die »innere Couch«? Das ist die Frage, die ich in diesem Kapitel ein wenig beleuchten möchte. Beginnen möchte ich mit einer Erläuterung des Titels: Psychotherapie mit und ohne Psychoanalyse unter dem Gesichtspunkt der Professionalität und – so könnte ich ergänzen – mit Bezug auf die therapeutische und psychoanalytische Qualität. Ausgangspunkt der Überlegungen ist die eigene Auseinandersetzung mit zwei zentralen Thematiken unserer Profession, die allerdings eng miteinander verbunden sind: In dem Text »Was macht einen guten Psychoanalytiker aus« untersuchte ich vor allem Fragen der analytisch-therapeutischen Qualität, also was »gute Praxis« ausmacht und kennzeichnet (Zwiebel, 2013a). Dabei erweist sich die Frage nach der Qualität als recht komplex: Qualität kann sich unter anderem mehr auf die Korrektheit der Methode, auf ihre Wirksamkeit, auf ihre ethische Dimension oder den Erkenntnisgewinn beziehen. In dem Text »Vom Irrtum lernen« geht es um die ethische Dimension unserer Praxis, die ich vor allem am Beispiel von sogenannten Behandlungsfehlern untersuche und dabei eine Irrtums- und Fehlerkultur vorschlage, die gleichsam Teil einer professionellen Qualität ist (Zwiebel, 2017 und Kapitel 4). In beiden Arbeiten versuche ich, die Gemeinsamkeiten und Unterschiede zwischen psychoanalytischer Praxis im engeren Sinne, anderen psychotherapeutischen Verfahren wie etwa der kognitiven Verhaltenstherapie, aber auch der medizinischen Behandlung mit zu bedenken. Dabei interessiert mich vor allem die Innenperspektive des praktizierenden Psychoanalytikers und Therapeuten, der »ausreichend gut« in seinem beruflichen Alltag mit sehr unterschiedlichen Patienten zu arbeiten versucht. Es geht mir also um Übereinstimmungen und Unterschiede zwischen psychoanalytischer, psychotherapeutischer und medizinischer Praxis, wobei die Gemeinsamkeiten manchmal eher betont werden – machen Psychoanalytiker und Therapeuten nicht im Kern das Gleiche? – und manchmal eher die Unterschiede – etwa wenn der Psychoanalytiker therapeutische Absichten negiert und zu einer Aussage kommt, dass psychoanalytische Patienten die Verantwortung für ihre Symptome selbst zu tragen haben und keine Fürsorge brauchen, sondern einen Analytiker, der ihre unbewussten Motivationen analysiert (zit. n. Scharff, 2004). Meine zentrale These ist, dass Psychoanalytiker und Therapeuten – den praktizierenden Arzt berücksichtige ich im Folgenden nicht weiter explizit – in ihrer Arbeit von einer Reihe teilweise widersprüchlichen Grundannahmen und Logiken ausgehen, man gleichsam von einer internen Pluralität oder Vielstimmigkeit sprechen könnte, die man als innere Anteile oder Stimmen auch genauer benennen könnte (siehe dazu Kapitel 3): Ich beschränke mich hier im Folgenden auf die Stimme des Analytikers, die Stimme der Therapeuten und begrenzt auf die Stimme des Arztes. Das Sprechen von einer Stimme ist allerdings auch als Metapher zu verstehen, die in einem sehr weiten Sinne die Wahrnehmungen, das Denken, die Ansichten, aber natürlich auch das wirkliche Sprechen repräsentiert. Es ist dabei auch zu bedenken, dass man auch viele andere Stimmen berücksichtigen könnte: die Stimme des Wissenschaftlers und Forschers, des Philosophen, des Erziehers, der Eltern etc. Mich interessiert ganz besonders, wie man das Zusammenspiel dieser verschiedenen und teilweise gegensätzlichen Stimmen genauer beschreiben und wie sich aus diesem Zusammenspiel eine eigene Stimme entwickeln kann, die vielleicht als ein zentraler Indikator für die erwähnte Qualität angesehen werden kann. Gern spricht man in diesem Zusammenhang von »Integration«, aber dies erweist sich vielleicht als eine idealisierende Illusion (siehe auch detailliert Kapitel 3 und 8).

Einige konkrete Beispiele

Zur Veranschaulichung nenne ich einige Beispiele: Ein Psychoanalytiker behandelt seit längerer Zeit einen Analysanden in einem hochfrequenten Setting mit drei oder vier Sitzungen pro Woche im Liegen. Dieser klagt seit einiger Zeit über zunehmende Verstimmungen mit einhergehender Müdigkeit, die seine berufliche Arbeitsfähigkeit zu bedrohen scheint. Unvermeidlich wird der Analytiker auf auslösende Situationen achten, die gegenwärtige Übertragungs-Gegenübertragungsdynamik betrachten und vielleicht die geschilderte Symptomatik als Antwort auf einen reaktivierten Konflikt verstehen. Im Vordergrund steht also seine analytische Stimme (vielleicht im Sinne der Suche nach einer aktualisierten unbewussten Fantasie, die der symptomatischen Müdigkeit zugrunde liegt) mit einer eher latenten therapeutischen Stimme – etwa dass die emotionale Einsicht in den bislang unbekannten Zusammenhang eine Linderung oder Heilung bedeuten könnte. Es könnte aber auch sein, dass ihm bei der Begrüßung oder Verabschiedung zunehmend auffällt, dass der Analysand seit einiger Zeit deutlich blasser aussieht als früher. Vielleicht entschließt er sich daher, den Analysanden darauf aufmerksam zu machen und ihm zu raten, doch einmal seinen Hausarzt aufzusuchen. Wenige Sitzungen später berichtet der Analysand, bei der Blutuntersuchung sei eine ausgeprägte Anämie (Blutarmut) festgestellt worden, die weitere medizinische Diagnostik erfordert. In diesem Fall hat der Psychoanalytiker also neben der analytischen Stimme auch auf seine ärztliche Stimme gehört (er muss dazu nicht unbedingt wirklich Arzt sein) und so geholfen, eine andere, körperlich beschreibbare Problematik aufzudecken. Die ärztliche Stimme wird also durch die sinnliche Wahrnehmung aktiviert, während sich die analytische Stimme auf seelische Vorgänge richtet, die mit der sinnlichen Wahrnehmung eher nicht erfassbar sind, sondern durch Introspektion und empathische Identifizierung.

Noch anschaulicher ist das Beispiel von Freud selbst, der ja bekanntlich Arzt war und die Psychoanalyse aus seiner ärztlichen Praxis entwickelt hat. Seine eigene innere Vielstimmigkeit kommt schon in der Beschreibung der Psychoanalyse als Untersuchung unbewusster Prozesse (psychoanalytischer Forscher), als Behandlungsmethode neurotischer Störungen (therapeutischer Psychoanalytiker und Arzt) und als allgemeine Psychologie (Psychologe, Theoretiker und Wissenschaftler) zum Ausdruck. Im Grunde handelt es sich in dieser Beschreibung um eine Trias von Forschen, Heilen und Konzeptualisieren/Theoriebildung, die Freud wenige Jahre später für die Arbeitsweise des Psychoanalytikers präzisierte (und hier wiederhole ich das Zitat aus dem vierten Kapitel):

> »In der Psychoanalyse bestand von allem Anfang an ein Junktim zwischen Heilen und Forschen, die Erkenntnis brachte den Erfolg, man konnte nicht

> behandeln, ohne etwas Neues zu erfahren, man gewann keine Aufklärung, ohne ihre wohltätige Wirkung zu erleben (Freud, 1927a, S. 293).

Als Ziele des Psychoanalytikers könnte man also »Aufklärung« (ich ergänze hier: der unbewussten Wirklichkeit des Analysanden) und die »wohltätige Wirkung« (ich ergänze hier: die Linderung des Leidens) beschreiben. Die doch eher verwickelten Verhältnisse kommen aber in dem Vokabular von Freud noch deutlicher zum Ausdruck: Wechselweise spricht er vom Psychoanalytiker, vom Psychotherapeuten und vom Arzt und von der Psychoanalyse als einem Verfahren, »wie man nervös Kranke ärztlich behandelt«, dabei aber sofort die Unterschiede zwischen medizinischer und psychoanalytischer Behandlung betont: Als Arzt mache man dem Kranken Hoffnung, als Therapeut weise man auf die Schwierigkeiten der Methode hin, auf notwendige Anstrengungen, das Bringen von Opfern und man könne keine sicheren Versprechungen auf Erfolg machen. Diese Erfolge hingen nämlich vom Benehmen, des Verständnisses, der Ausdauer und der Gefügigkeit des Patienten ab (Freud, 1917a 1916). Es handelt sich bei der Psychoanalyse zwar um eine »Behandlung« – ein Begriff, der aus der Medizin kommt – die aber ganz anders als die übliche ärztliche Behandlung strukturiert ist. Noch deutlicher wird die Widersprüchlichkeit der inneren Vielstimmigkeit in einer Bemerkung, die der amerikanische Psychoanalytiker Abram Kardiner aus seiner eigenen Analyse bei Freud berichtet; Freud soll ihm gesagt haben:

> »[O]ffen gestanden interessiere ich mich nicht so sehr für therapeutische Probleme. Ich bin heute viel zu ungeduldig. Ich habe mehrere Nachteile, die mich zum großen Analytiker ungeeignet machen. Einer davon ist, dass ich zu sehr Vater bin. Zweitens bin ich viel zu sehr mit theoretischen Problemen beschäftigt, so daß ich bei jeder Gelegenheit an meinen eigenen theoretischen Problemen arbeite, anstatt auf therapeutische Probleme zu achten. Drittens habe ich nicht die Geduld, Leute lange zu behalten. Ich werde ihrer müde, und möchte meinen Einfluss ausbreiten« (Kardiner, 1979).

Freud ist sich hier offenbar der Kluft zwischen seiner unterschiedlichen Stimmen bewusst, wobei er hier die Stimme des Analytikers und des Therapeuten als zusammengehörend beschreibt und sie in einen Gegensatz zur Stimmer des Forschers und Wissenschaftlers setzt. Aber bekanntlich hat Freud auch vor dem »furor sanandi« des Analytikers gewarnt, also vor zu intensiven therapeutischen Wünschen, wenn auch die Zusammenhänge zwischen »Analyse« und »Therapie« zunächst eher im Dunkeln bleiben. Diese verschiedenen Widersprüche mögen sich übrigens auch in der Diskrepanz zwischen seiner realen Behandlungspraxis und seinen behandlungstheoretischen Schriften niederschlagen: Während er in seinen Schriften die Abstinenz und Neutralität des Analytikers betonte – der Analytiker als Spiegel oder der Vergleich mit der neutralen Haltung eines Chirurgen –, verhielt er sich in seiner konkreten Praxis doch wesentlich anders, aus heutiger Sicht sogar auf ethisch fragwürdige Weise.

Seit dieser frühen Zeit der Psychoanalyse kann man in den letzten Jahrzehnten in der westlichen Welt eine enorme Entwicklung der Psychotherapie allgemein beobachten – nicht nur die Weiterentwicklung der modernen Psychoanalyse, das Aufkommen verschiedener anderer psychotherapeutischer Verfahren wie der kognitiven Verhaltenstherapie (KVT), humanistischer Verfahren oder der Körpertherapie, die Entstehung von wichtigen Nachbarschaftsdisziplinen wie der Entwicklungspsychologie, der Neurobiologie und Sprachwissenschaften (um nur einige zu nennen), die Einbindung der Psychotherapie ins Gesundheitswesen und die Rezeption durch die Öffentlichkeit etc. An einigen Universitäten kann man mittlerweile »Psychotherapiewissenschaft« studieren. Die äußere Vielstimmigkeit ist also gewaltig und für moderne Psychoanalytiker und Therapeuten (und insbesondere auch für Ausbildungskandidaten) zu einer enormen Herausforderung geworden. Wie bringt der einzelne Analytiker und Therapeut diese verschiedenen Stimmen »unter einen Hut« und wie ist es möglich, dazu noch eine eigene, individuelle Stimme zu entwickeln? Und was heißt überhaupt: mit der eigenen Stimme zu sprechen? Diese Herausforderung äußert sich bis ins Sprachliche, wenn beispielsweise unter heutigen Psychoanalytikern auffällt, dass sie von sich selbst immer häufiger als Therapeuten und nicht als Analytiker sprechen oder sie die Bezeichnung »Psychoanalyse« durch den Begriff »Psychodynamik« ersetzen und das ursprünglich hochfrequente Standardverfahren immer weniger praktiziert wird – ganz pointiert könnte man sagen: Die Couch verschwindet immer mehr – wie es sich beispielsweise auch in der Fernsehserie *In Treatment* als Spiegel dieser Entwicklung dokumentieren lässt (Zwiebel, 2017 und Kapitel 7). Kann man so weit gehen, hier von einer Identitätskrise zu sprechen? Bei einer Identitätskrise würde man von einem verwirrenden Stimmengemisch ausgehen, bei dem eine dominierende, klärende und orientierende Stimme nicht mehr zu Worte kommt.

Und ich erwähne noch ein letztes konkretes Beispiel: Seit Jahren arbeite ich als supervidierender Psychoanalytiker in einer psychosomatischen Klinik. In der Gruppe aus Ärzten, psychologischen Therapeuten, Kreativtherapeuten und Pflegepersonal arbeiten wir intensiv an einem »Fall«, der dem Behandlungsteam in der Regel besondere Schwierigkeiten bereitet. In diese Gruppe der ärztlichen, therapeutischen und pflegerischen Vielstimmigkeit bringe ich meine analytische Stimme ein, was von dem Team in der Regel als hilfreich empfunden wird: Hier findet also – um noch einmal auf den Titel des Kapitels zu sprechen zu kommen – Psychotherapie mit Psychoanalyse statt. Oder um mit dem Titel des ganzen Bandes zu sprechen: Arbeit ohne reale Couch, aber mit der »inneren Couch«. Aber immer wieder muss ich mich gerade in diesem Setting fragen, welche Rolle meine analytische Stimme in der Vielstimmigkeit von anderen medizinischen und therapeutischen Stimmen spielt. Ich werde am Ende auf dieses Beispiel noch einmal kurz zurückkommen, um diese Aussage etwas weiter zu präzisieren (siehe auch das klinische Beispiel in Kapitel 1).

Über Grundelemente professioneller Psychotherapie

Wie also geht der »durchschnittlich gute« praktizierende Psychoanalytiker oder Psychotherapeut heute mit dieser äußeren und inneren Polyphonie um? Wobei nach meiner Ansicht die Frage nach der Qualität (was ist »ausreichend gute« Praxis) zumindest immer im Hintergrund eine wichtige Rolle spielt. Es geht dabei vor allem um die Innenperspektive des individuellen Analytikers oder Therapeuten (um seine konkrete Erfahrung) und nicht um die philosophische und wissenschaftstheoretische Perspektive; hierzu gibt es eine aktuelle wegweisende Arbeit von dem Züricher Philosophen Michael Hampe und seiner Arbeitsgruppe (Guggenheim et al., 2016). Nach meiner Vorstellung könnte man sich diesem komplexen Problem auf folgende Weise annähern: Als Basis stelle ich mir bei allen Praktikern eine professionelle Stimme vor, die wie ein Basso continuo in einem Orchester den Grundton der Arbeitsweise bestimmt. Darauf aufbauend ergeben sich dann unterschiedliche Stimmen, die Ausdruck der jeweiligen Verfahren sind, also Psychoanalyse, tiefenpsychologische Therapie, KVT, humanistische Verfahren, Körpertherapie, aber auch bestimmte medizinische Behandlungen. Dazu sei kurz gesagt, dass man heute unter Professionen Berufe versteht (Berufe wie den Arzt, den Therapeuten, den

Sozialarbeiter, den Lehrer etc.), in denen es beim einzelnen Patienten/Klienten/Schülern zu einer spezifisch-individuellen Regelanwendung eines konsensuellen Behandlungsmodells kommt, das wissenschaftliche Erkenntnisse einbezieht, selbst aber keine strenge Wissenschaft im engeren Sinne ist. Professionelle Situationen sind nach Buchholz komplex, nur schwer von einem externen Standpunkt beschreibbar, grundsätzlich unsicher und schwer vorhersehbar und steuerbar. Sie sind nicht stabil, sie sind einzigartig und verlangen Entscheidungen, die mit dem Wertesystem des Arztes/Therapeuten/Analytikers vereinbar sein müssen (Buchholz, 2006). Bezogen auf die hier berührte Frage der Qualität als Ausdruck guter und förderlicher Praxis lautet die entscheidende Frage daher, ob die Praxis als professionell zu beschreiben ist oder nicht. Bei aller internen und externen Pluralität gäbe es also so etwas wie einen gemeinsamen Grund, eine Übereinstimmung bezüglich bestimmter Grundelemente einer therapeutischen Situation; dazu zählt im Prinzip auch die ärztliche Behandlung. Hier möchte ich mich im Folgenden auf einige Grundelemente professioneller Psychotherapie beziehen und beschränken, die ich als Ausdruck eines eigenen Arbeitsmodells verstehe. Es handelt sich um Elemente, die nach meiner Auffassung in allen Formen gegenwärtiger Psychotherapie vorhanden sein müssen, wenn sie den Anspruch einer professionellen Psychotherapie und damit bestimmte Kriterien einer Qualität erfüllen sollen. Es handelt sich um Konvergenzen auf einer eher allgemeinen Ebene, während die Divergenzen zwischen den Verfahren sich in der jeweils spezifischen Ausgestaltung der einzelnen Elemente zeigen. Es handelt sich um sechs Punkte, die ich etwas genauer besprechen möchte.

Erstens: Entwicklung eines Arbeitsmodells

Die erste wesentliche Frage für den Praktiker könnte etwa lauten: Wie stelle ich eine analytische oder therapeutische Situation her und wie halte ich sie aufrecht? Dies habe ich selbst als zentrale Aufgabe des Analytiker-Werdens und Analytiker-Bleibens beschrieben; und dies gilt für jede einzelne Stunde, die jeweils gesamte Behandlung und das berufliche Leben im Ganzen. Eine scheinbar einfache Antwort, die ich einer Überlegung von David Tuckett verdanke lautet zunächst einmal: Es geht um die Transformation einer Alltagsbeziehung in eine professionelle Beziehung durch die Aktivierung einer Theorie oder auch eines Arbeitsmodells. Die Theorie wird hier als ein »drittes Objekt« verstanden, das bestimmte Grundannahmen über die Natur des Leidens und ihrer Überwindung oder Linderung enthält. Dies wäre etwa der Unterschied zwischen einem Alltagsgespräch, das von den Alltagstheorien der Gesprächspartner determiniert ist und einem analytisch-therapeutischen Gespräch, in dem der eine über eine wissenschaftlich fundierte Theorie als drittes Objekt verfügt. In einer anderen Formulierung könnte man auch sagen, dass es um die Generierung einer professionellen Situation geht. Die generelle Existenz und die Ad-hoc-Entwicklung und Präsenz eines Arbeitsmodells ist der entscheidende Faktor, der ein Alltagsgespräch von einer professionellen Therapie unterscheidet. Wesentlich sind vor allem die Grundannahmen zur Frage: Was ist los mit dem Patienten? (die Frage nach dem Störungsmodell) und die Frage: Was braucht der Patient zur Veränderung seiner Problemlage? (die Frage nach dem Veränderungsmodell). Cord Benecke beschreibt in einer neuen vergleichenden Arbeit sowohl die Konvergenzen als auch Divergenzen zwischen psychoanalytischen und verhaltenstherapeutischen Grundannahmen (Benecke, 2017). Er nennt als Konvergenzen die Annahme basaler Motivationssysteme, die wesentliche Rolle der frühen Beziehungserfahrungen, die Bedeutung von emotionalen Regulierungsprozessen bei Aktivierung unbewusster Schemata oder Repräsentanzen, die zu spezifischen Erlebens- und Verhaltensmustern führen und die Bedeutung des Strukturniveaus der Persönlichkeit. Als Divergenzen beschreibt Benecke die Einschätzung von Früherfahrungen, die alleinige Anerkennung eines deskriptiven Unbewussten, die Fokussierung auf negative und unerwünschte Emotionen und die stärkere Beachtung der bewussten bzw. reflexiven Emotionsregulierungsprozesse (Benecke, 2017, S. 37). Als zentrale Differenzierung könnte man für das psychoanalytische Verständnis die Bedeutung von unbewussten Fantasien als Ausdruck einer psychischen Realität betrachten (Bohleber et al, 2016).

Zweitens: Das Oszillieren oder Zirkulieren zwischen den Polen der therapeutischen Position

Die Entwicklung einer analytisch-therapeutischen Position durch die Generierung eines Arbeitsmodells ist eine etwas andere, aber vertiefende Formulierung und Gewichtung des ersten Punktes: Dies betont eine spezifische Position oder Haltung innerhalb eines Beziehungsfeldes zwischen

Patient und Therapeut, die vor allem von einer komplexen Bipolarität geformt wird. Danach befindet sich der professionelle Therapeut/Analytiker immer und grundsätzlich in einem Spannungsfeld von »persönlichem Pol« (PP) und »technischem Pol« (TP). Dies könnte man als den bipolaren Kern seiner therapeutischen Position betrachten. Der PP steht für die Wünsche, Gefühle, Vorstellungen und Gedanken des Therapeuten – also für seine Personalität oder seine Subjektivität –, die Ausdruck seiner persönlichen Geschichte, der Konflikte, der persönlichen Erfahrungen in der Ausbildung etc. sind; der TP für seine theoretischen und technischen Grundannahmen und Konzeptualisierungen, die insgesamt Ausdruck seines erworbenen und entwickelten Arbeitsmodells sind. Im Wesentlichen wird es darum gehen, eine oszillierende Balance zwischen dem PP und TP zu ermöglichen. Bipolarität meint im Gegensatz zur Polarisierung, dass es sich beim PP und TP zwar auf einer Ebene um Gegensätze handelt, sie auf einer anderen Ebene aber zusammengehören und sich wechselseitig hervorbringen. Daher ist der häufig gemachte Gegensatz zwischen »professionell« und »persönlich« irreführend, denn Psychotherapie ist immer auch persönlich in dem Sinne, dass die Person des Therapeuten im therapeutischen Prozess eine wichtige, wenn nicht sogar entscheidende Rolle spielt. Wesentlich ist also, dass die Bipolarität von PP und TP in der Schwebe gehalten wird und nur punktuell durch eine stärkere Betonung des einen Pols aufgelöst und danach wiedergewonnen wird. Dabei ist einmal mehr der PP im Vordergrund – dies wird in der Psychoanalyse vor allem als Übertragungs-Gegenübertragungsdynamik beschrieben – und dann wieder der TP – hier stehen die Konzeptualisierungen und Interventionen im Vordergrund. Es handelt sich damit um eine oszillierende und komplementäre Vordergrund-Hintergrundrelation. In der Metapher der Stimmen: im PP sind es die Stimmen von Vater und Mutter, die Stimme des ehemaligen Kindes, die Stimme als Mann oder Frau, als Freund oder Feind; im TP sind es die Stimmen der fachlichen Überzeugungen, die Stimmen der Lehrer und Meister des Faches, die Stimmen der eigenen Berufserfahrung etc. Bei der unterschiedlichen Gewichtung der jeweiligen Stimmen könnte man sagen, dass der Arzt am stärksten den TP betont (bis hin zu den technisch-chirurgischen Eingriffen, bei denen die Person des Arztes weit in den Hintergrund tritt), in der Psychoanalyse am stärksten der PP betont wird in der Betonung der Bedeutung der Übertragung und Gegenübertragung. Als Abgrenzung von Psychoanalyse und Psychotherapie schlägt der amerikanische Psychoanalytiker Warre Poland beispielsweise folgende Definition vor: »Ich schlage vor, dass es die disziplinierte Verwendung des eigenen Selbst des Analytikers ist, die im Grunde als Medium für die emotionale Selbsterkundung des Patienten dient, wodurch sich klinische Psychoanalyse von anderen Therapieformen unterscheidet« (Poland, 2012).

Bezogen auf den Unterschied zwischen Psychoanalyse und KVT könnte man sagen: Die »disziplinierte Verwendung des eigenen Selbst« bezieht sich vor allem auf die Einbeziehung des eigenen Unbewussten durch den Psychoanalytiker. Er setzt sich dem eigenen und fremden »Unbekannten« viel stärker aus, weil er das »Unbewusste« als Medium des analytisch-therapeutischen Prozesses versteht. Dies bedeutet letztlich eine radikale Öffnung im Beziehungsprozess, sodass man auch als Kennzeichen, aber auch Differenz zwischen Psychoanalyse und anderen therapeutischen Verfahren von einer »Begegnung« sprechen kann – und weniger von einer Behandlung (nach einer persönlichen Bemerkung von Hohage). In der KVT betont der Therapeut mehr den TP, wie es Benecke beispielsweise auch beschreibt:

> »In der KVT, auch in den modernen Konzepten, dominiert hingegen nach wie vor eine Haltung der rationalen Steuerbarkeit psychischer Prozesse. Diese Haltung hat viele Vorteile, insbesondere für angehende Therapeuten, denen die klar strukturierten und systematisch ausgearbeiteten Behandlungskonzepte rascher ein Gefühl der Sicherheit geben« (Benecke, 2017, S. 59).

Die Entwicklung einer bipolar geprägten therapeutischen Position ist jedenfalls die professionelle Basis, auf der sich unterschiedliche Verfahren mit ihren spezifischen Stimmen ausdifferenzieren werden.

Drittens: Das Bedenken der Ziele der therapeutischen Arbeit

Ziel jeder Psychotherapie ist das Erkennen, die Toleranz, die Besserung, Veränderung oder Überwindung von Leidenszuständen. Es handelt sich dabei um den zweiten großen Komplex des Arbeitsmodells: Was muss sich verändern und was braucht der Patient für diesen Veränderungsprozess? Ganz generell kann man wohl sagen, dass sich seelisches und auch körperliches Leiden als emotionaler Bewusstseinszustand manifestiert – vor allem in Form negativer Affekte –und dass die Psychotherapie daher vor allem auf das emotionale Erleben und seine Veränderung in und außerhalb der therapeutischen Beziehung zielt. Die therapeutische Beziehung wird als ein Raum verstanden, in dem das persönliche Leiden des Patienten präsentiert wird, sich zeigen kann. Daher werden sehr viele Therapeuten die Psychotherapie im Kern als einen emotionalen Bewegungsprozess in einem Beziehungsfeld verstehen, den sie allerdings unterschiedlich theoretisch konzipieren. Neben dem Konzept der Arbeitsbeziehung, das in allen therapeutischen Richtungen eine wichtige Rolle spielt (bezüglich der Motivation und Mitarbeit des Patienten), geht es vor allem um die Qualität der therapeutischen Beziehung, der selbst ein entscheidender Wirkfaktor zugeschrieben wird. In diesem Bereich sind viele Konzepte entwickelt worden, in der Psychoanalyse zum Beispiel die korrigierende emotionale Erfahrung oder das Konzept des Neubeginns von Balint oder in der Gesprächstherapie die Rogers'schen Basisvariablen des empathischen Verstehens, die bedingungsfreie positive Wertschätzung und die Kongruenz des Therapeuten. Wichtig an diesem Punkt ist jedoch die persönliche Einstellung des Therapeuten zu diesem zentralen Problembereich. So könnte man etwa auch zwischen langfristigen Zielen und dem konkreten Ziel in jeder Sitzung unterscheiden. Aus psychoanalytischer Perspektive wird oft als Ziel die Realisierung der analytischen Methode genannt – das heißt, die Erforschung der psychischen Realität des Analysanden mittels des assoziativen Prozesses – und die dadurch vermittelte emotionale Einsicht. Für die unmittelbare Arbeit in der einzelnen Sitzung befindet sich der Analytiker dann in einem bipolaren Spannungsfeld von Absichtslosigkeit und fokussierender Zielorientierung, da zu starke Wünsche und Erinnerungen des Analytikers das In-Erscheinung-Treten des Unbekannten eher verhindert. Bei allen Differenzierungen geht es hier an diesem Punkt vor allem um die notwendige Reflexion des Therapeuten bezüglich der Ziele der therapeutischen Arbeit: Die Absichtslosigkeit kann sich in unendliche Ziellosigkeit ausdehnen und die fokussierte Zielorientierung einen notwendigen Raum des Erforschens und Verstehens blockieren. Bezogen auf die innere Vielstimmigkeit des Analytiker oder Therapeuten erwähne ich hier noch einmal die beiden wesentlichen Stimmen des Forschens und des Heilens: Das von Freud beschriebene Junktim von »Forschen und Heilen« stellt eine andere Bipolarität dar, weil es sich zwar auf einer Ebene um Gegensätze handelt – die forschende Grundhaltung impliziert Objektivität, Neutralität und das Verzichten auf persönliche Wünsche –, die auf einer anderen Ebene sich aber gegenseitig bedingen, weil eine reine Forschungshaltung zur Verdinglichung des Patienten führt, wichtige therapeutische

Komponenten wie Empathie und Mitgefühl ausschließt, aber auch den zentralen Gegenstand der therapeutischen Arbeit – die innere Welt des leidenden Patienten – verfehlen würde. Bestimmte seelische Inhalte wie Angst, Scham, Neid, Hass lassen sich weniger durch die Sinne als durch empathische Identifizierung erfassen. Die vorhin erwähnte Müdigkeit des Analysanden ist eine Veränderung des Bewusstseins, das im Fall der Blutarmut auf einen objektiv messbaren Faktor zurückzuführen ist (und auf diese Weise auch korrigierbar), während es sich im Fall eines inneren Konfliktes um subjektive Gründe und unbewusste Fantasien oder Motivationen handelt.

Viertens: Das Beachten von Rahmen- und Settingbedingungen der Therapie

Dieser emotionale Bewegungs- und Beziehungsprozess setzt die Schaffung von Sicherheit und Vertrauen voraus, damit sich sowohl der Patient als auch der Therapeut auf die zentrale affektive Dimension der Behandlung einlassen können. Eine Grundbedingung dafür ist vor allem die Herstellung und Aufrechterhaltung eines stabilen und zuverlässigen Rahmens und Settings. Herbert Will unterscheidet beispielsweise zwischen dem äußeren und inneren Rahmen: Der äußere Rahmen bezieht sich auf Ort, Zeit, Geld und die damit verbundenen Modalitäten, der innere Rahmen auf die innere Arbeitsweise des Therapeuten. Die Qualität von Rahmen und Setting ist durch Transparenz, Konstanz, Kohärenz und Flexibilität gekennzeichnet. Transparenz bezieht sich auf die Verständlichkeit der Methode für den Patienten, was oft zu wenig beachtet wird; Konstanz steht vor allem für die Zuverlässigkeit, die sich in der Regelmäßigkeit der Sitzungen, der Präsenz des Therapeuten etc. manifestiert; Kohärenz bezieht sich auf die Übereinstimmung zwischen den Aussagen des Therapeuten und seinem konkreten Verhalten; und Flexibilität meint im Gegensatz zu Starre und Rigidität, dass es innere und äußere Gründe für Modifikationen des Rahmens geben kann. Alle diese Faktoren tragen zur Entwicklung eines »sicheren Ortes« bei, der wegen der unvermeidlich ängstigenden Natur der therapeutischen Arbeit als absolut zentral einzuschätzen ist. Diese Überlegung erscheint vor allem deswegen von so großer Bedeutung, weil die meisten Patienten keinen inneren »sicheren Ort« entwickelt haben – »sicherer Ort« hier verstanden als ein subjektiver Zustand des Vertrauens, der

Hoffnung und der sicheren Beziehung zu einem stabilen, positiv besetzten inneren Objekt –, sodass der Aufbau dieses »sicheren Ortes« von größter Bedeutung ist. Daher ist auch nachvollziehbar, dass viele Problemlagen der Patienten sich vor allem auch an Rahmen- und Settingkonflikten manifestieren. Sehr viele Behandlungsfehler und auch Grenzüberschreitungen beginnen mit Verletzungen des Rahmens. Man kann auch davon ausgehen, dass sehr viele Patienten ihre Therapeuten lange Zeit an diesem zentralen Kriterium testen, weil sie ein intuitives Gefühl für eine angemessene Professionalität haben, die sich in der Sicherheit von Rahmen und Grenzen manifestiert.

Fünftens: Entwicklung eines Modells und ein Gewahrsein für die Interventionen

Der therapeutische Prozess wird im Wesentlichen von den Interventionen des Therapeuten strukturiert und gesteuert. Diese sind häufig verbaler Art und können sich auf die Inhalte, aber auch auf den Prozess der Therapie beziehen. In der Psychoanalyse sind unterschiedliche Formen von Interventionen beschrieben worden, die sich nicht nur auf die zentrale Deutungsfunktion beschränken. Tuckett hat in seinen empirischen Untersuchungen zu den individuellen Arbeitsweisen der Analytiker insgesamt sechs Interventionsformen unterschieden: rahmenbezogene Interventionen, Förderung des unbewussten assoziativen Prozesses, Klärungen, Konfrontationen und Neuformulierungen, Interventionen, die sich auf die therapeutische Beziehung beziehen, rekonstruierende Deutungen – also die Deutung im engeren Sinne – und ungewöhnliche, vielleicht auch fehlerhafte Interventionen. Wichtig erscheint auch hier, dass die Interventionen in logischer Übereinstimmung mit dem generellen Arbeitsmodell des Therapeuten stehen, da die verschiedenen Formen der Interventionen das jeweilige therapeutische Verfahren charakterisieren. Eine weitere wichtige Unterscheidung ist die zwischen öffnenden und schließenden Interventionen: »Öffnende« Interventionen ermöglichen eine Mobilisierung der emotionalen Bewegung. In den Interventionen aktualisieren und präsentieren sich die Arbeitsmodelle des Therapeuten. Sie sind hochgradig individuell, nur begrenzt schematisierbar und drücken die Kreativität des Therapeuten aus. Cord Benecke zitiert eine Untersuchung von Ablon und Jones, die prototypische Beschreibungen von psychodynamischen und verhaltenstherapeutischen Interventionen untersucht haben: danach weist der psychoanalytisch orientierte Therapeut auf Abwehrmechanismen hin, stellt Verbindungen zwischen dem Therapeuten und anderen Beziehungen her, interpretiert verdrängte Wünsche und Gefühle, benennt implizites Verhalten des Patienten und sich wiederholende Muster und fokussiert auf Schuldgefühle. Der kognitive Verhaltenstherapeut bespricht Therapieziele, ermuntert den Pat., neue Ziel aufzuprobieren, kontrolliert die Interaktion aktiv, fragt nach mehr Informationen, gibt explizit Ratschläge und Anleitungen, erläutert das Rational seiner Technik. Gerade an den Interventionen manifestieren sich die inneren Stimmen des Analytikers oder Therapeuten – wobei der Therapeut nur begrenzt einen Einfluss darauf hat, wie der Patient diese Stimmen hört: als Lehrer, als Richter, als Arzt, als Freund, als Vater, als Mutter usw. Dies zu beachten – also wie der Patient die Interventionen des Analytikers/Therapeuten hört – hat in den analytischen Therapien ein besonderes Gewicht.

Sechstens: Das Beachten der unvermeidlichen Irritationen und Krisen

Alle diese genannten Elemente unterliegen einer grundsätzlichen Störbarkeit. Ein wesentlicher Aspekt psychotherapeutischer Arbeit ist die Anerkennung und die Arbeit mit dieser Störbarkeit. Das bedeutet, dass Psychotherapie immer von einer Dynamik von Gelingen und Scheitern aller dieser genannten Funktionen, Einstellungen und Haltungen gekennzeichnet ist. Der therapeutische Prozess wird in diesem Sinne als dialektisch angesehen, als das Scheitern (in der Regel die Abwesenheit von Funktionen, Verbindungen, Affekten, Kontakt und Verstehen) die Voraussetzung für ein späteres Gelingen ist (die Wiederherstellung und Korrekturen von Fehlern und Irrtümern). Daher ist ein wesentlicher Bestandteil professioneller Psychotherapie und damit ein Bestandteil des jeweiligen Arbeitsmodells des Therapeuten eine Fehler- und Irrtumstheorie und -kultur. Im psychoanalytischen Ansatz spielt hier die Gegenübertragung des Analytikers eine herausragende Rolle. In der kognitiven Verhaltenstherapie werden diese Reaktionen von Beck zum Beispiel als kognitive Konzepte bezeichnet, die häufig von Gefühlen der Hilf- und Hoffnungslosigkeit gekennzeichnet sind: Sie liefern Therapeuten eine gute Möglichkeit, ihre eigenen Gefühle dem Patienten gegenüber zu reflektieren, allerdings werden sie nicht genutzt, um etwas über den Patienten zu erfahren (zitiert nach Benecke, 2017, S. 50). Wesentlich ist allerdings, dass Störungsmomente der verschiedenen Art Kennzeichen aller therapeutischen Prozesse sind und eine Verarbeitung ein wichtiger Bestandteil professioneller Psychotherapie ist.

Im »Zwischen« von analytischem, therapeutischem (und medizinischem) Denken

Entwicklung eines Arbeitsmodells, das Oszillieren zwischen einem PP und einem TP, die Beachtung von Zielen, die Generierung eines »sicheren Ortes« durch den Rahmen und das Setting, die Reflexion der eigenen Interventionen und die Entwicklung einer Irrtums- und Fehlerkultur: Diese »Grundelemente einer professionellen Psychotherapie« könnten so etwas darstellen wie eine gemeinsame Stimme – ein Basso continuo – in der gegenwärtigen Vielstimmigkeit der ärztlich-therapeutischen Professionen, die auch die Basis von »guter Praxis« sowohl für den Psychoanalytiker, den Psychotherapeuten und den Arzt darstellt. Die Frage nach der »Psychotherapie mit und ohne Psychoanalyse« dreht sich aber vor allem auch um die Differenzen zwischen Psychotherapie im Allgemeinen und Psychoanalyse im Speziellen. In gewisser Weise ist dies als die Beschreibung der »inneren Couch« zu verstehen. Hier muss ich mich auf die Frage beschränken, wie denn die analytische Stimme sich auf diesem basalen Basso continuo aufbaut. Ich fasse hier meine schon teilweise angedeuteten Überlegungen ganz kurz zusammen, um dies an dem erwähnten Beispiel der klinischen Supervision dann ein wenig zu konkretisieren.

Bezüglich der Entwicklung eines Arbeitsmodells kann man für die analytische Stimme sagen: Der entscheidende Punkt ist die Annahme und Anerkennung unbewusster Prozesse. Wenn der Patient in Kontakt mit seiner unbewussten Wirklichkeit kommt, wird dies als ein positives Ergebnis analytischer Arbeit angesehen. Für die einzelne Sitzung kann man daher sagen, dass der Analytiker erst einmal sein Arbeitsmodell vergisst, um dem Unbekannten der analytischen Situation näher zu kommen. Methodisch bedeutet dies vor allem, dass die Ermutigung zur freien Assoziation und zur gleichschwebenden Aufmerksamkeit konsequent beachtet wird.

Die Bipolarität der analytisch-therapeutischen Position hat bei der analytischen Stimme ihren Schwerpunkt auf der Seite des PP. Die schon zitierte Aussage von Poland ist der entscheidende Hinweis. Die disziplinierte

Arbeit am eigenen Selbst ist danach ein wesentlicher Unterschied zwischen der psychoanalytischen Methode und anderen therapeutischen Verfahren.

Bei der Zielorientierung wird in der Bipolarität von Absichtslosigkeit und Fokussierung stärker die Absichtslosigkeit betont, was insbesondere für die konkrete Sitzung gilt. Zu starke Wünsche und Absichten des Analytikers werden als kontraproduktiv für die Erforschung der unbewussten Wirklichkeit des Analysanden angesehen. Darin drückt sich eine Annahme aus, dass durch das Hervortreten der unbewussten Wirklichkeit, des Unbekannten, der unbewussten Fantasien therapeutische Wirkungen entstehen, wie es in der Formulierung eines Junktims von »Forschen und Heilen« von Freud formuliert wurde.

Bei der Frage nach dem Rahmen und dem Setting spielen der Raum- und Zeitfaktor für die analytische Stimme eine entscheidende Rolle. Nach dem analytischen Arbeitsmodell soll ein intersubjektiver Raum eröffnet werden, in dem die vielen, bislang ungehörten Stimmen des Analysanden zu Wort kommen können. Dafür ist neben der Etablierung der analytisch-therapeutischen Situation als »sicherer Ort« vor allem auch eine Entschleunigung wesentlich: Die Häufigkeit der Sitzungen und die gesamte Dauer der Behandlung sind dabei die entscheidenden Faktoren. Damit ist aber auch die Eröffnung eines »Ortes der emotionalen Turbulenz« ermöglicht, gerade weil die bislang unterdrückten und überhörten Stimmen einen Raum finden können.

Die analytische Stimme betont bei der Frage nach der Struktur der Interventionen eher das »abwartende Zuhören« als aktive, fokussierende und erklärende Interventionen. Heute werden im analytischen Diskurs beispielsweise »gesättigte« von »ungesättigten Deutungen oder Interventionen« unterschieden (Will, 2016, 2018). In der Praxis vieler heutiger Psychoanalytiker spielen die »ungesättigten« Interventionen die entscheidende Rolle: Dabei geht es um die Ermutigung an den Analysanden, möglichst alles zur Sprache zu bringen – wie gesagt die ungehörten und unterdrückten Stimmen laut werden zu lassen – ohne mit der eigenen Stimme des Analytikers zu früh regulierend einzugreifen.

Und schließlich der Umgang mit dem Gelingen und Scheitern in der analytisch-therapeutischen Beziehung: Auch der Analytiker ist nicht »Herr im eigenen Haus«, was heißt, dass er und sie ebenfalls dem Unbekannten immer ausgeliefert bleiben. Irrtümer und Fehler sind jedoch konstitutiv für die Arbeit, weil sich an ihnen wesentliche Erkenntnisse und Einsichten erarbeiten lassen.

Wenn ich versuchen wollte, den Kern der bisherigen Aussagen auf einen Punkt zu bringen, so würde ich Folgendes sagen: Die analytische Stimme berücksichtigt vor allem eine fundamentale Bipolarität, die man sowohl theoretisch als auch behandlungspraktisch näher ausführen könnte. Die genannten sechs Grundelemente psychotherapeutischer Professionalität werden in der analytischen Spezifizierung vor allem in dieser Bipolarität gesehen. Dabei verstehe ich bipolares Denken als die Anerkennung von widersprüchlichen Polen, das durch das Oszillieren oder Zirkulieren zwischen diesen widersprüchlichen bzw. gegensätzlichen Polen realisiert wird. In verschiedenen anderen Kapiteln ist dies als grundlegende Ambiguität beschrieben worden. Ein Arbeitsmodell wird konstruiert und de-konstruiert, die therapeutische Position ist persönlich und technisch, subjektiv und objektiv, die Zielorientierung zirkuliert zwischen Absichtslosigkeit und therapeutischen Vorstellungen, der Rahmen ist nach außen fest und sicher und nach innen offen und unvermeidlich verunsichernd (das Zirkulieren zwischen einem »Ort der Sicherheit« und einem »Ort der emotionalen Turbulenz«), die Interventionen zirkulieren zwischen gesättigten und ungesättigten Deutungen und der Fehler und der Irrtum werden zum Motor des analytisch- therapeutischen Prozesses – »Negatives« bringt »Positives« hervor.

Diese recht allgemeinen und abstrakten Überlegungen möchte ich jetzt noch einmal am dem schon kurz erwähnten Beispiel der Supervisionsarbeit zu konkretisieren versuchen. Was bedeutet es also, wenn ich meine analytische Stimme in dem eben erwähnten Sinne in die Vielstimmigkeit des therapeutischen Teams der Klinik einbringe? Zum einen kann man sagen, dass dort auch ohne meine Anwesenheit in einem gewissen Sinne »Psychotherapie mit Psychoanalyse« stattfindet: Viele theoretische Erkenntnisse und Einsichten der Psychoanalyse sind den Therapeuten und dem Pflegepersonal bekannt: also die Bedeutung der Kindheitserfahrungen, die Rolle des Traumas, die Struktur von Objektbeziehung (etwa durch die Anwendung des OPD), die Rolle von Übertragungen und Gegenübertragungen. Das Einbringen meiner analytischen Stimme bedeutet vor allem das Einbringen eines methodischen Aspektes, den ich gerade als spezifisch für das analytische Arbeiten angesehen habe: Ich selber verhalte mich »abwartend zuhörend«, ermutige alle Teilnehmer, möglichst genau ihre Eindrücke und emotionalen Reaktionen auf den Patienten einzubringen, versuche meine theoretischen Kenntnisse zu vergessen, stelle mich stattdessen auf die entstehende Teamdynamik ein und verstehe sie als Spiegel der inneren Vorgänge des vorgestellten Patienten. Ich verwende also mein Selbst in der Regel diszipliniert, um die unbewusste Wirklichkeit des vorgestellten Patienten besser zu verstehen. Dabei geht es nicht um Diagnosen, sondern um einen zentralen Konflikt, eine strukturelle Problematik oder eine unbewusste Fantasie, die sich an dem konkreten Verhalten des Patienten in der Klinik und in den einzelnen therapeutischen Kontakten zeigt. Ein ganz wichtiger Punkt ist auch der Zeitfaktor, nämlich sich 90 Minuten für einen einzelnen Patienten zu nehmen, was auch für die Klinik einen erheblichen Luxus darstellt. Häufig zeigt das Ende der Sitzung noch einmal das hier angesprochene Spannungsfeld zwischen der analytischen und der therapeutischen Stimme. Manchmal kommt am Ende die Frage auf, was das Team nun mit alledem machen soll, welche konkreten Interventionen aus all dem folgen. Hier meldet sich die therapeutische Stimme, die vor allem fokussiert und lösungsorientiert arbeitet – natürlich nachvollziehbar, weil ja die Dauer der stationären Behandlung bei durchweg chronifizierten und massiven Problematiken der Patienten extrem kurz ist. Nicht selten meldet sich dann aber von einem anderen Therapeuten eine andere Stimme – sozusagen die analytische Stimme. Nach der jetzigen Besprechung habe sich die Abneigung gegen den Patienten plötzlich ganz gemildert, man könne sich viel besser einfühlen, weil man besser verstanden habe, wie das konkrete Verhalten des Patienten ein Ausdruck der konfliktiven und/oder traumatischen Lebensgeschichte ist. Andere, relativ häufige Rückmeldungen bekomme ich später zu hören: Der Patient habe in der nächsten Einzelsitzung genau über das Problem gesprochen, das in der Supervision zur Sprache kam, als sei er persönlich anwesend gewesen. Ich verstehe dies so, dass sich die Wahrnehmungs- und Beziehungseinstellung der Therapeuten gegenüber dem Patienten durch das Teamgespräch verändert hat – auch eine Aktivierung der analytischen Stimme – wodurch sich ein therapeutischer Effekt indirekt einstellt.

Die Entwicklung einer eigenen Stimme

Bezogen auf die Frage nach der Qualität bedeutet all dies, dass der Analytiker und Therapeut lernen muss, die verschiedenen Logiken dieser angedeuteten Komponenten im Auge zu behalten. In seinem Inneren hört er dann auf verschiedene Stimmen: die Stimme des Forschers, die Stimme des Therapeuten, die Stimme des Arztes, die Stimme des Heilers und manchmal noch auf viele andere Stimmen. Wie kann man diese Vielstimmigkeit integrieren? Dies erscheint mir eine fundamental wichtige, wenn auch weitgehend bislang ungelöste Frage zu sein. Ich finde eine Überlegung bei dem Philosophen Rolf Elberfeld, die einen Weg zu einer möglichen Antwort weisen könnte. In dem Kapitel »Das Ich ist kein Ding, sondern ein Ort« aus seinem neuen Werk über »Transformative Phänomenologie« beschäftigt er sich auch mit der polyphonen Identität des Menschen und entfaltet dies an einem Beispiel aus dem Buch des chinesischen Weisen Zhuangzi vor ca. 2500 Jahren, das ich hier gekürzt wiedergebe. In dem Dialog geht es um Fragen des Lebens und was die Meister dazu zu sagen haben. Einer der Protagonisten sagt: »Ich habe meinen Meister sagen hören: ›Wer das Leben gut zu nähren weiß, ist wie ein Schäfer. Sieht er eines seiner Schafe hinter der Herde zurückbleiben, so peitscht er es voran‹«. Als nach der tieferen Bedeutung dieses Bildes gefragt wird, werden zwei konkrete Beispiele angeführt: ein Mensch, der sich ganz auf sein Inneres konzentriert, und ein Mensch, der sich ganz aufs Äußere (z.B. den Ruhm) wirft, und doch beide zu früh ums Leben kommen. Und dann heißt es: Der eine nährte sein inneres Sein, und der Tiger fraß seine äußere Person auf, der andere nährte seine äußere Person und die Krankheit griff sein inneres Sein an. Beide versäumten es, ihre Nachzügler voranzupeitschen.

Elberfeld deutet dieses Geschichte als Metapher für den einzelnen Menschen in seiner Lebensbewältigung: Jeder Mensch ist danach Schafhirte und Schafherde zugleich: »Dies bedeutet, dass ich Einer und zugleich Viele bin, wobei ich als Einer von den Vielen bestimmt werde und die Vielen von mir als Einem geleitet werden.« Und:

> »Die Aufgabe des Schafshirten ist nicht, die Schafe immer an gleicher Stelle zu halten. Seine Aufgabe besteht vielmehr darin, mit allen Schafen mitzugehen und dafür zu sorgen, dass sie genügend Nahrung finden, sich nicht verirren und den Kontakt zur Herde nicht ganz verlieren. Dieses Mitgehen ist im besten Sinne ein sorgendes und pflegendes Mitgehen, bei dem auch die langsamen Nachzügler nicht zu kurz kommen. Der Schafshirte ist somit der mitgehende Ruhepol seiner eigenen Herde, wodurch er selbst in ständiger Bewegung bleibt« (Elberfeld, 2017, S. 325).

Elberfeld dehnt dieses Bild nun auch auf die Begegnung zwischen zwei Menschen aus, das auf diese Weise die Komplexität dieser Begegnungen veranschaulichen kann; in einer Fußnote erwähnt er die mögliche Fruchtbarkeit dieses Bildes auch für die Psychoanalyse. Entscheidend bleibt nach Elberfeld, dass es keinen idealen Weg gibt, aber es wesentlich ist, in Bewegung zu bleiben. Bezogen auf die Situation des Analytikers und Therapeuten in der Arbeit mit seinen Patienten geht es dann darum, die verschiedenen Komponenten der »analytischen«, der »therapeutischen« und der »ärztlichen« Stimme, die man als die einzelnen Schafe betrachten könnte, als Hirte immer im Auge zu behalten und vor allem darauf zu achten, dass alle je nach gegebener Situation bei dem Patienten, genügend Nahrung bekommen, das heißt also beachtet und bedacht werden. Der Analytiker und Therapeut hat also eine doppelte, integrierende oder synthetisierende Aufgabe: nämlich seine eigene Schafherde in Bewegung zusammen zu halten (die verschiedenen Bipolaritäten in der Schwebe zu halten) und die Schafherde seines Patienten in ihrem Wandel und lebendigen Beweglichkeit zu unterstützen und zu fördern.

Die eigene Stimme entsteht dann aus diesem immer wechselvollen, ganz spezifischen und einmaligen Zusammenspiel, in dem vor allem auch die »schwarzen Schafe« nicht aus dem Auge gelassen werden sollten.

Das Fazit

Mein Fazit bezüglich des Themas Psychotherapie mit und ohne Psychoanalyse lautet also: Aus einer theoretischen Perspektive kann man heute wohl kaum noch von »Psychotherapie ohne Psychoanalyse« sprechen, was auch Benecke in seinem Vergleich zwischen psychoanalytischen Verfahren und KVT betont (Benecke, 2017). In der Behandlungspraxis allerdings gibt es trotz mancher Annäherungen nach wie vor »Psychotherapie mit und ohne Psychoanalyse«. Dies gilt auch für Psychoanalytiker, wenn sie etwa ihre analytische Stimme gegenüber der therapeutischen Stimme vernachlässigen. Die entscheidende Frage bleibt, ob eine professionelle Psychotherapie (Psychoanalyse und die anderen Verfahren), wie ich sie dargestellt und als ausreichend »gute Praxis« postuliert habe, wirklich auf die analytische Stimme verzichten kann, ohne dass dabei die Qualität der Arbeit entscheidende Einbußen erfährt. Meine Vermutung ist, dass auch anderen psychotherapeutische Verfahren nicht ohne die analytische Stimme – also in anderen Worten: ohne die »innere Couch« – auskommen werden, wenn sie positiven qualitativen Standards entsprechen wollen.

Filmpsychoanalytisches

6 Der Film als ungeträumter Traum des Zuschauers

Eine psychoanalytische Perspektive

Mein filmpsychoanalytisches Arbeitsmodell

In den folgenden Kapiteln beschäftige ich mich mit filmpsychoanalytischen Arbeiten. Die Filmpsychoanalyse ist ein Bereich »ohne Couch«, aber wenn wir uns als Psychoanalytiker mit Filmen beschäftigen, dann geht es um die Aktivierung der »inneren Couch«, was ich als Metapher für das psychoanalytische Denken bislang untersucht und beschrieben habe. Zunächst möchte ich hier mein eigenes filmpsychoanalytisches Arbeitsmodell kurz vorstellen, um dann einzelne Aspekt psychoanalytischen Denkens, die in den bisherigen Kapiteln zur Sprache kamen, an einzelnen Filmbesprechungen vertiefen.

Für mich ist die Beschäftigung mit Filmen ein Medium für die Fortsetzung der unendlichen Selbstanalyse. Als ein Beispiel erwähne ich meine erste filmpsychoanalytische Arbeit: Trauma und Melancholie. Diese Arbeit beschäftigt sich mit Hitchcocks *Vertigo*, den ich als Spiegel der inneren Situation eines traumatisierten Analytikers verstand (Zwiebel, 2001).

Der Dialog zwischen Filmkünstler und Zuschauer ist mir besonders wichtig. Kommt es zu einer Resonanz zwischen der Opusfantasie der Filmkünstler und meiner zentralen Deutungsfantasie und wird dabei ein Deutungswunsch geweckt, dann wird ein spezifisches Interesse an diesem Film mobilisiert, sozusagen ein »Andocken«. Dies bestimmt das Interesse und die Auswahl für bestimmte Filme. Wiederum als ein Beispiel erwähne ich den Film *True Grit* der Coen-Brüder, der ein Remake einer früheren, verharmlosenden Verfilmung des Romans von Charles Portis ist, in dem die Regisseure die Traumatisierung der Hauptfigur stärker betonen; dies entspricht der eigenen Beschäftigung mit der Thematik: traumatische Konfrontation mit der eigenen Vergänglichkeit (siehe auch Kapitel 12).

Kino ist für mich ein »sicherer Ort«, an dem sich der Zuschauer auf einen simulierten »Ort der emotionalen Turbulenz« einlassen kann und auf diese Weise Erfahrungen der Selbstvergessenheit (die Hingabe an die Filmbilder), aber auch der abgespaltenen oder verdrängten, konflikthaften eigenen Emotionalität machen kann. Der Vergleich mit der Traumfunktion (zum Beispiel Mosers Unterscheidung von Sicherheit und emotionalem Involvement) bleibt für mich wichtig. Dies wird am Beispiel des Films »Wie im Himmel« von Kai Pollak detailliert besprochen (siehe Kapitel 8).

Das Beachten des Zirkulierens von Bild und Wort spielt weiterhin eine wichtige Rolle nach dem Motto: Ein Bild sagt mehr als tausend Worte. Dabei spielt die Annahme eine wichtige Rolle, dass das Latente und Implizite in den Bildern enthalten ist – sozusagen die unbewusste Botschaft des Films. Als ein Beispiel dafür erwähne ich die Beschäftigung mit Akira Kurosawas *Rashomon* oder auch mit dem Gesamtwerk von Alfred Hitchcock mit der These seiner Visualisierung des agoraphoben-klaustrophoben Dilemmas.

Der interkontextuelle Zugang zum Verständnis des Films ergibt sich mit der Beschreibung von drei zentralen Kontexten: Welche Problemlagen des Menschen werden dargestellt, wie werden Veränderungsprozesse gezeigt und was ergibt sich, wenn der Film als Spiegel der eigenen inneren Welt verstanden wird? Wiederum als Beispiele erwähne ich die Auseinandersetzung mit Hitchcocks *Spellbound* oder die Beschäftigung mit Michael Hanekes *Das weiße Band* – oder eine neuere Arbeit über buddhistische Filme (Zwiebel, 2007; Zwiebel & Hamburger, 2016; Zwiebel & Weischede, 2017).

Die Erforschung der filmischen Erfahrung des Zuschauers, des Filmerlebnisses als ein »Dazwischen«: die Erkenntnis der Ungreifbarkeit des unmittelbaren Filmerlebnisses – hier wieder die Vergleichbarkeit mit dem Traum – und einem »zweiten Blick« als Ebene der Reflexion und Nacharbeit. Ich erinnere hier an die Beschreibung des »Präsenzpols« und des »Reflexionspols« (siehe auch Kapitel 16). Dieser Punkt spielt bei den öffentlichen Filmvorstellungen, die von Psychoanalytikern moderiert werden, eine besondere Rolle.

Diesem Punkt werde ich mich im Folgenden annähern. Das folgende Kapitel ist ein Versuch, die eigenen Erfahrungen mit diesem Format der öffentlichen Filmvorstellungen zu reflektieren. Eine zentrale Annahme bleibt dabei, die Filmerfahrung der Zuschauer durch die Vermittlung meines eigenen Filmerlebens und Filmverständnisses zu »verlebendigen« helfen und zwar durch die Schaffung eines erweiterten »Denk- und Erlebensraumes«, der auch einen selbstreflexiven Impuls beim Zuschauer auslösen kann. Dies gelingt vor allem dann, wenn auf die Abgrenzung zu filmwissenschaftlichen und filmkritischen Zugängen geachtet wird und der spezifisch filmpsychoanalytische Zugang beibehalten wird: die Fokussierung auf menschliche Problemlagen, auf Veränderungsprozesse und die Selbstreflexion des Zuschauers. Die »Erweiterung des Denk- und Erlebensraums« des Zuschauers bleibt aber eine relativ allgemeine Formulierung, deren Begründungen ich im Folgenden präzisieren möchte. Es handelt sich aber nicht um eine empirische Untersuchung, auch wenn ich selbst Erfahrungen mit vielen dieser öffentlichen Filmdiskussionen habe.

Traum und Film

Beginnen möchte ich mit der häufig besprochenen Beziehung von Film und Traum. In dem klassischen psychoanalytischen Modell werden Träume bekanntlich als Zugang, als »Fenster« oder als »via regia« zum Unbewussten betrachtet. Dabei wird bereits bei Freud eine Unterscheidung zwischen einem Generierungs- und Funktionsmodell (die zentrale Funktion des Traumes ist die Erhaltung des Schlafes) und einem Deutungsmodell (die Aufdeckung des kindlichen Wunsches im Trauminhalt) getroffen. Aus der Perspektive der postklassischen Psychoanalyse kann man davon ausgehen, dass es erhebliche Weiterentwicklungen gibt, die bei Analytikern zu unterschiedlichen Traummodellen führen (Patienten haben ihrerseits Alltagsmodelle des Traums). Ulrich Moser hat einige der heute gängigen Traummodelle der Psychoanalytiker beschrieben (Moser, 2005). Ein gegenwärtig besonders einflussreiches Modell möchte ich hier im Zusammenhang der Filmpsychoanalyse besonders herausgreifen, das man als Klein-Bion-Modell des Träumens beschreiben könnte und das Donald Meltzer in seinem erkenntnisreichen Buch »Traumleben« weiterentwickelt hat (Meltzer, 1995). Diese andere Perspektive lässt sich beispielsweise in folgender pointierter Bemerkung zusammenfassen: »Patienten bringen dem Analytiker ihre Träume nicht, damit sie interpretiert werden, sondern um das Träumen mit dem Analytiker fortzusetzen und zwar der Aspekte des Traums, die sie nicht selbst vollständig träumen konnten.« (Schneider, 2010, S. 532). Meltzer bringt diesen Sachverhalten für die analytische Haltung seinem träumenden Analysanden gegenüber in vergleichbarer Weise zum Ausdruck:

> »Während ich mir Ihren Traum angehört habe, hatte ich einen Traum, der in meinem Gefühlsleben das Folgende bedeuten würde, das ich Ihnen in der Hoffnung mitteile, es möge Licht auf die Bedeutung werfen, die Ihr Traum für sie hat« (Meltzer, 1995, S. 107).

Der Fokus verlagert sich bei dieser Betrachtung vom Inhalt der Träume und ihrer Deutung auf die Funktion des Träumens selbst: In diesem Verständnis träumt das analytische Paar die analytische Sitzung, was aber offenbar immer nur bedingt möglich, grundsätzlich begrenzt ist und auch gestört sein kann[1]. Ich werde also im Folgenden das Traummodell von Freud durch das von Klein-Bion-Meltzer in seiner möglichen Bedeutung für die Filmpsychoanalyse und vor allem auf die Dynamik der öffentlichen Filmdiskussionen zu erweitern versuchen. Geht man von diesem erweiterten Traummodell aus, dann ließe sich das eben genannte Zitat sehr frei für den Filmpsychoanalytiker (und auch für den »normalen« Zuschauer) umformulieren: Der Analytiker (und der Zuschauer) geht nicht ins Kino, damit er die Filmbilder und -geschichten interpretiert, sondern um das eigene Träumen mit Hilfe des Films und dem Filmkünstler fortzusetzen und zwar die Aspekte des eigenen Träumens, die er nicht vollständig träumen konnte. So habe ich beispielsweise in einer früheren Arbeit vorgeschlagen, den berühmten und von vielen Psychoanalytikern geschätzten und diskutierten Film *Vertigo* wie einen »eigenen Traum« – ja, noch genauer, als »ungeträumten Traum« – anzusehen und das Filmerlebnis mit Hilfe des träumenden »Analytiker-Regisseurs« Alfred Hitchcock, der diesen ungeträumten Traum des Zuschauers träumt, zu verstehen. Ich versuchte damit, folgende Erfahrung zu beschreiben: Während mir selbst der Film in den 70er Jahren fremd und eher rätselhaft blieb, erlebte ich 20 Jahre später eine ganz konträre Erfahrung. Es stellten sich intensive emotional geladene Bilder zu persönlichen und professionellen Erfahrungen her, die zu weiteren intensiven Auseinandersetzungen mit dem Film führten. Die

---

1 Mit der Relativierung der Deutung und der Betonung der Funktion begegnet man einer Gefahr, die der Filmregisseur Michael Haneke selbst mehrfach auf den Begriff bringt: Er zitiert Susan Sontag, die die Interpretation als Rache der Intellektuellen an der Kunst betrachtet und sagt selbst: »Wenn man über Filme oder Bücher spricht [...] bleibt die Emotion außen vor, weil man die Dinge auf den Begriff bringen will. Die Gefahr, dass man die Dinge dabei tötet, ist nicht zu unterschätzen«(Haneke im Gespräch mit Thomas Assheuer, 2008, S. 32).

visuelle Narration des Films stellte sich mir – im übertragenen Sinne – als eine charakteristische Dynamik der analytischen Beziehung dar, die sich prägnant in den Bildern der Falle und des Abgrundes repräsentiert und die viele Psychoanalytiker aus ihrer eigenen klinischen Arbeit kennen, aber vielleicht nicht immer zu »träumen« vermögen (Zwiebel, 2003c). In einer späteren Arbeit konzipierte ich beispielsweise auch auf Grund dieser Filmerfahrung eine »phobische Position« des Analytikers, deren Dynamik in der Visualisierung der Höhenangst und dem spezifischen Umgang mit dem weiblichen Objekt des Protagonisten »Scottie« eindrucksvoll repräsentiert ist. Diesen selbstreflexiven Zugang der Filmpsychoanalyse könnte man auch etwas salopp so formulieren: Nicht der Film (oder der Regisseur) wird vom Psychoanalytiker auf die Couch gelegt, sondern der Zuschauer vom Filmkünstler (Hamburger & Leube, 2014).[2] Die erwähnten psychoanalytisch begleiteten Kinovorstellungen könnte man dann als ein gemeinsames »Träumen« der Zuschauer auffassen, die im günstigen Fall einen Zugang zu ihren »ungeträumten Träumen« im Sinne einer Selbsterfahrung ermöglichen. Dies wäre also eine erste Präzisierung der genannten »Erweiterung eines Denk- und Erlebensraumes« des Zuschauers.

Bevor ich diesen Faden weiter verfolge und vor allem den erweiterten Begriff des »Träumens« präzisieren werde, sei noch einmal auf Ähnlichkeiten, aber auch Unterschiede zwischen Traum im üblichen Verständnis und Film hingewiesen. Einige formale Ähnlichkeiten wie die visuell-präsentischen Bilder, der simulative Charakter, der identifikatorische Sog mit der entsprechenden Affektinduktion, der narrative Charakter, gewisse formale Ähnlichkeiten zwischen dem manifesten Traum und dem Film – die Sequenzstruktur, die Positionierung der Protagonisten, die Interruptregulierung im Sinne der Schnitte (siehe auch die Traumtheorie von Moser & von Zeppelin, 1996) verleiten zu einer Gleichsetzung von Film und Traum, die vielleicht durch eine Ähnlichkeit zwischen den eigenen, mentalen, si-

2 Die Verbindungen zur Seduktionstheorie, die vor allem Marcus Stiglegger entwickelt hat, seien hier kurz erwähnt. Er formulierte drei Ebenen der Seduktionstheorie: Auf der ersten Ebene verführt der Film zu sich selbst, auf der zweiten Ebene propagiert der Film eine spezifische Botschaft und auf der dritten Ebene werden die »spezifischen Begehrensstrukturen« sichtbar, die Schlüsse auf ideologische Subtexte des Werkes zulassen. Die dritte Ebene ist hier von besonderem Interesse, geht es doch darum, dass der Filmzuschauer mit seiner eigenen Begehrensstruktur in Kontakt kommt, also seine innere Wirklichkeit träumend konstruieren und verstehen kann (Stiglegger, 2014, S. 28, in Zwiebel & Blothner, 2014).

mulativen Traum- und Fantasieprozessen und dem Filmgeschehen zu erklären ist. Dennoch entsteht diese Unklarheit wahrscheinlich durch eine zu ungenaue Differenzierung zwischen der Filmproduktion, dem fertigen Film und dem Filmerlebnis des Zuschauers.

Ich möchte mich im Folgenden auf das Filmerleben konzentrieren, allerdings vor allem unter dem Gesichtspunkt der Fähigkeit oder Unfähigkeit zum Träumen in dem von Bion erweiterten Sinn.[3]

Bion und das Träumen

Um diese Auffassung weiter zu veranschaulichen und zu vertiefen, ist natürlich vor allem zu fragen, wie hier das »Träumen« eigentlich zu verstehen ist. Da es sich um eine Weiterentwicklung und wesentliche Modifikation der Freud'schen Traumtheorie durch den britischen Psychoanalytiker Bion handelt, sei hier – bevor ich ebenfalls in Kürze seine Grundüberlegungen zum Träumen besprechen will – etwas zu seiner Person und seiner Bedeutung gesagt. Das Werk Bions gilt heute »zweifellos als eines der reichsten und kreativsten seit Freuds Entwicklung der Psychoanalyse« (Angeloch, 2016, S. 1089). Kürzlich sind seine Gesamtwerke im Umfang von 16 Bänden und 4500 Seiten herausgekommen. Er gilt fraglos als großer Theoretiker, der aber all sein Denken vor allem aus der emotionalen Erfahrung der psychoanalytischen Situation entwickelt hat. Ich zitiere hier eine Bemerkung Bions über die Aufgabe des Analytikers, die als überaus charakteristisch anzusehen ist und mehr als viele Worte sein Denken kennzeichnet:

3 Allerdings sind auch noch andere Vergleiche zwischen Traum und Film möglich. Unterscheidet man den geträumten, den erinnerten und den erzählten Traum (Moser & v. Zeppelin 1996), dann könnte man analog dazu vom unmittelbaren, präsentischen Filmerleben, vom erinnerten und vom erzählten Film sprechen. Ähnlich vergleichbar mit einem rätselhaften Traum, der einen Deutungswunsch des Träumers auslöst, könnte man beim Filmerleben von einem geweckten Deutungswunsch des Zuschauers ausgehen, der die unverstandenen, verwirrenden, unklaren Aspekte des Films zu klären wünscht. Dies mag dann gelingen, wenn der Zuschauer seine Traumfunktion im Bion'schen Sinne aktiviert: Auf diese Weise mag er auf die eigenen, unbewussten Deutungsfantasien stoßen, die Ausdruck der eigenen unbewussten Prozesse sind. Es kann sich aber auch eine Transformation des emotionalen Unbewussten in Bilder ereignen, gleichsam als Anreicherung der bislang dominanten Deutungsfantasie. Dies wäre dann als Träumen der bislang ungeträumten Träume aufzufassen.

> »If a psycho-analyst is doing a proper analysis then he is engaged on an activity that is indistinguishable from that of an animal that investigates what it is afraid of- it smells danger. An analyst is not doing his job if he is investigating something because it is pleasurable or profitable [...] The analyst must share the danger and has, therefore, to share the smell of the danger. It is your job to be curious about that danger – not cowardly, not irresponsible« (zitiert nach Angeloch, 2016, S. 2019).

In dieser Bemerkung wird die Betonung der affektiven Dimension der analytischen Begegnung überaus deutlich. Es gibt eine Fülle weiterer prägnanter Formulierungen Bions, die sein zentrales Anliegen der Erkenntnisarbeit und des emotionalen Involvement des klinischen Psychoanalytikers belegen. Ohne hier den Versuch zu machen, die gesamten theoretischen Überlegungen von Bion auf engem Raum darstellen zu wollen, zitiere ich noch einmal Meltzer, der einen zentralen Gedanken Bions schlüssig zusammenfasst:

> »Wenn wir Bions Hinweis ernst nehmen, daß der neurophysiologische Apparat eine Psyche entwickelt hat, die fühlen, denken, sich erinnern, urteilen, entscheiden und kommunizieren kann – alles auf der Grundlage eines Modells, dem die Erfahrungen des Gastrointestinaltraktes zugrunde liegt –, dann würde uns die Feststellung nicht überraschen, daß sich die Psyche wie ein Wiederkäuer verhält. Sie sucht sich ihre Nahrung, nimmt sie in sich auf und lässt sich dann nieder, um wiederzukäuen und zu verdauen. Die Metapher erscheint nicht zu phantastisch, vor allem, wenn man bedenkt, daß das Metaphorische die Methode par excellence ist, nach der die Psyche vorgeht. Bion hat uns eine Denktheorie geliefert, die sich dieses Essen (die emotionale Erfahrung) und den Verdauungsprozess vorstellt (Alphafunktion, den Grid, Ps-D, Container-Contained, L, H und K, Blickwinkel, Umwandlungen) [...]. Wir dürfen nicht vergessen, daß das gastrointestinale Modell auch noch Platz für andere Möglichkeiten bietet: Entleeren des Unverdaulichen wie auch der potentiell giftigen Nebenprodukte der Verdauung. Wenn wir nach diesem Modell eine Traumtheorie konstruieren, muss sie diese drei Prozesse berücksichtigen: Verdauen der Erlebnisse, um die Wahrheit als ›Nahrung für den Geist‹ verfügbar zu machen; Entleeren der unverdaulichen, irrelevanten Aspekte der emotionalen Erfahrung; Entleerungen der Lügen, die das ›Gift des Geistes‹ sind« (Meltzer, 1995, S. 103).

Vor allem auf das Modell »Container-Contained« werde ich später im Zusammenhang mit der emotionalen Erfahrung des Films beim Zuschauer noch einmal zurückkommen: In Bions Diktion ginge es dann um die Natur der mentalen Verdauungsprozesse des Filmerlebens selbst.

In seiner Arbeit »On not being able to dream« fasst der amerikanische Psychoanalytiker Thomas Ogden die Bion'schen Überlegungen zum Träumen knapp zusammen (Ogden, 2003). Es geht dabei um die Fähigkeit oder auch Unfähigkeit zum Träumen, wobei hier im Bion'schen Verständnis das Träumen in einem sehr viel weiteren Sinne als die nächtlichen manifesten Träume verstanden wird – wie eben erwähnt als permanent aktiver mentaler Verdauungs- oder Verarbeitungsprozess, der für seelisches Wachstum, aber auch für psychopathologische Phänomene entscheidend ist. Bion postuliert eine bislang unbekannte mentale Operation, die er Alpha-Funktion nennt, die sinnliche Eindrücke von emotionalen Erfahrungen in seelische Elemente transformiert, die als unbewusstes Gedächtnis gespeichert werden und die dann zu weiterer kreativer, seelischer Arbeit wie Träumen, Denken, Imaginieren, Verdrängen etc. führen. Im Gegensatz dazu stellen Beta-Elemente Sinneseindrücke dar, die zu keinen Verbindungen mit Bedeutungen führen und die letztlich nur projektiv ausgestoßen oder als »innerer Lärm« gestapelt werden können. Bion formuliert, dass die Alpha-Elemente selbst visuellen Bildern ähnlich oder sogar gleich sind (Bion, 1962, S. 6f.). In diesem Sinne wird nach Bion das Träumen als ein unbewusster Transformationsprozess von rohen inneren und äußeren Sinneseindrücken – wahrscheinlich vor allem auch in Form von unstrukturierten Affekten – in unbewusste visuelle Bilder betrachtet, die dann ihrerseits für weitere transformative Prozesse in Träumen, im Denken etc. kreativ weiter verarbeitet werden können. Es wird angenommen, dass diese Form des Träumens Tag und Nacht geschieht, auch wenn man sich dessen tagsüber in der Regel nicht bewusst wird. Die auf diese Weise gebildeten Alpha-Elemente stellen gleichzeitig eine Schutzfunktion für die Psyche dar – einen »curtain of illusion« (Grotstein, 1981). Wenn man nun von einer Störung oder sogar Unfähigkeit des Träumens bei manchen Menschen ausgeht, dann ist dieser gestörte Bildungs- und Transformationsprozess gemeint und nicht die Frage, ob man sich an seine nächtlichen Träume erinnert oder nicht. Bekanntlich wird nur ein Bruchteil der geträumten Träume erinnert, ohne dass man grundsätzlich dabei von einer Traumstörung auszugehen hat. Daher ist die Unterscheidung zwischen »echten

Träumen« – in denen unbewusste psychische Arbeit im Sinne von seelischem Wachstum geleistet wird – und anderen Phänomenen im Schlaf wichtig: »Träume« ohne Assoziationen, Halluzinationen, repetitive Träume bei traumatisierten Menschen oder auch bildlose Träume, die nur aus einem intensiven Gefühl bestehen; bei letztgenannten Phänomenen findet keine unbewusste psychische Arbeit statt. Zentral ist also für Bion die Vorstellung des Träumens im Sinne dieser unbewussten seelischen Arbeit, das »Verdauen« emotionaler Erfahrungen und die damit verbundene Entwicklung von visuellen Bildern, Vorstellungen, die dann zu weiterer Arbeit im Sinne des Denkens, »narrativen Derivaten«, Fantasierens und nächtlichen Träumens verwendet werden können. Dies ist vor allem mit der Fähigkeit verbunden, aus Erfahrungen zu lernen (Bion, 1990). So gesehen hält also das Träumen in diesem umfassenden Sinn die Struktur der Persönlichkeit aufrecht und ist die Voraussetzung für seelische Gesundheit. Zu erwähnen ist schließlich, dass die Entwicklung dieser Traumfunktion in der Entwicklung als ein intersubjektiver Beziehungsprozess zwischen Mutter und Kind betrachtet wird, in dem die Mutter die emotionalen, unverdaulichen Affekte des Kindes in sich aufnimmt und durch ihre eigene seelische Verarbeitung dem Kind in erträglicher Form zurückgibt (Container-contained).

Überlegungen zur klinischen Situation

Für die klinische Arbeit sind diese grundlegenden Überlegungen von großer Bedeutung. Es folgen hier nur einige kurze Ausführungen, auch um die Abgrenzung zur Kinosituation des Zuschauers deutlich zu machen. Es entspricht der Auffassung von Bion, dass er seine Theorien und Modelle prinzipiell als ungesättigt betrachtete und erwartete, dass jeder Analytiker diese Grundannahmen in ein eigenes individuelles Arbeitsmodell umwandeln werde. Ich selbst habe in diesem Sinne vorgeschlagen, auf der Basis des Bion'schen Denkens genauer zwischen Verarbeiten, Durcharbeiten und Nacharbeiten im Sinne der seelischen Arbeit zu differenzieren, das grundsätzlich auf das analytische Paar zu beziehen ist (siehe Kapitel 2). Ausgangspunkt der Überlegungen ist de Masis wichtige Arbeit über die Unterscheidung zwischen dem dynamischen und dem emotionalen Unbewussten und der Versuch, eine Differenzierung der seelischen Arbeit das analytischen Paares aus dem Kontext dieser Unterscheidung zu gewinnen.

Auch hier spielen wieder die Überlegungen von Bion eine zentrale Rolle: Beim Unbewussten handelt sich danach nicht um einen Ort, sondern um Funktionen, die – wie schon eben beschrieben – die Aufgabe haben, sensorische Rohdaten zu transformieren bzw. diese zu binden. Dieses emotionale Unbewusste stellt eine Art Verdauungsorgan dar, das sich zuerst durch die »Träumerei« der Mutter entwickele und das eine Art unbewusstes Organ des Bewusstseins darstelle, das beim Verarbeiten und Erkennen der äußeren Realität und der Gefühle helfe und letztlich Gedanken über die emotionalen Erfahrungen hervorbringe. Bions Antithese sei nicht zwischen Bewusstsein und Unbewusstem, sondern zwischen Wachzustand und Schlaf; daher sei der Traum ein Modus der Transformation, mit dessen Hilfe seelisches Material aufbewahrt werden könne.

> »Wie das Unbewusste sind Träume intrapsychische und interpersonelle Mitteilungen und keine Konstruktionen, die zu deuten sind. Das Unbewusste stellt durch das Träumen neue Symbole und Bilder zur Verfügung, die Sinneserfahrungen in Gedanken transformieren. Weit davon entfernt, ein Resultat der Verdrängung zu sein, ist der Traum wie das Unbewusste eine Funktion, die Gefühle formt und aufbewahrt – eine Aktivität während des Wachzustands, die auf der subliminalen Ebene immer aktiv ist« (de Masi, 2003, S. 9).

Dieses emotionale Unbewusste existiert nun neben dem von Freud beschriebenen dynamischen Unbewussten, dessen Inhalte aus Konflikten und Beziehungswünschen bestehen. De Masi postuliert, dass das emotionale Unbewusste der »Container« des dynamischen Unbewussten sei, in dem die verschiedenen Instanzen einander beeinflussen; ersteres habe die Funktion, Erkenntnisse verfügbar zu machen, sei in seinen Funktionen jedoch nicht erkennbar, während das dynamische Unbewusste bewusst gemacht werden könne.

Bezieht man diese Unterscheidung zwischen dem emotionalen und dem dynamischen Unbewussten auf die seelische Arbeit des analytischen Paares in der analytischen Situation, so gehen wir heute davon aus, dass hier zwei Personen in eine affektiv-kognitive Kommunikation eintreten, die vom emotionalen und dynamischen Unbewussten beider Personen gestaltet wird. Aus der Perspektive des dynamischen Unbewussten stellt die analytische Situation eine Versuchungs- und Versagenssituation dar, die unterschiedliche verinnerlichte Konflikt- und Beziehungsmuster mit ihren

Wünschen, Ängsten und Abwehrformationen bei beiden Partnern der analytischen Situation. Aus der Perspektive des emotionalen Unbewussten rückt das intersubjektive Erkenntnis- und Verstehensproblem der analytischen Situation ganz in den Vordergrund: Auf welche Weise kommen Patient und Analytiker zu einer emotionalen, verändernden Erfahrung und Einsicht und wie ist überhaupt Erkennen und Verstehen der psychischen Realität möglich bzw. wie lässt sich das immer wieder dominierende Nicht- oder Missverstehen langsam durch Verstehen und Einsicht transformieren? Im Unterschied zur Alltagsbeziehung, in der eine komplexe Dynamik zwischen Bewusstsein, Vorbewusstem, dynamischem und emotionalem Unbewussten spontan wirksam ist, wird in der analytischen Situation durch die ritualisierte psychoanalytische Methode diese Dynamik beobachtbar und teilweise veränderbar. Die zentrale Differenz zwischen Analytiker und Analysand besteht darin, dass der Analytiker der »Hüter« der analytischen Methode ist, auch wenn er selbst vergleichbaren psychischen Prozessen wie sein Patient unterworfen ist.

Auf diesem Hintergrund könnte man noch einmal die von mir vorgeschlagene Differenzierung der seelischen Arbeit des analytischen Paares präzisieren, auch wenn die Zusammenhänge natürlich sehr komplex und verwickelt sind (auch hier kann ich auf die Ausführungen im zweiten Kapitel verweisen): Zuerst einmal stellt das Angebot der analytischen Situation einen Raum zum gemeinsamen »Träumen« dar, der vom emotionalen und dynamischen Unbewussten beider Partner der analytischen Situation generiert wird. Darüber hinaus stellt der Analytiker als »Hüter« der analytischen Methode und der analytischen Situation nicht nur sein Wissen zu Verfügung, sondern vor allem auch sein emotionales Unbewusstes, in dem er die unbewusst-affektive Kommunikation des Patienten aufnimmt und sich in einen »träumerischen Zustand« vergleichbar der Mutter mit ihrem Baby begibt, aus dem sich dann Gefühle und Gedanken entwickeln können, die die unbewusste emotionale Erfahrung repräsentieren oder mentalisieren. Diese seelische Arbeit des emotionalen Unbewussten ist grundsätzlich unbewusst, spontan und nicht kontrollier- und steuerbar. Sie steht aber in einer komplexen, dynamischen Wechselbeziehung nicht nur mit dem eigenen dynamischen Unbewussten und natürlich dem Vorbewussten und Bewusstsein, sondern auch mit denen des Analysanden. Vor allem diese seelische Arbeit des emotionalen Unbewussten könnte man mit dem Begriff des Verarbeitens beschreiben: Ihr Ergebnis sind bewusstseinsfähige Vorstellungen, Bilder, Gefühle, Erinnerungen, die dann auf einer bewussteren Ebene weiter bearbeitet werden können, oft allerdings auch der Dynamik des konflikthaften, dynamischen Unbewussten unterworfen sind. Unter Verarbeiten verstehe ich also vor allem diese unbewusste und nicht bewusstseinsfähige Funktion des emotionalen Unbewussten (die in der Bion'schen Terminologie der Alpha-Funktion entspricht); die auf diese Weise entstandenen vorbewussten und bewussten Repräsentanzen werden teilweise unter dem Einfluss von Verdrängung und anderen Abwehroperationen zu Inhalten des dynamischen Unbewussten. Nach meiner Auffassung könnte man dieses Weiterverarbeiten der vom emotionalen Unbewussten gebildeten Inhalte einschließlich des Fokussierens im klinischen Sinne als Durcharbeiten bezeichnen, weil seine Inhalte unvermeidlich von Abwehroperationen gestaltet werden und zu normalen und pathologischen Kompromissbildungen beitragen, die wir als Wirkungen des dynamischen Unbewussten betrachten. Das Durcharbeiten ist auf diese Weise eine differenziertere Form des Verarbeitens und bleibt aus klinischer Sicht eng mit dem Phänomen des Widerstandes verbunden. Und das Durcharbeiten bleibt eine ständige Anforderung für Analysand und Analytiker: Erkenntnis und Veränderung werden unvermeidlich durch das konflikthafte dynamische Unbewusste infrage gestellt mit den entsprechenden und schmerzlich bekannten Folgen für die analytische Situation, die Alltagspraxis des Analysanden aber auch die Behandlungspraxis des Analytikers. Als Nacharbeiten kann man das Verarbeiten und Durcharbeiten des analytischen Paares außerhalb der analytischen Sitzung auffassen. Dazu gehören nicht nur das Nachdenken, Protokollieren, Supervidieren und Publizieren der jeweiligen Sitzungen und Behandlungen, sondern auch Phänomene wie die Träume des analytischen Paares, in denen die »unverdauten« Erfahrungen der analytischen Situation vom emotionalen Unbewussten verarbeitet werden und in Form der erinnerten Träume dann auch weiter bearbeitet werden können. Durcharbeiten und vor allem Nacharbeiten gehören dann sehr viel stärker in den Bereich des Vorbewussten und des Bewusstseins.

An dem Beispiel der Träume des analytischen Paares[4] kann man die versuchte Differenzierung der verschiedenen seelischen Arbeitsformen

4 Die Arbeiten von Ogden habe ich bereits erwähnt, in denen er – ebenfalls Bion folgend – die Bedeutung des Träumens und der Unfähigkeit zu träumen so überzeugend demonstriert; als ein zentrales Ziel der psychoanalytischen Arbeit betrachtet er die Fä-

noch einmal etwas deutlicher machen: Die nächtliche Traumaktivität zwischen den Sitzungen findet ja überwiegend unbewusst statt (die geträumten Träume nach Moser & v. Zeppelin, 1996); nur ein kleiner Teil wird als erinnerter Traum erinnert und nur einige davon wiederum werden »erzählt«. Die Träume, die sich im manifesten Inhalt auf die analytische Situation beziehen, sind deshalb von besonderem Interesse, weil man eine unmittelbare Reaktion auf das Geschehen der analytischen Situation vermuten darf. Das nächtliche Träumen selbst ist danach zuerst einmal ein Nacharbeiten (weil es außerhalb der analytischen Sitzung stattfindet), aber in der Form des unbewussten Verarbeitens durch das emotionale Unbewusste. Erst der erinnerte Traum als Repräsentation dieser unbewussten Verarbeitung eröffnet die Möglichkeit einer bewussteren Bearbeitung in Form von Assoziationen, Erinnerungen, Überlegungen, Erzählungen und Deutungen. Mit der Traumerzählung durch den Analysanden wird der Traum für das analytische Paar bearbeitbar; der Analytiker wird seine Träume in der Regel für sich behalten, sie aber im Hintergrund seines Zuhörens in der Schwebe halten, um auf diese Weise bislang nicht verstandene Verbindungen entdecken zu können. Das Erinnern und Erzählen der Träume beruht damit sowohl auf der unbewussten Aktivität des emotionalen Unbewussten als auch auf der Aktivität des Vorbewussten und des dynamischen Unbewussten, was ich hier als Verarbeiten, Durcharbeiten und Nacharbeiten bezeichnet habe. Was die Arbeit des analytischen Paares betrifft, so könnte man formulieren, dass beide Partner in unterschiedlicher Intensität und Kapazität ihr emotionales Unbewusstes in Form der träumerischen Aktivität zum Verarbeiten, Durcharbeiten und Nacharbeiten einbringen; bei den unvermeidlich auftretenden »Arbeitsstörungen« könnte man sogar postulieren, dass der Analytiker die Träume des Analysanden oder dieser die Träume des Analytikers träumt, auch dies als Ausdruck der »gemeinsamen Arbeit« des analytischen Paares.

higkeit des Patienten zu entwickeln, seine emotionale Erfahrung zu »träumen«; Symptome und innere Unlebendigkeit sind Folge von »ungeträumten« oder »unterbrochenen Träumen«. In diesem Prozess spielt auch das Träumen des Analytikers eine zentrale Rolle: Er muss die ungeträumten oder unterbrochenen Träume des Patienten träumen, damit dieser seine Traumfunktion entwickeln kann (Ogden, 2003). Einen ähnliche Ansatz vertritt auch Lear: »Daß Träume nicht allein wegen ihres Inhaltes wertvoll sind, sondern auch deshalb, weil sie zur Bildung der psychischen Struktur beitragen können, gehört zu den bemerkenswerten Einsichten der Psychoanalyse« (Lear, 2007, S. 359).

Zur emotionalen Filmerfahrung des Zuschauers[5]

Wie lassen sich diese klinischen Überlegungen nun auf die Filmpsychoanalyse und vor allem auf die emotionale Filmerfahrung des Zuschauers beziehen? Betrachtet man die klinische Situation als eine Modellsituation, die durch ihr spezifisches Setting ansonsten schwer erkennbare Strukturen und Prozesse des alltäglichen seelischen Lebens sichtbar macht, so kann man davon ausgehen, dass die beschriebene Dynamik von Verarbeiten, Durcharbeiten und Nacharbeiten auch in alltäglichen und anderen Situationen bedeutsam ist. Es ist im Grunde der von Bion beschriebene mentale Verdauungsprozess, der für das seelische Leben des Menschen wesentlich ist. Überträgt man diese hier nur äußerst knapp skizzierten Überlegungen auf den Film – oder noch spezifischer auf das Kinoerlebnis, das mich hier besonders interessiert –, könnte man zunächst einmal mit Mahler-Bungers folgende Differenzierung vornehmen:

> »Um zu klären, mit was für einem Phänomen wir es zu tun haben, wenn wir vom Film (im Unterschied zum Patienten) sprechen, können wir, wie bei jedem Kunstwerk, von einem grundsätzlich triadischen Prozess ausgehen, der den Künstler (im Fall des Films den Regisseur und sein Team), das Werk (die fertige Filmrolle) und den Rezipienten (den Zuschauer) umfasst. Diese Trias kann man unter drei Begriffen, die zudem genuin filmisch sind, abhandeln: Einstellung, Darstellung und Vorstellung« (Mahler-Bungers & Zwiebel, 2007, S. 21ff.).

Da es mir in diesen Überlegungen um die Beziehung zwischen dem Filmkünstler und seinem Publikum unter dem Aspekt des Träumens im Bion'schen Verständnis geht – begrenzt vergleichbar mit dem gemeinsamen Träumen der analytischen Sitzung durch das analytische Paar – ist zuerst einmal auf eine wichtige Differenz zwischen Filmkünstler und Zuschauer hinzuweisen. Man kann wohl zu Recht annehmen, dass der Filmkünstler (der Regisseur mit seinem Team) über eine besondere Fähigkeit verfügt, seine eigenen emotionalen Erfahrungen (seine Lebenserfahrungen könnte man auch sagen) zu »träumen« und diese in künstlerische Bilder zu trans-

5 Es sei erwähnt, dass die Arbeiten von Bion bislang sehr wenig von den Filmpsychoanalytikern beachtet wurden. Eine Ausnahme stellt die Arbeit von Carla Ambrosio Garcia dar (Garcia, 2017).

formieren, eben in den Film. So gesehen ist der Film auch ein Produkt dieser »Traumarbeit« des Regisseurs. Auch für sie gilt die Beschreibung von Verarbeiten (die Wirkung des emotionalen Unbewussten), Durcharbeiten (die Durchlässigkeit des dynamischen Unbewussten) und Nacharbeiten (das mehr vorbewusste oder bewusste Bearbeiten des kreativen Produktes). Filmkünstler zeichnen sich wohl durch eine besondere Begabung aus, diese menschliche Fähigkeit zum Träumen in prägnante, man könnte auch sagen, »gute Bilder« umzusetzen. Diese Fähigkeit und Begabung impliziert nun vor allem auch einen besonderen Kontakt zur Realität, der immer mit Schmerz, Unsicherheit und Frustration verbunden ist: Die Modifizierung dieses Unbehagens anstelle ihres Vermeidens (wie es die junge und kranke Psyche tut) führt zu kreativen Prozessen des Träumens, Denkens und Fühlens – und schließlich auch zum filmischen Kunstwerk. Man kann also beim kreativen Künstler von einer besonderen Dynamik zwischen dem emotionalem Unbewussten, dem dynamischen Unbewussten und dem Vorbewussten und Bewusstsein ausgehen: Lebenserfahrung wird intensiv verarbeitet, durchgearbeitet und als künstlerisches Werk gleichsam nachgearbeitet. Der Film, das Bild, der Roman sind Ergebnisse dieses Prozesses. Dies wird hier als eine wichtige Komponente kreativer Prozesse neben anderen – beispielsweise des Handwerklichen – herausgestellt. Dirk Blothner spricht in einem anderen Vokabular von einem »Gestaltwerden seelischer Unruhe« (Blothner, 2017); dieses »Gestaltwerden« versuche ich präziser mit den Begriffen des Verarbeitens, Durcharbeitens und Nacharbeitens zu erfassen. Nicht wenige Künstler erkennen selbst diesen Prozess, etwa wenn sie ihre Fähigkeit, Filme zu machen, als einen Schutz gegen die Neurose betrachten (so z. B. Michael Haneke in einem Interview zum Film *Caché* – darin erwähnt er das große Glück, Filme machen zu können, was ihn vor dem Gang zum Psychiater schütze [Haneke, 2007]). Der Film ist dann gleichsam buchstäblich ein »curtain of illusion«, der wie ein Puffer gegen die traumatischen Zumutungen der Realität funktioniert. Der schwedische Filmkünstler Roy Andersson beschreibt die Rolle des Träumens (neben der Lebenserfahrung) für die Filmarbeit noch unmittelbarer: Er versteht die eigenen Träume als entscheidende Inspirations- und Erkenntnisquelle, wie es sich in seinen Filmen ganz eindrücklich manifestiert. Der Film »Die Taube sitzt auf dem Dach und denkt über das Leben nach« besteht aus einer Fülle von Szenen, die alle wie gefilmte Träume wirken. Das Filmemachen ist danach auch eine Art Selbstheilungsprozess oder, vorsichtiger, Selbstveränderungsprozess, der mit der psychoanalytischen Arbeit vergleichbar ist.

Der durchschnittliche Zuschauer hat die »künstlerische« Fähigkeit des träumenden Filmkünstlers nicht: Weder verfügt er über das notwendige Handwerk noch hat er in der Regel diesen intensiven Zugang zu seiner inneren Traumwelt. Allerdings verfügen ja alle Menschen über einen mehr oder weniger intakten mentalen »Verdauungsapparat«, dessen Manifestation das von Bion beschriebene Träumen ist und was Blothner als »Gestaltwerden seelischer Unruhe« oder Bions Schüler als »träumerisches Wachdenken« bezeichnen. Alle Menschen müssen ihre emotionalen Erfahrungen mental »verdauen«, was sich in der Generierung eines »inneren Films« beschreiben lässt, der als eine Form der Visualisierung, Bedenken und Strukturieren der emotionalen Lebenserfahrungen mit ihren unvermeidlich problematischen Aspekten verstanden werden kann. Daher könnte man auch davon sprechen, dass alle Menschen im übertragenen Sinne »Filmproduzenten« und »Filmregisseure« sind, auch wenn diese Bildungen oft unbewusst, fragmentiert und nur manchmal in vergleichbarer Weise kreativ sind. Wovon hängt nun die Generierung dieses »inneren Films« ab? Wenn wir die seelische Arbeit als Verarbeiten, Durcharbeiten und Nacharbeiten für die klinische Situation beschrieben haben, dann ist der entstehende »innere Film« gleichsam die Manifestation dieser seelischen Arbeit im Alltag der Menschen, die aber immer unvollständig oder durch Veranlagung, Traumatisierungen oder Konflikte blockiert, eingeschränkt oder sogar erheblich beschädigt sein kann. Konflikte, Traumatisierungen und Probleme müssen verarbeitet werden, Erkenntnisse, Einsichten und Lösungen durchgearbeitet werden und alles dies im Schlafen, nächtlichen Träumen, Gesprächen oder anderen kreativen Produktionen nachgearbeitet werden. Betrachtet man das Verarbeiten, Durcharbeiten und Nacharbeiten als einen Prozess der ständigen Transformation, dann wird also auch außerhalb der klinischen Situation zu postulieren sein, dass hier ein intra- oder intersubjektiver Prozess notwendig ist, um die emotionalen Turbulenzen des Lebens erträglich zu machen. Um seelisch im Gleichgewicht zu bleiben, sucht jeder Mensch nach einem Behälter oder Container für diese unvermeidlichen emotionalen Turbulenzen des Lebens: Der »innere Film« als Ausdruck des emotionalen und dynamischen Unbewussten kann als intrapsychischer Container betrachtet werden, weil hier die Affekte gebunden, gehalten und gestaltet werden können – wiederum auch aufzufassen als schützender »curtain of illusion«. Allerdings ist auch diese Beschreibung zu einfach: In Wirklichkeit laufen wohl immer verschiedene »innere Filme« ab: wunscherfüllende Tagträume, bedrohliche »Filme« voller Sorgen, traumatische, katastrophische und tragische Szenarien. Gerade die Wiederholungen dieser verschiedenen »inneren Filme« weisen auf die Begrenztheit der Verarbeitung hin. Daher bleibt die Suche nach einem äußeren Container immer aktiv, der für einen das »Unverdaute« aufnimmt, weiter verarbeitet und schließlich auch zurückgibt: die Beziehung zu Mitmenschen, bestimmte Tätigkeiten und vor allem die Kunst. Es sind nach dieser Überlegung also die eigenen »ungeträumten Träume«, die nach einem äußeren Container suchen, um der inneren Unruhe, der emotionalen Turbulenz eine beruhigende Gestalt zu geben. So gesehen besteht die große Attraktion der Bilder und des Films gerade darin, einen Container für die eigenen »ungeträumten Träume« zur Verfügung zu stellen, gerade weil der Film den inneren mentalen Prozessen so ähnlich und vergleichbar ist. Betrachten wir unter diesem Aspekt einmal die Beschreibung des Neurowissenschaftlers Christof Koch:

> »Rafael Malach und das Weizmann Institute in Israel zahlten Freiwillige dafür, sich *Zwei glorreiche Halunken* anzusehen, während sie auf dem Rücken in einem engen Scanner lagen, der Aufnahmen von ihrem Gehirn machte [...]. Bei der Analyse ihrer Gehirnaktivitäten entdeckte Malach, dass die für Introspektion, übergeordnete Kognition, Planung und Bewertung zuständigen Bereiche der Großhirnrinde relativ inaktiv waren, während die für Sinneswahrnehmungen, emotionale Prozesse und Erinnerungen zuständigen Regionen vor Aktivität nur so sprühten. Zudem war das Auf und Ab der Durchblutung der Hirnrinde, die der Hirnscanner ebenfalls dokumentierte, bei allen Freiwilligen gleich. Beide Beobachtungen belegen, wie meisterhaft der begnadete italienische Regisseur Sergio Leone seine Zuschauer beherrscht und dazu bringt zu sehen, zu fühlen, zu erinnern, was ER will. Genau dies ist einer der Gründe, warum wir so gern Spielfilme ansehen – sie lenken uns von unserem hyperaktiven Selbstbewusstsein ab, den täglich auf uns einstürmenden Sorgen, Ängsten, Befürchtungen und Zweifeln. Für ein paar Stunden entfliehen wir der Tyrannei unserer schädelgroßen Königreiche. Wir sind uns der Ereignisse im Film sehr bewusst, unseres eigenen Zustandes nur sehr wenig« (Koch, 2013, S. 64).

In meinem Vokabular würde ich dies so beschreiben: Der eigene »innere Film« wird durch den äußeren, realen Film in den Hintergrund gedrängt und auf diese Weise die drängenden und oft nicht lösbaren Problemsituationen momentan vergessen oder verdrängt. Hier wird der Film und das

Kinoerlebnis als Ablenkung, als Eintauchen in einen fremden Film, als Erleben von fremden inneren Welten erlebt, bei dem man die emotionalen Turbulenzen auf der Leinwand partizipierend an einem sicheren Ort simulativ miterleben kann. In diesem Verständnis steht der Entlastungseffekt der Filmerfahrung deutlich im Vordergrund: Die Sorgen, Ängste, katastrophischen Fantasien werden auf diese externalisiert, aber nur passager beruhigt: Es findet kein wirksames Verarbeiten, Durcharbeiten und Nacharbeiten statt, sodass leicht eine Art Filmsucht entstehen kann, weil sich der Zuschauer auf den Film als äußeren Container zunehmend angewiesen fühlt. Hier geht es also mehr um ein Loswerden von belastenden emotionalen Erfahrungen als um deren Verarbeitung oder Modifizierung. Als ein Beispiel für eine solche Funktion könnte man in der Tat von einer Art Filmsucht sprechen, da hier manchmal ein Film nach dem anderen – das Fernsehen bietet sich hier in fataler Weise an – gleichsam verschlungen wird. Als ein anderes Beispiel wäre die Pornografie zu erwähnen. Bekanntlich wird das sexuelle Erleben wesentlich von den inneren Bildern und Fantasien bestimmt. Die große Verbreitung von Pornografie könnte als ein Hinweis auf die Begrenztheit der eigenen »Filmgestaltung« gerade im sexuellen Leben betrachtet werden: In gewisser Weise wird der pornografische Film zum äußeren Container für die eigenen nicht visualisierbaren Wünsche, Fantasien und Gefühle. Aber es bleibt auch hier die Frage, ob Pornografie nicht zu einem wesentlichen Teil aus einem Impuls des Loswerdens besteht, der aus einer sexuell versagenden realen Situation resultiert.

Diese angedeuteten Überlegungen zeigen, wie komplex die Motive und Prozesse beim Filmzuschauer zu denken sind. Immer wieder drängt sich die Frage auf, woher die große Attraktion der Bilder und des Films kommen. Leuschner spricht von Filmsucht – ich würde lieber von Filmsehnsucht oder noch allgemeiner Bildersehnsucht sprechen – und beschäftigt sich vor allem mit einem strukturellen Gesichtspunkt der Filmprojektion, bei der durch die besondere Technik und der besonderen Kino-Situation ein hypnagoger Ich-Zustand, dem Einschlafen in gewisser Weise vergleichbar, entsteht, der allerdings durch die spezifische Kinosituation »eingefroren« wird und eine Regression auf einen frühen Entwicklungszustand ermöglicht, in die der Film seine Bilder platziert. Die Filmerfahrung sei dann als ein Amalgam von realer Wahrnehmung und Eigenschwingungen (»Vibrationen«) zu verstehen. In diesem Sinne könne man auch davon sprechen, dass der Film Ersatzbilder liefere, wodurch ein Zustand von Träumerei etwa durch resonante Phänomene beim Zuschauer angeregt wird;

die Filmbilder werden im Medium eines frühkindlichen Erlebniszustandes erfahren und als Befriedigung aller vitalen Bedürfnisse interpretiert: Trinken, Sehen und Schlafen (Leuschner, 2007; siehe dazu auch Zeul, 2007). In Bezug auf den postulierten »inneren Film« könnte man auch sagen, dass nach diesem Verständnis eine fast paradoxe Situation entsteht: Der eigene »innere Film« wird einerseits angeregt, aber tritt gleichzeitig durch den realen Film in den Hintergrund: Es ist wie eine Mischung zwischen dem eigenen »inneren Film« und dem fremden realen Film (der allerdings auf dem »inneren Film« des Filmkünstlers beruht). Der Zuschauer wird so zum Container für den »inneren Film« des Filmkünstlers (ohne den Zuschauer gibt es keinen Filmkünstler), wie allerdings auch der Film zum Container für den »inneren Film« des Zuschauers werden kann – dies umso mehr, wenn der eigene Container für das Umwandeln die durch Wünsche und Ängste bedingte Erregung und Unruhe nicht ausreicht, sondern in den äußeren Film projiziert wird, der dann wie die Mutter dem Säugling die bislang unverdauten Erfahrungen spiegelt und zurückgibt.

Man muss also aus dieser Sicht des »Träumens« beim Zuschauer eine höchst komplexe Mischung aus einem eher strukturellen oder allgemeinen Aspekt des Filmerlebens postulieren, in dem es sowohl um eine Resonanz zwischen »innerem Film« und äußerem, realen Film als auch um eine Art Ersatzfilm wie bei der Pornografie oder einer Ablenkung von den eigenen, problematischen »inneren Filmen« geht. In diesen Bereich können viele Filmerfahrungen gehören, etwa die oft allgemeine und diffuse emotionale Stimulierung (etwa das Weinen bei typischen Szenen) oder aber die Ablenkung und Unterhaltung, bei der der äußere, reale Film hilft, den eigenen quälenden oder auch nicht gelingenden »inneren Film« abzuschalten oder zu verleugnen. Das Filmerlebnis bleibt dann überwiegend eine Art »Ferien vom Ich«. Da ich in dieser Arbeit aber vor allem an den öffentlichen Filmvorführungen interessiert bin, ist hier zu fragen, ob man für diese Zuschauer nicht noch eine andere Dynamik vermuten darf. Man kann diese Unterscheidung im Übrigen ganz direkt beobachten: In diesen Veranstaltungen verlässt immer ein kleiner Teil der Zuschauer nach Ende der Filmvorführung das Kino. Sie sind offenbar nur gekommen, um sich den Film anzuschauen; manche mögen die nicht ganz unberechtigte Sorge haben, dass der Film durch Kommentar und Diskussion anschließend »getötet« wird. Sie wollen also das Filmerlebnis nicht durcharbeiten und nacharbeiten, jedenfalls nicht in der Öffentlichkeit. Aber die meisten Zuschauer bleiben und sind an dem Kommentar und einer Diskussion interessiert. Es sind die Zuschauer – so meine Vermutung – für die es nicht gleichgültig ist, welchen Film sie sehen und darin gleichen sie wohl auch dem Filmpsychoanalytiker, der sich ja auch nur für bestimmte Filme interessiert. Sie fühlen sich von diesen bestimmten Filmen besonders angezogen, beschäftigen sich mit diesen und entwickeln manchmal sogar eine besonders intensive Beziehung zu diesen Filmen. Man könnte fast so weit gehen und sagen, dass dieser Filmzuschauer in diesem Fall gezielt einen Container für seinen »inneren Film« sucht, der eben auch die bislang nicht-träumbaren Emotionen in roher Form aufbewahrt. Hier geht es dann nicht nur um die eher unspezifischen, generellen Aspekte des Filmerlebens – die man allerdings als eine Voraussetzung für dieses besondere Filmerlebnis ansehen kann – als vielmehr um eine spezifische, inhaltlich determinierte Anziehung. Dies können allerdings auch ästhetische Gesichtspunkte sein – also vor allem die Schönheit der Filmbilder – aber auch Aspekte, die auf die Überlegungen von Ogden zurückführen: Filme, die von ihrer Thematik her Bereiche berühren, die der Filmzuschauer selbst nicht »träumen« kann, das heißt, bislang nicht seelisch verarbeitet hat; hier wird dann das Filmerlebnis in Analogie zur Filmproduktion des Regisseurs eine Art Selbstveränderungsprozess oder das Filmerlebnis eine »viewing cure« (Schmid, 2006).[6]

Diese ganzen Überlegungen kreisen also um die Frage, ob es sinnvoll ist, zwischen einer unspezifischen Filmsehnsucht – die sich leicht zur Filmsucht entwickeln kann und bei der die Ablenkung, die Selbstvergessenheit, das Träumen-Lassen mit der zentralen Funktion des Loswerdens von emotionalem Ballast, also Unverdaulichem – und einer spezifischen Filmsehnsucht zu unterscheiden – bei der das zentrale Motiv des Zuschauers wäre, einen Container für die eigenen »ungeträumten Träume« zu suchen oder zu finden, um die emotionalen Erfahrungen zu modifizieren (im Sinne des Verarbeitens, Durcharbeitens und Nacharbeitens) und auf die Weise aus der Filmerfahrung zu lernen. Bei vielen Zuschauern des Arthouse-Kinos (und auch der psychoanalytisch kommentierten öffentlichen Filmvorstellungen) und bei den Filmpsychoanalytikern kann man wohl dieses letztgenannte Motiv zu Recht vermuten. Es gibt dann so etwas wie eine vorbewusste oder sogar unbewusste Suche nach einem Container für

6 Siehe dazu auch die Arbeit von Otto Teischel über »Existentielle Filmtherapie«. Teischel (2017) versteht die Beschäftigung mit Filmen und deren Filmdeutung als »Weg zum Selbst« in einer existenziellen Dimension. Dabei geht es um die bewusste Sehnsucht nach der kreativen Verwirklichung des eigenen Selbstpotenzials.

die eigenen »ungeträumten Träume«. Der Zuschauer sucht und findet in den Filmbildern und in dem Filmerlebnis einen kompensatorischen Raum, in dem eine andere Person, also der Regisseur, für ihn oder sie die ungeträumten oder unterbrochenen Träume träumt – einen Raum der Verarbeitung, des Durcharbeitens und schließlich manchmal des Nacharbeitens. Dies entspricht meinem eigenen Verständnis von Hitchcocks *Vertigo*, der ausgesprochen eindrucksvolle Bilder für spezifische psychoanalytische Fragestellungen bereit stellt, die sich auf Aspekte der analytischen Theorie (die Beziehung von Trauma und Melancholie), der analytischen Beziehung (die Gefahren einer katastrophischen Entwicklung der analytischen Beziehung) und der eigenen, persönlichen konflikthaften Lebensgeschichte, alles Aspekte, die bislang nur begrenzt verarbeitet und durchgearbeitet werden konnten (Zwiebel, 2007).

Wesentlich ist also der Schritt vom »Träumen-Lassen« zum »Selberträumen«! Dies geschieht am ehesten dann, wenn der Film tatsächlich wie ein eigener Traum betrachtet und behandelt werden kann, einschließlich einer selbstreflexiven Deutungsarbeit wie bei einem geträumten, erinnerten und erzählten Traum.[7] In der gegenwärtigen gesellschaftlichen Realität kann man beobachten, dass Filme allerdings überwiegend konsumiert oder auch »verschlungen« werden; vereinfacht könnte man auch sagen: Man lässt träumen und man muss sich ernsthaft fragen, ob dies die Fähigkeit des Träumens im Bion'schen Sinne weiter untergräbt und somit vielleicht sogar wirklich eine Form von Filmsucht entstehen lässt, wie dies Leuschner formuliert hat: Dann geht es vor allem darum, eine Entlastung von dem drückenden alltäglichen Selbstbewusstsein zu bekommen, wie dies Koch formuliert hat. Andererseits beobachtet man bei einem kleineren Publikum ein Interesse daran, über Filme zu diskutieren, wie der große Zuspruch an öffentlichen Veranstaltungen mit moderierenden Psychoanalytikern zeigt. Dies scheint mir eine wachsende Tendenz bei nachdenklichen Filmzuschauern zum Ausdruck bringen, die sich selbst gegen das »Verschlingen«

7 Dazu noch einmal Teischel: »Genau in dieses existentielle Vakuum der Entfremdung vom eigenen Selbst hinein wuchert eine gigantische Konsum-, Unterhaltungs- und vor allem Medium- und Filmindustrie, deren Absicht es ist, möglichst spektakuläre (»laute«), oberflächliche, viele Sinne stimulierende Reizimpulse auszusenden, damit sie ihren gewünschten Effekt zur Folge haben ... Daher gibt es auch viel mehr verlogene Filme, in denen wir zerstreut werden und uns vergessen sollen, als aufrichtige, in denen wir zu uns und zur Besinnung kommen können und an die Sehnsucht nach dem eigenen Selbst erinnert werden« (Teischel, 2017, S. 39).

und »Verschlungen-Werden« von filmischen Bildern zur Wehr setzen. Zu wenig untersucht scheint mir auch die unterschiedlich ausgeprägte Fähigkeit des Zuschauers, ein filmisches Ich zu entwickeln oder zuzulassen, sich den präsentierten Bildern wirklich auszusetzen und diese reflexiv zu verarbeiten.[8]

Abschließende Bemerkung

Endlich komme ich jetzt wieder zur öffentlichen Filmvorstellung und Filmdiskussion. Macht man mit der Überlegung ernst, dass der Filmkünstler den Zuschauer auf die Couch legt, dann sind die öffentlichen, von Psychoanalytikern moderierten Filmvorstellungen möglicherweise ein Ort, an dem dies potenziell nicht nur realisiert, sondern auch vertieft werden kann. Das Filmerlebnis im Kino wäre dann eine Art »Mini-Analyse«, bei der der Zuschauer den Film als Container für seine ungeträumten Träume erleben kann, die dann verstanden werden können und ein Veränderungspotenzial haben, wenn die Bilder des Films (die »Träume« des Regisseurs) als Antwort auf die eigenen ungelösten Fragen verstanden werden. Die Rolle des kommentierenden Psychoanalytikers bleibt dabei noch zu untersuchen. Er ist in diesem Fall nicht der Psychoanalytiker, sondern ein psychoanalytisch inspirierter Zuschauer, der sich ja selbst der Analyse des Filmkünstlers unterzieht. Da er sich aber schon vorher intensiv mit dem Film beschäftigt hat, präsentiert er den Zuschauern seine selbstreflexive Arbeit mit dem Film. Er demonstriert sein Verarbeiten, Durcharbeiten und Nacharbeiten des jeweiligen Films und kann auf diese Weise den »Denk- und Erlebensraum« des Zuschauers erweitern. Im besten Fall ist es seine Funktion, gemeinsam mit den Zuschauern in einen Zustand zu kommen, den man als »kollektives Träumen des Filmerlebnisses« bezeichnen könnte.

8 Es ist aus räumlichen Gründen nicht möglich, die zentralen Überlegungen an konkreten Filmbeispielen zu vertiefen. Hier sei lediglich auf den Film *Pleasantville* von Gary Ross (1998) verwiesen, der wie eine filmische Darstellung meiner theoretischen Überlegungen betrachtet werden kann (siehe Kapitel 9).

7 Out of balance

Das Ringen um einen »sicheren Ort« – Filmpsychoanalytische Überlegungen zu *In Treatment* (2007–2010)

Zur Einführung

Die filmpsychoanalytische Beschäftigung mit dieser auch in psychoanalytischen Kreisen viel beachteten Fernsehserie greift auf implizite Weise die Thematik »Mit und ohne Couch« auf. Im Mittelpunkt steht die Figur eines psychoanalytisch orientierten Therapeuten, der in seinem Behandlungszimmer keine Couch mehr hat, aber nach psychoanalytischen Kriterien mit seinen Patienten zu arbeiten scheint – also mit einer »inneren Couch«. Diese Zusammenhänge sollen in dem folgenden Kapitel vertiefend besprochen werden.

In Treatment ist eine US-Fernsehserie über den Psychotherapeuten Paul Weston (dargestellt von Gabriel Byrne), die auch im deutschen Fernsehen zwischen 2008 und 2011 mit mäßiger Resonanz gezeigt wurde. Sie basiert auf der mehrfach ausgezeichneten und erfolgreichen israelischen Serie *Be Tipul*. Man könnte sie ins Subgenre »Psychoanalyse im Film« einreihen, in denen Psychoanalytiker, Psychoanalyse und Psychotherapie ein Hauptthema darstellen: *Geheimnisse einer Seele* von Georg Wilhelm Pabst (1926), *Spellbound* von Alfred Hitchcock (1945), *Freud* von John Huston(1960), *Intime Fremde* von Patrice Leconte (2003) und *Das Zimmer meines Sohnes* von Nanni Moretti (2001), um nur einige wichtige Filme zu nennen. Rainer Gross hat in seiner Arbeit *Der Psychotherapeut im Film* fast 150 Filme aufgeführt, in denen Psychiater, Psychotherapeuten oder Psychoanalytiker eine Rolle spielen (Gross, 2012). Allerdings werden in keinem dieser Filme die Psychotherapie selbst und die Person des Psychotherapeuten in solch umfänglicher Tiefe, Verlaufsdauer und Detailliertheit dargestellt wie in dieser zu besprechenden Fernsehserie. Als Problem des Subgenres insgesamt stellt sich immer wieder die Frage nach der angemessenen Darstellung der Psychoanalyse/Psychotherapie, die in der Kluft zwischen Sein und Sollen – zwischen Tatsachen und Wunsch- und Angstvorstellungen – aufgespannt ist. Man kann sagen, dass die Filme dieses Subgenres im Laufe der letzten Jahrzehnte sich immer mehr der tatsächlichen Praxis annähern und dass man *In Treatment* daher als einen vorläufigen Höhepunkt in dieser Entwicklung ansehen könnte. Einige meiner Kollegen und ich selbst verwenden auch aus diesem Grund manche Episoden aus *In Treatment* zu didaktisch-illustrativen Zwecken, um etwa bestimmte seelische Problemlagen oder auch Fragen des therapeutischen Prozesses ohne die häufigen Probleme der Diskretion mit Studierenden, Laien und Kollegen zu diskutieren. Auf der Tagung »Ästhetik der Behandlung« wurde kürzlich eine Episode aus der Serie kritisch und detailliert diskutiert (Gödde et al., 2015). Dabei sind die Reaktionen auf die filmische Darstellung der therapeutischen Szenen und des Verhaltens des Therapeuten nicht selten gespalten: Einerseits lösen die Person des Therapeuten und sein Arbeitsstil Bewunderung aus (hier erscheint er als der ideale Therapeut), andererseits aber auch Ablehnung und Entwertung. Einen Höhepunkt der Ablehnung erlebte ich selbst in einem Seminar mit einer größeren Gruppe von Therapeuten, in denen ich eine Episode aus der Serie zum Thema Gegenübertragung zeigte; eine Therapeutin verließ unter Protest das Seminar, nachdem sie mir vorgeworfen hatte, einen Film über einen solch inkompetenten Therapeuten gezeigt zu haben. Auch Brett Karr erwähnt in seiner Arbeit über *In Treatment* diese unterschiedlichen Reaktionen (Karr, 2011). Eine ganz andere Herausforderung stellt sich allerdings jetzt in dieser vorliegenden Arbeit, in der es um einen Kommentar zur gesamten Serie gehen wird. Hier sei nur daran erinnert, dass es sich um insgesamt 106 Episoden in drei Staffeln à 25 Minuten handelt, also über 40 Stunden Filmmaterial. Das für mich übliche filmpsychoanalytische Vorgehen, über den Film ein genaues Sequenzprotokoll anzufertigen, ist daher nicht praktikabel, vielleicht auch nicht notwendig, da die episodische Struktur der Serie typische Muster erkennen lässt, die ich im Folgenden unter verschiedenen Gesichtspunkten ein wenig genauer diskutieren möchte.[1]

Kurze Synopsis der Serie

In Treatment besteht also aus drei Staffeln in vielen einzelnen Episoden und zeigt den etwa 50-jährigen Therapeuten Paul Weston überwiegend in der

1 Die dritte kürzere Staffel habe ich in meine Überlegungen nur begrenzt einbezogen, um die Übersichtlichkeit der Darstellung nicht zu gefährden.

therapeutischen Arbeit mit seinen Patienten. Jede Episode von 25 Minuten stellt eine abgeschlossene Therapiesitzung dar. In der ersten Staffel hat Paul die Praxis in seinem Privathaus in Baltimore und empfängt wöchentlich über neun Wochen verschiedene Patienten: Laura, eine bildhübsche Anästhesistin, die sich heftig in Paul verliebt; Alex, einen Bomberpilot, der im Irak bei einem Angriff unwissentlich unschuldige Kinder getötet hat; Sophie, eine 16-jährige Turnerin, die nach einer Affäre mit ihrem Trainer einen verkappten Suizidversuch unternommen hat; das Paar Amy und Jake, die sich über eine Schwangerschaft und die Frage nach einem Abbruch entzweien. Am Freitag geht Paul zu seiner ehemaligen Supervisorin, um die sich anhäufenden Probleme mit seinen Patienten, aber auch seine zunehmend privaten ehelichen Schwierigkeiten zu erörtern. Die sehr verdichteten, dramatisierten einzelnen Episoden und Therapieverläufe spitzen sich alle krisenhaft zu: Paul verliebt sich selbst in Laura, Alex geht mit der Mitpatientin Laura eine sexuelle Beziehung ein, die Paul zu einem aggressiven Ausbruch gegenüber Alex in einer Sitzung provoziert, Sophie unternimmt im Badezimmer seiner Praxis einen demonstrativen Suizidversuch, Amy erleidet auf der Couch einen Abort, die Supervision droht durch alte Verletzungen während der Ausbildung von Paul zu entgleisen. Schließlich verunglückt Alex bei einem Testflug tödlich und die Frage nach einem möglichen Suizid und Pauls therapeutischer Verantwortung wird vom Vater des Patienten aufgeworfen und später in eine offizielle, gerichtliche Klage umgewandelt. Gleichzeitig verschlechtert sich die Ehe von Paul rapide, es kommt zu konflikthaften Gesprächen zwischen ihm und seinen beiden älteren Kindern und am Ende steht die Scheidung von seiner Frau Kate und sein Umzug in eine neue Praxis nach New York. Hier empfängt er in der zweiten Staffel nach dem gleichen Muster wie zuvor verschiedene Patienten: Mia, eine Anwältin, die ihn im Prozess gegen Alex's Vater vertreten soll, stellt sich als ehemalige Patientin von Paul heraus; auch sie macht ihm wegen der Therapie vor 20 Jahren heftige Vorwürfe; Walter, einen etwa 60-jährigen Vorstandsvorsitzenden, der ihn wegen Schlafstörungen aufsucht und schon im ersten Gespräch eine Art Panikattacke erlebt; April, eine junge Studentin, bei der ein Lymphknotenkrebs im fortgeschrittenen Stadium festgestellt wurde, sie sich aber der notwendigen Behandlung entziehen will; und den jungen, übergewichtigen Oliver, der unter der sich abzeichnenden Trennung und drohenden Scheidung seiner Eltern leidet. Nach wie vor fährt Paul zu Gina, seiner Supervisorin: Die ursprüngliche Supervision ist mittlerweile in eine Therapie von Paul umgewandelt worden. Die therapeutischen Verläufe sind in dieser zweiten Staffel etwas weniger dramatisch, vielleicht auch, weil Paul von den professionellen und privaten Belastungen und Rückschlägen deutlich gezeichnet ist: Mia und Walter willigen am Ende in die Fortsetzung der Therapie ein (auch Walter unternimmt im Laufe der Gespräche einen Selbstmordversuch), April beendet die Therapie dankbar, weil Paul ihr das Leben gerettet habe, und Oliver zieht mit seiner Mutter in eine entfernte Stadt, deutet aber an, dass er mit dem Therapeuten in Kontakt bleiben wird. In seiner eigenen Therapie arbeitet Paul einige seiner eigenen Konflikte im Zusammenhang mit dem Selbstmord seiner Mutter aus der Kindheit auf. Schließlich wird die Anklage des Vaters von Alex abgewiesen und Paul ist trotz der vielen Schwierigkeiten und Krisen der letzten Zeit entschlossen, weiterhin als Therapeut zu arbeiten, verbunden mit der Hoffnung, wieder eine neue Beziehung zu einer Frau aufbauen zu können. In der dritten Staffel kommen weitere Patienten zur Behandlung, Paul geht wegen anhaltender Schlafstörungen erneut in Psychotherapie und erwägt am Ende ernsthaft, seine therapeutische Tätigkeit endgültig aufzugeben.

Das eigene filmpsychoanalytische Arbeitsmodell

Bevor ich einige zentrale Thematiken dieser Serie diskutieren werde, möchte ich kurz meinen filmpsychoanalytischen Zugang und mein individuelles Arbeitsmodell ansprechen. Zuerst gilt es zu berücksichtigen, dass die Protagonisten nicht als quasi reale Personen oder Patienten aufgefasst und diskutiert werden sollten: Es handelt sich um fiktive »Personen«, die man auch als Repräsentanten bestimmter exemplarischer Lebensumstände, Problemlagen, Einstellungen, Haltungen und Absichten begreifen kann. Paul repräsentiert also einen bestimmten Typus des Therapeuten und dies gilt auch für seine jeweiligen Patienten: ohne diese diagnostisch einordnen zu wollen, vertreten sie Patienten-Typen mit einer spezifischen Problematik: Sexualisierung (Laura), Narzissmus (Alex), Adoleszenz-Krise (Sophie), Sadomasochismus (Amy und Jake), Alterskrise (Walter), lebensbedrohliche Erkrankung (April), Kinderlosigkeit im mittleren Lebensalter (Mia), Elternschaft bei den Eltern von Oliver (Bess und Luke). Ich werde also die ganze Serie in Anlehnung an Gerhard Schneider als eine Quasi-Person in ihrer Ganzheit auffassen und in diesem Sinne die Serie als die Darstellung der modernen westlichen Therapiewelt zu verstehen versuchen (Schneider, 2008). Daher berücksichtige ich auch nicht ausdrücklich bestimmte filmtechnische und zuschauerbezogene Aspekte wie die unvermeidliche

Verdichtung, Übertreibungen oder auch Zuspitzungen gegen Ende jeder Episode, um beim Zuschauer das Interesse an der Serie wach zu halten. Weiterhin erscheint es wichtig, sich nicht ausschließlich von dem Narrativen des Films einfangen zu lassen, um darüber das spezifisch Filmische der Bilder zu vergessen oder zu übersehen. Gerade bei einer solchen Serie verliert man sich leicht in die einzelnen komplexen Lebensgeschichten der verschiedenen Protagonisten, während man die visuellen Komponenten des Film übersieht: Ich werde später etwas genauer auf die räumliche Gestaltung der Praxis von Paul eingehen, die Nähe zu seinen privaten Räumen, die Rolle der Toilette und nicht zuletzt das Logo im Vorspann, das einem Objekt im Behandlungszimmer entnommen ist: eine weiß-bläuliche, ständig in Bewegung befindliche Flüssigkeit in einem oszillierenden Glas. Und vor allem verstehe ich die Filmpsychoanalyse als einen Dialog zwischen der Psychoanalyse und der Filmkunst, in dem davon auszugehen ist, dass mindestens drei zentrale Kontexte immer von Bedeutung sind, die sowohl die Psychoanalyse als auch die Filmkunst bewegen: die Erforschung der Problemlagen der Menschen, die Erforschung von Wandlungs- und Wirkungsprozessen und das Verständnis des Films als Spiegel der eigenen Wirklichkeit des Zuschauers (Zwiebel, 2007, 2015). Es wird also im Folgenden nicht darum gehen, wie realistisch die therapeutische Wirklichkeit dargestellt ist, es wird auch nicht um filmkritische Aspekte gehen, sondern um eine unvermeidlich persönliche Auseinandersetzung mit der ganzen Serie, die ich selbst als Psychoanalytiker mit einer langjährigen praktischen Erfahrung wohl ganz anders erlebe und verstehe als ein durchschnittlicher Laie oder ein Analysand oder Patient. Das Dialogische besteht dann darin, dass ich bereit bin, mir vom Filmkünstler eine Sicht von außen zuzumuten, ja, die eigenen »blinden Flecken« zeigen zu lassen; dies entspricht einer Auffassung der Filmpsychoanalyse als Ermutigung zur und Fortsetzung der Selbstanalyse des Zuschauers. Natürlich sind Vergleiche und Bewertungen fast unvermeidlich; sie in der Schwebe zu halten ist jedoch produktiv, weil dann der filmpsychoanalytische Zugang diesen forschenden und selbstanalytischen Impuls ermöglicht.

Im Dialog mit den psychoanalytischen Grundannahmen

Als Erstes ist festzustellen, dass bei einem filmpsychoanalytischen Kommentar zu dieser Serie die Versuchung groß ist, die eigenen Grundannahmen über die psychoanalytische oder psychotherapeutische Praxis in die Filmgeschichte hineinzuprojizieren. Auch wenn dies nicht völlig zu vermeiden ist, so hilft doch eine Art dichte Beschreibung der Filmgeschichte und Filmbilder, diese Tendenz zu vermindern – was allerdings bei dem Umfang der Serie in dieser Arbeit nur im Ansatz zu realisieren ist. In jedem Fall ist weiterhin davon auszugehen, dass die fiktive Filmgeschichte mit den einzelnen Episoden einen kreativen Akt des Filmkünstlers Rodrigo Garcia[2] und seinem Teams darstellt, in dem Grundannahmen des Künstlers, wissenschaftliche Modelle und Alltagsmodelle von Laien über Psychotherapie, aber auch Arbeitsmodelle von Therapeuten und Psychoanalytikern zusammenfließen: Es wird in der Filmserie offenbar der Versuch gemacht, ein relativ adäquates Bild von moderner Psychotherapie in der westlichen Welt zu entwerfen, das auch für den durchschnittlichen Fernsehzuschauer nachvollziehbar und spannend ist. Welches in diesem Sinne also kompromisshafte Bild von Psychotherapie wird nun zunächst einmal vermittelt? Als Fachmann kann man das gezeigte Arbeitsmodell von Paul Weston leicht identifizieren: Es ist eine in der westlichen Welt wohl derzeit am häufigsten praktizierte Form von psychodynamischer Psychotherapie, die auf den zentralen Prinzipien der Psychoanalyse beruht, aber oft nicht mehr im klassischen Couch-Setting durchgeführt wird. Dafür steht die Tatsache, dass eine analytische Couch im Behandlungsraum nicht vorhanden ist, sondern die Patienten auf einem wohnlichen Sofa Platz nehmen, für das es vielfache Verwendungen gibt (schließlich auch als Schlafstätte für den Therapeuten). Shedler (2011) hat kürzlich diese psychodynamische Psychotherapie in insgesamt sieben Gesichtspunkten zusammen gefasst, die zentrale Orientierungen des Therapeuten sind:

1. Fokus auf Emotion und Gefühlsausdruck;
2. Untersuchung von Versuchen des Patienten, belastende Gedanken und Gefühle zu vermeiden;
3. Identifizieren von wiederkehrenden Themen und Mustern;
4. Auseinandersetzung mit Erfahrungen in der Vergangenheit;
5. Fokus auf zwischenmenschliche Beziehungen;
6. Fokus auf die Therapiebeziehung;
7. Erforschung des Phantasielebens.

2 Rodrigo Garcia ist ein kolumbianischer Fernseh- und Filmregisseur, Sohn von Gabriel Garcia Marquez.

Es gibt praktisch keine Episode, in der nicht fast alle dieser sieben Gesichtspunkte in den Interventionen von Paul Weston vorkommen: Immer wieder fragt er nach den Gefühlen seiner Patienten (etwa wenn er Sophie immer wieder nach ihren Gefühlen dem abwesenden Vater gegenüber befragt), spricht aktiv Vermeidungen, Verharmlosungen und Rationalisierungen an (wenn er nach den unterdrückten Schuldgefühlen oder auch homosexuellen Gefühlen bei Alex nachforscht), zeigt Wiederholungsmuster in den Beziehungen auf (wenn er die Dominanz von Walter auch in der therapeutischen Beziehung anspricht), stellt immer wieder Verbindungen zwischen der Gegenwart und der Vergangenheit her (dabei vor allem die Beziehung zu den Eltern betonend, etwa wenn er die anwaltliche Berufstätigkeit von Mia mit ihrer Beziehung zum Vater in Verbindung bringt), erforscht die Beziehungen zu anderen, aber auch zu sich selbst (wenn er das provokative Verhalten in der therapeutischen Sitzung problematisiert) und fragt nach Träumen und Fantasien (etwa Sophies Traum über ihren Vater, den er als Übertragungstraum identifiziert). Alle diese für den psychodynamischen Ansatz charakteristischen Funktionen werden von dem bekannten Schauspieler Gabriel Byrne auf einfühlsame, sympathische und präsente Weise dargestellt.[3]

Die in der Serie auftretenden Patienten bringen eine Palette von seelischen Problemen in die Praxis, die in der westlichen Welt heute weit verbreitet sind: Schwierigkeiten mit Liebesbeziehungen, mit der Sexualität, Kinderlosigkeit erfolgreicher Frauen, Erfahrungen von sexuellen Übergriffen, Traumatisierungen, Essstörungen, das Scheitern von Lebensentwürfen, lebensbedrohlichen Erkrankungen wie Krebs, die Krise des alternden Mannes, konflikthafte Elternschaft. Obwohl man vermuten kann, dass in gebildeten Kreisen das Grundmodell von moderner Psychotherapie bekannt sein dürfte (die Rolle der Kindheitserfahrungen für das erwachsene Leben, die wichtige Bedeutung von Gefühlen und ihrer Verdrängung), produzieren diese aufgeklärten Patienten erstaunliche Widerstände gegenüber einem therapeutischen Prozess: Fast alle wollen zu Beginn nur einen kleinen, konkreten Ratschlag oder eine Bestätigung schon getroffe-

3 Es wäre interessant, diese Serie mit Therapeuten anderer Richtungen zu diskutieren. Ist es denkbar, dass sie sich etwa als Gestalttherapeuten oder Gesprächstherapeuten auch in der Arbeitsweise des Therapeuten wiedererkennen? Dies berührt eine immer wieder auftauchende Frage, ob es ein grundlegend verbindendes Element in allen Psychotherapierichtungen gibt (Zwiebel, 2013).

ner Entscheidungen und setzen der Bearbeitung ihrer eigenen Problemlage massiven Widerstand entgegen: Laura will ihre sexuelle Attraktivität bei Paul testen, Alex möchte nur einen Rat, ob er an den Ort des Massakers zurückkehren soll, Sophie will nur eine Bescheinigung, dass ihr Unfall kein Selbstmordversuch war, Walter erwartet in einer Art »blink-Test« des Experten-Therapeuten eine Beseitigung seiner Schlafstörung, die immer noch ledige Mia möchte endlich einen Mann und ein Kind haben und Amy und Jake wollen dem Therapeuten die Entscheidung über die Schwangerschaft aufbürden. Dabei werden die Patienten weniger als Träger von gravierenden Symptomen wie Angst, Phobien, Zwängen, Depressionen dargestellt (also die klassischen neurotischen Symptome), sondern eher in ihrer Charakter- oder Persönlichkeitsproblematik. Ihr konkretes Verhalten in der Therapie und dem Therapeuten gegenüber ist vielfach schlicht unverschämt und schamlos: Laura schildert beispielsweise bis ins kleinste Detail ihre sexuellen Erlebnisse, um Paul Weston aus seiner Reserve zu locken, Alex erkundigt sich über das Privatleben seines Therapeuten bei Bekannten und konfrontiert ihn mitleidlos mit seinen Erkundigungen, Sophie wütet in adoleszenter Furie eine Beschimpfung nach der anderen heraus und Mia fordert Paul Weston in der Sitzung auf, mit ihr zu schlafen. Ist die klassische Neurose im Kern also eher durch eine Hemmung charakterisiert, erlebt der Zuschauer hier die Patienten in enthemmter und provokativer Art und Weise. Spiegelt dies, so könnte man fragen, auch den Wandel des heutigen Therapie-Patienten, der nicht mehr neurotisch, sondern eher persönlichkeitsgestört ist? Dabei repräsentieren diese Patienten gleichzeitig alle Attribute von Schönheit, Erfolg, Bildung, Geld: Hier muss man sich schon fragen, ob dies die amerikanische Psychotherapie-Szene spiegelt oder ob eher ein Klischee bedient wird; die deutsche Situation sieht jedenfalls anders aus.[4]

Geht es in diesem ersten Kontext vor allem um die Frage, wie die menschlichen Problemlagen der Protagonisten in dem Film konzeptualisiert werden, so lassen sich einige Punkte deutlicher benennen: Zuerst einmal zeigen fast alle Sitzungen ein Ringen um eine Annäherung zwischen dem Arbeitsmodell des Therapeuten (die genannten sieben Grundannahmen von Shedler) und dem Alltagsmodell von Psychotherapie der

4 Auf die kulturellen Differenzen kann ich im Einzelnen nicht eingehen; allein die Verwendung des Vornamens wirkt auf den deutschen Zuschauer zuerst etwas befremdlich: »Hallo, ich bin Paul«, sagt der Therapeut bei der Begrüßung zum Erstgespräch.

Patienten. Mir scheint, dass in dem psychoanalytisch inspirierten Arbeitsmodell von Paul Weston eine Grundannahme über die Natur seelischen Leidens impliziert ist, nämlich die Annahme einer grundlegenden Täuschung und vor allem Selbsttäuschung und die drohende oder schon eingetretene Ent-Täuschung im Sinne eines Zusammenbruchs des bisherigen Selbst- und Lebensmodells der dargestellten Patienten: Laura überschätzt die Bedeutung des Sexuellen, Sophie täuscht sich grundlegend in der Beziehung zu ihrem Vater und zu ihrer Mutter, Alex hat mit dem fatalen Bombenabwurf und seinem kardialen Zusammenbruch und der Konfrontation mit dem Tod die Illusion seiner Allmacht und Perfektion verloren und Amy und Jake haben sich in Wirklichkeit auseinander gelebt und versuchen, die drohende Trennung durch sadomasochistische Inszenierungen zu vermeiden, der Vorstandschef Walter erlebt in seiner Schlafstörung einen Zusammenbruch seines omnipotenten Selbstbildes und Mia hält ebenfalls an einer idealisierten Beziehung zum Vater fest, die eine wirkliche Öffnung für andere Beziehung verhindert. Alle von Shedler beschriebenen – und hier von Paul praktizierten Haltungen und Interventionen – zielen auf einen Klärungsprozess dieser grundlegenden Täuschungen und realen oder befürchteten Ent-Täuschungen bei den Patienten: eine mit schmerzlichen Gefühlen verbundene Anerkennung und Toleranz der Kluft zwischen Sein und Sollen, wie es Susan Neiman in ihrem Buch »Warum erwachsen werden?« so luzide beschrieben hat (Neiman, 2015). Die Quelle dieser grundlegenden Täuschungen und Selbsttäuschungen beruht auf einer Wiederkehr des Verdrängten in Form des abgespaltenen kindlichen Selbst mit allen konflikthaften Emotionen und Wünschen. Und obwohl es sich bei den dargestellten Patienten um aufgeklärte, gebildete und erfolgreiche Menschen handelt, setzen sie von Anfang an der Therapie im Sinne dieser konfrontierenden Klärung, die im Grunde ein schmerzlicher Selbsterforschungsprozess ist, einen verständlichen und erbitterten Widerstand entgegen. Die Episoden verdeutlichen, dass ein Großteil der therapeutischen Arbeit in der Tat mit diesem Widerstand, der nur teilweise der Unkenntnis und zu einem größeren Anteil der Vermeidung von Unlust und Schmerz geschuldet ist, zu tun hat: Man könnte daher auch von einer notwendigen »Verführung« zur Therapie sprechen, die Paul Weston hier praktiziert. In einer anderen Arbeit habe ich am Beispiel des Erstgesprächs mit Walter diese Dynamik detailliert zu beschreiben versucht (Zwiebel & Weischede, 2015). Besonders aufschlussreich sind in diesem Zusammenhang allerdings Westons Gespräche mit der Supervisorin Gina, in denen er über seine eigenen privaten und professionellen Probleme spricht: Hier findet sich plötzlich kaum ein Unterschied zwischen seinen Patienten und ihm. Auch er entwickelt fast die gleichen Widerstände wie seine Patienten, greift die Supervisorin ebenfalls teilweise sehr direkt an und versucht, sie in eine verantwortliche Position zu manipulieren (etwa wenn er von ihr hören will, wie er mit seiner Verliebtheit Laura gegenüber umgehen soll, um ihre Bedenken aber gleichzeitig sofort wieder zu attackieren). In nicht wenigen Episoden scheinen die Patienten plötzlich über Probleme zu sprechen, mit denen Paul sich auch gerade selbst herumschlägt. Ernüchtert mag der Zuschauer feststellen, dass die Unterschiede zwischen Therapeuten und Patienten offenbar viel geringer als vermutet sind: Dies mag eine gewisse Genugtuung auslösen und das bekannte Vorurteil bestätigen (die »shrinks« haben alle selbst eine »Macke«), es mag auch eine Enttäuschung hervorrufen (die Sehnsucht nach einem »Meister« wird desillusioniert), aber auch zu einer gewissen Beruhigung führen (auch der Therapeut ist nur ein Mensch). Die Bilder, die hier von modernen Therapie-Patienten und Therapeuten gezeichnet werden, sind also ausgesprochen vieldeutig und in jedem Fall ambivalent, lassen aber eine gewisse Gegenseitigkeit von Patient und Therapeut vermuten: Die Therapeuten sind also keineswegs »erleuchtet«, sondern ebenfalls von Selbst-Täuschungen ständig bedroht; auch sie ringen um ihr Selbst- und Weltbild, das plötzlich infrage gestellt werden oder kollabieren kann, wenn sie durch äußere und innere Veränderungen, durch private und professionelle Belastungen unter emotionalen Druck geraten. Besonders die letzte Episode der ganzen Serie zeigt diese bleibende Vulnerabilität und Anfälligkeit für Täuschungen und Selbst-Täuschungen besonders eindringlich.

Im Dialog mit einem psychoanalytischen Veränderungsmodell

Kann man also die hier präsentierte psychodynamische Psychotherapie mit ihren psychoanalytischen Grundannahmen als eine »Einsichtstherapie« konzipieren, wobei Einsicht nicht als rein kognitiver Prozess angesehen wird, sondern vor allem als ein emotionaler Ent-Täuschungsprozess, der im Wesentlichen durch Konfrontation, Toleranz, Begleitung und Resonanz in einer therapeutischen Beziehung verstanden werden kann? Offenbar geht es aber – wie man am Beispiel von Paul Weston vermuten kann – nicht um eine endgültige, gleichsam »richtige« Einsicht in das Selbst und die Welt, eine ein für alle Male korrekte Selbst- und Weltbeziehung (Rosa, 2016) frei von Täuschungen, sondern um die Entwicklung einer grundlegenden Offenheit für ein sich wandelndes Selbst und einer sich verändernden Welt, in der Gewissheiten immer wieder überprüft werden müssen, also Täuschungen grundsätzlich immer wieder für möglich gehalten werden. In Abwandlung einer Aussage von Samuel Beckett könnte man auch sagen: Es geht darum, sich immer besser zu täuschen. Welches Bild bekommt der Zuschauer nun in dieser Serie über diese Möglichkeiten einer »Einsichtstherapie« und ihrer Wirksamkeiten?

Zum einen lässt sich am therapeutischen Ausgang der »Fallgeschichten« ablesen, dass Erfolge und Misserfolge, Gelingen und Scheitern sich in unterschiedlicher Weise manifestieren und sehr differenziert zu bewerten sind. Keineswegs werden hier Formen von »Wunderheilungen« präsentiert, auch wenn manche Klischees offenbar unvermeidlich sind – etwa der am Ende »endlich« weinende Patient. Alex kommt bei einem Testflug ums Leben und es bleibt offen, welche Rolle dabei die therapeutischen Gespräche gespielt haben; in der letzten Begegnung zwischen Laura und Paul, die in der Wohnung von Laura nach Beendigung der Sitzungen stattfindet, erleidet Paul eine Panikattacke, bevor es mit Laura zu einer sexuellen Begegnung kommen könnte – man könnte ironisch sagen, dass Laura am Ende der Therapie »geheilt« ist und Paul erkrankt, was sich in der zweiten und dritten Staffel noch vertieft; Sophie konfrontiert sich konkret mit der enttäuschenden Beziehung zu ihrem Vater und die Therapie erweist sich bei ihr als ein echter Schritt ins Erwachsen-Werden; Mia und Walter entscheiden sich, die Therapie fortzusetzen, was als ein Fortschritt anzusehen ist; Amy und Jake vollziehen einen äußerst schmerzhaften Trennungsschritt; die krebskranke April beendet die Therapie, bedankt sich aber bei Paul, dass er ihr durch sein aktives Begleiten zur Chemotherapie das Leben gerettet habe; in der Behandlung von Oliver versucht Paul die Eltern an ihre Bedeutsamkeit für den Jungen zu erinnern und Oliver den Kontakt zu ihm offen zu halten. Insgesamt vermittelt die Serie aber die Überzeugung, dass Psychotherapie auf schmerzhafte Weise und mit unterschiedlichen Ausgängen wirksam sein kann, wenn auch vielleicht nicht in der Art und Weise, wie es sich Laien gerne vorstellen: Die Vorstellung, dass die Therapie einen rundum glücklichen Menschen hervorbringt, ist in jedem Fall eine Illusion. Im günstigen Fall werden die Patienten erwachsener in dem Sinne, dass sie mehr in Kontakt mit den Tatsachen des Lebens sind, ohne alle ihre Wünsche und Hoffnungen aufzugeben.[5] Ironisch formuliert könnte man also von einer ambivalenten Werbung für die moderne Psychotherapie durch diese Filmserie sprechen.

Aber welche Modelle der Wirksamkeit vermittelt der Film? Wodurch kommen diese Wandlungen und Veränderungen, die in der Tat stattfinden, zustande? Wie schon seit vielen Jahren in der Debatte über die Wirkfaktoren von Psychotherapie, wird auch hier in dieser Serie die grundlegende Frage aufgeworfen: Ist es mehr die Person des Therapeuten oder mehr die Behandlungstechnik, die schließlich die Veränderung bringt? Man mag bei einer ersten Betrachtung der einzelnen Episoden zur Vermutung neigen, dass es vor allem dieser sympathische, einfühlsame, selbst leidende und vor allem auch »menschliche« Therapeut mit allen seinen Stärken und Schwächen der entscheidende Faktor der Wirksamkeit ist. Ich werde gleich noch diskutieren, dass diese Polarisierung nicht sinnvoll ist. Es gibt einen anderen Aspekt, der für die Frage nach der Wirksamkeit besonders gewichtig ist: Alle Episoden werden von einer Thematik durchzogen, die einmal mehr manifest, einmal mehr latent durchgespielt wird. Es ist die Thematik der Asymmetrie von Beziehungen generell und der therapeutischen Beziehung im Speziellen. Diese Asymmetrie gehört nach meinem Verständnis zu den drei großen A's professioneller Psychotherapie, nämlich Abstinenz, Asymmetrie und Anonymität, die allerdings von der Psychoanalyse besonders betont werden. Es wird heute davon ausgegangen, dass diese Elemente in einer flexiblen Weise praktiziert werden müssen – wie ich gleich noch beschreiben werde, in ihrer bipolaren Dynamik in der Schwebe gehalten werden sollten –, aber als Grundelemente in keiner professionellen Psychotherapie fehlen dürfen, da sonst die therapeutische Beziehung in eine Alltagsbeziehung oder private Beziehung umschlägt, mit allen möglichen Gefahren des Missbrauchs, der Grenzverletzungen und der Missachtung der Autonomie des Patienten – wie dies in der Serie auch immer wieder angedeutet oder sogar dramatisiert inszeniert wird. Karr verweist in der schon erwähnten Arbeit mehrfach auf die ethische Dimension des Therapeuten-Verhaltens hin (Karr, 2011). Das Praktizieren dieser drei A's kennzeichnet die therapeutische Situation als eine emotionale Situation von Versuchung und Versagung, auf die sowohl die Patienten als auch die Therapeuten in sehr individueller und persönlicher Weise reagieren. Das Schmerzliche

5 Man mag hier Freuds frühe Bemerkung von der Verwandlung des hysterischen Elends in gemeines Unglück denken (Freud, 1895d 1893–95).

für das therapeutische Paar besteht vor allem in der ambivalenten Erfahrung und Einsicht der grundlegenden Getrenntheit, Unterschiedenheit, Fremdheit und der damit verbundenen Existenz zwischenmenschlicher Grenzen bei doch gleichzeitig gewünschter und manchmal möglicher Verbundenheit und Resonanz. Dies wird nun in den einzelnen Episoden in oft sehr dramatischer Form immer wieder durchgespielt: Einerseits scheinen viele der Probleme der Patienten gerade in dieser Dynamik ihre Quelle zu haben, gleichzeitig wird in praktisch jeder einzelnen Episode diese Grundproblematik in der therapeutischen Beziehung inszeniert und durchgespielt (Laura will Paul Weston sexuell erregen, Alex dringt übergriffig in den therapeutischen Raum ein, etwa, wenn er eine Kaffeemaschine im Praxisraum auspackt oder sich über das Privatleben des Therapeuten informiert, und die Patienten bestimmen selbst Beginn und Ende der Therapie, indem sie ständig zu spät kommen oder vorzeitig gehen, Mia übernimmt den Fall von Paul als Anwältin und Paul stimmt zuerst sogar zu etc.). Aber auch der Therapeut ringt um seine abgegrenzte Position, indem er immer wieder den Versuch macht, Grenzen zu setzen, aber andererseits auch persönliche Fragen beantwortet, etwa, wenn Sophie ihm nach einem eigenen Albtraum fragt und er nach einigem Zögern davon berichtet, oder wenn er zuerst mit seiner ehemaligen Patientin und jetzigen Anwältin als Klient spricht, bis er sich anders besinnt. Es wird gleich noch zu überlegen sein, ob hier eine flexible therapeutische Position oder aber eine unsichere, schwankende Position als Ausdruck einer persönlichen oder professionellen Krise repräsentiert ist. Die Asymmetrie der therapeutischen Beziehung besteht also vor allem darin, dass es primär um das Leiden des Patienten geht; die Symmetrie oder Gegenseitigkeit bleibt aber spürbar, weil auch der Therapeut immer wieder mit seinem Leiden konfrontiert ist, was in der zweiten und vor allem dritten Staffel immer deutlicher wird.

Erneut entsteht bei der Frage nach den Modellen der Wirksamkeit das Problem einer Differenzierung zwischen den filmischen Aussagen und den eigenen Arbeitsmodellen.[6] Ich kann hier auch aus Raumgründen nur noch auf einen mir wichtig erscheinenden Punkt fokussieren. Alle Episoden durchzieht ein Thema, das Paul Weston einmal selbst direkt formuliert: das Herstellen eines »sicheren Ortes« für die therapeutische Begegnung. Dieser »sichere Ort« ist einmal sicherlich ganz konkret zu verstehen – die Gestaltung des räumlichen Settings – und zum anderen

6 Hier danke ich Dirk Blothner für wertvolle Diskussionen.

im übertragenen Sinne als ein mentaler Raum, den der Therapeut dem Patienten zur Verfügung stellt. Ich selbst verwende manchmal das Bild einer Gastgeber-Gast-Beziehung, die diese räumliche Komponente zu umschreiben versucht. Aber wie wird in der Serie dieser »sichere Ort« visualisiert? Das Innere des Praxisraums ist beispielsweise kaum von einem üblichen Wohnzimmer zu unterscheiden und enthält viele persönliche Gegenstände des Therapeuten. Hier soll vielleicht vermittelt werden, dass sich der Patient wie »zu Hause« fühlen kann, also ein Sicherheits- und Vertrauensgefühl aufbauen kann. Nicht wenige Szenen beginnen und enden an der Tür zum Praxiszimmer: Dies ist ein Hinweis auf die Dynamik von Drinnen und Draußen, die mit der Herstellung eines »sicheren Ortes« verbunden ist: Ein »sicherer Ort« bedarf einer Sicherung der Grenzen zwischen Drinnen und Draußen, die aber – wie viele Episoden deutlich zeigen – immer gefährdet sind und zwar nicht nur durch die Patienten selbst, ihre Angehörigen (wenn diese die Patienten bringen oder unerwartet in den therapeutischen Raum eindringen) und auch den Therapeuten selbst – etwa wenn er sich entschließt, den »sicheren Ort« seines Praxisraums zu verlassen. Die Bedeutung dieses »sicheren Ortes« wird in der Filmerzählung klar erkennbar und dem Zuschauer nachvollziehbar vermittelt: Es ist ein Ort, an dem die zentralen von Shedler formulierten Komponenten eines wirksamen therapeutischen Prozesses realisiert werden können: die Erforschung der eigenen Gefühle, die Selbstkonfrontation mit den vielen Selbsttäuschungen, das Erkennen von Wiederholungsmustern, das Herstellen der Verbindung zwischen Vergangenheit und Gegenwart, das Zulassen der Übertragungsgefühle auf den Therapeuten und das Verstehen der eigenen Fantasien und Träume. Man mag hier an die Theorie von Moser und von Zeppelin denken, die analog zur Traumwelt von einer therapeutischen Mikrowelt sprechen, in der es um die Regulierung sowohl eines Sicherheitsgefühls als auch eines emotionalen Involvements in der Beziehung geht (Moser & v. Zeppelin 1996). Dieser »sichere Ort« ist vor allem ein Ort der Sprache und des Wortes, der aber permanent durch einen Handlungsdruck belastet wird: Immer wieder betont der Therapeut, dass man weiter über die Probleme sprechen könne, dass die Selbstreflexion ein wichtiger, heilsamer Prozess sei, an dem man aber ein Leben lang arbeiten müsse. Gerade durch den dauerhaften Handlungsdruck – auch die Art und Weise des Sprechens ist manchmal eher Handlung als Information – ist aber die Generierung des »sicheren Ortes« ständig gefährdet. Die Serie vermittelt wohl vielen

Zuschauern einen Eindruck von der aufwändigen seelischen Arbeit, die das therapeutische Paar zu leisten hat.

Dies führt zu einem weiteren Punkt, der deutlich wird, wenn man dem Duktus der einzelnen Episoden bis zum Ende folgt und dabei weniger auf die Veränderungen der Patienten als auf die Veränderung des Therapeuten achtet. Es ist ja zu bedenken, dass in dieser Serie der Therapeut Paul Weston die zentrale Figur ist und der Zuschauer seinem Leben über einige Jahre folgt. Es geht danach nicht nur um die Wirksamkeit von Therapie auf die Patienten, sondern auch um die Auswirkungen des therapeutischen Arbeitens auf den Therapeuten. Auch hier entsteht wiederum ein ambivalentes Bild, das aber doch in eine Richtung weist, wenn man manche Veränderungen in der Serie beachtet. Man bekommt dabei den Eindruck, dass beim Therapeuten durch das ständige Ringen um einen »sicheren Ort«, seine private Lebenssituation (vor allem seine Scheidung, später seine große Einsamkeit) und schließlich manche katastrophalen oder unbefriedigenden Entwicklungen bei seinen Patienten und die gerichtlichen Anklage, ein Prozess einsetzt, der am Ende zu größten Zweifeln an seiner therapeutischen Arbeit führt. Lange Zeit hat er sich für einen guten Therapeuten gehalten. In der zweiten Staffel – nach seiner Scheidung – bezieht er eine neue Praxis, die ausgesprochen düster, karg und dunkel wirkt, vielleicht als Ausdruck seiner depressiven Verfassung. Erst in der dritten Staffel erfährt der Zuschauer, dass Paul Weston seit vielen Jahren unter schweren Schlafstörungen leidet – wiederum eine Ähnlichkeit mit seinem Patienten Walter. Je länger die Serie dauert, umso mehr entwickelt Paul eine Haltung, die Freud als »furor sanandi« beschrieben hat: eine Form von therapeutischem Ehrgeiz, indem er immer mehr einer Tendenz nachgibt, in das konkrete, reale Leben seiner Patienten einzugreifen: Weil er offenbar an der Wirksamkeit des »sicheren Ortes« zu zweifeln beginnt, geht er immer mehr ins Draußen, begleitet seine Patientin zur Chemotherapie, gibt mehr und mehr Ratschläge und versucht sehr insistierend, die Patienten in der Therapie zu halten, gerade wenn diese sich von ihm lösen wollen. Etwas überspitzt formuliert könnte man auch sagen, dass sich Paul im Laufe der Serie immer mehr von einem Therapeuten zu einem Patienten verwandelt: Die Supervision bei Gina wird in eine Therapie umgewandelt (zweite Staffel), in der dritten Staffel geht er wegen seiner Befürchtungen, eine Parkinson-Erkrankung wie der Vater zu haben und wegen seiner schweren Schlafstörung erneut zu einer Therapeutin. Nach einer ernüchternden und schockierenden Erfahrung mit einem indischen Patienten, der die therapeutische Situation in manipulativer Weise missbraucht hat, zweifelt Paul schließlich fundamental an seiner beruflichen und persönlichen Lebenssituation (können sich Menschen überhaupt verständigen, überwiegen nicht immer die Täuschungen und Selbsttäuschungen, bin ich überhaupt liebesfähig, fragt er sich resigniert). Die Therapeutin Adele spricht in dieser allerletzten Episode wohl auch einen zentralen Punkt an: Innerhalb der therapeutischen Arbeit sei er immer überengagiert gewesen, was auch zu manchen Grenzverletzungen geführt habe, außerhalb der Therapie sei er immer zu distanziert gewesen, was zu seinen privaten Problemen beigetragen habe. Hier mag man in Versuchung geraten, diese Aussage als ein nicht seltenes Problem therapeutischer Berufe zu verstehen, indem die Therapie zum Ersatz für das wirkliche Leben zu werden droht. Paul Weston spricht auch aus, dass er den therapeutischen Raum nicht mehr als einen »sicheren Ort« erleben kann, sondern als eine Art Gefängnis, aus dem er sich endlich befreien will, auch wenn er noch keine Vision von einem anderen Lebensentwurf hat. Jetzt versucht seine Therapeutin, ihn in der Therapie zu halten, aber er verweigert dies, auch weil er als Patient die therapeutische Arbeit mit ihrer Asymmetrie als zu schmerzhaft erlebt. So verlässt er seine Therapeutin und der Zuschauer sieht als letztes Bild, wie Paul Weston in dem Draußen der realen Welt entschwindet. Filmdramaturgisch muss ja der Protagonist auf irgendeine Weise »verschwinden«, aber dieses Ende betont wohl bewusst die enormen Belastungen und Kosten, die vor allem die therapeutische Arbeit auch für den Therapeuten haben kann.

Im Dialog mit der eigenen klinischen Erfahrung

Die bisherigen Überlegungen zur Serie *In Treatment* haben zeigen wollen, dass das Bild von moderner, psychodynamisch orientierter Psychotherapie zwar immer noch wichtige und zentrale Grundannahmen Freud'scher Psychoanalyse enthält, dass sich aber ein grundlegender Wandel sowohl der heutigen Patienten als auch des Indikationsbereichs von Psychotherapie und in der Arbeitsweise der Therapeuten vollzogen hat. Besonders im Vergleich mit dem klassischen Standardverfahren, das mit dem Sessel-Couch-Arrangement und dem weitgehend schweigenden Analytiker verbunden ist, wird hier ein Therapeut präsentiert, der sich erst in der dritten Staffel einmal als Analytiker bezeichnet und ansonsten nur von sich als Therapeut spricht, obwohl sein Denken in vieler Hinsicht, wie ich zu zeigen versuchte, psychoanalytisch geprägt ist. Interessanterweise taucht der Begriff Psychoanalyse in der ganzen Serie nur einmal auf. Auf das Fehlen einer »regulären« Analytiker-Couch habe ich schon hingewiesen. Wie schon angedeutet, betrachte ich Filme generell und diese Serie im Besonderen auch als eine Möglichkeit, die eigene Selbstanalyse fortzusetzen, als Anregung zur Reflexion meiner eigenen analytischen Erfahrungen. So ist es bei intensiver Auseinandersetzung mit den einzelnen Episoden und ihren Verläufen und vor allem auch bei der Analyse der Arbeitsweise des Therapeuten Paul Weston unvermeidbar, über seine Arbeitsmodelle im Vergleich zur eigenen analytisch-therapeutischen Praxis nachzudenken. Noch einmal sei betont, dass es hier nicht um eine Bewertung der fiktiven, filmischen therapeutischen Handlungen geht wie bei einer realen Person – etwa: Das ist unprofessionell, unanalytisch, übergriffig, unethisch etc. –, sondern zu überlegen ist, welche Grundannahmen die Filmemacher dem Therapeuten und seiner Arbeitsweise implizit und explizit mitgeben – und zwar dies als Ausdruck ihres Verständnisses, wie Psychotherapie heute in einer aufgeklärten und fortschrittlichen westlichen Gesellschaft verstanden werden kann.

Obwohl ich mich in manchen wesentlichen Aspekten der konkreten Arbeitsweise von Paul in keiner Weise identifizieren kann, entdecke ich jedoch einen Kern seiner therapeutischen Philosophie, die ich selbst in verschiedenen Anläufen immer wieder zu beschreiben versuche (Zwiebel, 2007, 2013a). Kurz zusammengefasst: Analytiker-Werden und Analytiker-Bleiben in der konkreten Sitzung, im Verlauf einer einzelnen Behandlung und im Laufe eines Analytiker-Lebens ist eine komplexe und schwierige Aufgabe, die ich in meinem individuellen Arbeitsmodell unter dem Aspekt der Entwicklung und dem Bewahren einer analytisch-therapeutischen Position zu beschreiben versuche. Diese lässt sich als das Wirken einer multiplen Bipolarität von persönlichem und technischem Pol verstehen, die grundsätzlich in der Schwebe gehalten werden muss und nicht dauerhaft in den einen oder anderen Pol im Sinne einer Polarisierung aufgelöst werden darf. Einfühlung und konzeptualisierende Distanzierung, Asymmetrie und Gegenseitigkeit, Assoziieren und Fokussieren, Abstinenz und Mitagieren, Wissen und Nicht-Wissen, Aktivität und Passivität, Absichtslosigkeit und Zielorientierung, Anonymität und Selbstenthüllung etc. sind zentrale Polaritäten dieser analytisch-therapeutischen Position. Für die Frage nach der ethischen Dimension der analytischen Praxis ist eine weitere Bipolarität von besonderer Bedeutung, nämlich das von Freud beschriebene Junktim von Forschen und Heilen (siehe auch Kapitel 2):

> »In der Psychoanalyse bestand von allem Anfang ein Junktim zwischen Heilen und Forschen, die Erkenntnis brachte den Erfolg, man konnte nicht behandeln, ohne etwas Neues zu erfahren, man gewann keine Aufklärung, ohne ihre wohltätige Wirkung zu erleben« (Freud, 1927a, S. 293ff.).

Mir scheint, dass in diesem Junktim oft zu wenig deren bipolare Grundlage gesehen wird, nämlich die Aufgabe, eine oszillierende Balance zwischen zwei durchaus gegensätzlichen Tendenzen herzustellen: Die forschende Grundhaltung (Leuzinger-Bohleber, 2007) zielt auf Erkenntnis und Wahrheit, die Heilung auf die Wirksamkeit des Verfahrens mit der immer mitgedachten Vermeidung negativer Wirksamkeiten, also Schädigungen des Analysanden. In Freuds berühmtem Wort vom »furor sanandi« zeigt sich die Gefahr einer Dysbalance in dieser schwierigen Bipolarität, indem nämlich eine Polarisierung in Richtung »Heilung« stattfindet, die aber gerade dadurch gefährdet werden kann. Dieses In-der-Schwebe-Halten der verschiedenen Bipolaritäten gelingt immer nur suboptimal, sodass unvermeidlich, wenn auch ungewollt, Störungen oder Dysbalancen bis zu einseitigen Polarisierungen entstehen, die sich als Verwicklungen, Verstrickungen oder sogar Entgleisungen manifestieren. Es ist Aufgabe der Selbstreflexion des Analytikers, diese Dysbalancen, diese »problematischen Situationen« von enactments, Missverstehen, Kontaktverlust etc. zu bearbeiten und wieder in produktive Arbeit umzuwandeln. Eine besondere Fähigkeit des Analytikers besteht darin, die damit verbundenen negativen Affekte der Angst, Scham und Schuld zu tolerieren und nicht in eine phobische Position der eigenen Arbeitsweise gegenüber zu geraten.

Es ist mein Eindruck, dass die Haltungen und Funktionen von Paul Weston als Ausdruck seiner therapeutischen Position genau diese Bipolarität von »persönlichem Pol« und »technischem Pol« repräsentieren. Mit dem »persönlichen Pol« ist nicht nur diese unmittelbare Haltung in der Sitzung gemeint, sondern der ganze Bereich des persönlichen Einflusses des Therapeuten auf das therapeutische Geschehen: die eigene Geschichte, die Persönlichkeitsstruktur mit ihren Fähigkeiten, Grenzen und Konflikten; mit dem »technischen Pol« lässt sich das das fachlich-theoretische Rüstzeug umreißen, mit dem die emotionale Erfahrung der therapeutischen Beziehung Abstand nehmend konzeptualisiert wird. In der Serie kann man sehr deutlich sehen, inwieweit in Paul Westons Arbeitsweise der »persönliche Pol« besonders betont ist, wie es sich in der starken Gewichtung von Gegenseitigkeit, Einfühlung, Aktivität, Wissen und Verstehen,

Selbstenthüllung spiegelt. Die drei A's der Bipolarität treten tendenziell in den Hintergrund (Abstinenz, Anonymität und Asymmetrie), werden aber bei konflikthafter Zuspitzung der therapeutischen Beziehung immer wieder aktiviert: Ich habe dafür schon einige Beispiele angeführt. In besonderer Weise wird der »persönliche Pol« dieses Therapeuten sichtbar gemacht, weil er ja selbst in persönliche Schwierigkeiten gerät und seine private Situation die therapeutische Arbeit zu infiltrieren beginnt. Es wird auch deutlich, dass dieser Therapeut durch sein emotionales Involvement – sein therapeutischer Ehrgeiz, sein helfender Impuls – besonders für Verwicklungen und Verstrickungen anfällig bleibt. Es wird auch ein persönlicher Hintergrund sichtbar, nämlich die Depression seiner Mutter und ihr schließlicher Selbstmord. Man mag hier einen abgespaltenen kindlichen Rettungswunsch und Reparationswunsch erkennen, der eine wesentliche Quelle seiner Berufsmotivation ist, aber manchmal auch dazu führen wird, die Balance zwischen »Drinnen« und »Draußen« zu verlieren und sich zu stark dem »Draußen« zuzuwenden, dabei sein eigenes Konzept vergessend, dass der »sichere Ort« gerade durch die Etablierung eines »Dazwischen«, eines intermediären Raums, entsteht. Man könnte also sagen, dass durch die Wiederkehr des Verdrängten auch beim Therapeuten – ausgelöst durch die Problematik der Patienten oder eigene private Konflikte – die oszillierende Balance zwischen »persönlichem Pol« und »technischem Pol« verloren geht, er zeitweise »out of balance« gerät, vielleicht nur für Momente, manchmal aber auch länger (wie in dem Fall von Laura) und dass man daher die therapeutische Tätigkeit in der Tat als ein ständiges Ringen um diesen »sicheren Ort« begreifen kann. Die angesprochene Bipolarität von Forschen und Heilen ist dann zu sehr zugunsten des Heilens verschoben – was Paul Weston auch direkt formuliert und was sich in vielen seiner konkreten Handlungen niederschlägt, bis hin zu konkreten Unterstützungen seiner Patienten, etwa wenn er April ins Krankenhaus begleitet. Daher ist für mich auch das verwendete »Logo« im Vorspann so ausgesprochen treffend: In dem Spannungsfeld von »persönlichem Pol« und »technischem Pol« geht es um eine oszillierende Balance, die Paul Weston einmal selbst in einer Episode formuliert, als er eine jüdische Parabel erzählt: Zwei zum Tode verurteilte Freunde sollen über ein schmales Seil über einen Abgrund balancieren; der erste schafft es glücklich und sein Freund fragt ihn, wie er das gemacht habe: Ich weiß nicht, immer wenn ich zur einen Seite neigte, dann lehnte ich mich zu anderen Seite. Welch wunderbares Bild der oszillierenden Balance, das auch an die von Alex Hoffer beschriebene Metapher des therapeutischen Paares als Tandem erinnert (Hoffer, 1993).

Das Verschwinden der Analyse-Couch

Wie schon erwähnt, taucht im Film »Psychoanalyse« praktisch nicht auf, obwohl sehr viele psychoanalytische Grundannahmen direkt oder indirekt zur Sprache kommen und ihre Prinzipien dargestellt werden. Die klassische Psychoanalyse-Couch ist durch ein wohnliches Sofa für drei Personen ersetzt worden: In einigen Episoden sitzen dann in der Tat auch drei Personen darauf. Auf der schon erwähnten Tagung »Ästhetik der Behandlung« wurde eine intensive Diskussion über die erste Begegnung zwischen Paul Weston und Alex geführt. Abgesehen von einigen überraschenden Bemerkungen – Blothner sagte beispielsweise, dass der Film nichts über die Prozesse in der Psychotherapie veranschaulichen könnte – wird in den Diskussionen immer wechselweise vom Analytiker oder vom Therapeuten gesprochen (Gödde et al., 2015). Ich selbst erlebe dies auch in nicht wenigen klinischen Falldiskussionen und Protokollen, in denen sich der Analytiker selbst eher als Therapeut denn als Analytiker beschreibt. Geht man weiter noch von der begrenzten Zeitdauer der therapeutischen Begegnung zwischen Paul und allen seinen Patienten aus (unter Vernachlässigung der dramaturgischen Notwendigkeit), dann gibt es auch hier eine Tendenz, einen zentralen Aspekt des Psychoanalytischen – neben der Couch die zeitliche Offenheit, die Häufigkeit der Sitzungen – zu eliminieren. Insofern spiegelt die Serie den Rückgang des psychoanalytischen Standardverfahrens sehr genau wider. Das Verschwinden der Couch in der Serie drückt daher vielleicht auch die bleibende Ambivalenz gegenüber der Psychoanalyse aus – und zwar sowohl in der Öffentlichkeit als auch bei den Psychoanalytikern selbst. Auch in Deutschland beginnt man, nicht mehr von Psychoanalyse, sondern von psychodynamischer Psychotherapie zu sprechen und diese auch zu praktizieren. Ich schließe hier mit einer vielleicht gewagten Hypothese, die sich auf den unbewussten Kontext der ganzen Serie bezieht: Fasst man die Serie als Ganzes auf und als Visualisierung der psychischen Realität eines Analytikers, dann kann man leicht nachvollziehen, was Freud mit der Bemerkung über den Beruf des Analytikers als »unmöglichen Beruf« meinte. Denn die Serie zeigt neben allen positiven Aspekten die ganzen Komplikationen, Irrwege und katastrophischen Entwicklungen, die mit der Psychoanalyse (und der Psychotherapie) verbunden sein können und vielleicht symbolisiert die Couch die beschriebenen Elemente von Asymmetrie, Abstinenz und Anonymität in besonders klarer Form – und dies kann man auf die »innere Couch« auch übertragen –, die die stärksten Ambivalenzen bei Patienten und auch Analytikern hervorrufen und daher immer wieder einen Impuls auslösen, sie zum Verschwinden zu bringen. Dazu gehört dann auch der Schluss der Serie, die als offene Frage endet: Repräsentiert das Verschwinden von Paul Weston aus der Serie *In Treatment* auch das drohende Verschwinden der Psychoanalyse aus der modernen therapeutischen Welt?

8 Das Finden der eigenen Stimme

Am Beispiel des Films *Wie im Himmel* (2004) von Kay Pollak

Einleitung

Der Film *Wie im Himmel* erscheint wie die Visualisierung der in diesem Band in Kapitel 3 diskutierten Thematik der Vielstimmigkeit und dem Finden der eigenen Stimme. Daher soll dieser Film im Folgenden genauer besprochen werden und zwar in einem doppelten Sinne: einerseits als Illustration des Spannungsfeldes zwischen der Polyphonie und dem Entdecken der eigenen Stimme, und andererseits als Forschungsfrage an den Film selbst, nämlich ob und welche Fragen in dem Film selbst aufgeworfen werden, die im Lauf der bisherigen Überlegungen zur Thematik der eigenen Stimme aufgetaucht sind. Dieser Zugang entspricht einem dialogischen Verständnis der Filmpsychoanalyse. In Annäherung an dieses Ziel soll der Film aus insgesamt vier Perspektiven oder Kontexten genauer beschrieben und untersucht werden: In der ersten Perspektive wird der Film in seiner Erzählung möglichst dicht beschrieben, auch um den Leser mit dem Film, falls er ihn nicht kennt, bekannt zu machen. In der zweiten Perspektive wird dann diese Filmerzählung mit der psychoanalytischen »Brille« untersucht, nämlich wie es Menschen aus Sicht der psychoanalytischen Grundannahmen gelingt, ihre eigene Stimme zu finden und was es überhaupt genau bedeutet, diese eigene Stimme zu entdecken und zu finden. In der dritten Perspektive wird dann die Thematik der Veränderungsprozesse angesprochen, die auch als eine zentrale Thematik in der analytisch-therapeutischen Situation betrachtet werden kann. Hier wird die Frage untersucht, welche »analytischen Funktionen« wirksam sind, welche »Analytiker« im übertragenen Sinne im Film auftauchen, damit ein förderlicher Prozess entstehen kann – oder auch die immer wieder virulente Frage nach der Wirksamkeit in und von Veränderungsprozessen. In der vierten Perspektive soll die subjektive Reaktion auf den Film genauer besprochen werden, wenn also der Film konsequent als Spiegel der eigenen inneren Situation des Zuschauers betrachtet wird; dies entspricht der Annahme, dass der Filmkünstler die ungeträumten Träume des Filmzuschauers träumt (siehe Kapitel 7).

Die erste Perspektive: Die Filmerzählung

In einer nur wenige Minuten dauernden Exposition des Films wird der Zuschauer mit der Vorgeschichte des Hauptprotagonisten Daniel Daréus (gespielt von dem auch international bekannten, mittlerweile verstorbenen schwedischen Schauspieler Michael Nyquist) bekannt gemacht: In einem wunderbar hellgelb leuchtenden Kornfeld wird ein Geige spielendes Kind von anderen Jungs gejagt, schließlich überwältigt und verprügelt. Mit immer schneller werdenden Schnitten sieht der Zuschauer zwischendurch den erwachsenen Dirigenten Daniel mit seinem Orchester, wie er plötzlich beim Dirigieren aus der Nase zu bluten beginnt, das Kind am Boden als Opfer der prügelnden Jungen, bis man den verstörten Jungen im Bett mit seiner Mutter sieht, die ihn tröstet *(»alles wird besser, auch Dein Vater würde es so sehen«*) und Daniel den Wunsch äußert, die Mutter zu heiraten, wenn er mal groß sein werde. Im nächsten Schnitt sieht der Zuschauer den einige Jahre älteren, wiederum Geige spielenden Jungen und seine erwachsene Stimme aus dem »Off«: *»Ich träumte davon, eine Musik zu machen, die die Herzen der Menschen öffnet.«* Ein erneuter Schnitt: der Junge mit 14 Jahren, der sich auf einen Geigenwettbewerb vorbereitet und aus dem Fenster auf seine Mutter wartet und dabei miterleben muss, wie diese von einem Auto überfahren wird, wiederum begleitet von der Stimme aus dem »Off«, die dann im späteren Verlauf des Films nur noch einmal auftaucht: *»Diesen Tag werde ich nie vergessen.«* Wiederum sieht der Zuschauer Daniel als umjubelten Dirigenten, im Taxi spricht sein Agent aus, dass er jetzt ganz oben und für die nächsten sechs Jahre ausgebucht sei, aber Daniel ist nicht glücklich darüber; bei einer Probe mit dem Orchester bekommt er einen heftigen Wutanfall und bei dem nächsten Konzert (Wagners Musik zu *Rheingold*) erlebt er einen heftigen Zusammenbruch, der ihn an den Rand des Todes bringt.

In diesen knapp sechs Minuten ist der Zuschauer mit der Vorgeschichte des Protagonisten wie im Zeitraffer vertraut gemacht worden: Während dieser jetzt im Taxi durch die verschneite schwedische Landschaft fährt, hört man nochmals seine Stimme aus dem »Off«: Er hat einen schweren Herzinfarkt erlitten, es bestehe nicht viel Hoffnung, da sein Herz sehr schwach sei, jetzt habe er einen leeren Terminkalender. Sein Blick schweift über die weiße, menschenleere Landschaft und in seiner Erinnerung sieht er die Kinder, wie sie von einem Turm ins sommerliche Wasser springen. Der Zuschauer realisiert, dass Daniel in das Dorf seiner Kindheit zurückkehrt – vielleicht nach 30 Jahren. Im Rückspiegel sieht er einen großen Lastwagen, der von einem seiner früheren, ihn quälenden Mitschüler gefahren wird, ein Mann, der noch in dem weiteren Gang der Geschichte eine wichtige Rolle spielen wird. Das Taxi setzt ihn vor der alten Volksschule des Dorfes ab, die jetzt leer steht, die Daniel aber offenbar gekauft oder gemietet hat. Im Inneren, das weitgehend ungastlich, kalt und leer erscheint, steht aber noch ein verpacktes Klavier. Sein Blick gleitet aus dem Gebäude auf die Schneelandschaft, er »begrüßt« froh einen Schneehasen und eilt nach draußen, voller Freude über den Schnee, in dem er sich offenbar am liebsten wie ein kleiner Junge tummeln würde.

Nach und nach lernt nun der Zuschauer die weiteren wichtigen Protagonisten des Films kennen. Erster Auftritt: der Pfarrer des Ortes, Stig, der ihn in der Schule begrüßen will. Dieser Mann in mittleren Jahren wirkt durchaus sympathisch auf den ersten Blick, aber gleichzeitig ist man sich nicht sicher, ob er auch etwas »Verlogenes« an sich hat. Dieser Auftritt erscheint sehr konventionell und formell, aber es ist auch die Neugierde des Pfarrers zu spüren: Was Daniel hier wolle? Er wolle nur zuhören, antwortet Daniel! Die Einladung zum Abendessen lehnt Daniel ab, aber in dem Moment hört man einen Schuss von draußen und der zweite Protagonist taucht auf: Conny, offenbar der Fahrer des Lastwagens, der den Hasen eben erschossen hat: *»Der Schuss saß richtig«* . Er, ein kräftiger, etwas grobschlächtiger Mann, übergibt den Hasen dem Pastor, der ihn dankend annimmt. Seine später offenbarte Brutalität wird auch sofort sichtbar, als er den angeschossenen Hasen mit einem Schlag gegen die Mauer tötet. Im Dorfladen trifft Daniel auf die weinende Lena, eine junge, hübsche, blonde, vollbusige und zugewandte Frau, die auf ihn zugeht und ihm eine Kassette mit selbst produzierter Musik übergibt; sie weiß offenbar, wie mittlerweile fast alle im Ort, dass es sich bei Daniel um einen weltberühmten Dirigenten aus ihrem Dorf handelt. Nach Stig, dem Pfarrer, Conny, dem Lastwagenfahrer und Lena, der jungen Sängerin, begegnet der Zuschauer in einem weiteren Laden einer anderen wichtigen Person: Arne, ebenfalls in mittleren Jahren und sehr beredt, der ihm ein Fahrrad verkauft und ihn dazu auffordert, den

Kirchenchor der Gemeinde zu leiten. Wiederum verhält sich Daniel ablehnend, er sei gekommen, um zu hören. Dennoch besucht er den Chor, in dem weitere Protagonisten des Films auftreten: Siv, eine Frau in mittleren Jahren, die sich offenbar für die Chorleiterin hält und Gabriela, eine junge, hübsche Frau, die mit Conny verheiratet ist, der sie aber, wie bald deutlich wird, schwer misshandelt. Der Chor singt ein Weihnachtslied und Daniel lauscht und äußert sich sehr positiv.

Langsam kommt es nun zu einer Annäherung zwischen Daniel und dem Kirchenchor: Während der Zuschauer noch seine Unbeholfenheit erlebt – er ist zu dünn angezogen in dieser kalten Landschaft und versucht, sich mit den alltäglichen Dingen des Lebens vertraut zu machen – macht Daniel seine Erfahrungen mit den Dorfbewohnern: er beobachtet, wie Conny seine Frau Gabriela prügelt und als er einschreitet, wird er selbst geschlagen. Im Schulhaus blättert er in seinem alten Album und erkennt in Conny seinen alten, ihn prügelnden Schulkameraden. Er hört sich aber auch die Kassette von Lena an und entschließt sich, die Kirche zu besuchen. Hier in dem Gottesdienst hört man die Predigt des Pastors Stig, der hauptsächlich von der Sündhaftigkeit der Menschen spricht. Im nachfolgenden Gespräch zwischen beiden geht es um die Anstellung von Daniel als Kantor; erstmals begegnet der Zuschauer auch Inger, der Ehefrau von Stig, die auch im weiteren Verlauf eine wichtige Rolle spielen wird. Sie ist eine eher unscheinbare Frau mit einem klugen und nachdenklichen Blick. Kurz darauf erlebt man als Zuschauer die erste Probe: *»Alles beginnt mit dem Hören«*, sagt Daniel und: *»Musik ist überall, wir können sie hören.«* Es wird aber sogleich auch deutlich, dass es überall störende Töne und Geräusche gibt: von draußen hört man das Hupen eines Autos, der Pastor sitzt in der Ecke, um die Arbeit des neuen Kantors zu überwachen, jemand kommt mit einem Hund herein, Arnes Handy klingelt. Man könnte auch sagen: Einklang und Missklang. Aber Daniel versucht, sich nicht aus der Ruhe bringen zu lassen: *»Alle Menschen haben ihren Grundton, jeder hat in sich diesen eigenen Ton, den wollen wir jetzt finden.«*

Es ist jetzt offensichtlich, dass Daniel mit dem Chor arbeiten will. Welch ein Gegensatz: Der weltberühmte Dirigent entschließt sich, mit einem Laienchor in einem kleinen schwedischen Dorf zu arbeiten! Um sich über seine neue Aufgabe zu informieren, telefoniert er mit einem Freund in Italien, der ihm rät: Achte auf Balance, Körper, Bauch. Als Zuschauer sehen wir nun die Arbeit mit den Chormitgliedern, die mit Körperübungen anfangen: das Schwingen der Hüften, das Bewegen der Finger usw. Die

Chormitglieder spüren sofort das Besondere der Situation – jemand sagt: hoffentlich kommt niemand herein – und Daniel spricht nochmals sein Credo aus: »*Jeder Mensch hat seinen einzigartigen Ton, den er zu finden versucht*«. Die Freude bei den Chormitgliedern ist spürbar, die auch Inger ihrem Mann Stig, dem Pfarrer, gegenüber zum Ausdruck bringt; dieser ist erkennbar irritiert, sein Misstrauen ist geweckt. Aber die Arbeit mit dem Chor geht voran. Daniel: »*Wir halten einander und wollen zur Quelle gehen, zum Kern*«. Stig, der weiterhin im Hintergrund des Übungsraumes sitzend die Arbeit »überwacht«, wird von Daniel schließlich gebeten, den Raum zu verlassen, was Stig auch macht, dabei seine warnende Stimme noch einmal erhebend: »*Man beachte bestimmte Grenzen, man wird von vielen Augen gesehen*«. Aber die Arbeit mit dem Chor geht nicht reibungslos: Wieder klingelt ein Telefon und die Gruppe möchte jetzt lieber eine Kaffeepause machen. Voller Erregung weist Daniel die Chormitglieder zurecht: »*Begreift ihr denn gar nichts! Es geht um das, was uns fehlt. Um unser Leben. Alle Musik holen wir aus uns selbst. Aber das geht nur mit Konzentration*«. Dabei bekommt Daniel einen Hustenanfall als Anzeichen seiner nicht überwundenen Herzkrankheit. Lena verhält sich ihm gegenüber fürsorglich, aber auch seine Strenge abmildernd: »*Es ist alles neu für uns*«. Danach macht der Chor seine Singübungen, man hört besonders Gabrielas Stimme. Der Zuschauer sieht Daniel am Klavier, er hat die Bilder der Chormitglieder vor sich, er verschiebt die Bilder und probiert dabei verschiedene Töne auf dem Klavier. In einer der nächsten Proben taucht ein weiterer Protagonist auf, Tore, ein geistig behinderter junger Mann, der gerne mitmachen möchte, was aber auf einigen Widerstand stößt. Schließlich wird aber auch Tore als Mitglied des Chores aufgenommen.

Im Folgenden kommen die einzelnen Chormitglieder mit ihrem persönlichen Hintergrund mehr in den Fokus der Filmgeschichte: Man erlebt ein Gespräch zwischen Inger und Stig, in dem Inger ihren Pastoren-Ehemann ziemlich konfrontiert: »*Neulich ist mir an deiner Stimme etwas aufgefallen. Bei Trauungen klingt sie hochtrabend. Du hast völlig verschiedene Stimmen in der Kirche.*« Als sie miteinander im Bett liegen und Inger ihn fragt, ob er sie noch begehre, dreht er sich auf die Seite. Auch Daniel und Lena kommen mehr ins Gespräch, nachdem Lena um eine Extrastunde für ihren Gesang bei ihm gebeten hatte. Um für die Töne mehr Bewegung zu haben, zieht sie ihren Pullover aus und man ahnt ihren schönen, vollbusigen Körper, der auch Daniel verwirrt. Lena spricht von ihrer Angst und Daniel sagt, man brauche Platz für den Ton. Er erzählt eine Geschichte von einem Orchester, bei dem einmal für mehr als eine Minute plötzlich mitten im Spiel das Licht ausgegangen sei, aber die Musiker gleichsam im Dunkel einfach weiter gespielt hätten, alle ihre Sinne seien vereint gewesen! *»Alles ist schon da, das ist das große Geheimnis«*. Siv, die abgesetzte »Chorleiterin«, die diese Szene zwischen Daniel und Lena beobachtet hatte, berichtet dem Pastor: Sie habe den Verdacht, es werden keine Kirchenlieder gesungen, Daniel habe etwas im Sinn.

Die fortschreitende Arbeit und Entwicklung des Chores (Arne kündigt ein baldiges öffentliches Konzert an, das von den Mitgliedern mit großer Begeisterung aufgenommen wird) stößt zunehmend auf weiteren Widerstand von außen und von innen: Conny bricht in eine Chorprobe ein und schleppt Gabriela fort; Tore macht sich vor Angst in die Hose und Lena kümmert sich liebevoll um ihn, was zu einem Konflikt zwischen Lena und Arne führt, aber auch mit Siv (Lena: *»Hast Du Dir noch nie in die Hosen gemacht?«*). Lena säubert Tore, der lallend von ihr hören will, dass sie ihn liebe. Alles dies beobachtet Daniel eher staunend und verwundert. Später sitzt er wieder am Klavier, diesmal mit dem Bild von Gabriela vor Augen und ist offenbar dabei, für sie speziell, für ihre Stimme ein Lied zu komponieren. Aber auch die Beziehung zwischen Lena und Daniel intensiviert sich: Daniel hatte ja ein Fahrrad gekauft, aber er kann gar nicht fahren. Lena trifft ihn bei seinen vergeblichen Selbstversuchen und bringt ihm das Fahrradfahren bei. Wieder erlebt man einen glücklichen Daniel.

Erneut spitzt sich die konflikthafte Entwicklung der Chorarbeit durch die unterschiedlichen Reaktionen bei den Mitgliedern krisenhaft zu: In einer Chorprobe sagt Daniel, dass das Ganze nicht zusammen klinge. Darauf platzt es aus Siv heraus: Es sei Lenas unpassende Art, ihr Lebensstil, indem sie von einem Auto ins andere von Männern steige, aber Arne widerspricht, sie sei nur neidisch, sagt er zu ihr. Nach der Aussprache kommt es aber dann doch zu einer Feier, Lena singt, alle tanzen ausgelassen, besonders Inger; aber Siv verlässt die Versammlung und berichtet dem Pastor empört von der Entwicklung in dem Chor. Zwischen Inger und Stig kommt es dann zu Hause im Pfarrhaus zu einer entscheidenden Auseinandersetzung: Stig wisse alles von der Sünde im Gemeindehaus, aber Inger spricht jetzt mit ihrer 20 Jahre unterdrückten Stimme: Es gäbe keine Sünde, nur in seinem Hirn. Die Kirchen hätten die Sünden erfunden, Gott vergebe uns nicht, weil er uns nie verdammt habe. Als Stig bei seiner hochmütigen Haltung bleibt, holt Inger die Pornohefte heraus, die Stig viele Jahre vor ihr versteckt hat. *»Wir haben den Himmel nicht erreicht«*, sagt Inger, aber sie zeigt ihm ihre nach wie vor bestehende Liebe: *»Ich habe mich so lange zurückgehalten, das will ich nicht mehr«* und sie verführt ihren Mann zu einer leidenschaftlichen, sexuellen Begegnung. Aber: Danach sieht man den Pastor betend und um Vergebung bittend für seine sündhafte Lust!

Daniel hat ein Lied für Gabriela geschrieben, das sie auf dem öffentlichen Konzert vortragen soll. Aber Gabriela ist schockiert, sie könne das nicht. *»Aber ich höre deinen Ton«*, sagt Daniel zu ihr und Gabriela fragt erschrocken, wieso Daniel hierhergekommen sei. Wieder erklärt er ihr, dass es sein Traum sei, eine Musik zu finden, die die Herzen öffne und Gabriela antwortet realistisch: *»Das ist kein kleiner Traum, den du da hast.« »Ich konnte ihn nicht erfüllen, weil es so schwer ist, andere Menschen zu lieben«. »Alle sind verliebt in Dich«*, antwortet Gabriela.

Die zunehmend intensiven Beziehungen zwischen den Chormitgliedern und die Verliebtheit der Frauen in Daniel steigert die Konflikte im und mit dem Chor: Stig teilt Daniel seinen Verdacht des sexuellen Übergriffs mit, im Chor kommt es zu einem heftigen Ausbruch eines Mitglieds des Chores, Holmfried, gegenüber Arne, von dem er sich 30 Jahre lang hat demütigen lassen, aber trotz all dieser Zuspitzungen kommt es doch zu dem öffentlichen Konzert in der Kirche, in dem Gabriela ihr ausgesprochen bewegendes Lied singt:

> Jetzt gehört mein Leben mir, meine Zeit auf Erden ist so kurz,
> meine Sehnsucht bringt mich hierher, was mir fehlte und was ich bekam,
> Es ist der Weg, den ich wählte, mein Vertrauen liegt unter den Worten,
> Es hat mir ein kleines Stück gezeigt vom Himmel, den ich noch nicht fand,
> Ich will spüren, dass ich lebe, jeden Tag, den ich habe,
> Ich will leben, wie ich es will, wissen, ich war gut genug,
> Ich habe mein Selbst nie verloren, ich habe es nur schlummern lassen,
> Vielleicht hatte ich nie eine Wahl, nur den Willen zu leben,
> Ich will nur glücklich sein, sein, wie ich bin, stark und frei sein,
> Sehen, wie die Nacht zum Tag wird,
> Ich bin hier und mein Leben gehört nur mir
> Und den Himmel, den ich suchte, fand ich nirgendwo,
> Ich will spüren, dass ich meine Leben gelebt habe.

Eine Ode an die Lebensfreude! Auch wenn der deutsche Zuschauer den Text nicht versteht, sind der musikalische Ausdruck und die Stimme von

Gabriela ungemein berührend: die Herzen – also die Gefühle des Zuschauers – werden in der Tat berührt. Auch die Gemeinde ist beeindruckt, selbst Conny erscheint bewegt von dem Lied. In der anschließenden, ausgelassenen Feier kommt es zu einer berührenden Liebeserklärung: Ein mittlerweile alter Mann macht seiner Mitschülerin Florence aus alten Tagen eine Liebeserklärung, die ganz erschrocken den Raum verlässt. Viele Jahre hat er niemals gewagt, ihr seine Gefühle zu offenbaren. Als Gabriela nach Hause kommt, wartet Conny schon auf sie, schließt sie in der Garage ein und beschimpft und schlägt sie als »billige Nutte«.

Der Chor vergrößert sich jetzt mit neuen Mitgliedern, Arne kündigt an, dass er den Chor zu einem Chorwettbewerb in Salzburg angemeldet habe, was initial auf den Widerstand von Daniel stößt, da er Musik und Wettbewerb nicht vereinbar findet. Siv scheidet aus dem Chor aus, weil sie voller Eifersucht auf Lena ist und sie für eine Schlampe hält. Daniel und Lena kommen sich immer näher – beim Schwimmen und im Gespräch, in dem Lena ihm von ihrer Liebesgeschichte mit dem Landarzt erzählt, der aber verheiratet war, wovon sie nichts wusste, aber das ganze Dorf. Immer noch scheint Daniel voller Angst vor der Liebe zu sein und flieht auf seinem Fahrrad. Für den Pfarrer ist es aber ausgemacht, dass Daniel seine Macht als Chorleiter missbraucht hat und teilt ihm daher mit, dass er von der Chorleitung entbunden wird und Untersuchungen eingeleitet werden. Inger ist entsetzt über diese Entscheidung und konfrontiert ihren Mann: »*Du wirst von diesem Mann mit deiner Kleinheit konfrontiert, Daniel wird von dir gekreuzigt*«, sagt sie weinend und voller Verzweiflung. Als Stig in der Kirche dem Chor die Entscheidung der Entlassung mitteilt und den Vorwurf der Grenzüberschreitung und des Missbrauchs äußert, verlässt der ganze Chor empört die Kirche. Vor allem Lena ist sehr getroffen, weil sie sich plötzlich nicht mehr sicher ist, was mit Daniel wirklich los ist: »*Warst du mit einer im Bett?*« Ihre ganze Liebesenttäuschung über den Doktor bricht aus ihr heraus und Daniel fragt sie, wie ein heranwachsender Junge: »*Wie weiß man, ob man jemanden mag? Wie ist man sich sicher?* Und Lena sagt*: Was bist du nur für ein komischer Typ, wie alt bist du eigentlich?*« Auch zwischen Inger und Stig kommt es zu einer weiteren Zuspitzung, die darin gipfelt, dass Stig Inger schlägt.

Während sich Lena und Daniel immer näher kommen – Lena sucht Daniel in der alten Schule auf, spricht mit ihm über ein Bild an der Wand, das Engel zeigt, sie sähe auch die Flügel bei Daniel, sie sehe seine Angst, aber die brauche er nicht zu haben, denn es gäbe keinen Tod –, spitzen sich die anderen Beziehung immer heftiger zu: Inger zieht aus dem Pfarrhaus

aus und übernachtet bei Daniel, die Situation zwischen Conny und Gabriela wird ebenfalls immer dramatischer und Conny immer gewalttätiger, sodass auch Gabriela mit den Kindern das gemeinsame Haus verlässt; Stig bricht nach dem Auszug von Inger total zusammen und ruft Daniel zu sich, bedroht mit einem Gewehr sowohl Daniel als auch sich, fällt aber schließlich mit einem Erstickungsanfall zu Boden und benötigt Erste Hilfe von Daniel. Conny schlägt auch Daniel kurze Zeit danach schwer zusammen, wird daraufhin von der Polizei festgenommen, wo ihn Gabriela besucht und ihm die endgültige Trennung mitteilt.

Der Film endet auf dem Chorfestival in Salzburg, wohin der Chor mit dem Bus gereist ist. Endlich finden Daniel und Lena auch sexuell zusammen und während Daniel danach glücklich durch die Stadt mit dem Fahrrad radelt, versammelt sich der Chor in der großen Halle mit den vielen anderen Sängern zur Vorstellung, ungeduldig auf Daniel wartend, der aber in seiner Seligkeit die Zeit verpasst. Als er endlich den Termin realisiert, hastet er zur Konzerthalle zurück, wird aber auf der Treppe von einem Herzanfall ereilt, rettet sich noch in eine Toilette, während der Chor immer noch auf ihn, seinen Dirigenten, ungeduldig wartet. Als er nicht erscheint, beginnen die Chormitglieder einen Ton zu singen, jeder gleichsam seinen eigenen Ton und plötzlich steht der ganze Saal auf und alle stimmen in diesen Ton, in diese Töne mit ein, die kein Lied darstellen, sondern den jeweils eigenen Ton der Sänger: Jeder Einzelne dieser hunderte von Sängern singt seinen eigenen Ton, aber gleichzeitig entsteht so etwas wie ein bewegender Einklang und alles dies ohne einen Dirigenten! Es scheint, dass der sterbende Daniel auf der Toilette in seinem letzten Moment diesen vielstimmigen Gesang hört und das letzte Bild des Films greift das erste Bild des Films auf: Der erwachsene Daniel umarmt den kleinen Daniel schützend im Kornfeld.

Die zweite Perspektive: Im Dialog mit den psychoanalytischen Grundannahmen

Der Leser mag sich fragen, ob es sinnvoll ist, den Film in dieser Ausführlichkeit nachzuerzählen,[1] zumal gleichzeitig offensichtlich ist, dass auch diese Verschriftlichung selektiv und bruchstückhaft ist und vor allem das

1 Siehe dazu die Arbeit von Cavell, *City of words*, in der ebenfalls die einzelnen Filmgeschichten detailliert erzählt werden (Cavell, 2011).

gesamte sinnlich-kognitive unmittelbare Filmerleben (die Musik, die Farben, die archetektonische Gestaltung, die Schnitte etc.) nicht annähernd erfassen kann. Dies gilt allerdings generell für alle Beschreibungen realer Ereignisse: etwa auch für das Traumerleben oder die Beschreibungen von analytischen Sitzungen. Der Philosoph Thomas Metzinger hat dies als das Problem der Unaussprechlichkeit bezeichnet:

> »[D]ass es unendlich viele Dinge im Leben gibt, die man nur ergründen kann, in dem man sich dem Erleben selbst ausliefert, dass es eine Tiefendimension in der reinen Wahrnehmung gibt, die sich weder durch Denken noch durch Sprache erfassen und durchdringen oder vollständig erobern lässt« (Metzinger, 2009, S. 81).

Auf den Film übertragen würde dies heißen: Die unendlichen vielen Dinge in diesem Film kann man nur ergründen, wenn man sich dem Filmerleben selbst ausliefert, allerdings ohne den Anspruch einer exakten Wiedergabe. Dieses Einlassen auf das Filmerlebnis drückt die vorgelegte Nacherzählung und drückt sich auch in der intensiven Auseinandersetzung mit dem Film aus, denn diese gelingt nur durch ein zumindest partielles emotionales Eintauchen in den Film und ein Erinnern und ein Nachdenken über diese Erfahrung. Da das unmittelbare Filmerleben also nicht zu »haben« ist, bleibt nur das Protokoll als Ausdruck dieser Erinnerungsarbeit, das als Ausgangspunkt für die weitere Untersuchung dienen wird (auch dies vergleichbar mit dem erzählten Traum, der zum Ausgangspunkt der Traumdeutung wird).[2]

Als Psychoanalytiker betrachte ich dieses Protokoll zuerst einmal mit der »Brille« der psychoanalytischen Grundannahmen. Es sei an dieser Stelle daran erinnert, dass in Freuds berühmter Definition aus dem Jahre 1923 die Psychoanalyse in dreifacher Hinsicht verstanden wird: als die Untersuchung unbewusster seelischer Prozesse, als ein klinisches Behandlungsverfahren von Neurosen und anderen seelischen Störungen und als Entwicklung einer allgemeinen psychologische Theorie (Freud, 1923a). Die weitere Vertiefung in den Film hängt dann davon ab, welchen der drei zentralen Gesichtspunkte man besonders präferiert: Schaut man sich den

2 Aus philosophischer Sicht kann man das Filmerleben auch vom Problem des Bewusstseins auffächern: In der modernen Philosophie unterscheidet man intentionales Bewusstsein (Bewusstsein von etwas) und phänomenales Bewusstsein (das rein subjektive Erleben), die jedoch immer zusammenarbeiten (Gabriel, 2015).

Film beispielsweise aus einer Behandlungsperspektive an, dann drängt sich die Geschichte des Protagonisten förmlich auf, wobei man leicht in die Gefahr gerät, diese nach Art einer klinischen Fallgeschichte darzustellen – Gefahr deswegen, weil man keinen lebendigen Analysanden vor sich hat, sondern eine fiktive Filmfigur, und man daher leicht Opfer von überwertigen, nicht validierbaren Deutungen werden kann.

Bezieht man sich nun im Folgenden auf die Rolle unbewusster Prozesse als zentrale Grundannahme der Psychoanalyse, dann ergibt sich hier eine Verknüpfung zu dem zu besprechenden Film. Für Freud ist das Wesen der psychischen Prozesse unbewusst, das Bewusstsein ein Wahrnehmungsorgan, auf dem sich die Abkömmlinge dieses Unbewussten (Gedanken, Sprechen, Fehlhandlungen, Träume, Gefühle, Wünsche, Vorstellungen) unvollständig und lückenhaft wie auf einem Spiegel manifestieren: Das Bewusstsein kann nur unvollständige und lückenhafte Erscheinungsreihen liefern. Damit diese Reihen in Erscheinung treten können, muss man einen »Ausdrucksprozess« annehmen, in dem das eigentlich »Unbekannte«, »Verdrängte«, »Vergessene«, »Noch-Nicht-Gedachte« etc. sich in unterschiedlichsten Abkömmlingen zu manifestieren versucht. Etwas Vergleichbares schreibt Johannes Picht in einer Arbeit über Musik und Psychoanalyse, auf die ich noch zu sprechen kommen werde:

> »Erinnern wir nun daran, dass Unbewusstes niemals direkt zugänglich, sondern nur anhand seiner ›Abkömmlinge‹ […] zu erschließen ist, die mittels protosymbolischer Operationen – allen voran Verschiebung und Verdichtung – zustande kommen. Im Bewusstsein machen sich überdies auch diese nur als Ereignisse bemerkbar: ein Traum taucht auf, ein Affekt rührt, ein Einfall kommt, eine Fehlleistung passiert, ein Symptom stört. Diese Ereignisse werden nachträglich als Zeichen aufgefasst« (Picht, 2015, S. 1128).[3]

Das unbewusste Seelische kann sich also nur über verschiedenen Medien einen Ausdruck verschaffen, wobei der Begriff »Ausdruck« ja bereits zwei

3 Es sei nur darauf verwiesen, dass Picht in dieser Arbeit eine spezifische Auffassung des Unbewussten vorschlägt: Für ihn gibt es keinen empirischen Beleg für ein »repräsentativ strukturiertes individuelles Unbewusstes«. Empirisch sei nur, was wahrnehmbar sei. Der Rückschluss auf unbewusste Repräsentanzen sei immer nachträglich (Picht, 2015). Es sind die Lücken in der Wahrnehmungskette, die die Annahme eines Unbewussten plausibel machen.

wesentliche Aspekte verbindet: einen Drang (der Druck) und eine Richtung (nach außen). Unwillkürlich mag man an den ersten Schrei des Neugeborenen denken, dessen dranghafter Ausdruck sich an die Welt und die Menschen richtet. Diese unterschiedlichen Ausdrucksformen kann man auf eine metaphorische und in einem sehr weiten Sinn hier als »Stimmen« auffassen. Diese »Stimmen« manifestieren sich dann etwa in Form eines Gedankenganges, in Form eines Traumes, einer Fehlhandlung, eines symptomatischen Verhaltens, als Ausdruck eines massiven Affektes, aber auch in Form des direkten Sprechens; in diesem Fall drängt die innere Stimme gleichsam nach außen. Diese Aufzählung ist bereits ein Hinweis auf die innere Vielstimmigkeit: Immer drängen also ganz verschiedene Stimmen an die Oberfläche des Bewusstseins und zur Artikulation. In ganz klassisch-psychoanalytischer Weise könnte man beispielsweise von Es-Stimmen (die Sprache der Triebhaftigkeit oder Sinnlichkeit), von Ich-Stimmen (die Sprache der Wahrnehmung, der Vernunft und Realität) und von Über-Ich-Stimmen (die Sprache der Normen und Verbote) sprechen. Denken als Probehandeln), Sprechen und Handeln stellt nach psychoanalytischer Auffassung immer einen mehr oder weniger gelungenen Kompromiss zwischen diesen vielen und verschiedenen Stimmen dar. Gerade am Beispiel der verschiedenen Es- und Über-Ich-Stimmen nähert man sich auch dem Problem der eigenen und der fremden Stimme. Zunächst einmal sind die in der zwischenmenschlichen Welt gehörten Stimmen die mehr oder weniger fremden Stimmen: Dies ist die äußere Vielstimmigkeit der Welt. Dann aber gibt es auch die inneren Stimmen, die mehr als Eigenes oder als Fremdes erlebt werden: Eindrückliche klinische Beispiele sind die akustischen Halluzinationen oder Zwangsgedanken; aber auch alltägliche Gedanken oder Impulse können als mehr oder weniger fremd, von einem fremden Inneren oder Äußeren kommend, erlebt werden. Es wird viel seelische Arbeit notwendig sein, um diese inneren Stimmen zu differenzieren: Ist die Stimme des Es nicht viel eher eine eigene Stimme als die Stimme des Über-Ichs, die durch die Identifizierung mit den elterlichen Stimmen gebildet wurde, auch wenn sie später als eigene Stimme erlebt wird? Aber es ist wohl in Wirklichkeit komplizierter: Wenn man annimmt, dass die Stimme und das Sprechen in einem »Zwischenbereich« von Innen und Außen angesiedelt ist – zwischen Subjekt und dem anderen, zwischen Körper und Sprache (Dolar, 2007) –, dann bleibt eine kaum auflösbare Ungewissheit, ob man mit der eigenen oder einer fremden Stimme spricht bzw. wie sich die jeweiligen Anteile verteilen. Denn gerade die Stimme des Es kann nicht selten wie eine fremde Stimme erlebt werden, beispielsweise bei auftauchenden, inakzeptablen sexuellen oder aggressiven Wünschen (man denke beispielsweise an tabuisirte homosexuelle Wünsche). Aus der Perspektive der Verführungstheorie von Jean Laplanche wird noch deutlicher, dass auch die sexuelle Stimme vielleicht gar keine wirklich eigene Stimme ist, denn die Sinnlichkeit wird erst durch die Beziehung des Kindes zur erwachsenen Sexualität der Eltern geweckt (Laplanche, 2004).

Im Film wird ein Aspekt dieser Problematik sowohl am Beispiel von Inger und Stig als auch in der Beziehung von Lena und Daniel thematisiert. »*Neulich ist mir an deiner Stimme etwas aufgefallen. Bei Trauungen klingt sie hochtrabend. Du hast völlig verschiedene Stimmen in der Kirche.*« Inger spricht hier die Unechtheit der Stimmen von Stig an, im Grunde, weil sie von seiner Verlogenheit sich selbst und ihr gegenüber weiß. Er fühlt sich zerrissen zwischen der Es-Stimme, die sich in seinem heimlichen Pornokonsum zeigt, und der Über-Ich-Stimme als Ausdruck seiner Religiosität, in der ständig Sünden und Grenzverletzungen auftauchen oder er diese überall wittert. Wie weit sind die Vorstellungen der beiden vom »Himmel« auseinander, auf die der Titel des Films ja anspielt: Für Inger ist der »Himmel« vielleicht so etwas wie ein sexueller Einklang, eine Übereinstimmung der Es-Stimmen – im Einklang mit ihrem Mann, aber auch mit den Ich- und Über-Ich-Stimmen –, während für Stig der »Himmel« ein gereinigter und idealer Ort ist, in dem die Stimme der Sinnlichkeit endlich zum Schweigen gebracht worden ist. Oder anders gesagt: Für den Pastor ist »Himmel« vielleicht ein jenseitiger Ort, den man nur erreichen kann, wenn man die innere Vielstimmigkeit mit ihren vielen Versuchungen zum Schweigen bringt, während für Inger »Himmel« ein durchaus diesseitiger, sinnlicher, zwischenmenschlicher Ort ist, auf den man auf Dauer nur schlecht verzichten kann, auch wenn sie es jahrelang versucht hat. In diesem Zusammenhang kann man durchaus weiter überlegen, welche unterschiedliche Bedeutungen der »Himmel« für Menschen allgemein, aber auch für die anderen Protagonisten des Films, haben könnten. Auch in Gabrielas Lied taucht der Himmel zweimal auf: das Suchen nach dem Himmel, den sie aber nicht fand. Wie schon eben angedeutet gibt es sowohl die Polarität von Jenseits und Diesseits (auch bei Lena deutet sich dies an, als sie von den Flügeln der Engel spricht, die sie bei Daniel wahrnimmt, und wenn sie sagt, dass der Tod nicht existiert), als auch die Polarität von außen und innen: Man kann von einem himmlischen, weltlichen und äußeren Ort ebenso träumen wie von einem inneren himmlischen

Ort. Aber was ist an einem solchen Ort »himmlisch«? Ein solcher Ort könnte eine »stiller Ort« sein, wenn nämlich alle Stimmen von außen und innen und vor allem die vielen widersprüchlichen Stimmen zum Schweigen gekommen sind – etwas, das vielleicht als Erlösung oder Erleuchtung erlebt werden könnte (dies ein Ziel in der meditativen Praxis); es wird später noch zu zeigen sein, dass Daniel durchaus in seiner Arbeit mit dem Chor eine Art meditativen Zugang sucht. Ein solcher Ort könnte auch ein »sicherer Ort« sein, wenn die vielen verschiedenen Stimmen zu einer Art Übereinstimmung oder Harmonie gekommen sind, indem eine Klarheit besteht, was die eigene und was die fremde Stimme ist und dies nicht mehr als Konflikt erlebt wird und nicht mehr die vielen negativen Emotionen weckt wie Neid, Eifersucht, Konkurrenz. Ein Ort, an dem die Es-Stimmen, Ich-Stimmen und die Über-Ich-Stimmen in Übereinstimmung, im harmonischen Einklang sind, wahrlich eine himmlische Vorstellung, wenn man die alltägliche Widersprüchlichkeit der inneren und äußeren Vielstimmigkeit betrachtet. Auch die Musik, das Orchester und der Chor könnten ein Vorbild für einen solchen »sicheren Ort« mit himmlischer Qualität darstellen: Man bedenke das Zusammenspiel der vielen unterschiedlichen Stimmen der Instrumente oder der Stimmen im Chor, immer auch mit der Möglichkeit einer Solo-Stimme, die herausgehoben wird, aber dies nur im Einklang mit dem Ganzen. Daniel gibt in seiner Erzählung von dem Orchester, das in aller Sicherheit auch bei plötzlicher Dunkelheit weiterspielt, ein solches eindrucksvolles Bild für diesen »sicheren Ort«. Aber es gibt auch noch die klassische Polarität von Himmel und Hölle. Die Hölle ist eine Metapher für einen »Ort des Grauens«, in dem es weder Stille noch Sicherheit gibt. Verlegt man diese Hölle nicht ins Jenseits sondern in die lebendige Wirklichkeit oder sogar in das Innere des Subjekts, dann versteht man sofort, dass dies weder ein »stiller Ort« noch ein »sicherer Ort« sein kann, sondern ein Ort, der von dämonischen, destruktiven Tendenzen kontrolliert wird. Der Pastor Stig lebt sicherlich in einer solchen Art innerer Hölle, die sich in seiner inneren Zerrissenheit zeigt: Die Stimmen des Es kann er offenbar nicht anders als sündhaft, ja als dämonisch erleben. Auch Conny und Gabriela leben in einer Art Hölle, allerdings unterschiedlicher Art: Conny wird von panischen Stimmen der Verlassenheit verfolgt (wenn er Gabriela nicht unter seiner totalen Kontrolle hat), während Gabrielas Sehnsucht nach einem »sicheren Ort«, den für sie die Musik und der Chor darstellen, immer wieder brutal vernichtet wird. Und auch bei Daniel scheint es die Polarität von Himmel und Hölle zu geben. Er hat früh in seiner Kindheit die dynamische Wechselbeziehung von Himmel und Hölle erfahren: eine liebevolle, umsorgende Beziehung zur Mutter, die frühe Entdeckung seiner musikalischen Begabung, aber auch die schmerzlichen Verluste der Eltern und der Geborgenheit der Kindheit durch die aggressiven Attacken seiner Mitschüler. Als Dirigent scheint er den Himmel auf Erden erreicht zu haben, als er ein berühmter und erfolgreicher Dirigent geworden ist und über die harmonische Vielstimmigkeit vieler Orchester verfügen kann, aber der Körper konfrontiert ihn mit seinen Grenzen und führt ihn wieder zurück an die Grenzen des Todes als möglicher Ausdruck der Hölle.[4]

Der Film handelt nach diesem Verständnis also vom Ausdruck der unbewussten inneren Welt, der sich in der inneren und äußeren Vielstimmigkeit mit ihrer Widersprüchlichkeit und Konflikthaftigkeit und der grundlegenden Sehnsucht nach der Entwicklung der eigenen Stimme als Ausdruck des Wunsches, ein eigenes, selbstbestimmtes Leben zu führen. Der Titel *Wie im Himmel* scheint dabei nahe zu legen, dass der Ort, an dem sich diese eigene Stimme entwickeln kann, ein Ort der Sicherheit – ein »sicherer Ort« – oder vielleicht auch ein Ort der Stille – ein »stiller Ort« – zu sein hat. Obwohl also in dem ganzen Film nie von dem »sicheren Ort« die Rede ist, könnte man dies aber als zentrale latente Metapher des ganzen Films betrachten. Man könnte dies auch wie eine unbewusste Botschaft des Films auffassen. Dies beginnt schon in der Exposition des Films, als der Geige spielende Junge im Kornfeld von den Mitschülern verfolgt und verprügelt wird: Mit dem Geigenspiel drückt er seine eigene, erwachende musikalische Stimme aus – das gelbe Kornfeld erscheint wie dieser »sichere Ort«, an dem der Junge seine Stimme entfalten kann –, er wird aber dabei wahrscheinlich aus Neid, Konkurrenz und Eifersucht von den Jungen verfolgt und verprügelt. Er flüchtet in die Arme der Mutter, für ihn der »sichere Ort« der Kindheit, der durch den Schutz und die emotionale Resonanz der Eltern in gewisser Weise besteht, aber früh durch die Verluste der Eltern bedroht, wenn nicht sogar zerstört wird. Daniel verliert seine Heimat als »sicheren Ort« und fühlt sich wohl trotz seiner vielen späteren Erfolge verloren und heimatlos. Sein körperlicher Zusammenbruch ist die letzte entscheidende Katastrophe, denn nun verliert er auch seinen Körper als

4 Es sei hier an einen anderen Film mit dem Titel *Dem Himmel so fern* von Todd Haynes, ein Remake des gleichnamigen Films von Douglas Sirk, in dem der »Himmel« wohl auch für das Liebesglück steht.

»sicheren Ort«: Sein Herz ist schwer geschädigt und sein Leben dadurch massiv bedroht. Da im psychoanalytischen Denken die enge Verzahnung von Innen und Außen eine grundlegende Annahme ist, kann man sich diesen »sicheren Ort« sowohl als einen äußeren, realen Ort als auch einen inneren Ort vorstellen: die reale Heimat und der Ort seiner Kindheit, aber auch die Erinnerungen an diese Kindheit und seine Eltern, die er in seinem Inneren gespeichert hat (die Repräsentanzen seiner frühen kindlichen Erfahrungen) und die ihn auch dazu bringen, diesen Ort nach seinem Zusammenbruch wieder aufzusuchen. Es ist das »innere, gute Objekt« im Sinne einer Stimme, die etwa sagt: »Du bist ganz in Ordnung«, die einen inneren »sicheren Ort« darstellt und als Schutz gegenüber den vielen inneren und äußeren angreifenden Stimmen fungieren kann.

Dieser »sichere Ort« – innen und außen in dem komplexen Wechselspiel – ist die Voraussetzung, damit sich die eigene Stimme entwickeln kann, denn nur dann kann man auf sein Inneres lauschen, die »eigene Musik« wirklich hören und den Mut finden, diese »Musik« auch auszudrücken. An dem Fortgang des Films und vor allem auch an den Aussagen von Daniel kann man nun etwas über diesen »sicheren Ort« erfahren. Das alte Schulhaus, das Gemeindehaus für die Proben des Chores, ja, der Chor selbst repräsentieren so etwas wie einen äußeren »sicheren Ort«: einen Ort, an dem in einem geschützten Rahmen die einzelnen Stimmen zum Klingen gebracht werden können und gleichzeitig aber auch eine Form des Einklangs oder sogar Gleichklangs gefunden werden kann: die eigene Stimme im Einklang mit der Vielstimmigkeit der anderen! Daniel sagt: *»Ich träume davon, eine Musik zu machen, die die Herzen der Menschen öffnet«*. Es ist sein größter Wunsch, könnte man sagen, dass die Menschen ihre eigene Stimme finden, die Ausdruck ihrer Wünsche, Gefühle und tiefsten Sehnsüchte ist. Damit wird aber auch ausgedrückt, dass sich diese eigene Stimme nur entwickeln kann, wenn es so etwas wie eine basale emotionale Resonanz durch den anderen gibt, eine Art affektive Spiegelung. Dieser »sichere Ort« ist also auch ein Ort des Austauschs, des gegenseitigen Ausdrucks der unbewussten inneren Welt: die Wirkung und Wirksamkeit der eigenen Stimme beim anderen zu erleben und selbst von der Wirkung der fremden Stimme bewegt und erreicht zu werden. Man könnte leicht vermuten, dass diese intersubjektive Wirksamkeit überhaupt erst die Möglichkeit eröffnet, das Eigene und das Fremde wahrzunehmen, zu differenzieren und voneinander zu unterscheiden. Die Exposition des Films zeigt, dass Daniel hier einen Mangel durch die frühen Verluste erlebt haben mag, den selbst sein Ruhm und die Arbeit mit den Orchestern nicht kompensieren konnten. Er selbst spricht ja diesen Mangel gegenüber den Chormitgliedern an: »*Begreift ihr denn gar nichts! Es geht um das, was uns fehlt. Um unser Leben. Alle Musik holen wir aus uns selbst. Aber das geht nur mit Konzentration*«. Es zeigt sich aber auch, dass dieser »sichere Ort«, der so wichtig für das Entwickeln der eigenen Stimme ist, immer von innen und außen gefährdet ist: Bei den Proben gibt es ständig die Störungen von außen – das klingelnde Handy, das Zuspät-kommen, die Beobachtung durch den Pastor – aber auch von innen – durch die aufkommenden Gefühle der Eifersucht, des Neides etc.: Alle Frauen sind in Daniel verliebt und werden dadurch zu Konkurrentinnen. Aber es wird auch deutlich, dass der Kern des »sicheren Ortes« der eigene Körper ist: Daniel beginnt mit den Körperübungen, dem Lauschen auf den eigenen Körper. Denn der Körper ist schließlich die Quelle, der Kern der eigenen Stimme. Dabei wird dem Hören die führende Rolle zugesprochen: Vielfach drückt Daniel diese Auffassung aus. Er wolle nur hören, die Musik sei überall, alles beginne mit dem Hören, die Welt sei voller »Stimmen«, alle Menschen hätten einen Grundton, einen eigenen Ton. »*Jeder Mensch hat seinen einzigartigen Ton, den er zu finden versucht*«. Dieser Satz von Daniel scheint in diesem Zusammenhang die wichtigste Aussage zusammenzufassen und klingt gleichzeitig ganz psychoanalytisch, denn diese Töne, diese Stimmen tauchen aus der unbewussten Welt auf und es bedarf der Entwicklung eines bestimmtes Raumes oder Ortes, damit diese Stimmen gehört werden können. Nochmals psychoanalytisch formuliert: die Stimmen des Unbewussten zum Klingen zu bringen, eine Aufgabe, der sich jeder Mensch im Leben zu stellen hat, wie es Gabriela in ihrem Lied zum Ausdruck bringt.

Ausdruck des Unbewussten, das Finden eines »sicheren Ortes«, ja vielleicht sogar eines »stillen Ortes«, das Wahrnehmen der inneren und äußeren Vielstimmigkeit mit dem gleichzeitigen Versuch, die eigene Stimme auszudrücken und mit ihr zu sprechen: Es wurden schon die vielen Hemmnisse und Blockierungen angesprochen, die diesem innigsten Wunsch der Menschen entgegenstehen. Eine zentrale Rolle dabei spielen die emotionalen Stimmen, die ebenso vielstimmig und vor allem gegensätzlich sein können, die aber auch häufig in der Lage sind, den »stillen Ort« oder auch den »sicheren Ort« zu überschwemmen und die eigene Stimme zum Verschwinden zu bringen. Die Stimmen der Angst: Man denke an Gabriela, die unter der ständigen Drohung von Connis aggressiven Attacken steht und die dennoch immer wieder den Mut aufbringt, diesen »sicheren

Ort« des Chores aufzusuchen und sogar den Mut findet, mit ihrer eigenen Stimme auf dem Konzert zu singen. Die Stimme der Wut: Man denke an den ungelenken, dicklichen Holmfried, der nach vielen Jahren der Hänselei und Quälerei durch Arne endlich seine Stimme erhebt und Arne voller Wut sein Gequältsein entgegenschleudert – und Arne auch in der Betroffenheit erreicht. Die Stimme des Hasses: Connies Gewaltausbrüche als Ausdruck seiner Hilflosigkeit gegenüber seiner Frau, der er innerlich nicht gewachsen ist und der er in ihrem Autonomiestreben mit panischer Angst begegnet. Die Stimme der Schuld: Vor allem Stig scheint von dieser Stimme der Schuld beherrscht, da er permanent von Sünde sprechen muss, weil er die Stimmen des Begehrens und die Stimmen der christlichen Moral nicht in Einklang bringen kann. Und die Stimme der Liebe: Der »sichere Ort« weckt unvermeidlich die Gefühle der Liebe, wie die Filmgeschichte so eindrücklich zeigt: Alle sind in Daniel verliebt (es wird noch zu klären sein, warum dies so ist), besonders natürlich Lena, die schon einige Liebesenttäuschungen hinter sich hat. Aber gerade diese Stimme der Liebe weckt die anderen Stimmen der Angst, der Schuld, der Wut, des Neides und der Eifersucht. Daniel wird denunziert und des sexuellen Übergriffs bezichtigt. Bezogen auf die Formulierung eines »sicheren Ortes« kann man die ganze Ambivalenz der Vielstimmigkeit erkennen: Dieser Ort bringt die vielen Stimmen als eigene Stimme zum Klingen und manchmal auch zum Ausdruck, löst aber gleichzeitig die vielen widersprüchlichen und konflikthaften emotionalen Stimmen aus. Ein wirklich »sicherer Ort« wäre also ein Ort, an dem diese vielen gegensätzlichen Stimmen gehört und gehalten werden können: Dies scheint die Filmgeschichte auch in dem Leben des Chores partiell anzudeuten. Denn es geht in dem Chorleben keineswegs nur harmonisch zu, aber es entwickelt sich tatsächlich ein Ort, an dem viel mehr Stimmen als früher zum Ausdruck gebracht werden können: Die emotionalen Ausbrüche der verschiedenen Protagonisten haben wir schon erwähnt. Der »sichere Ort« ist also auch als ein intersubjektiver Raum zu verstehen, in dem konflikthafte Emotionen zum Ausdruck gebracht, aber auch toleriert werden können und damit die zwischenmenschliche Bezogenheit bewahrt bleibt. Diese Überlegungen zeigen, wie leicht ein Begriff wie der »sichere Ort« im Sinne eines Himmels idealisiert werden kann, mit der schon beschriebenen Spaltung in Himmel und Hölle. Dagegen weist der Film am Beispiel des Chores auf einen »sicheren Ort« hin, in dem es Raum für die innere und äußere Vielstimmigkeit in all ihren Widersprüchen, Konflikten und Ambivalenzen gibt.

Betrachtet man die vielen Begriffe, in denen die »Stimme« enthalten ist – Stimmung, Einstimmung, Abstimmung, Unstimmigkeit, Einstimmigkeit, Selbstbestimmung, Fremdbestimmung, Stimmigkeit, Übereinstimmung, Bestimmen und Bestimmtwerden -- dann wird deutlich, welche zentrale Rolle die »Stimme« im Leben der Menschen spielt. Hier sei kurz das Bestimmen und Bestimmtwerden herausgegriffen, das auf einen noch nicht besprochenen Aspekt der »Stimme« verweist: die Rolle des Einflusses, der Wirksamkeit, der Macht, die mit dem Ausdruck der eigenen Stimme verbunden ist. Es ist überlebensnotwendig, dass die eigene Stimme den anderen erreicht: Dies kann man aus der Bedeutung des ersten menschlichen Schreis leicht ableiten: den anderen mit der Stimme zu bestimmen, aber auch von dessen Stimme sich bestimmen zu lassen, scheint einen Kern der menschlichen Grundsituation darzustellen. Martin Seel hat hier wichtige Überlegungen dargelegt (Seel, 2002). Und der Zusammenhang mit der Gewalt wird in dem Film sehr deutlich: Da Connis Versuche, die Selbstbestimmung seiner Frau zu unterbinden und sie mit Worten im Sinne von Verboten und Drohungen zu bestimmen, scheint ihm nur noch die physische Gewalt zu bleiben, die letztlich Ausdruck seiner Ohnmacht ist. Etwas Ähnliches lässt sich auch bei Stig beobachten, der ebenfalls zur Gewalt greift, als er mit seinem Bestimmen (was im Chor vor sich geht, was dieser in seiner Frau auslöst) scheitert. Lässt sich der »sichere Ort« nicht etablieren oder bricht zusammen, dann manifestiert sich blitzschnell reale Gewalt. Überhaupt wird in diesem Zusammenhang die ganze Problematik von Selbst- und Fremdbestimmung virulent: Oft wird diese polar gesehen im Sinne von »entweder-oder«, wodurch die Gefährdung durch die Gewalt virulent bleibt. Die Erkenntnis und Einsicht, dass der Mensch grundsätzlich in einem unvermeidlichen Spannungsfeld von Selbst- und Fremdbestimmung steht, erscheint wie eine Anerkennung von Lebenstatsachen, die mit schmerzlichen Gefühlen der Begrenztheit verbunden sein mögen. Und es ist sicherlich kein Zufall, dass diese Thematik am Beispiel der Beziehungen zwischen Männern und Frauen in dem Film abgehandelt wird: Die Frauen sind hier die Vertreterinnen der Selbstbestimmung, die sich gegen die Fremdbestimmung durch die Männer auflehnen. Wiederum scheint der Chor selbst als ein Ort, an dem diese Dynamik auf wunderbare Weise ausgedrückt wird: Als Sänger im Chor bestimmt man mit seiner Stimme, was der Chor hervorbringt, lässt sich aber gleichzeitig auch bestimmen, muss sich bestimmen lassen, um den Gleich- oder Zusammenklang des Chores nicht zu gefährden. Im Bild des Chores verdichtet sich auf diese Weise diese basale Lebenstatsache, wie es sich in dem Schluss des Films noch einmal vertieft: Jeder Sänger bestimmt auf seine oder ihre Weise die Gesamtsituation, um sich dabei aber gerade von ihr auch bestimmen zu lassen: Der Dirigent des schwedischen Chores ist nicht erschienen, der Chor muss ohne ihn singen und drückt diese Situation auf seine Weise aus, woraufhin das ganze Publikum in einer berührenden Resonanz antwortet: Das Publikum lässt sich bestimmen und bestimmt auf diese Weise die neue Situation. Es erscheint wie eine Anspielung aus der Erzählung von Daniel mit dem im Dunkel spielenden Orchester: Auch ohne Dirigenten finden die Sänger ihren eigenen Ton.[5]

Die Thematik von Selbst- und Fremdbestimmung führt uns noch einmal zu den einzelnen Stimmen zurück, die sich in der inneren Vielstimmigkeit manifestieren: Werden die kindlichen Stimmen überhaupt gehört, damit diese so lebenswichtige Unterscheidung von Bestimmen und Bestimmt-Werden, von Selbstbestimmung und Fremdbestimmung getroffen werden kann, sich die kindliche Stimme (die entweder den eigenen Einfluss omnipotent überschätzt oder aber die eigene Stimme gehorsam unterdrückt) in eine erwachsene Stimme transformieren kann? Es ist eine anerkannte Erkenntnis der Psychoanalyse, dass die frühen kindlichen Erfahrungen wesentlich daran beteiligt sind, wie sehr sich die eigene Stimme entwickeln kann oder wie sehr sie unterdrückt werden muss. Die erwachsene Stimme kann den Bereich der Abhängigkeit (sich bestimmen lassen) und den Bereich der eigenen Autonomie (sich selbst bestimmen) einigermaßen differenzieren. Die Männer in dem Film – vor allem Stig und Conny – haben diesen entscheidenden Schritt nicht vollzogen. Man könnte auch sagen: Sie sind in diesem Transformationsprozess stecken geblieben. Den Chor müssen sie als einen bedrohlichen Ort erleben, weil es ein Ort ist, an dem diese Balance von Bestimmen und Bestimmen-Lassen, diese Oszillation zwischen kindlichen und erwachsenen Stimmen, eingeübt werden kann. Vor allem Conny ist der prügelnde Knabe aus der Kindheit geblieben,

5 In einem eindrucksvollen Film mit dem Titel *Der Jungfrauenwahn* beschreibt die Autorin Güner Y. Balci den zentralen Konflikt zwischen islamischen Männern und Frauen im Umgang mit der Sexualität und die damit verbundenen gewaltsamen Auseinandersetzungen zwischen Selbst- und Fremdbestimmung. Wenn der muslimische Mann nicht über den Körper der Frau bestimmen kann, dann löst das in ihm Ekel und schließlich Gewalt aus. Es mag aber erwähnt werden, dass diese Problematik keineswegs auf die muslimische Welt beschränkt ist.

während Stig in einem unheilsamen Gehorsam Gott gegenüber stecken geblieben ist. Gerade manche Formen der Religion betonen ja gerade die menschliche Bestimmtheit durch ein höheres Wesen und verurteilen den Versuche des Menschen, eine Form der Selbstbestimmung zu entwickeln. Der hochrangige Imam der großen Paris Moschee Boubakeur spricht in dem eben erwähnten Film von Baci von den islamischen Männern, die in der präödipalen Phase hängen geblieben seien: Sie sehen Frauen nicht als Subjekte, die mit der Ambivalenz von Bestimmen und Bestimmen-Lassen ebenso leben müssen wie sie, sondern als Objekte, die keine eigene sexuelle Stimme entwickeln dürfen.

Dieser Befund wirft noch einmal eine andere, zentrale Frage auf, nämlich die Frage nach der sexuellen Stimme, nach der männlichen und weiblichen Stimme, und hier ist es hilfreich, noch einmal auf den Protagonisten Daniel zu sprechen zu kommen. Was ist mit ihm eigentlich los?, könnte auch der Zuschauer wie Lena fragen, durchaus mit der Bemerkung: Was ist das für ein komischer Typ? Dem Zuschauer wird ja vom Regisseur nahe gelegt, die Probleme von Daniel als Folge seiner frühen traumatischen Erfahrungen zu sehen – dies wäre eine klinische Sicht der Filmfigur. Versuchen wir uns jedoch von dieser Denkfigur nicht einfangen zu lassen, und das Verhalten und die Aussagen von Daniel über den ganzen Film hinweg zu betrachten, dann käme man vielleicht zu einer ähnlichen Aussage wie Boubakeur: Daniel spricht nicht mit einer erwachsenen Stimme, sondern mit einer noch kindlichen, die aber teilweise auch eine weibliche Stimme ist (bei aller Vorsicht, um nicht den Klischees über die Geschlechter-Differenz aufzusitzen). Oder vielleicht wäre es besser davon zu sprechen, dass er mit einer mütterlichen Stimme spricht und noch auf der Suche nach der väterlichen Stimme ist: Er sieht sich als »Geburtshelfer« für die Stimmen der anderen Menschen, vielleicht auch, um seine eigene, verborgene, seine wahre und auch väterliche Stimme zu entdecken. Er lässt sich wehrlos von einem anderen Mann verprügeln und hat noch gar keine Stimme für sein sexuelles Begehren entwickeln können: »Woher weiß man, was man wirklich fühlt«?, fragt er Lena, die sexuell erfahrene Frau. Es geht bei ihm also auch um eine unterdrückte sexuelle Stimme. Man mag spekulieren, dass er trotz seiner großen Erfolge als Dirigent gescheitert ist, weil es das Dirigieren zu rezeptiv und nicht phallisch erleben konnte. Auch diese Thematik der sexuellen Stimme kann man mit dem Bestimmen und Bestimmt-Werden in Verbindung bringen: In einem klassischen Verständnis betont die weibliche Stimme das Bestimmt-Werden und die männliche Stimme das Bestimmen. Das Auseinanderklaffen dieser angenommenen Polarität schafft das vielfältige zwischengeschlechtliche Leiden, weil das Ineinandergreifen beider Strebungen nicht realisiert werden kann: das Anerkennen der Bisexualität des Subjekts. Es gibt in dem Film einige Anspielungen auf diese Thematik: Als Beispiel könnte man das Fahrradfahren herausgreifen: Daniel hat es in der Kindheit nicht erlernt (was für einen Jungen ganz ungewöhnlich ist), weil er zu früh zur Geige gegriffen hat. Daher wird er wohl auch das Objekt der feindlichen Angriffe seiner Mitschüler, die ihn vielleicht als »Muttersöhnchen« verhöhnen und verachten, eine Furcht, die viele Jungs in ihrer kindlichen Entwicklung haben.

Und wie soll man aus dieser Sicht das Ende des Films verstehen? Im Moment der Erfüllung, der Vollendung, dem Finden der eigenen, männlichen Stimme, stirbt der Protagonist. Dies könnte man vielleicht als rätselhafte Botschaft des Regisseurs an sein Publikum auffassen: Ist die Vollendung, das Finden der eigenen Stimme tatsächlich auch so ein lebensgefährlicher Moment, in dem das Leben wirklich auf dem Spiele steht? Es wird später dazu noch einiges aus der selbstreflexiven Perspektive zu sagen sein. In jedem Fall wird hier aber ein Risiko angesprochen, das bei dem häufigen Gerede über Selbstbestimmung oft übersehen wird.

Die dritte Perspektive: Im Dialog mit der psychoanalytischen Praxis

Die bisherigen Ausführungen lassen sich nochmals aus der Perspektive des eben angedeuteten Bestimmens betrachten: Das, was hier bislang über die Vielstimmigkeit und das Finden der eigenen Stimme aus der Sicht der psychoanalytischen Grundannahmen mit teilweise eigener Stimme ausgeführt wurde, lässt neben dieser Bestimmtheit einen großen Bereich von Unbestimmtheit entstehen, der offenbar grundsätzlich unvermeidlich ist (Seel, 2002, 2014). Es wurden allerdings einige Gesichtspunkte formuliert, die für die Thematik wesentlich sind: der Ausdruck der unbewussten inneren Welt, die Bedeutung eines »sicheren Ortes«, die Widersprüchlichkeit, Ambivalenz und Konflikthaftigkeit der inneren und äußeren Stimmen, der Faktor der Entwicklung, die Rolle des anderen und die Resonanz, die Beziehung von Selbst- und Fremdbestimmung vor allem im Lichte einer basalen Dynamik von Bestimmen und Bestimmen-Lassen. All dies haben wir punktuell und partiell am Beispiel der Filmgeschichte besprochen.

Im Folgenden soll der Film aus der Perspektive der Grundannahmen über die Psychoanalyse als klinisches Behandlungsverfahren von seelischem Leiden besprochen werden. Das Leiden des Patienten wird als Ausdruck einer unbewussten, konflikthaften Dynamik betrachtet, die in dem Behandlungsverfahren »aufgedeckt«, verstanden und beeinflusst werden soll. Es hat sich eine elaborierte Theorie der Behandlungspraxis entwickelt, deren Grundpfeiler nach wie vor die freie Assoziation des Patienten und die gleichschwebende Aufmerksamkeit des Analytikers ist. Betrachtet man den Rahmen und die grundlegende Struktur dieser psychoanalytischen Situation aus der Perspektive der hier thematisierten Vielstimmigkeit und dem Finden der eigenen Stimme, könnte man folgende Annahmen machen:

Aus der Außenperspektive sprechen im Praxiszimmer zwar nur zwei Personen miteinander, aber aus einer Innenperspektive sind immer viele Stimmen im Sinne der beschriebenen Vielstimmigkeit anwesend. Wie lässt sich die analytische Beziehung aus dieser Perspektive charakterisieren? Der Analysand kommt zur Analyse, weil er leidet: entweder weil er seine unterdrückte oder verdrängte Stimme nicht hört oder nicht ausdrücken kann, er von fremden Stimmen bestimmt wird, oder weil er gar keine eigene Stimme bislang entwickelt hat und seine emotionalen Probleme nicht denken und ausdrücken kann. Auch wenn der Analytiker seltener als sein Analysand spricht, so hat auch er viele Stimmen in sich: seine privaten Stimmen, seine professionelle Stimme, die manchmal seine eigene, manchmal aber auch die seiner Lehrer und seiner analytischen Vorbilder ist. Aber auch er beherbergt innere Stimmen, die noch nie gehört worden sind. Daher könnte man die analytische Situation auch als einen Raum – einen Raum des gegenseitigen Ausdrucks – verstehen, in dem die Vielstimmigkeit sich manifestieren und ein »Übersetzungsraum« entstehen kann, in dem die eigene und die fremde Stimme gehört, verstanden, übersetzt oder überhaupt erst gefunden werden kann – und zwar nicht nur vom Analysanden, sondern vom analytischen Paar. Das möglichst unzensierte Sprechen und das Hören auf die verborgenen Stimmen ist gleichsam der Modus, in dem die unbewusste Wirklichkeit des Patienten und des analytischen Paares zur Sprache kommen kann. Daher kann man die analytische Situation auch als einen Ort betrachten, in der Fremdbestimmung in Selbstbestimmung transformiert werden kann, etwa wenn es möglich wird, die eigenen und die fremden Anteile der jeweiligen Stimmen zu differenzieren. Dies geschieht durch einen Aneignungsprozess, in dem etwa die elterlichen Stimmen kritisch überprüft und modifiziert werden können. Ein sicherer analytischer

Rahmen, die analytische Grundregel der freien Assoziation und der gleichschwebenden Aufmerksamkeit und die Deutungsarbeit des Analytikers können diesen Prozess ermöglichen. Voraussetzung dafür ist, dass sich die analytische Situation als ein »sicherer Ort« entwickeln kann.

Dieser lässt sich allerdings nicht so leicht herstellen und stößt auf die verschiedensten Widerstände, da das freie Sprechen und das abwartende Zuhören keine Selbstverständlichkeit ist, sondern grundsätzlich wie im Alltag konflikthafte Emotionen auslöst, die Ausdruck der beschriebenen widersprüchlichen und konflikthaften Stimmen des Es, des Ichs und des Über-Ichs sind. Der Unterschied zwischen dem Analytiker und seinem Analysanden besteht allerdings in einer Konstellation, die Tuckett als den Unterschied zwischen einem Alltagsgespräch und dem analytischen Gespräch formuliert hat: Der Analytiker entwickelt ein »Arbeitsmodell«, das seine theoretischen und behandlungspraktischen Konzeptualisierungen repräsentiert – man könnte auch sagen: das seine professionelle Stimme darstellt (Tuckett, 2008). Neben den vielen inneren Stimmen entwickelt der Analytiker also diese professionelle Stimme, die überhaupt erst die Etablierung einer psychoanalytischen Situation ermöglicht (siehe auch Kapitel 3). In der modernen Psychoanalyse wird immer mehr darauf hingewiesen, dass die viel diskutierte Pluralität der Psychoanalyse sich gerade darin ausdrückt, dass es keine einheitliche Theorie und Theorie der Praxis gibt. Jeder Analytiker entwickelt ein individualisiertes Arbeitsmodell, das man als Legierung oder Assimilierung aus öffentlicher Theorie, eigenen Ausbildungserfahrungen, klinischer Praxis und persönlichem Leben auffassen könnte. Das individualisierte Arbeitsmodell, das aus Grundannahmen über die Natur des psychischen Leidens und des Unbewussten, der Wirksamkeit der Psychoanalyse und der analytischen Beziehung konzipiert wird, ist dann gleichsam Ausdruck der entwickelten eigenen Stimme im Chor der psychoanalytischen Vielstimmigkeit. Der Unterschied zwischen einem Alltagsgespräch und einem analytisch-therapeutischen Gespräch ist also das Arbeitsmodell des Analytikers, das sein Denken und Handeln in der jeweiligen Sitzung bestimmt.

Welche Perspektiven eröffnen sich, wenn man den Film *Wie im Himmel* mit seiner Geschichte und seinen Bildern im metaphorischen Sinn als Abbild oder Ausdruck einer analytisch-therapeutischen Beziehung betrachtet, in der es ja, wie ausgeführt, in der von uns eingenommenen Perspektive auch um das Zulassen der Vielstimmigkeit und dem Finden der eigenen Stimme geht? Betrachtet man Daniel als »Analytiker«, der genau diese Haltung und Funktion den Chormitgliedern gegenüber einnimmt, dann entdeckt man einige aus der klinischen Erfahrung sehr vertraute Muster. Daniel ist an den inneren Stimmen seiner Chormitglieder interessiert, er ermutigt sie zum Zuhören, glaubt daran, dass jeder Mensch seine eigene, ganz individuelle innere Stimme hat, sozusagen einen Kern, der ihn oder sie ausmacht. Er betont damit, wie auch der klinische Psychoanalytiker ‚die Einzigartigkeit jeder einzelnen Person in ihrem Erleben, ihrer Geschichte und ihrem Leiden. Daniel ist nicht daran interessiert, weiterhin die bekannten Kirchenlieder auf konventionelle Weise abzusingen, sondern eine Musik zu entdecken, die die Menschen wirklich berührt. Wie in der analytischen Situation geht es um den emotionalen Kontakt, die emotionale Berührung. Dies kommt vielleicht am eindringlichsten in Gabrielas Lied zum Ausdruck. Allein diese Haltung löst bei den Mitgliedern des Chores ganz starke Reaktionen aus: Sie beginnen ihr eigenes Leben infrage zu stellen, mit teilweise erheblichen Auswirkungen auf die bisherigen Beziehungen. Die dadurch ausgelöste Feindseligkeit der Chorarbeit gegenüber – die eine andere Gewichtung in der Dynamik von Selbst- und Fremdbestimmung betont – drückt sich in den unterschiedlichen Interventionen, vor allem von Conny und Stig, aus. Es ist dies vergleichbar mit der Angst, der Feindseligkeit und dem Misstrauen, die manchmal bei Angehörigen von Analysanden und Patienten ausgelöst werden: Oftmals wird eine Symptombesserung, eine bessere Anpassung gewünscht, aber keine Veränderung der Person, keine Stärkung der Selbstbestimmung, die auch zu Lasten des bisherigen Gleichgewichts der Familie oder der Beziehungen gehen kann. Das Setting des Chors und die Art und Weise, wie Daniel mit dem Chor arbeitet, weckt also wie bei einem Analytiker oder Therapeuten die unterdrückten oder eigenen bislang unbekannten Stimmen. Wir hatten den Chor als einen potenziell »sicheren Ort« bezeichnet, der dieses Lebendigwerden der vielen unbewussten Stimmen ermöglicht; so kann man auch die analytische Situation betrachten, wenn es gelingt, diese als einen »sicheren Ort« zu etablieren, was wie schon erwähnt oft auf komplexe Widerstände stößt. Der Film zeigt einige der Störfaktoren: hier vor allem das Eindringen von feindseligen, paranoiden Stimmen, die bis zum Vorwurf der Grenzüberschreitung gehen, obwohl es gerade die Außenstehenden sind, die diese Grenzen verletzen, dies als Ausdruck einer projektiven Abwehr. Die Suspendierung von Daniel als Kantor ist daher wie der Abbruch einer analytisch-therapeutischen Beziehung zu betrachten, wobei in diesem Fall allerdings die Chormitglieder zu ihrem »Analytiker« halten.

Allerdings zeigt sich eben auch, dass dieser »sichere Ort« sich auch zu einem Ort der Versuchung wandeln kann: Die unterdrückten Stimmen sind dann eben auch die unerfüllten erotischen Sehnsüchte, die auf den Analytiker oder den Chorleiter übertragen werden, was das Misstrauen und die Feindseligkeit der Außenstehenden nur noch steigert.

Es ist natürlich zu fragen, ob diese Betrachtung des Protagonisten Daniel als »Analytiker« oder »Therapeut« im übertragenen Sinn einen Erkenntnisgewinn bedeutet. Dass in dem Film ein quasi-therapeutischer Prozess bei einzelnen Filmfiguren visualisiert wird, darf man wohl nicht bezweifeln. Das gilt in diesem Fall sowohl für die Chormitglieder – die »Patienten« – als auch für den Chorleiter – den »Therapeuten«. Wenn man den Analytiker grundsätzlich als eine Art Katalysator betrachtet, der solche therapeutische Prozesse in Gang setzen kann, dann erscheint diese Deutung für die Rolle des Daniel nicht so abwegig, da ja sein Erscheinen und seine Arbeit mit dem Chor diese Prozesse in Gang setzt. Aber man fragt sich, welche Eigenschaften ihn für diese Aufgabe prädisponieren, ist er doch gleichzeitig ein schwer kranker Mann, mit einer traumatischen Vorgeschichte behaftet und im Grunde am Ende einer großen Karriere und mit einer nur noch kurzen Lebenserwartung. Ist es gerade diese seine »Nacktheit« – die auch in den realen Bildern gezeigt wird – im Sinne seiner Verletzlichkeit und der Ausdruck seiner initialen Absichtslosigkeit – er wolle nur hören, wie er mehrfach betont –, die diese Veränderungsprozesse in Bewegung setzt? Es sei an die Szene erinnert, in der Daniel am Klavier sitzt, die Bilder der Chormitglieder vor sich und auf der Suche nach dem jeweils eigenen Ton der Chormitglieder ist. Oder später in einer ähnlichen Szene, in der er mit dem Bild von Gabriela auf dem Klavier das Lied für sie komponiert, das sie dann später in dem öffentlichen Konzert singen wird: Könnte dies das Geheimnis seiner Wirkung sein, nämlich die radikale Einfühlung in die inneren, verborgenen Stimmen seiner Chormitglieder und sein damit verbundener Wunsch, sie mögen diese verborgenen Stimmen zum Ausdruck bringen können? Dabei scheint er aber auch in einer gewissen Übereinstimmung mit den Chormitgliedern zu sein, denn auch er ist auf der Suche nach seiner inneren, seiner eigenen Stimme – beispielsweise wie wir vermutet hatten, seiner sexuellen, männlichen und erwachsenen Stimme. Er hat keinen »therapeutischen Ehrgeiz« in dem Sinne, dass der Chor möglichst erfolgreiche Auftritte hat – er wehrt sich sogar dagegen, sagt, das Chorsingen haben doch nichts mit Wettbewerb zu tun –, sondern betrachtet das gemeinschaftliche Singen als einen Prozess der Selbsterfahrung für alle, wobei er die Folgen dieser Haltung eher erstaunt, wenn nicht sogar erschrocken registriert. In der grundlegenden Bipolarität der therapeutischen Position von Asymmetrie und Gegenseitigkeit betont er hier also den Pol der Gegenseitigkeit. Dies zeigt sich auch darin, dass er nicht als Wissender auftritt, keine spezifische Technik zur Anwendung bringen will, sondern selbst ein Suchender ist, einer, der auch seine eigene Stimme noch nicht gefunden hat – vor allem seine sexuelle und männliche Stimme. Man könnte sogar sagen, dass Daniel in vieler Hinsicht wie ein »Anfänger« auftritt, als jemand, der eigentlich noch lernen müsste, wie man ein Leben führen kann: Niemals spricht er von seinem früheren Leben, verweist nicht auf frühere Erfahrungen, sondern erscheint eigentlich immer wie an einem »Nullpunkt«, selbst wie ein unschuldiger Tor. Ich hatte ja angedeutet, dass er selbst in einem Entwicklungsprozess stecken geblieben scheint. Es könnte sein, dass alle diese Aspekte für die Chormitglieder eine enorme Ermutigung darstellen, ihre bisherigen konventionellen Stimmen infrage zu stellen und die verborgenen Stimmen zum Ausdruck zu bringen. Diese schutzlos und doch gleichzeitig abstinente Haltung stellt auch einen Projektionsschirm für die Chormitglieder dar, der ihre eigenen verborgenen Wünsche, aber auch therapeutischen Impulse mobilisiert, dies ist insbesondere bei Lena zu beobachten: Es scheint eine unbewusste Form der Übereinstimmung, eine Art Resonanz zwischen allen zu entstehen, nämlich der Wunsch, ihre jeweils eigene Stimme zum Klingen zu bringen. Hier in dem Bild des »therapeutischen Chores« scheinen alle im gleichen Boot zu sitzen, zumal ja Daniel auch kein spezifisches »Arbeitsmodell« für die Arbeit mit dem Chor hat: Dies scheint er intuitiv, aus der jeweiligen Anfangssituation zu entwickeln.

Ähnlich wie in der therapeutischen Arbeit taucht also auch hier die Frage nach der Wirksamkeit von Daniel auf, die auch in der klinischen Arbeit oft schwer zu beantworten ist: Ist es mehr die Person des Analytikers oder Therapeuten, die Qualität der analytischen Beziehung oder mehr die Technik, die Deutungen oder die Interventionen? Könnte es sein, dass es neben den erwähnten Besonderheiten des Protagonisten die Tatsache ist, dass Daniel Musiker ist und dass es um das gemeinsame Musizieren, ja, das gemeinsame Singen geht, was die besondere Wirksamkeit ausmacht?[6] Und ist es nicht so, dass der Musiker einen besonderen Zugang

6 Es ist bekannt, dass das Singen empirisch nachweisbar positive physiologische und psychologische Wirkungen hat.

zum Unbewussten hat und damit genau das verkörpert, worüber Daniel auch spricht, nämlich seinen Wunsch, die Herzen der Menschen mit der Musik zu erreichen – wenn man mit »Herz« hier die Emotionalität des Unbewussten versteht. Leopold Morbitzer spricht in seiner Arbeit »Die Musik der Sitzung hören lernen« mit Bezug auf ein Gespräch mit Bollas von dem Bild einer Orchester-Partitur: In der analytischen Sitzung gibt es verschiedene Kategorien der Präsenz des Unbewussten und unbewusster Repräsentanzen – die Stimmen dieser Partitur –, die er beispielsweise als Projektionen des Patienten, als Übertragung, als Theorien des Analytikers, als Gegenübertragung, als Körperlichkeit, als Abwehr etc. bezeichnet. »Wie in einer Symphonie sind immer alle Instrumente anwesend […], auch wenn sie gerade nicht oder nur im Hintergrund spielen« (Morbitzer, 2015, S. 1142). Und er zitiert Bollas selbst:

> »Wenn wir jede einzelne Kategorie als Musikinstrument betrachten, eine ist die Geige, die andere die Flöte, dann wird die Metapher der Symphonie aussagekräftiger, denn dann sieht man, wie das Instrument zu verschiedenen Momenten spielt, manchmal mit den anderen, dann allein, manchmal das ganze Stück. Ich möchte die Metapher nicht überstrapazieren […], aber ich denke doch, sie hilft uns zu verstehen, dass es im Unbewussten eine Art Orchestrierung gibt« (Bollas, zit. nach Morbitzer, 2015, S. 1142).

Morbitzer meint, dass die Polyphonie eines Orchesters das Nebeneinander verschiedener, selbstständiger Töne, mal im Gleichklag, mal im Kontrapunkt, mal in Harmonie, mal in Disharmonie erlaube; Bollas benutze die Vielstimmigkeit einer Symphonie und deren Orchestrierung als Metapher für die Vielschichtigkeit des analytischen Geschehens und deren Orchestrierung, wobei Morbitzer eher den Vergleich mit einer Oper vorziehen würde, da hier ja neben der Musik auch das Wort eine wesentliche Rolle spielt. An einem klinischen Beispiel beschreibt Morbitzer die »Partitur« dieser Sitzung, wenn er von der Stimme der Objektbeziehungen, der Stimme der biografischen Erfahrung, der Stimme der Übertragungsbeziehungen und der Stimme des Handlungsdialoges spricht.

Mit diesen Überlegungen erscheint die Betrachtung der Filmfigur Daniel als »Analytiker« in der Tat noch weniger abwegig: Er ist Musiker, hat große Orchester dirigiert, kennt sich in der Symphonie des Unbewussten aus – wenn auch mit, wie erwähnt, gravierenden Einschränkungen – und stellt damit wohl in der Tat eine Art Katalysator für den Kontakt mit der unbewussten Wirklichkeit der anderen Chormitglieder dar. Betrachtet man mit Morbitzer die analytische Situation als eine Polyphonie des Unbewussten des analytischen Paares, den Analytiker als »Hüter« dieser Situation oder auch als Gastgeber dieses »musikalischen Ereignisses«, dann könnte man auch das Bild eines Chores verwenden, sodass die Arbeit des Protagonisten mit dem Chor im Film durchaus mit einer analytisch-therapeutischen Beziehung vergleichbar ist. Mit diesen Überlegungen käme man also zu dem Schluss, dass der Dirigent eines Chores (aber sicherlich auch eines Orchesters) auch Funktionen eines »Analytikers« ausübt, während der klinische Psychoanalytiker auch im übertragenen Sinne Funktionen eines Chor- oder Orchesterdirigenten ausübt, in dem Polyphonie des Unbewussten einen Ausdruck finden kann. Bleibt die Frage nach dem Dirigenten, versteht sich doch der Analytiker gerade nicht als Dirigent, auch wenn manche Patienten sich nichts sehnlicher wünschen als das, oder die analytische Arbeit lange Zeit auf diese Weise missverstehen. Diese Frage muss jedoch im Moment offen bleiben, da sie musikalische Kenntnisse voraussetzt, die beim Autor nicht gegeben ist. Aber man kann so viel sagen, dass das »Dirigieren« in dem Film eine zwiespältige Rolle spielt: Daniel erlebt einen Zusammenbruch während des Dirigierens (hier taucht also ein gefährliches, vielleicht sogar tödliches Element auf), das Dirigierens des Chores ist eher unauffällig und spielt in dem Film keine dominante Rolle (im Zentrum steht eher eine Komposition von Daniel, das Lied für Gabriela) und am Ende verschwindet der Dirigent ganz, während der eigene Chor »einstimmig-mehrstimmig« zu seinem eigenen Ausdruck im Zusammenklang mit allen Teilnehmern des Chorfestivals findet. Aber im letzten Bild des Films – eine Art Todesbild des sterbenden Daniel – kommen der kindliche und der erwachsene Daniel im gelben Kornfeld zusammen, legt der Erwachsene den schützenden Arm um das bedrohte Kind, ist es also zu einer Art Integration der kindlichen und der erwachsenen Stimme gekommen. Man kann dies durchaus wie eine paradoxe Situation empfinden: Im Moment des Todes, in dem alles Dirigieren im übertragenen Sinne hinfällig wird, gelingt doch noch so etwas wie ein »Dirigat« des gesamten Lebens. Mit diesen abschließenden Überlegungen hat sich aus dem Dialog zwischen dem Film und den Grundannahmen des analytischen Praxis doch eine neue, interessante Frage ergeben, nämlich die Frage nach der Rolle des »Dirigierens«, allerdings weniger in Bezug auf die reale Musik, sondern in Bezug auf die Bedeutung des »Dirigierens« im übertragenen Sinne und zwar sowohl in der analytischen Praxis als auch im Leben allgemein.

Gleichzeitig ist mit diesen letzten Überlegungen wiederum die Thematik des Bestimmens und Bestimmen-Lassens aufgetaucht. Hier seien einige Überlegungen zum Abschluss über das »Dirigieren« und das »Komponieren« aus der psychoanalytischen Perspektive angefügt. Daniel ist beim Dirigieren zusammengebrochen, weil er sich offenbar dabei total erschöpft und verausgabt hat. Betrachtet man die bipolare Dynamik von Bestimmen und Bestimmen-Lassen, dann mag hier ein Ungleichgewicht entstanden sein, eine zu starke Betonung des Bestimmen-Wollens, die ähnlich wie bei den bekannten Untersuchungen zum Burn-out früher oder später zu Erschöpfungszuständen führen. Auch der Analytiker oder Therapeut kann manchmal in diese Haltung des Dirigierens kommen, wenn er innerlich in einen Zwang des Bestimmen-Wollens kommt (z.B. was den Rahmen der Behandlung betrifft, die Besserung einer gravierenden Symptomatik oder einer Verhaltensänderung) und dabei diese so zentrale Balance zwischen Bestimmen und Bestimmt-Werden oder Bestimmen-Lassen verliert. Im Film spielt das Dirigieren in dem früheren Sinne nicht mehr eine so große Rolle; dafür entdeckt Daniel das Komponieren, in dem er nämlich mit dem Bild von Gabriela vor Augen, mit der Erfahrung ihrer Person und ihrer Geschichte, ihre innere Melodie oder Stimme sucht, die aber auch die Suche nach seiner eigenen Stimme darstellt. Das kreative Komponieren ist dann ein Ausdruck einer gelungenen Balance zwischen Bestimmen und Bestimmen-Lassen, von Aktivität und Passivität. Für Daniel wird das Komponieren erst möglich, als es ihm gelingt, sich von anderen Menschen bestimmen, berühren zu lassen, er also seine Abschottung aufgeben kann. Diesen inneren Entwicklungsschritt vom Dirigieren zum Komponieren muss auch der Analytiker und Therapeut vollziehen: Vermutlich meint dies Freud, wenn er vor dem »furor sanandi« warnt. Und so könnte man auch die Qualität der analytischen Interventionen und Deutungen differenzieren: Sind sie Dirigate (»Sie müssen sich endlich von Ihrem Mann trennen, wenn es Ihnen besser gehen soll«) oder eine Art Komposition im Sinne eines kreativen Aktes, in dem etwas ausgedrückt wird, das der gesamten Lebenssituation des Patienten entspricht?

Die vierte Perspektive: Im Dialog mit dem eigenen Leben und Erleben

Versteht man den Film als einen potenziellen Spiegel der inneren Welt des Zuschauers – eine Voraussetzung dafür wird wohl das emotionale Einlassen auf den Film sein –, dann drückt sich dies in den Einfällen, Erinnerungen, den ausgelösten Gefühlen und Gedanken des Zuschauers aus. Es handelt sich um eine ganz persönliche Reaktion, die auch die Wahrnehmungen, das unvermeidliche Vergleichen und Bewerten bestimmen. Auch die Kritik an oder die Begeisterung für einen Film wird mit diesen persönlichen Reaktionen durchmischt und mitbestimmt sein. Vieles davon bleibt vorbewusst oder unbewusst, weil jeder Film eine solche Fülle von Informationen und Sinneseindrücken vermittelt, die vielfach dem bewussten Erleben entzogen bleiben. Man denke nur an die oft implizite Wirkung der Musik eines Films, die dem Zuschauer unter die Haut geht, ohne dass es dieser bewusst wahrnehmen kann.

Nehmen wir hier das Lied von Gabriela, das bei mir selbst eine starke emotionale Reaktion ausgelöst hat, allerdings bei mehrfachem Sehen in unterschiedlicher Intensität. Erst beim zweiten Sehen liefen mir die Tränen herunter, ohne dass ich den Text des Liedes verstehen konnte (erst später habe ich die Synchronisation nachgelesen). Es ist eine Wirkung, die von der Musik ausgeht, aber sicherlich eingebettet in den Kontext der Geschichte: Das Lied wird von einer jungen Frau gesungen, die massiv von ihrem Ehemann unterdrückt und bedroht wird, die aber mutig versucht, ihren eigenen Weg, ihre eigene Stimme zu finden. Das »Herz« des Zuschauers, der ich in diesem Fall bin, wird also wirklich berührt und damit der Wunsch des Protagonisten (und des Regisseurs) erfüllt. Zu erwähnen ist aber auch eine ziemlich schnell einsetzende Abwehrbewegung, ein peinliches Gefühl (obwohl ich den Film in dieser Situation alleine im Fernseher sah) und eine bewertende Reaktion, vielleicht sogar ein Ärger, als sei ich der Manipulation des Regisseurs auf den Leim gegangen, denn man kann ja davon ausgehen, dass diese emotionale Reaktion seine Absicht war. Mit dieser emotionalen Reaktion habe ich mich für einen Moment bestimmen oder besser noch bewegen lassen, versuchte aber relativ schnell, meine bestimmende Kontrolle wieder zu gewinnen. Alles dies ist ein momentanes, spontanes Geschehen überwiegend nonverbaler Natur, das erst im Nachhinein verbal eine strukturiertere Form bekommen kann.

Die Musik, dieses gesungene Lied, ist also in der Lage, bei mir als Zuschauer eine starke emotionale Reaktion hervorzurufen, die zuerst einmal jenseits aller Worte ist. Aber um welche Gefühle handelt es sich? Selbst das ist nicht so leicht zu formulieren: vielleicht eine Mischung aus Rührung, Trauer, Schmerz, hoffnungsvoller Sehnsucht. Betrachten wir diese wichtige Szene des Films noch einmal genauer: Sie ist natürlich eingebettet in die narrative Struktur des ganzen Films und verdichtet sich in dieser Szene des öffentlichen Konzerts, in dem alle Protagonisten des Films versammelt sind: der Chor, in dem Gabriela mit eigener Stimme ihr Solo singt, die Gemeinde, in der die teilweisen feindseligen und paranoiden »Stimmen« (vor allem Stig und Conny) mit kritischen und ablehnenden Gesichtern diesem Lied lauschen. Nicht unwichtig erscheint auch, dass der Komponist des Liedes, also Daniel, direkt hinter Gabriela steht und im Chor mitsingt. Die Sängerin drückt in dem Lied auch visuell etwas von ihrem verzweifelten Kampf, ja von ihrer Auflehnung gegen diese unterdrückenden »Stimmen« aus. Erst am Ende des Liedes gibt es ein kurzes atemloses Schweigen, dann aber einen großen Applaus und anerkennende Umarmungen der Chormitglieder. Die Vielstimmigkeit des Chores und die Solostimme von Gabriela finden in der atemlos zuhörenden Gemeinde einen umfassenden und harmonischen Einklang, in dem auch die kritischen und feindseligen Stimmen zum Schweigen gebracht werden. Dann wären es nicht nur das Lied, sondern auch die Bilder dieser Szene, die – jedenfalls bei mir – eine Sehnsucht nach einer umfassenden Übereinstimmung im konkreten und übertragenen Sinne weckt, gleichzeitig verbunden mit dem Schmerz oder der Trauer darüber, dass dies so selten im Leben zu erlangen ist. Es ist, so könnte man auch sagen, eine idealisierte Szene, die eben diese wohl weit verbreitete Wunschfantasie ausdrückt, die oft genug, wenn nicht regelhaft in den vielen Missstimmungen der Wirklichkeit zerschellt. Es wäre in diesem Zusammenhang interessant, die Reaktionen von anderen Zuschauern zu erfragen, da dann eine Differenzierung zwischen dieser individuellen Reaktion und einer möglicherweise universalen, gleichsam archetypischen emotionalen Antwort möglich wäre.[7]

Noch ein anderes Detail könnte hier wichtig sein: Daniel dirigiert in dieser Szene nicht den Chor, sondern ist ein einfaches Chormitglied. Er tritt als Dirigent zurück und bleibt als Komponist im Hintergrund, allerdings ausgedrückt in dem gesungenen Lied. Damit würde es sich um ein ganz starkes Bild einer Art kollektiver Selbstbestimmung[8] des Chores handeln, die in der Schlußsequenz des Films noch einmal sehr verstärkt in den Vordergrund tritt: Daniel kann den Chor nicht mehr leiten, da er sterbend

7 Bei einem öffentlichen Vortrag zum Thema der »eigenen Stimme« und der Vorführung der Szene mit Gabrielas Lied sagten mir viele Zuhörer, dass auch sie das Lied zu Tränen gerührt hat.

8 Siehe hierzu die Arbeit von Seel über Selbstbestimmung (Seel, 2002).

in der Toilette liegt. Der behinderte Tore, der seine ängstliche Erregung nur mit einem wenig strukturierten Ton ausdrücken kann, bringt die übrigen Chormitglieder und, kurze Zeit später, den ganzen Saal dazu, dass jeder spontan sein eigenes »Lied« zu singen beginnt, woraus sich ein vielstimmiger Einklang entwickelt – alles dies ohne einen Dirigenten; jeder Sänger ist jetzt sein eigener Komponist. Aber dieses »Komponieren« resultiert aus einer Abwesenheit, aus einem Mangel, wie es durch Tore am stärksten ausgedrückt wird, denn er kann die drohende Abwesenheit des Dirigenten am wenigsten ertragen. Hier findet der ganze Saal mit mehr als hundert Sängern zu einer neuen Form der kollektiven Selbstbestimmung, in der die Balance zwischen Bestimmen und Bestimmtwerden oder Bewegen und Bewegt-Werden gehalten wird, sodass sowohl Fusion als auch Autonomie realisiert werden können.

Diese vertiefenden Überlegungen lösen Erinnerungen an andere Erfahrungen aus, in denen diese Balance nicht gelungen ist oder immer wieder scheitert. Ich denke beispielsweise daran, wie schwer es mir oft fällt, in einer Versammlung (welcher Art auch immer) das Wort zu ergreifen, mich mit der eigenen Stimme zu melden. Dies korrespondiert manchmal mit einem inneren Gefühl des Nicht-Denken-Könnens, mit einem Gefühl absoluter Dummheit und Inkompetenz. Innerlich scheint dann die äußere Vielstimmigkeit so überwältigend zu sein, dass die eigene Stimme kaum mehr vernehmbar ist. Ich weiß, dass es auch anderen Menschen nicht selten so geht, dass sie erst ihre eigene Stimme wieder entdecken, wenn sie die Gruppe oder Versammlung verlassen haben. Diese Erfahrung verweist wohl auf die Tatsache, dass der Ausdruck der eigenen Stimme durchaus eine existenzielle Dimension hat oder haben kann: Man drückt damit sowohl sein Dasein als auch den Wunsch nach einer Daseinsberechtigung bzw. Daseinsanerkennung aus. Dies kann aber gleichzeitig so ängstigend sein, dass die inneren Stimmen verstummen. Wenn diese Dynamik eine Art Vernichtungsqualität bekommt – die eigene Stimme schweigt in Anwesenheit der drohenden Gruppe – dann wird der eigene Ausdruck hochgradig konflikthaft. Sehr überspitzt formuliert könnte man sagen, dass man mit dem Ausdruck der eigenen Stimme in dem Chor der Vielstimmigkeit einer Gruppe oder Versammlung immer ein Stück sein Leben aufs Spiel setzt! Dies lässt sich natürlich leicht aus der psychoanalytischen Perspektive als eine kindlich-regressive Interpretation dieser realen Situation erkennen, die aber dennoch seine mehr oder weniger deutliche Wirkung haben kann, gerade wenn die kindliche eigene Stimme zu wenig gehört wurde. Es ist kaum eine Generation her, dass das Sprechen der Kinder bei Tisch untersagt wurde oder dass Eltern niemals zuließen, dass ihre Kinder ihnen etwas Eigenes wirklich sagen konnten.

Hier sei an die Überlegungen zum »sicheren Ort« erinnert, der als eine Voraussetzung dafür angesehen wurde, die eigene Stimme zu entdecken. Aus meiner persönlichen Erfahrung hängt dies von vielen Faktoren ab, etwa der Größe der Gruppe, von der Anwesenheit von einigen vertrauten Personen, von dem Interesse der Anwesenden; aber wer kennt nicht die Erfahrung, dass eine einzige feindselige Bemerkung das eigene Denken, die eigene Stimme zum Verstummen bringen kann. Die beschriebene Schlussszene bringt dies meiner Ansicht nach zum Ausdruck: Tore kann den Druck des Wartens auf den Dirigenten nicht mehr aushalten, beginnt mit einem klagenden, verzweifelten Ton; dieser wird aber nun von den Chormitgliedern aufgenommen, schließlich von dem ganzen Saal, sodass sich für diese einzelne Stimme von Tore eine Art Rückhalt bildet, der schließlich seine Verzweiflung mildert und sogar glücklich macht. In meiner Erfahrung hängt es in der Tat sehr von dem Ort ab, an dem ich mich befinde, ob ich meinen Gedanken spontanen und wahrhaftigen Ausdruck verleihen kann oder auch nicht. In meinem psychoanalytischen Heimatinstitut kann ich sehr viel leichter sprechen als etwa auf einer großen Versammlung der psychoanalytischen Gesamtgesellschaft. Es handelt sich offenbar auch um eine Frage der Vertrautheit und des Vertrauens.

Da die Szene mit dem Lied von Gabriela wie der Schlüssel zu dem ganzen Film erscheint, sei hier noch einmal darauf zurückgekommen; man könnte sie auch wie einen erinnerten, manifesten Traum des Zuschauers verstehen, der herausgehoben aus der ganzen nächtlichen Traumaktivität (der ganze Film) in verdichteter Form ein zentrales Thema visualisiert, auch nach dem Motto: Ein Bild sagt mehr als eintausend Worte. Betrachten wir noch einmal etwas genauer diese entscheidende »Traumszene«:

In dem Chor kommt es in einer Übungsstunde zu einem heftigen Ausbruch von Holmfried, der von Arne viele Jahre gehänselt und gequält wurde (»Fettsack« etc.), der sogar in einem tätlichen Angriff auf Arne mündet. Die Kamera schwenkt zu Gabrielas Gesicht in Großaufnahme, die betroffen und fast weinend die Noten aufnimmt, die Daniel für sie geschrieben hat. (Sie erlebt wohl in Holmfrieds Ausbruch ihre eigene Situation und erlebt dies als Ermutigung, sich endlich gegen die Unterdrückung ihres Mannes zu wehren.) In dem Moment setzt die Musik des Liedes ein und der Zuschauer sieht die befreiten Gesichter des Chores: Holmfried, der plötzlich lächeln kann, Arne, der endlich einmal seine gute Laune verloren hat und plötzlich realisiert, was er die vielen Jahre seinem Kameraden angetan hat, und das traurige Gesicht von Gabriela, das ebenfalls in ein am Ende total befreites Lächeln übergeht. Während der Zuschauer schon den Gesang hört, sieht man jetzt von hinten auf den Chor, Gabriela, vor dem Chor alleine stehend, mit Blick auf die gefüllte Kirche mit den vielen Zuhörern. Dann folgt der Schnitt auf den Chor: Gabriela vorne, der Chor ohne Dirigenten, Daniel links schräg hinter ihr, die vertrauten Personen des Chores um sie herum; und es entsteht so etwas wie ein Dialog zwischen der Solostimme von Gabriela mit der harmonischen Begleitung der Chorstimmen, die dann aber auch zwischendurch die Führung der Melodie übernehmen; die Kamera sucht die Gesichter aller Chormitglieder, die inbrünstig die Sängerin begleiten. Trotz des bösen Blickes von Conny, der unter den Zuschauern weilt, gewinnt Gabriela immer mehr an Selbstbewusstsein, ihre Stimme wird stärker und die Melodie höher. Auch Stig ist unter den Zuhörern, mit strengem und missbilligendem Blick auf das Ganze schauend. Am Ende hat sich Gabriela frei gesungen, sie wirkt erschöpft, aber glücklich, vor allem, als das Publikum ihr begeistert applaudiert – lediglich Stig bleibt höchst zurückhaltend – und selbst der schlagende Conny hat Tränen in den Augen.

Betrachtet man diese wenigen, bewegten Bilder und die begleitende Musik wie ein Traumbild, wie die Darstellung einer inneren Situation oder Repräsentanz, dann könnte man diese komplexe, musikalische Bildbewegung wie eine grundlegende Wunschfantasie begreifen, in der die Merkmale eines »sicheren Ortes« gegeben sind, die die unterdrückte Stimme aus ihren Fesseln befreit: Aus einer dramatischen konflikthaften Situation im Chor geht die Szene in das öffentliche Konzert über, in der die Sängerin mit ihrer Solostimme das Lied singt, das Daniel für sie komponiert hat: Sie kann sich dieses Lied aneignen, zu ihrem eigenen Lied machen, weil es Daniel für sie komponiert hat, weil er ihre innere Situation kennt, er sich in sie einfühlen kann (sie ist ihm näher als er wahrscheinlich ahnt), weil er sie ermutigen möchte, diese unterdrückte Stimme auszudrücken. In gewisser Weise drückt sie wohl auch seine unterdrückte Stimme aus – vielleicht seine verborgene weibliche Seite? Dabei wird sie den Rückhalt des Chorleiters spüren, der hinter ihr mit dem Chor singt (seltsamerweise singt gerade er relativ asynchron), aber vor allem auch den Rückhalt der anderen Chormitglieder. Es sind viele Stimmen, die sie begleiten, positiv begleiten. Es ist wie eine harmonische Balance zwischen dem Singen der eigenen Stimme (das Bestimmen, das Bewegen) und dem Begleitet-Werden und Getragen-Werden der anderen Stimmen(das Bestimmen-Lassen, das Bewegen-Lassen). Aber auch das Publikum trägt seinen Anteil durch die große Aufmerksamkeit und Anteilnahme bei. Die wenigen kritischen Stimmen verschwinden sozusagen in dieser Menge, verlieren ihr sonstiges gravierendes Gewicht. Alles dies sind wohl einige der Charakteristika eines »sicheren Ortes«, der die Befreiung der unterdrückten Stimmen ermöglicht: Die Aneignung einer anderen Stimme, die aber auf einer tiefen Einfühlung beruht, der Rückhalt vieler anderer positiver und begleitender Stimmen und ein Resonanzraum, der durch die interessierten und aufmerksamen Zuhörer repräsentiert ist.

Dennoch bleiben offene Fragen: handelt es sich hier doch um nachträgliche Interpretationen, die die unmittelbare Erfahrung, das emotionale Ereignis des Zuschauers, auf den Begriff zu bringen und damit in gewisser Weise zu bannen oder festzuhalten versucht? Hätte das Lied ohne die Bilder eine vergleichbare emotionale Wirkung? Es lässt sich nicht mehr mit Sicherheit überprüfen, weil das Lied auch ohne direkte Bilder diese im Gedächtnis hervorrufen wird. Hier wird ein Problem aufgeworfen, das Picht in der schon erwähnten Arbeit über Musik und Psychoanalyse unter der Thematik von »Zeichen und Ereignis« sehr genau und überzeugend diskutiert. Nach seinen Überlegungen wird das Bezeichnete (hier also die Szene des Liedes von Gabriela, wenn darüber gesprochen oder geschrieben wird) aus dem jeweiligen Moment des Geschehens gelöst, »ihm wird imaginäre Identität und damit Permanenz verliehen, es wird dadurch aber auch der singulären und flüchtigen Unmittelbarkeit des Geschehens entrückt« (Picht, 2015, S. 1124).

Es handelt sich also um ein Repräsentieren und Abstrahieren, das eine Wiederholbarkeit suggeriert – wie ich als Betrachter diese Szene in der DVD-Aufnahme unendlich oft wiederspielen kann. Mit dem Besprechen und Beschreiben dieser Szene versichert man sich der Beständigkeit und Begreifbarkeit des Films – und der Welt. Es ist eine Art und Weise, mit der prinzipiellen Vergänglichkeit (die prinzipielle Unwiederholbarkeit allen Geschehens) umzugehen. Hier – in der Auseinandersetzung mit der Thematik von »Zeichen und Ereignis« – ist über diese spezifische Szene des Films eine ganze Problematik der Auseinandersetzung mit dem Film generell berührt: Mit dem Herausgreifen der Szene »Gabrielas Lied« versuche ich ja einer Wirkung auf die Spur zu kommen, die zwischen der Filmszene und mir als Zuschauer entsteht. Es gelingt offenbar nur schwer, diese

Wirkung zu lokalisieren, weil man es mit einem Ereignis zu tun hat, das sowohl mit einem »Sehraum« als auch mit einem »Hörraum« zu tun hat. Im Gegensatz zum »Sehraum« (die simultane Präsenz des Gleichzeitigen und die unaufhebbare Differenz von Blickfeld und Verborgenem) stellt der »Hörraum« etwas radikal anderes dar:

> »Man möchte vom Raum des Hörens sprechen oder vom ›Klangraum‹ […]; aber zutreffender wäre, von der Zeit des Hörens zu sprechen, da sie dessen vorherrschenden Horizont bildet. Anders als das zu Gesicht kommende ist das zu Gehör kommende eindringlich, reißt mit, ergreift, affiziert; es erlaubt keine Distanz, kein abwägendes Gegenübersein, keine Differenz von Wahrnehmung und Reaktion. Das Gehörte ist immer schon, und zwar unwiederbringlich, verschwunden, das Nächste schon da, und auch schon verklungen. Bewegung geschieht hier nicht relativ zu einem bewegungslosen Hintergrund, der auch mich als Subjekt meiner Stetigkeit versichert; sondern Bewegung ist hier alles, und im Sog dieser Bewegung hält sich keine Differenz von Innen und Außen« (Picht, 2015, S. 1133).

Picht spricht von der antinomischen Struktur von Zeichen und Ereignis (oder auch von der musikabgewandten Seite der Sprache und der sprachabgewandten Seite der Musik), wobei allerdings dennoch die Einheit der Wahrnehmung anzunehmen ist, erst durch das Zusammenwirken von Augen und Ohr die Wirklichkeit erfassbar ist. Und die Schlussfolgerung von Picht:

> »Diese Einheit ist aber nicht homogen. Vielmehr erweist sich die Begrenztheit der Leistung des jeweiligen Einzelsinnes schon in der sinnlichen Wahrnehmung selbst, nicht erst in der Reflexion, da schon in der Wahrnehmung selbst die unterschiedlichen, miteinander nicht vereinbaren Konfigurationen von Raum und Zeit interferieren. Interferenz ist keine Synthese. Die Einheit der Welt ist eine Einheit des Unvereinbaren« (Picht, 2015, S. 1134).

Diese Überlegungen unterstützen meine persönliche Erfahrung mit Teilen dieses Films, dieser speziellen Szene von Gabrielas Lied und noch weitergehend von vielen anderen Filmerfahrungen, das gerade durch die sprachabgewandte Seite der Musik – die in vielen Filmen und Filmbesprechungen oft vernachlässigt wird – verstärkt wird, dass nämlich in Filmen ein Bereich erschlossen wird,

> »der prinzipiell unrepräsentierbar und sprachlich unzugänglich bleibt. Er kann nicht gesagt werden, dennoch ist er erfahrbar; zwar kann er nicht gewusst werden, aber er ist auch nicht unbewusst. Er ist nicht zeitlos, sondern radikal zeitlich. Er bildet keinen privaten Innenbereich. Er wird nicht mitgeteilt, aber geteilt. Er liegt nicht jenseits von Kommunikation – vielmehr ist denkbar, dass hier die Basis von Kommunikation überhaupt zu suchen ist« (Picht, 2015, S. 1135).

Diese Bemerkung erinnert an die zitierte Aussage von Metzinger und impliziert eine erneute Frage nach dem Unbewussten, die hier nicht vertieft werden soll. Mich interessierte ja besonders die Beziehung der Vielstimmigkeit zum Entdecken der eigenen Stimme. Unter dem Motto »Zeichen und Ereignis«, wie es hier kurz skizziert von Picht für die Frage der Musik detailliert ausgeführt wird, kann man sagen, dass die übliche Rede und das gesprochene Wort – die Stimme im engeren Sinn – eben auch antinomisch in dem Sinne ist, dass es Zeichen vermittelt, also Repräsentiertes, aber selbst auch Ereignishaftes darstellt. Flüchtige und statische Zeit überlagern sich: Die Zeichen sind wiederholbar, aber nicht die gesprochene Rede, die einmalig ist. Die inneren Stimmen im übertragenen Sinn – also die auftauchenden Gedanken, Erinnerungen und Impulse – werden erst dann ausdrückbar, wenn sie zu »Zeichen« werden. Aber die »Zeichen« im Sinne des Repräsentierten sind immer aus einem Wechselspiel von Innen und Außen entstanden und können immer auch fehlerhaft sein und auf Täuschungen beruhen. Auch aus diesem Grund ist der Zweifel nicht aufhebbar, ob es sich um die eigene oder die fremde Stimme handelt. Das Wort zu ergreifen – also die innere Stimme, sei sie nun eigen oder fremd oder angeeignet, in der äußeren Wirklichkeit zu aktualisieren – bedeutet dann aus dieser Sicht, sich einem Ereignis zu überantworten, das immer riskant, ungewiss und einmalig ist. Dies ist ja aus der gewählten Szene des Films nur partiell ableitbar, da ein Text und eine Musik vorgegeben ist, dennoch die Situation des Vorsingens selbst diesen ereignishaften Charakter hat, eben damit mit einem Risiko und der Ungewissheit behaftet. Hier sei einfach noch einmal betont, dass in dem Nachdenken über den Film und der herausgegriffenen Szene, die Verdichtung der Thematik so überaus deutlich wird; denn es handelt sich eben um ein Lied, das heißt, um Musik und Text und damit im Picht'schen Sinn um Zeichen und Ereignis, das der Filmzuschauer miterlebt, aber nur in einem recht komplizierten Reflexionsprozess denkend nachvollziehen kann.

9 Die Farbe der lebendigen Wirklichkeit

Filmpsychoanalytische Anmerkungen zu *Pleasantville* (1998) von Gary Ross[1]

Eine kurze methodische Vorbemerkung

Warum habe ich gerade diesen Film für einen filmpsychoanalytischen Kommentar ausgewählt? Vergleichbar mit der Traumerfahrung, bei der man den geträumten Traum, den erinnerten und den erzählten Traum unterscheiden kann (Moser & v. Zeppelin, 1996) führt das Erlebnis mancher Filme zum »Nacharbeiten« in Form von Erinnern, Erzählen und manchmal sogar Schreiben eines Textes. Vermutlich sind es – vergleichbar mit manchen eindrucksvollen Träumen – solche Filme, die eine besondere ästhetische Erfahrung, eine Art »Ergriffenheit« oder auch »Ratlosigkeit« auslösen (Freud, 1914b; Götzmann, 2011). Diese Erfahrung der emotionalen Berührtheit und des Nicht-Verstehens der bewegenden und rätselhaften Bilder weckt, so könnte man postulieren, einen Deutungswunsch, der eine wesentliche Quelle in einer latenten und zentralen Deutungsfantasie des Betrachters hat, die während der Filmrezeption geweckt wird. Diese zentrale Deutungsfantasie wäre danach ein latent bereit liegendes inneres Muster der Selbst- und Weltbetrachtung, ein Ausdruck der psychischen Realität des Zuschauers und seiner bisherigen ästhetischen Erfahrungen und Konzeptualisierungen, die in der Filmerfahrung (oder anderen ästhetischen Erfahrungen) und der »Nacharbeit« nach einer Realisierung sucht. Die Wahl eines speziellen Films und das Sprechen oder Schreiben über diesen Film dient dann der Elaborierung dieser zentralen Deutungsfantasie. Meine eigene »Ergriffenheit« beim Betrachten von *Pleasantville*,

1 Regie und Drehbuch: Gary Ross. Produktion: Bob Degus, Jon Kilik, Gary Ross und Steven Soderbergh. Musik: Randy Newman, Kamera: John Lindley, Schnitt: William Goldenberg. Besetzung: Tobey Maguire (David/Bud), Reese Witherspoon (Jennifer/Mary Sue), William H. Macy (George Parker), Joan Allen (Betty Parker), Jeff Daniels (Bill Johnson).

eines auf den ersten Blick recht typischen Hollywood-Produktes, rührte an zwei für mich unbeantwortete Fragen der Filmpsychoanalyse: 1. Wie lassen sich die Berührungspunkte und Wechselbeziehungen zwischen der lebendigen Wirklichkeit des realen Lebens und der medialen Fiktion beispielsweise des Films aus psychoanalytischer Sicht näher fassen und 2. Wie kommt der Zuschauer zu einer lebendigen Filmerfahrung und der filmpsychoanalytisch inspirierte Zuschauer zu einer lebendigen Filmdeutung, eine Erfahrung, die den Film nicht durch Theorie »tötet«, sondern die Protagonisten des Films (oder den Filmkünstler als Schöpfer des Films) und den Zuschauer in einen gleichsam intersubjektiven emotionalen Dialog treten lässt, der sowohl dem Zuschauer als auch den Figuren des Films einen Wandlungsprozess ermöglicht. Ausführlicher habe ich darüber im 7. Kapitel berichtet. Eine Rolle dürfte bei dieser Auswahl auch gespielt haben, dass ich selbst Ende der 50er Jahre ein Jahr in einer amerikanischen Kleinstadt des Mittleren Westens als Austauschschüler verbrachte und dort das im Film dargestellte *Pleasantville* am eigenen Leibe erlebte. Unabhängig von einer filmästhetischen oder filmkritischen Bewertung berührte und evozierte der Film also – und dies sei hier als Vermutung formuliert – eine zentrale Deutungsfantasie, die durch diese nachträgliche Bearbeitung des Films eine mögliche Realisierung versprach. Das folgende »Deutungsopus« verstehe ich als Versuch, dieser eigenen zentralen Deutungsfantasie näher zu kommen.

Der Inhalt des Films

Die adoleszenten Geschwister David und Jennifer Wagner leben mit ihrer frustrierten und geschiedenen Mutter in einer amerikanischen Kleinstand in den 90er Jahren. Diese Welt wird von den Medien dominiert, die die apokalyptischen Zukunftsszenarien übermitteln, mit denen die Highschool-Schüler bombardiert werden: Arbeitslosigkeit, Klimakatastrophe, HIV-Gefahren. Der Träumer David ist ein großer Fan einer beliebten Schwarz-Weiß-Fernsehserie namens *Pleasantville* aus den 50er Jahren, die häufig im Fernsehen zu sehen ist und die an dem bevorstehenden Wochenende in einer Dauersendung über den Bildschirm gehen soll – ein *Pleasantville*-Marathon«, der gleichzeitig als Quiz den besten Kenner der Serie prämieren wird. David hat sich intensiv darauf vorbereitet und kennt die Serie praktisch in- und auswendig. Durch eine magische Fernbedienung werden die beiden Geschwister in die fiktive Schwarzweißwelt von *Pleasantville* »geschossen«: Beide befinden sich plötzlich zu ihrem eigenen Erstaunen, wenn nicht Entsetzen, in der fiktiven Welt der Fernsehfamilie Parker, deren beide Kinder sie jetzt sind, nämlich Bud und Mary Sue Parker. Vergleichbar dem Film *Truman Show* ist *Pleasantville* natürlich eine abgeschlossene, weil fiktive Welt, deren Straßen am Stadtrand enden, in der alles nur dem Drehbuch der Serie folgt und es daher auch keine unvorhergesehenen Ereignisse etwa in Form von Unglücken gibt: Der Feuerwehr ist das Feuer völlig unbekannt, ihr Haupteinsatz besteht in der Rettung von auf Bäumen verirrten Katzen. Das neue Elternpaar George und Betty der beiden in der Serie *Pleasantville* eingeschlossenen Geschwister führen ein absolut geregeltes Leben, in dem Sexualität auch unbekannt ist. Es ist sozusagen die Gegenwelt zur wirklichen Welt, eine absolut schöne Scheinwelt, die von absoluter Perfektion beherrscht ist: Der Vater kommt immer zur gleichen Zeit nach Hause – »Schatz, ich bin zu Hause« –, seine Frau antwortet stereotyp und wartet mit dem Essen auf ihn. Die Highschool-Basketballspieler versenken jeden Ball aus unmöglicher Lage erfolgreich im Korb und eine Niederlage haben sie noch nie erlebt. Die Bücher haben leere Seiten, die Häuser keine Toiletten und es gibt nichts außerhalb des vorgesehenen Drehbuchs. Mit anderen Worten: Bud und Mary Sue sind in eine fiktive, künstliche, wiederholbare, zeitlose und imaginäre Wunschwelt geraten, in der die Kontingenzen des Lebens, die ständigen Wandlungen, die Körperlichkeit und vor allem damit auch das Unglück oder Unbehagen eliminiert worden sind. Und selbstverständlich spricht niemand mit seiner eigenen Stimme!

Diese Körperlichkeit, Ungewissheit und Unvorhersehbarkeit des wirklichen Lebens werden nun aber durch Mary-Sue eingeführt, weil sie sich nicht wie Bud an das »Drehbuch« von *Pleasantville* hält: Es beginnt damit, dass sie ihren neuen Verehrer Skip Martin in Lovers Lane – einem Treffpunkt für unschuldig Verliebte – sexuell verführt: Als Skip seine lustvolle Erektion bemerkt, ist er zu Tode erschrocken. Als er anschließend jedoch nach Hause fährt, sieht er aber am Straßenrand das erste Mal eine vereinzelte rote Rose. Es ist dies der erste farbige Tupfer in der Schwarzweißwelt von *Pleasantville.* Als er später in der Basketballhalle mit den Spielern spricht und ihnen offenbar von seinen erschreckenden, wenn auch lustvollen Erfahrungen erzählt, springen die Bälle plötzlich nicht mehr in den Korb. Bud ist, als er dies alles beobachtet, entsetzt und attackiert Mary Sue, dass sie mit ihrem Verhalten das ganze Universum der Menschen in *Pleasantville* durcheinander bringe, was Mary Sue aber mit der Bemerkung beantwortet: »Vielleicht muss ihr Universum durcheinander gebracht werden«; und dies passiert nun in einem atemberaubenden Tempo: besonders eindrucksvoller erster »Höhepunkt«, wie die Mutter Betty in der Badewanne auf lustvolle, masturbatorische Weise ihren Körper entdeckt und ihr Orgasmus den Baum vor dem Haus zum Brennen bringt. Immer farbiger werden nun die Filmbilder und gleichzeitig werden die Jugendlichen immer neugieriger, was denn außerhalb von *Pleasantville* sei. Auch die Bücher beginnen plötzlich nicht nur leere Seiten, sondern wirkliche Texte zu enthalten, die mit dem Lesen vor den eigenen Augen entstehen. Bud zeigt dem Besitzer der Eisdiele, Bill Johnson, farbige Bilder berühmter Maler, der davon so begeistert ist, dass er selbst mit dem Malen beginnt und zum Künstler wird. Auch Bud macht nun eine Eroberung, und als er mit dieser Freundin auf dem Weg zu Lovers Lane ist, blüht die Idylle am See in wunderschönen bunten Farben.

Mehr und mehr gerät also die bislang heile Scheinwelt von *Pleasantville* völlig durcheinander: Die Mutter Betty verliebt sich in Bill, der jetzt seine Lust am Malen entdeckt hat, daher ist sie nicht mehr zu Hause, als der Vater heimkommt, was auch andere Männer als absolute Katastrophe empfinden, und es beginnt tatsächlich zu regnen wie in der wirklichen Welt. Der Bürgermeister und die Bürger beginnen, sich gegen die entstehenden Veränderungen aufzulehnen, versuchen neue Verbote und Gesetze einzuführen, um ihre bisherige Ordnung aufrecht zu erhalten: Am Morgen kündigt ein Schild an, dass keine »Farbigen« erwünscht seien. Bill hat von Betty ein riesiges Gemälde im Fenster der Eisdiele gemalt, die entsetzten Bürger stehen empört davor und es kommt schließlich zu einer massiven Randale und der Zerstörung der Eisdiele. In der Bürgerversammlung werden noch strengere Gesetze erlassen, dem sich die Jugendlichen aber mehr und mehr widersetzen. Bud landet schließlich als Rädelsführer im Gefängnis und wird in einer öffentlichen Gerichtsverhandlung angeklagt. Nach einigen Affektausbrüchen des Vaters, aber auch des Bürgermeisters sind plötzlich alle Bürger von *Pleasantville* koloriert: Aus dem eintönigen *Pleasantville*, das keine Farben außer Schwarz und Weiß kannte, ist nach und nach eine durch und durch farbige Welt geworden. Dies hängt offenbar vor allem mit der Entdeckung der Gefühle zusammen: nicht nur die Erotik und Sexualität, wie bei Betty schon mehr als angedeutet, sondern auch durch die Wut und auch durch die Trauer (als George den Verlust seiner Betty realisiert, laufen ihm die Tränen über das Gesicht und auch das führt bei ihm endlich zu einem »farbigen Gesicht«). Bud kehrt am

Ende in seine alte Welt zurück, wo er seiner weinenden Mutter, die von einer frustrierenden Verabredung verzweifelt zurückkehrt ist, sagt, dass es keine Regeln gäbe, wie das Leben sein soll. In der Schlussszene sehen die Zuschauer Betty, Bill und Georg zu dritt auf der Bank sitzen und sich gegenseitig fragen: Und was passiert jetzt? Ich habe keine Ahnung, sagen alle drei abwechselnd in jeweiliger Großaufnahme und damit endet der Film.

Über Hintergrund und Wirkung des Films

Der von dem Drehbuchautor und Regisseur Gary Ross in den USA produzierte Film kam 1998 in die Kinos und wurde von der Filmkritik und auch vom Publikum überwiegend positiv aufgenommen. Dazu mögen vor allem die besondere Gestaltung des Films – die langsame Wandlung eines Schwarzweißfilms in einen Farbfilm, die einen erheblichen technischen Aufwand bedeutete – und die gute Besetzung mit bekannten Schauspielen wie Tobey Maguire, Reese Witherspoon, William Macey, Joan Allen und Jeff Daniels beigetragen haben. *Pleasantville* war im Jahre 1999 dreimal für den Oscar nominiert und Maguire, Macey, die Designer und Kostümbildner sowie Ross gewannen Preise auf anderen Festivals. Ross ist eher als Drehbuchautor und Produzent, denn als Regisseur bekannt: Neben *Pleasantville* hat er die Filme *Seabiscuit* (2003) und *The Hunger Games* (2011) als Regisseur realisiert. Das Besondere von *Pleasantville* ist also diese technische Gestaltung, die der Farbe in dem Film einen ganz besonderen, zu beachtenden Stellenwert gibt. Ich selbst habe den Film erst vor einigen Jahren durch Zufall gesehen und war sofort sehr berührt, weil er mir auf sehr gelungene Weise die schon erwähnten Fragen auf filmisch überzeugende Weise darzustellen schien, nämlich die Beziehung zwischen Vorstellung und Wirklichkeit, eine Thematik, die auch in anderen Filmen, wenn auch auf andere Weise, bearbeitet wird. Neben diesem zentralen und im Grunde philosophischen Problem berührt der Film jedoch auch eine Thematik, die sich an den Zuschauer und vielleicht sogar noch spezieller an den filmpsychoanalytischen Zuschauer wendet: Wie kommt man als Zuschauer, als Betrachter von Kunst, zu einem lebendigen, »farbigen« Verständnis des Films oder des Kunstwerkes oder erliegt man immer wieder der Gefahr von überwertigen und abtötenden Interpretationen? Wie sehr muss man in das Kunstwerk, in den Film »hineinschlüpfen«, um zu einer wirklich lebendigen ästhetischen Erfahrung zu kommen? Und ist es dazu nicht notwendig, die fiktiven Personen zu verlebendigen, aus ihrer »Schwarzweißwelt« zu befreien, um so einen emotionalen, lebendigen Dialog zwischen Film und Zuschauer zu ermöglichen? Neben noch anderen Fragen sprach mich jedoch vor allem die Verwendung der Farbe in dem Film an: Sie schien mir der Schlüssel zum Verständnis des Films zu sein und weckte gleichsam meine zentrale Deutungsfantasie, wodurch ich weniger die Geschichte selbst, als die Rolle der Farbe in dem Film betrachten wollte. Gleichzeitig wurde mir bewusst, dass in psychoanalytischen Filmdeutungen oft das Narrative den Vorrang vor den Farben, der Musik und anderen formalen Gestaltungen hat. Der Film weckte also vor allem durch seine Gestaltung eine für mich und für den Filmpsychoanalytiker interessante und wichtige Frage: Wie entsteht eine lebendige, stimmige Interpretation und eine lebendige ästhetische Erfahrung von Kunst und ist dieser Film nicht auch eine Visualisierung der Gefahren, die auf den Filmanalytiker lauern, wenn er umgekehrt den »farbigen« oder lebendigen Film mit seinen Interpretationen »tötet«, indem er ihn als Container für seine psychoanalytischen Theorien und seinen »Schwarzweißtext« verwendet, damit aber seine ganze Fülle und Lebendigkeit verfehlt? Obwohl der Film eine Fülle weiterer komplexer und interessanter Fragen auszulösen vermag, werde ich im Folgenden versuchen, diese zentrale Deutungsfantasie ein wenig mehr auszuarbeiten.

Eine Deutung des Films

Lebendig und farbig: Hier besteht eine Korrelation, die ein wesentlicher Aspekt meines Deutungsansatzes ist. Eine Annäherung könnte in einer Art Top-down-Verfahren darin bestehen, etwa die sehr informative Arbeit über »Farben im Traum« von Joachim Danckwardt als Ausgangspunkt zu nehmen (Danckwardt, 2006). Er untersucht dabei das unbewusst affektive und vorbewusste fantasierende Denken bei Freud anhand seiner Farbauffassungen; Freud ließ danach keinen Zweifel daran, dass er Affekte durch Farben im Traum repräsentiert sieht. Ich ziehe es hier allerdings vor, im Sinne eines Bottom-up-Verfahrens von dem Duktus der Filmbilder sukzessive auszugehen und dabei vor allem auf das Auftauchen der Farbe in der Schwarzweißwelt von *Pleasantville* zu achten, um die beiden mich interessierenden Fragen: Wie unterscheidet sich die mediale Welt von der lebendigen Wirklichkeit und wie entsteht ein lebendiger, intersubjektiver

Dialog zwischen Film und Zuschauer? etwas näher zu umkreisen. Alle anderen möglichen Kontexte dieses Films müssen in dieser Arbeit unberücksichtigt bleiben.

Der Titel *Pleasantville* lässt das Thema des Film anklingen: Es geht um einen Ort der Freude und des Wohlbefindens, einen Ort, der anscheinend überall in Amerika zu finden ist, ein uniformer Ort einer amerikanischen Kleinstadt, in dem sich der amerikanische Traum eines glücklichen Lebens mit Familie, Haus, Beruf, Auto und Fernsehen erfüllt. Aber der unmittelbare Beginn des Vorspanns zeigt verschiedene diffuse Farben, dann Stimmen aus dem Radio, Fernsehbilder und schließlich die Ankündigung der TV-Show *Pleasantville-Marathon*, eine Zusammenfassung der schönsten Episoden aus dieser Fernsehserie der 50er Jahre. Die ersten Bilder des Films spielen also in der Jetztzeit und natürlich in Farbe, aber auch mit allen Facetten dieser Farben: die Kleinstadt, die Schule, das Werben der Jugendlichen untereinander, die düsteren Zukunftsaussichten, der fehlende Vater und die frustrierte Mutter der beiden Geschwister David und Jennifer. David liegt auf der Couch und schaut eine Episode von *Pleasantville* an und zeigt sich als absoluter Kenner der Serie, denn er kann jeden Satz der Protagonisten auswendig voraussagen. Man versteht aber sofort, dass *Pleasantville* für ihn ein Fluchtpunkt aus einer versagenden, realen Welt ist, so wie es die Medien nicht nur für viele Adoleszente sind. Es handelt sich gleich zu Beginn also um die Kontrastierung zweier Welten, nämlich der realen Welt in Farbe (geprägt von Sehnsucht, Wünschen, Ängsten und Frustrationen und der Unvorhersehbarkeit der Ereignisse) und einer fiktiven Fernsehwelt in Schwarzweiß (geprägt von immer strahlenden, glücklichen Menschen mit der Vorhersehbarkeit und Wiederholbarkeit der kommenden, monotonen Ereignisse, einer Welt, die auf einem festen, unverrückbaren Drehbuch beruht). Durch einen Streit der beiden Geschwister (auch Konflikte gehören in diese reale Welt) und das Auftauchen eines geheimnisvollen Fernsehtechnikers gelangen David und Jennifer auf gleichsam märchenhafte Weise in diese fiktive Welt von *Pleasantville*: Sie sind durch diese Transformation zu Charakteren der Serie geworden, die jetzt Bud und Mary Sue genannt werden und dort ihre Rollen nach dem vorgegebenen Drehbuch zu spielen haben – was Bud nicht schwerfällt, weil er die Serie in- und auswendig kennt, aber Mary Sue in erhebliche Probleme stürzen wird.

Wie wird die Welt von *Pleasantville* in diesen ersten Einstellungen präsentiert? Das oberste Ziel scheint, wie auch in der realen Welt, das Glück der Menschen zu sein; sie scheinen aber diesen glücklichen Zustand erreicht zu haben, weil sie in einer Welt leben, die durch ein festes Drehbuch absolut vorhersehbar und dadurch zeitlos ist, klare Grenzen kennt – Mary Sues Frage nach der Umgebung von *Pleasantville* löst entsetzte Blicke in der Schulklasse aus –, feste Rollenzuschreibungen hat, die Körperlichkeit ausgrenzt (getrennte Ehebetten als Ausdruck für safer sex und fehlende Toiletten) und Versagungen, Enttäuschungen und Niederlagen eliminiert hat. Alles dies ist durch die monotone Schwarzweißfarbe repräsentiert – man könnte auch von einer Monochromie sprechen, die eben auch nur einen Einheitsaffekt kennt, nämlich das uniforme, allgegenwärtige Lächeln und Lachen als Ausdruck eines umfassenden Wohlbefindens, das sich jedoch als Oberfläche, Fassade oder sogar Lüge erweist, nicht zuletzt, weil damit das Leben auch farblos ist. Alles ist festgelegt und perfekt – und damit aber auch gleichzeitig unlebendig, was aber den Figuren und Rollenträgern selbst nicht bewusst ist. Sie haben keine wirkliche Individualität und sind im Grunde personale Attrappen. Mit Bezug auf die früheren Kapitel könnte man auch sagen: Die Personen haben keine eigene Stimme. Diese Schilderung könnte man durchaus als kritischen Impuls gegenüber der amerikanischen Kultur, und vor allem der Fernsehkultur gegenüber begreifen, eine Erinnerung an die scheinbar »glücklichen« 50er Jahre, die den amerikanischen Traum besonders eindrücklich verkörperten, bevor die sexuelle Revolution vieles zum Einsturz brachte. Aber es könnte auch als Parodie auf die moderne mediale Kultur überhaupt angesehen werden, in der der Kitsch und die Klischees ein groteskes und verzerrtes Abbild der wirklichen Welt zeichnen, ein Bild aber, das so verführerisch damals wie heute war und ist, weil es diese so schwer erträgliche Wirklichkeit überhaupt tolerabel macht: *Pleasantville* als ewiger Fluchtpunkt vor der Unerträglichkeit des Daseins.

Der erste Riss in diesem perfekten System entsteht, als Skip Bud nach seiner Schwester fragt und der plötzlich nicht mehr genau weiß, in welcher Episode der Serie er sich gerade befindet; als er Skip rät, Mary Sue vielleicht nicht nach einer Verabredung zu fragen, scheint für Skip eine Welt zusammenzubrechen. Als er einen Ball auf den Korb wirft, trifft dieser das erste Mal überhaupt nicht den Korb – alle Mitspieler weichen vor dem wegrollenden Ball entsetzt zurück. »Veränderung« als Abweichung vom Drehbuch, als Ausdruck des Zusammenbruchs von Vorhersehbarkeit, ist in dieser Welt eine Angst erregende Vorstellung: Kommt es zu Veränderung, dann bricht diese Welt der Perfektion, der Vorhersehbarkeit und der Normierung zusammen. Dies ist im Film dermaßen übertrieben dargestellt, dass man als Zuschauer immer wieder lachen muss – aber wohl auch über sich selbst, weil man selbst diese Wunschvorstellungen, diese Sehnsucht nach einem *Pleasantville* selbstverständlich kennt. Und man meint auch zu verstehen, woher die Lust auf und die Sucht nach den Bildern der Filme, des Fernsehens, des Computers rührt, wenn sie genau diese Illusion der Perfektion und der Vorhersehbarkeit und der Wunscherfüllung mobilisieren. Psychoanalytisch formuliert könnte man auch von einer narzisstischen Welt sprechen.

Wann taucht das erste Farbmuster in dieser scheinbar heilen und glücklichen Schwarzweißwelt auf? Mary Sue hat sich von Skip einladen lassen und schreitet sofort zur Sache: In Lovers Lane verführt sie den Jungen und stürzt ihn damit in eine heilsame Krise: Als er seine Erregung spürt, glaubt er an eine plötzliche Krankheit und ist zwischen Lust und Entsetzen hin- und hergerissen. Als er mit seligem Lächeln in seinem schnittigen Sportwagen nach Hause fährt und in den Garten des Nachbars versonnen schaut, sieht er zum ersten Mal eine einzige rote Rose – wohl als Ausdruck seiner erwachten männlichen Erotik. Es sind also die Triebe, die dem Leben erst ihre Farbe verleihen; ohne diese ist die Welt vielleicht perfekt, aber gleichzeitig auch trist und tot. Das narzisstische Universum wird also durch das affektive Triebleben aufgebrochen. Dies erscheint wie ein Plädoyer für die psychoanalytische Grundannahme, dass das Triebleben den Kern des menschlichen Lebens bestimmt und im Grunde alle Lebensbereiche durchdringt und damit auch für die »Farbigkeit« der lebendigen Wirklichkeit sorgt. Aber diese triebhaften Gefühle sind eben nicht kontrollierbar, perfektionierbar, herstellbar, nach Drehbuch abrufbar, sondern sie gehorchen ihren eigenen Gesetzen der Psyche und des Körpers, sie bedingen vor allem die unvermeidliche Konflikthaftigkeit menschlichen Lebens; gerade dies belegt einmal mehr die Auffassung Freuds, dass das Ich nicht Herr im eigenen Hause ist. Oder in einem anderen Bild: »Der Mensch treibt auf einem kleinen Boot namens ›Ich‹ auf dem unermesslichen Ozean des Unbewussten« (Norretranders, zitiert nach Danckwardt, 2006, S. 166). Der Zusammenbruch des narzisstischen Universums von *Pleasantville* führt direkt zu dieser Erkenntnis und damit dem Anerkennen des Unbewussten als triebhaft-affektiver Dimension des Menschen. Genau diese Erfahrung steht den Einwohnern von *Pleasantville* gerade bevor. Dies zeigt sich besonders deutlich in der Sequenz, als Bud versucht, die Verabredung von Mary Sue mit Skip zu verhindern; er ruft ihr noch nach: »Er ist kein wirklicher Mensch! « Eben: Alle Einwohner von *Pleasantville* sind ja nur Figuren in einem Fernsehstück, Vorstellungen von Menschen, aber keine lebendigen Menschen aus Fleisch und Blut. Lebendiges Erleben im Sinne einer lebendigen Wirklichkeit beginnt eben erst dann, wenn die Imagination und die »wirkliche« Wirklichkeit in Gestalt von realen Menschen zusammentreffen. Insofern sind die Figuren in *Pleasantville* auch Gefangene in einer nur imaginierten, narzisstischen Welt, die durch die beiden eingeschleusten realen Menschen befreit werden könnten. Dies berührt die von mir schon eingangs erwähnte Überlegung, dass die Filmfiguren wie andere Kunstfiguren auch aus ihrer »Schwarzweißwelt« – man denke auch an die gedruckten Romane – durch den Leser und Zuschauer befreit werden müssen, indem sie aus ihrer rein imaginativen Rolle durch die sinnliche Lebendigkeit des Zuschauers oder Lesers berührt werden. Aber dies gelingt nur, wenn der Zuschauer oder Leser selbst die Figuren mit seiner eigenen Sinnlichkeit, Fantasie und Erotik besetzt, ja, verführt und sie damit zum Leben erweckt – und aus ihrer monochromen Eintönigkeit erlöst. Genau dies ist für mich ein zentraler Aspekt des Films, nämlich die gegenseitige Verlebendigung der Protagonisten des Films und der Zuschauer, die in der »Farbigkeit« der Bilder symbolisiert ist.

Folgt man nun dem weiteren Verlauf der Films und achtet auf das weitere Auftauchen der Farbe, dann kann man festhalten: Die Farbe Rot dominiert eindeutig – das rote Kaugummi, das rote Rücklicht der Autos in Lovers Lane, die rote Zunge der jungen Frau mit ihrer besorgten Mutter beim Arzt, die rote Kirsche von Mary Sue, die roten Karten beim Bridge, die roten Blumen an der Decke über der Badewanne, in der Betty die Masturbation entdeckt, das rote Gesicht des Jungen in der Eisdiele; allerdings tauchen auch andere Farben auf: das grüne Auto, ein gelber Kamm, eine bunte Jukebox, das gelbe Feuer, die gelbe Uhr, die braunen Kaffeetassen. Es handelt sich also nicht nur um belebte, sondern auch um unbelebte Dinge und Objekte, die langsam eine Farbe bekommen. Dies erinnert an die Traumtheorie von Moser und von Zeppelin, die beschreiben, wie in den Objekten des Traumes Affekte gespeichert sind, also latent vorhanden und möglicherweise auch mobilisierbar sind (Moser & von Zeppelin, 1996). Die belebten und unbelebten Objekte werden also langsam libidinös-affektiv besetzt, was mit der sukzessiven Kolorierung filmisch dargestellt wird. Der erste Höhepunkt dieser Libidinisierung der fiktiven Welt ist die Entdeckung der Masturbation von Betty, die fast die ganze Welt zum Beben, in jedem Fall den Baum vor dem Haus zum Brennen bringt: Das Feuer ist damit in die Welt von *Pleasantville* eingeführt, ein Phänomen, das selbst der Feuerwehr bislang unbekannt war. Damit ist aber auch die unschuldige und heile Welt nicht mehr zu halten und das »Feuer« der Libidinisierung breitet sich nach und nach aus: Selbst die Bücher sind keine Attrappen mehr, sondern beleben sich beim Lesen, indem die Buchstaben vor den lesenden Augen entstehen und die Bilder farbig werden. Bei der Kolorierung scheint es sich also um eine affektiv-libidinöse Besetzung des eigenen Körpers, der anderen Menschen, aber auch der ganzen übrigen Welt zu handeln: Dazu zählen eben auch die Bücher, die durch diese Besetzung zu leben beginnen, aber auch die Bilder des Kunstbuches, das Bud seinem Freund Bill in dem Eisladen zeigt. Hier könnte man eine Anspielung auf die Entstehung von echter Kunst sehen, indem nämlich die Objekte libidinös-affektiv – im Film durch die Farbigkeit dargestellt – besetzt werden. Es ist aber auch die libidinös-affektive Besetzung der intellektuellen Welt, denn Mary Sue interessiert sich plötzlich nicht mehr nur für Jungen und den Sex mit ihnen, sondern entdeckt ihre Leidenschaft für die Literatur und die Wissenschaft. Sie hatte Bud gefragt, warum sie denn immer noch in Schwarzweiß sei, wo sie doch doppelt so viel Sex gehabt habe wie alle anderen; ja, sagt Bud, vielleicht sei es nicht nur der Sex. Ja, es handelt sich eben um die ganze unbewusste Affektivität, die mit dem Aufbrechen des narzisstischen Universums von *Pleasantville* geweckt wird – der riesige Ozean des affektiven Unbewussten. Aber es wird auch die Angst und die Abwehr gegenüber dieser unbewussten Affektivität gezeigt: Betty hatte in der Küche gestanden und war ganz entsetzt über ihr farbiges, rosa blühendes Gesicht, mit dem sie unmöglich ihrem Mann unter die Augen treten könnte. Bud schminkt ihr die Farbe weg, damit sie wieder unter die Leute gehen kann. So also entsteht das »falsche Selbst« der Leute von *Pleasantville*, indem sie ihre wirklichen libidinös-affektiven Besetzungen verbergen, übertünchen, also abwehren, um so eine Konformität zu erreichen, die sie in scheinbarer Harmonie mit ihren Mitmenschen leben lässt. Als sie sich Bill nähert und seine neuen Malversuche bewundert – unter anderem eine weinende Frau von Picasso – beginnt auch sie zu weinen und die Tränen lösen ihre Schminke auf und ihre »wahren« und »echten« Gefühle kommen zum Vorschein: ihre Verliebtheit in Bill. Es geht also nicht nur um die schönen Gefühle, nicht nur um Sex und Leidenschaft, sondern auch um die schmerzlichen, traurigen, sehnsuchtsvollen Gefühle, die zur »Farbe des Lebens« gehören. Genau dies versucht Bud seiner neuen Freundin zu erklären, mit der er verliebt nach Lovers Lane fährt – die Welt ist in wunderbares Rosa getaucht – und ihr auf die Frage, wie es draußen in der Welt sei, antwortet: Es ist lauter, man hat mehr Angst und es ist viel gefährlicher und die Freundin antwortet: Das klingt fantastisch. Während also die fiktive Welt von *Pleasantville* eine Welt des Entweder-Oder ist, in dem der eine Pol möglichst erfolgreich eliminiert wird – und wodurch eine traurige »happiness« entsteht – ist die lebendige Wirklichkeit eine Welt des Sowohl-als-Auch, eine Welt der Freude, der Lust, der Neugierde auf das Unbekannte, der Angst, des Leides, der Trauer und noch vieles mehr. Und – nochmals in der Verbindung zur Thematik der eigenen Stimme: Die eigene Stimme ist ganz eng mit der häufig unbewussten emotionalen Triebhaftigkeit verknüpft.

Natürlich könnte man den Film auch als eine Anspielung auf die prüden 50er Jahre sehen, die dann durch die farbigen 60er und 70er Jahre mit der sexuellen Liberalisierung abgelöst wurden. Eine andere Anspielung findet sich in der Liebesbegegnung zwischen Bud und seiner neuen Freundin, als sie in Lovers Lane einen roten Apfel vom Baum pflückt, als seien beide Adam und Eva, die aus dem scheinbaren Paradies in die wirkliche Welt befreit werden. Mir scheint jedoch gerade in dieser Passage der Gedanke wesentlicher, dass es auch um die Wechselbeziehung zwischen Zuschauer (oder Leser oder Betrachter eines Bildes) und den Protagonisten des Films (oder des Buches oder des Gemäldes) geht: damit ein Film, ein Buch, ein Bild für den Betrachter oder Leser lebendig wird, muss er dieses libidinösaffektiv besetzen, er muss sich ein Stück in sie hineinversetzen, in ihre Welt einsteigen und sie mit seiner lebendigen Welt aus ihrer Schwarzweißwelt befreien, was aber auch gleichzeitig bedeutet, dass diese Figuren oder Protagonisten den Zuschauer, Betrachter und Leser wiederum aus ihrer geschminkten Schwarzweißwelt befreien können. Es ist wie ein wechselseitiger, sich befruchtender, ja, ein infizierender Prozess, der im Wesentlichen durch die Aktivierung der affektiven Resonanz bewirkt wird.

Je länger der Film nun andauert, umso mehr wird das Drehbuch von *Pleasantville* außer Kraft gesetzt: In dem einsetzenden Regen scheint dieser Aspekt zu kulminieren. Georg kommt wie immer nach Hause, aber Betty ist nicht zu Hause und hat auch für ihn nicht gekocht. Damit bricht seine infantil-narzisstische Welt der Wunscherfüllung zusammen, er schreit nur noch wie ein kleines Kind in die Dunkelheit des Regens hinaus: »Wo ist mein Essen? « Während die Männer noch an ihrem Drehbuch festzuhalten versuchen, sind einige der Einwohner von *Pleasantville* bereits aus ihrer Schwarzweißwelt ausgebrochen: Bill ist »farbig« wie seine ganze Eisdiele und auch Mary Sue ist endlich in Farbe, obwohl sie sich doch so vehement gegen die Welt der »Bekloppten« gewehrt hat. Der Ausstieg aus dem Drehbuch bedeutet einen Schritt der Individuierung und der Befreiung aus einer Welt der Rollenklischees und sozialen Erwartungen, den Mary Sue auf ihre Weise, ihre »Mutter« Betty auf andere Weise geht: Sie gehorcht nicht mehr ihrem Mann, fällt aus der Rolle und erscheint mit einem kleinen Köfferchen bei ihrem Geliebten Bill. Als George sagt: »Nimm doch etwas Make-up, um das farbige Gesicht loszuwerden«, sagt sie: »Das will ich aber nicht, dass die Farbe weggeht. « Hier an dieser Stelle spricht sie etwas aus, was eine zentrale unbewusste Bedeutung der Farbe in diesem Film zu sein scheint: Die Farbe steht für die Liebe zum Leben – mit Erich Fromm könnte man von Biophilie sprechen –, während das Schwarzweiß für die Negation dieser Liebe steht, vielleicht sogar für den Tod oder die Nekrophilie, oder eben für den ewigen Gegensatz von Eros und Thanatos. So gesehen wäre die Schwarzweißwelt von *Pleasantville* eine verkappte nekrophile Welt, aus der die »nicht lebenden Menschen« durch die affektiv-libidinöse Besetzung, wofür die Kolorierung steht, befreit werden müssen. Das Drehbuch des lebendigen, farbigen Lebens kann also nicht aus Regeln und Vorschriften bestehen, sondern muss die Vielfalt und die Unvorhersehbarkeit integrieren; wenn man sich mit den vorgeschriebenen Rollen, dem Skript identifiziert, dann lebt man letztlich in einer toten Scheinwelt. Die Welt da draußen ist dadurch allerdings gefährlich, aber auch faszinierend, eben lebendig. Die Protagonisten sagen am Ende: »Ich habe keine Ahnung« (nämlich, was als Nächstes passiert und wie die Dreieckssituation zwischen Betty, Jim und George ausgehen wird). Und genau darin besteht ja die Farbigkeit und Lebendigkeit des Lebens, dass es in Wirklichkeit kein Drehbuch gibt, das von Gott, den Eltern, der Gesellschaft für einen selbst geschrieben wird, sondern dass Individuierung gerade darin besteht, sein eigenes Drehbuch des Lebens zu entwerfen.

Diese Überlegungen müssen hier aus Raumgründen abgebrochen werden. Zum Schluss möchte ich noch einmal den mir besonders wichtigen Aspekt der Entdeckung der zentralen Deutungsfantasie des Zuschauers hervorheben: Der Filmpsychoanalytiker interpretiert dabei den Film mit seinen Grundannahmen, die auch die Theorie und Technik der Psychoanalyse spiegeln, lässt sich aber gleichzeitig von dem Film zeigen, welche Probleme und Antworten dieser für ihn bereit hält. Es ist dabei völlig klar, dass man jeden Film – und natürlich auch *Pleasantville* – aus ganz verschiedenen Perspektiven verstehen kann: Die Deutung reflektiert immer auch die Subjektivität des Betrachters. In diesem Sinne sagt mir der Film etwas über meine Funktion als Filmpsychoanalytiker, in der ich mich mit Filmen auf eine psychoanalytische Weise auseinandersetze und meine Hauptaufgabe darin sehe, den Film für mich und damit auch für andere »lebendig« werden zu lassen und ihn nicht durch einen Schwarzweißtext abzutöten. Dazu muss ich mich als Zuschauer in die Welt des Films hineinbegeben, mich förmlich aufsaugen oder inkorporieren lassen, die fiktiven Protagonisten durch meine eigene Lebendigkeit, meine affektiv-libidinöse Besetzung aus ihrer Rollenfixiertheit, aus ihrem starren Drehbuch befreien, ja, vielleicht sogar den Autor des Films, der ja der Schöpfer des Drehbuchs ist, absetzen – vergleichbar dem Aufstand von Truman gegen seinen Schöpfer in dem Film *Truman-Show* – und meine eigene innere Welt in diese fiktive Welt projizieren, übertragen. Man könnte vielleicht sogar sagen: Das Drehbuch des Filmkünstlers und mein eigenes Drehbuch stehen sich dann gegenüber und können aber in einen emotionalen Dialog treten. Dann erwachen die Protagonisten zu ihrem eigenen Leben und treten mit mir als Zuschauer in einen ebenfalls lebendigen Kontakt, wodurch ich selbst die eigenen affektiv-libidinösen Quellen meines Daseins erfahre. Aus dieser Sicht ist es die Aufgabe des Filmpsychoanalytikers, diesen Prozess des intersubjektiven Dialoges zu fördern – für die Leser von Texten, für die Zuschauer in öffentlichen Kinoveranstaltungen, für die Filmanalyse insgesamt. Dann komme ich auch wieder aus der fiktiven Welt heraus – wie Bud es ja auch tut –, aber ich habe eine veränderte Sicht auf meine Welt und mein Selbst durch den Kontakt mit der fiktiven Welt der vielen medialen *Pleasantvilles*, mit denen wir heute alle konfrontiert sind. Gleichzeitig scheint aber auch klar zu sein, dass dieser intersubjektive Dialog umso besser funktioniert, als die fiktiven Personen bereits vom Künstler affektiv-libidinös besetzt sind und auf diese Weise ein Stück der wirklichen Welt verkörpern. Und gerade hier könnte sich der Unterschied von Kunst und Kitsch zeigen.

Ein letzter Aspekt soll nicht unerwähnt bleiben: So wie der Film *Pleasantville* mich persönlich an meine Erfahrungen in den 50er Jahren in USA erinnert hat und manche Erinnerung dadurch wieder lebendig wurde, so kann man den Film auch als eine Visualisierung der »Erinnerungsarbeit« verstehen, die gerade darin besteht, die Schwarzweißbilder der Vergangenheit libidinös-affektiv zu besetzen, um so die eigene Geschichte mit »lebendigen Erinnerungen« zu rekonstruieren (Zwiebel, 2006). Dies wird in dem Film darin ausgedrückt, dass David zwar ein Kenner der Serie

Pleasantville ist, aber die Serie aus einer distanzierten Sicht auf seinem Sofa vor dem Fernseher betrachtet, ohne eine wirkliche Verbindung zu seinem eigenen, realen Leben aufzunehmen. Mit dem affektiv-libidinösen Eintritt in die Welt von *Pleasantville* beginnt er als Repräsentant der amerikanischen Jugend der Jetztzeit sich an eine Periode der amerikanischen Geschichte, nämlich der 50er Jahre, auf eine Weise zu erinnern, die diese Vergangenheit lebendig werden lässt. Und dies führt zum Anfang meiner Überlegungen zurück, als es um den Traum und die Traumerinnerung ging: Eine lebendige ästhetische Erfahrung erfordert eine »lebendige Erinnerung« an den Film, das Buch, das Bild, die im Kern als eine affektive Besetzung des Vergangenen betrachtet werden kann. So wird eine komplexe Wechselbeziehung zwischen Vergangenheit und Gegenwart angedeutet, die in dem Bild der Kolorierung ihren Ausdruck findet: Die Lebendigkeit der Gegenwart entsteht auch durch die affektive Besetzung mit Vergangenem ebenso wie die »lebendige Erinnerung« durch die affektive Besetzung durch Gegenwärtiges realisiert wird.

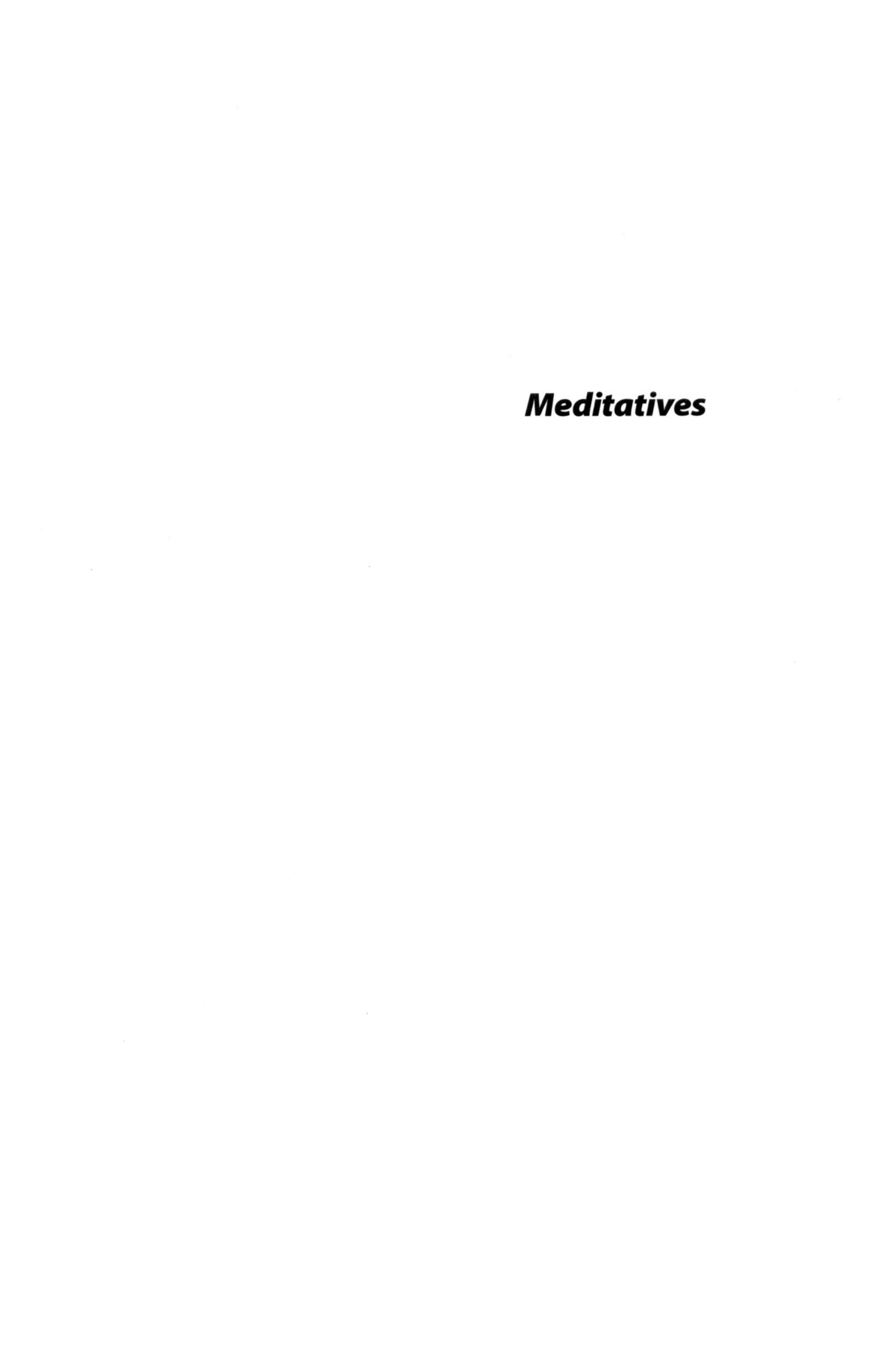

Meditatives

10 Annäherungen an den Buddhismus aus einer psychoanalytischen Perspektive

Ein persönlicher Bericht

Die etwas unbescheiden wirkende Aufgabe, auf knappem Raum etwas Fundiertes zur Beziehung von Psychoanalyse und Buddhismus zu sagen, scheint mir nur realisierbar, wenn ich zum einen von meinen eigenen persönlichen Erfahrungen ausgehe, und zum anderen einige zusammenfassende Ergebnisse meiner Auseinandersetzung mit dieser komplexen Thematik zusammenfasse. Dieses und auch die folgenden Kapitel, die Aspekte dieser Auseinandersetzung zwischen Psychoanalyse und Buddhismus zum Thema haben, spiegeln ebenfalls die Thematik des Bandes: mit und ohne Couch. Bleibt die »innere Couch« in diesem ganz anderen Feld erhalten oder geht sie verloren? Das folgende Kapitel wird in diesem Sinne drei Abschnitte haben: 1. Wie bin ich als Psychoanalytiker überhaupt zum Buddhismus gekommen? 2. Wie würde ich konkret meine Beschäftigung mit der Thematik einschließlich der Praxis des Buddhismus beschreiben? 3. Welche Erkenntnisse und Einsichten haben sich im Laufe der Jahre für mich als haltbar und stabil erwiesen?

Wie bin ich als Psychoanalytiker zum Buddhismus gekommen?

Nimmt man Freuds Formulierung ernst, dass das »Ich nicht Herr im eigenen Hause« ist (Freud, 1917a 1916) und dass die seelischen Phänomene grundsätzlich überdeterminiert sind, dann bleibt der Versuch einer Antwort auf diese komplexe Frage nach meiner Motivation fragmentarisch und sicherlich nicht frei von Selbsttäuschung. Ich kann aber einige Faktoren und Erfahrungen andeuten, ohne die es sicherlich nicht zu der intensiven Beziehung zum Buddhismus und seiner möglichen Verbindung zur Psychoanalyse gekommen wäre. Wenn ich beispielsweise von den Erfahrungen meiner psychoanalytischen Ausbildung ausgehe, die ich als relativ junger Psychiater in den 70er Jahren begonnen und abgeschlossen habe, so kann ich sagen, dass diese sicherlich den Kern einer analytischen Identität gelegt hat (siehe auch Kapitel 14), die aber nach der Niederlassung in eigener Praxis und der konkreten Erfahrung des analytisch-therapeutischen Alltags einer ernsten Herausforderung ausgesetzt wurde. Ich merkte beispielsweise, dass ich einer psychoanalytischen Praxis nach dem Vorbild einiger meiner geschätzten Lehrer, die zwischen acht und zwölf Analysestunden pro Tag praktizierten, auf Dauer nur begrenzt gewachsen war. Die damit verbundene erste professionelle Krise bezog sich einerseits auf kritische Fragen der Ausbildung (War die Lehranalyse gut genug? Sind die psychoanalytischen Modelle in der klinischen Alltagsrealität ausreichend tauglich?), andererseits auch auf Fragen der eigenen Person und Lebensgestaltung (Wie sind die Grenzen der persönlichen Belastbarkeit zu verstehen? Entspricht die gewählte klinische Tätigkeit wirklich den Zielen des eigenen Lebens?). Zu wenig vertraut war ich damals noch mit der Bedeutung von Angst und Schuldgefühl in der eigenen klinischen Arbeit. Diese Fragen kulminierten vielleicht in der Frage, wie es möglich ist, die professionelle Haltung des abwartenden Zuhörens, der gleichschwebenden Aufmerksamkeit oder der teilnehmenden Beobachtung trotz der affektiven Dimension der analytisch-therapeutischen Beziehung auf förderliche Weise immer wieder zu entwickeln und aufrecht zu erhalten, das Beste aus einem »schlechten Job« zu machen, wie es Bion einmal formulierte. Später habe ich von der dauerhaften und zentralen Aufgabe des Analytiker-Werdens und Analytiker-Bleibens gesprochen (Zwiebel, 2013a). In diesen ersten, teilweise krisenhaften Jahren kamen Erfahrungen von etlichen Indien-Reisen hinzu, die mit einer anderen faszinierenden Kultur konfrontierten und dabei vor allem dem scheinbar erledigten Thema der Religion neue Nahrung gaben. Diese Begegnung mit den östlichen Religionen (hier vor allem der Hinduismus) und der beeindruckenden Religiosität vieler indischer Menschen hinterließ einen starken Eindruck und das Interesse, mehr über diese andere Kultur und ihre Hintergründe zu erfahren. Schließlich traf ich schon etwas »östlich infiziert« Anfang der 90er Jahre den amerikanischen Zen-Meister Richard Baker, der ein Schüler von Shunryu Suzuki ist, dessen Begriff des »Anfänger-Geistes« die spirituelle Welt des Westens wesentlich inspiriert hat (Suzuki, 1971). Kurz gesagt blieb ich also auch nach der psychoanalytischen Ausbildung ein suchender Mensch und entdeckte so für mich neben der Psychoanalyse auch den Buddhismus, dessen Verbindungen mit der Psychoanalyse mich nun seit mehr als 25 Jahren besonders beschäftigen. Es ist für mich mittlerweile deutlich, dass eine solche Suche in einem wichtigen Teil auch von Erfahrungen des Mangels gesteuert war und ist: manche persönlichen Begrenztheiten und Krisen, manche problematischen Seiten der psychoanalytischen Ausbildung und Praxis und der Mangel an religiösem Erleben, das ja von Freud selbst eher als ein regressives Stadium der Entwicklung betrachtet wurde – ich erinnere hier an die Diskussion mit Romain Rolland über das ozeanische Gefühl (Freud, 1930a). Erst langsam realisierte ich allerdings auch die Problematik dieser Suchbewegung, die Barry Magid, Psychoanalytiker und Zen-Lehrer, in seinem Buch *Ending the pursuit of happiness* meiner Ansicht nach treffend anspricht:

> »Buddhismus bietet uns eine Sicht des Lebens an, in dem im Grunde nichts fehlt. Begehren auf der anderen Seite scheint eine Folge der Erfahrung zu sein, dass immer etwas mangelt. Stellt die Befriedigung unseres Begehrens in genuiner Weise unsere Ganzheit wieder her oder führt uns dies auf eine endlose, frustrierende Suche nach dem, was wir niemals erreichen können?« (Magid, 2008, S. 13).

Die Erfahrung des Mangels – imaginär oder real – und die Suche nach einer Heilung oder Kompensation dieses Mangels sind also zwei zentrale Momente, die auch bei meinem persönlichen Zugang zur Beziehung von Buddhismus und Psychoanalyse von Bedeutung waren.

Wie kann ich konkret meine buddhistische Praxis beschreiben?

Psychoanalyse ist eine Theorie und eine Praxis – man könnte auch von einer »transformativen Psychologie« sprechen (Elberfeld, 2017). Dies kommt auch in Freuds Definition der Psychoanalyse zum Ausdruck, die ich schon mehrfach zitiert habe: Psychoanalyse ist danach eine Methode zur Untersuchung unbewusster seelischer Prozesse (wie bei der Traumdeutung), eine Behandlungsmethode neurotischer Störungen und eine wissenschaftlich fundierte Psychologie, die auf dieser Methode basiert (Freud, 1923a). Diese Feststellung des Transformativen ist eine der starken Verbindungen zwischen Buddhismus und Psychoanalyse: In dem seit Jahren mit dem Zen-Meister Gerald Weischede erarbeiteten interkulturellen Dialog haben wir vom »analytischen Weg« und vom »meditativen Weg« als einem Übungsweg im Sinne dieser transformativen Praxis gesprochen: »Neurose und Erleuchtung« (2009), »Buddha und Freud« (2015) und »Die Suche nach dem stillen Ort« (2017). Auf dem »analytischen Weg« geht es um die Kultivierung von emotionaler Einsicht und Selbstreflexion auf dem Hintergrund der eigenen biografischen Entwicklung – mit dem relativ bescheidenen Ziel, neurotisches Unglück in alltägliches Leid zu verwandeln –, auf dem »meditativen Weg« um die Kultivierung von Achtsamkeit, Weisheit und Mitgefühl- und der umfänglichen Überwindung von Leid als Manifestation der »Erleuchtung«.

Luise Reddemann beschreibt in ihrem Buch *Mitgefühl, Trauma und Achtsamkeit in psychodynamischen Therapien* die Rolle des Mitgefühls in den sogenannten psychodynamischen Therapien, wobei das Mitgefühl sich auf den Patienten und den Therapeuten bezieht und Mitgefühl in ihrer Definition immer mit einem helfenden Impuls verbunden ist. Sie unterscheidet Mitgefühl auch von Empathie: Mitgefühl sei weiter zu fassen, da Empathie auch problematische Seiten haben könne; ähnliche Überlegungen hat Breithaupt in seinem Buch *Die dunklen Seiten der Empathie* beschrieben. Erwähnt sei hier, dass Breithaupt Empathie als Mit-Erleben definiert: »Im Gegensatz zum Teilen von Gefühlen betont das Mit-Erleben die Situation, in der sich der andere befindet. Gefühle spielen dabei natürlich eine besondere Rolle, denn Situationen sind emotional aufgeladen. Die leiblichen Reaktionen sind ebenfalls von besonderer Wichtigkeit, denn Situationen werden auch körperlich wahrgenommen. Mit-Erleben beinhaltet zudem deutlicher als das Teilen von Gefühlen und Affekten auch Aktionen und vor allem zahlreiche kognitive Prozesse wie das Vorausschauen, das Erwägen der Umstände und das Mitüberlegen, was zu tun ist. Mit-Erleben im Allgemeinen heißt, imaginär den Standpunkt eines anderen einzunehmen und seine oder ihre Reaktion auf die Situation zu teilen. Man schlüpft dort in die Position eines anderen, wo sie auf ihre Umwelt trifft ... Mit-Erleben bedeutet, dass man in die (kognitive, emotionale, leibliche) Situation eines anderen Wesens transportiert wird« (Breithaupt, 2017, S. 16).

In allen buddhistischen Richtungen spricht man von der Trias von Buddha (dem Gründungslehrer des Buddhismus), Dharma (der buddhistischen Lehre) und Sangha (der Gemeinschaft der Praktizierenden), die Ausdruck einer buddhistischen Identität sind ; in der Psychoanalyse beziehen sich die Psychoanalytiker mehr oder weniger ambivalent auf den Gründer Sigmund Freud, sie praktizieren auf Grund verschiedener theoretischer Ansätze und Grundannahmen und sie sind meist auch Mitglieder der analytischen Community. Neben aller Pluralität gibt es in beiden Disziplinen eine Art »common ground«; für den Buddhismus würde man vielleicht die Kernaussage in dem Satz: »Alles ist Veränderung«, für die Psychoanalyse in dem Satz: »Das Seelische ist unbewusst« zusammenfassen. Von diesen beiden Grundaussagen entfalten sich dann die unterschiedlichen komplexen Differenzierungen: im Buddhismus die Aussage der sogenannten »Vier edlen Wahrheiten«, in denen es um das menschliche Leiden, seine Ursachen und die Möglichkeit der Überwindung geht als gleichsam universale Aussage. Und in der Psychoanalyse um die Annahme einer unbewussten inneren, konflikthaften Wirklichkeit, die sich in einem individuellen Entwicklungsschicksal bei jedem Menschen auf spezifische und einzigartige Weise herausbildet. Die »Vier edlen Wahrheiten« hat der britische Buddhist Stephen Batchelor in einer Art modernen Buddhismus 2.0 von den metaphysischen Schlacken der Reinkarnation und des Karma »gereinigt« und sieht in dem anhaftenden Begehren als Reaktion auf die Unbeständigkeit des Lebens die wesentliche Leidensquelle des Menschen (Batchelor, 2012). Das Begehren und die Angst sind die beiden Phänomene, die nach meiner Auffassung Buddhismus und Psychoanalyse auf einer tiefen Ebene konzeptuell verbinden.

Zentral bleibt allerdings die Frage: Kann man beide Wege gehen oder praktizieren oder läuft man damit Gefahr, beide zu verdünnen, den einen mit dem anderen seiner Ernsthaftigkeit zu berauben, einem heimlichen, aber komplexen Ausweichmanöver anheimzufallen? Rolf Elberfeld beschreibt einen problematischen Aspekt des interkulturellen Interesses aus der Sicht des Philosophierenden:

»In der Beschäftigung mit anderen Kulturen können einerseits tiefe Sehnsüchte nach Harmonie einen exotisierenden Blick entstehen lassen, der diese zu Orten der Kompensation für die eigenen Wünsche entstehen lässt. Andererseits können aber auch die eigenen Ängste im Zusammenhang mit den daraus entstehenden Verstehensansprüchen zu einer vehementen Ablehnung und Abwertung anderer Kulturen führen, sodass alles dafür getan wird, diese aus dem philosophischen Diskurs auszuschließen ... Sich diesen Grenzen (durch die Dimension des Unbewussten, R.Z.) auszusetzen bedeutet, deutlicher zu verstehen, was sich durch die Beschäftigung mit dem Fremden oder die Ausgrenzung und die Abwertung des Fremden als Begehren zeigt und im Grunde der theoretischen Bemühungen unerkannt bleibt« (Elberfeld, 2017, S. 442).

Für meine eigene Person kann ich sagen, dass ich mich selbst in der psychoanalytischen Tradition fest verankert fühle, während ich mich vorsichtig und langsam dem »meditativen Weg« im Verlaufe der letzten 25 Jahre angenähert habe. Konkret bedeutet dies, dass ich mich der Gruppe um Richard Baker-Roshi locker verbunden fühle, mich einer Laien-Ordination unterzogen habe, fast täglich meditiere, gelegentlich an längeren Meditationswochen teilnehme und auch versuche, die dort gemachten Erfahrungen im Alltag zu realisieren. Gerade diese Übertragung von der direkten Übungspraxis – die Meditation und die analytisch-therapeutische Situation – in den konkreten Alltag und in das wirklich gelebte Leben ist wohl eine der wesentlichen Herausforderungen beider Übungswege: Die Praxis von Achtsamkeit und Mitgefühl ebenso wie die Selbstreflexion und Selbstanalyse im realen Leben bleibt der entscheidende Test für die Wirksamkeit der eigenen Praxis. Vor allem möchte ich hier aber betonen, dass es mir nicht darum ging oder geht, eine buddhistisch modifizierte psychoanalytische Praxis zu propagieren, sondern darum, die Schnittstellen oder eher verborgenen Verbindungslinien zwischen beiden Disziplinen näher zu erforschen. Dabei kreist mein Fragen immer wieder um die prekäre Entwicklung einer psychoanalytischen Haltung, deren Verständnis und Verwirklichung durch Erfahrungen auf dem »meditativen Weg« vertieft werden kann. Hier bin ich ganz einig mit dem schon erwähnten Psychoanalytiker und Zen-Lehrer Barry Magid, der die Überzeugung vertritt, dass sich Psychoanalyse und Buddhismus gegenseitig »brauchen«:

> »Zen (als eine besondere Richtung im Buddhismus) braucht Psychoanalyse ebenso wie Psychoanalyse Zen braucht. Zen braucht vor allem die Psychoanalyse, um es emotional wahrhaftig zu halten. Die Gefahr der emotionalen Verlogenheit – oder sollte ich sagen: die emotionale Wirklichkeit zu verleugnen – kann aus verschiedenen Richtungen kommen« (Magid, 2008, S. 17).

Die beiden Gefahren sind nach Magid zum einen die emotionale Dissoziation im Sinne einer Abspaltung elementarer Bedürfnisse, Wünsche und Gefühle: Hier geht es vor allem auch um die Gefahr der Verdrängung des ganzen Spektrums der negativen Emotionen. Und zum anderen um die Vorstellung einer »erleuchteten Sicht« der Wirklichkeit beim Praktizierenden, ohne das Weiterwirken unbewusster Prozesse und psychischer Organisationsprozesse zu erkennen – diese Gefahr wird gern als »sprirituelles Bypassing« bezeichnet (Welwood, 1998). Dies gilt beispielsweise für das

Weiterbestehen und Weiterwirken von Charakter- und Persönlichkeitsstrukturen der Praktizierenden, die trotz großer Übungsfortschritte sich in erstaunlich dissozialen oder unsozialen Verhaltensweisen manifestieren können. Ein Beispiel dafür sind die sexuellen Skandale durch hoch renommierte Meister in buddhistischen Gemeinschaften im Westen, die gerade aktuell wieder die buddhistische Welt erschüttern. Dieses Problem sieht auch der buddhistisch kenntnisreiche Psychoanalytiker Jeffry Rubin, der in ähnlicher Weise nicht nur die positiven Wirkungen der meditativen Praxis, sondern auch die angedeuteten »Nebenwirkungen«, von denen selten gesprochen wird, beschreibt (Rubin, o.J.).

In seiner Arbeit »A new view of meditation« beginnt Rubin mit den positive Wirkungen der Meditation (Kultivierung von Achtsamkeit, nichtwertende Aufmerksamkeit dem eigenen Erleben gegenüber, physiologische Wirkungen, Affekttoleranz, höhere Empathie etc.). Aber er fragt vor allem nach dem Ausbleiben von positiven Veränderungen, wenn noch immer störende psychische Konditionierung und interpersonelle Konflikte anhalten und zwar trotz langer, intensiver Meditationspraxis. Warum also persistieren so oft die psychischen Konflikte oder Probleme? Wenn man sich nicht selbst die Schuld geben will, müsse man vielleicht auch die Idealisierung der Methode betrachten. Rubin unterscheidet zwei Formen der Meditation: Konzentration (zum Beispiel dem Atem zu folgen) und Einsicht (zum Beispiel dem Benennen der auftauchenden Inhalte). Dann diskutiert Rubin aber vier Problemkreise, die mit der Meditation verbunden sein können: 1. Eine ambivalente Haltung dem emotionalem Leben, vor allem negativen Emotionen, gegenüber. 2. Das Loslassen aller Erfahrungen ohne deren Bedeutung zu beachten und der damit verbundenen Gefahr der Dissoziation. 3. Der Mangel an Interesse an den Inhalten und an der Bedeutung des Materials, das in der Meditation auftaucht. 4. Ausgehend von der Unterscheidung Wollheims von »mental states« (Gedanken, Gefühle) und »mental dispositions« (Wissen, Haltungen, Tugenden, Untugenden etc.) beschreibt Rubin, dass Meditation eher »mental states« als »mental dispositions« beachtet. Die Schlussfolgerung von Rubin: Meditation kann sowohl hilfreich als auch problematisch sein. Hier werden die Gefahren im Sinne einer Art Programmierung genannt: vor allem das Loswerden von negativen Erfahrungen und das Einordnen der Erfahrungen in präexistente Modelle (wie zum Beispiel Vergänglichkeit oder Leere). Rubin spricht von spirituellen Doktrinen. Hier wird die Suche nach dem »stillen Ort« als Abwehr gegenüber der Erfahrung des »Ortes der emotionalen

Turbulenz« betrachtet (siehe später). Rubin schreibt: »The meditators awareness is inclusive rather than exclusive in real meditation; she values and embraces whatever she experiences rather than dismisses or attempts to transcend any facet of her experience.« Und: Inhalt und Bedeutung müssen auch untersucht werden. Als Beispiel erwähnt Rubin das Erleben von exzessiver Schuld, die die Mehrheit der Meditierenden erleben. Dies berührt den wichtigen Unterschied zwischen Loswerden und Loslassen; letzteres ist vielleicht möglich, wenn es wirklich verstanden ist (zum Beispiel die Kluft zwischen dem idealen und dem realen Verhalten). Rubin spricht in diesem positiven Sinne von »emanzipatorischer Meditation«. Auch in den neueren Untersuchungen von Daniel Goleman und Richard J. Davidson wird die wichtige Unterscheidung zwischen »states« und »traits« (vergleichbar dem Begriff »dispositions«) gemacht (Goleman & Davidson, 2018).

Andererseits betont auch Magid, dass Psychoanalyse Zen braucht, um sich mit grundlegenden, philosophisch-existenziellen Fragen auseinanderzusetzten – wie soll ich leben, was ist die Bedeutung des Glücks, der Freiheit oder Gerechtigkeit – für die wir alle eine eigene, individuelle und persönliche Antwort finden müssen. Bei Elberfeld finden sich weitere Hinweise für eine Nähe zwischen Buddhismus und Psychoanalyse: Beide Praktiken können als »transformative Praxis« betrachtet werden, wie man heute zunehmend auch von einer transformativen Philosophie oder Phänomenologie spricht: Immer geht es um die Veränderung des Bewusstseins und der Wahrnehmung des Philosophierenden oder Praktizierenden. Dies zeigt sich auch im zentralen Begriff des »getäuschten Bewusstseins«, das eine Grundbedingung für das menschliche Leiden ist; transformativ steht dann auch für therapeutisch in der Weise, dass sich das Bewusstsein erweitert und weniger getäuscht ist.

Welche Erkenntnisse und Einsichten haben sich als stabil und haltbar erwiesen?

Einige Punkte habe ich schon kurz angesprochen: das Mangelgefühl, die Suche nach Leidüberwindung, eine transformative Praxis, Fragen des Dialogs und der hilfreichen gegenseitigen Ergänzungen. Bevor ich noch einige weitere Aspekte erwähnen will, nur einige wenige Bemerkungen zu den Quellen dieser Einsichten. Sie beziehen sich auf eigene klinische und meditative Erfahrungen, auf ein gründliches Studium der Literatur, Gespräche mit und Vorträge von buddhistischen Meistern und auf filmpsychoanalytisch inspirierte Filme (siehe auch das nächste Kapitel). Bemerkenswert ist, dass es in den letzten Jahren und Jahrzehnten eine ständig wachsende Literatur zur Frage der Beziehung von Buddhismus und Psychoanalyse/Psychotherapie gibt. Der Religionswissenschaftler W. B. Parsons hat die Entwicklung dieses Dialogs detailliert nachgezeichnet und betont die Verbindungen zwischen den beiden Wegen: zwei Heilungswege, die ein Produkt ganz unterschiedlicher Kulturen seien, sich aber kontinuierlich einander annähern (Parsons, 2008). Gerade im Vergleich mit der berühmten Arbeit von Fromm, Suzuki und de Martino, in denen die Texte noch relativ unverbunden nebeneinander stehen, sind die modernen Arbeiten sehr viel stärker von einem Dialog und dem Versuch, einen Raum der Übersetzung zu schaffen, durchdrungen. Aus Raumgründen kann ich jetzt nur noch einen Punkt herausgreifen, den wir in dem Buch *Buddha und Freud* unter dem Titel: »Was kann der Psychoanalytiker vom Buddhismus und der buddhistisch Praktizierende von der Psychoanalyse lernen« genauer besprochen haben (Zwiebel & Weischede, 2015).

Was also kann die Psychoanalyse vom Buddhismus lernen? Nach meiner Auffassung geht es hier vor allem um Fragen der Wahrnehmung und Beobachtung und dem Umgang mit dem Selbst in der klinischen Arbeit. Die Frage der Beobachtung – im Buddhismus spricht man von der »reinen Beobachtung« – ist für den Psychoanalytiker oder das analytische Paar zentral, weil seelisches Leiden zu einem wichtigen Teil auf Täuschungen und Selbsttäuschungen beruht. Bion sagt in diesem Sinne, dass, solange der Analytiker korrekt beobachten könne, noch Hoffnung bestehe (Bion, 1977). Diese Thematik der korrekten Beobachtung möchte ich vor allem mit dem Begriff des »Anfänger-Geistes« zusammenbringen, der für mich von besonderer Bedeutung ist. Es handelt sich dabei nicht um einen wissenschaftlicher Begriff[1], sondern Shunryu Suzuki beschreibt damit das Gewahrsein des Meditierenden, das man als wach, nichtreaktiv, absichtslos, nichtwertend, offen, nichtwissend etc. charakterisieren kann, ein Gewahrsein, das im Alltagsbewusstsein eher verdeckt ist. Hier dominiert der »Ex-

1 In diesem Kapitel werde ich nicht detailliert diskutieren, ob der Buddhismus als Religion oder als Wissenschaft einzustufen ist. Interessanterweise spielt ja auch in der Psychoanalyse die Frage nach dem wissenschaftlichen Status immer wieder eine wichtige Rolle. In beiden Fällen hängt viel davon ab, wie Wissenschaft, aber auch Religion definiert wird.

perten-Geist«, der als Ausdruck des Bewusstseins sprachlich, begrifflich, wertend, wissend etc. beschrieben wird. Bezogen auf die Haltung des Psychoanalytikers sind die Verbindungen zu Freuds Beschreibung der gleichschwebenden Aufmerksamkeit aber auch Bions viel zitierter Aussage der analytischen Beobachtungshaltung von »no memory, no desire, no understanding« eindrucksvoll. Betrachtet man das »abwartende Zuhören« als eine zentrale Einstellung und Haltung des Analytikers zu Beginn und im Verlauf jeder Sitzung, dann kommt man zu einer präziseren Beschreibung der inneren Arbeitsweise des Psychoanalytikers in der Sitzung: Ich selbst unterscheide dabei eine quasi-meditative Phase des Zulassens und Loslassens (das gesamte sprachliche und nichtsprachliche Geschehen in der analytischen Beziehung wird wahrgenommen, aber nicht festgehalten) von einer Phase, in der das Fokussieren, Konzeptualisieren und Verbalisieren in den Vordergrund tritt. Dies ist aber als Bipolarität zu verstehen: »Anfänger-Geist« und »Experten-Geist« sind auf einer Ebene Gegensätze, auf einer tieferen Ebene bringen sie sich aber gegenseitig hervor. Als hilfreich hat sich mir die Metapher der Gleitsichtbrille erwiesen, die für die Sichtweisen und Konzepte des Analytikers in einer Filterfunktion steht und die zu Beginn jeder Begegnung mit dem Analysanden erst einmal abgesetzt werden sollte, um eine möglichst korrekte oder »reine« Beobachtung zu ermöglichen. Später wird sie dann wieder aufgesetzt und damit auf das dringliche Thema des Patienten fokussiert, allerdings mit dem Bewusstsein, dass es sich um eine spezifische, oft persönliche Sichtweise oder Perspektive handelt. Rolf Elberfeld beschreibt in seinem neuen Buch »Philosophieren in einer globalisierten Welt« die Arbeiten des japanischen Philosophen Kitaro Nishida, der von der »reinen Erfahrung« spricht. Dies beschreibt einen Zustand einer wirklichen Erfahrung, einfach so, wie sie ist, der in keiner Weise ein reflektierendes Bewusstsein anhaftet. Es ist ein Moment, bevor eine Unterscheidung eintritt, ob es sich um ein Ding draußen oder ein Ich handelt. Nishida schreibt: »In der unmittelbaren Erfahrung des eigenen Bewusstseinszustandes gibt es noch kein Subjekt und kein Objekt. Die Erkenntnis und ihr Gegenstand sind völlig eins« (zit. nach Nishida, bei Elberfeld, 2017, S. 376ff.). Man kommt auf diese Weise zu einer Beschreibung der inneren Arbeitsweise des Analytikers, die man als Zulassen, Loslassen, Fokussieren, Konzeptualisieren und Verbalisieren zusammenfassen könnte.

Auch die Rolle des Selbst – in unseren Arbeiten sprechen wir vom Ich-Selbst – ist in der analytisch-therapeutischen Arbeit wesentlich, ist doch die Person des Analytikers das entscheidende Medium seiner Praxis, wie es Poland auch ausdrückt (wie schon mehrfach zitiert): »Ich schlage vor, dass es die disziplinierte Verwendung des eigenen Selbst des Analytikers ist, die im Grunde als Medium für die emotionale Selbsterkundung des Patienten dient« (Poland, 2012). Aber was heißt hier genau »die disziplinierte Verwendung des eigenen Selbst«? Üblicherweise wird dies mit der besonderen Beachtung der Gegenübertragung, also der emotionalen Reaktion auf den Patienten oder auch mit Haltungen wie der Abstinenz oder Neutralität beschrieben. Im Buddhismus wird die zentrale Erkenntnis des Buddha etwa folgendermaßen beschrieben:

»[Er erkannte], dass die eigentliche Ursache des Leidens das Selbst ist bzw. die Tendenz, das Selbst als etwas Festes und Dauerhaftes anzusehen und blind an diesem starren Selbst festzuhalten. Und er erkannte, dass die einzig absolute Wahrheit auf der Welt die des unaufhörlichen Wandels [...] ist. Da Dinge und Menschen sich nicht immer so verhalten, wie das starre Selbst es erwartet, ist es unvermeidlich, dass das Selbst mit Dingen und Menschen in Konflikt gerät, und dies führt zu Leiden« (Haneda, 2017, S. 17).

Auf die weiteren Ausführungen von Haneda verzichte ich hier, sie sind aber grundlegend und bedeutsam:

> »Wie aber vermag der Mensch frei von seinem Selbst zu werden? Die Antwort lautet: indem er das Selbst verneint. Das ist allerdings schwer in die Praxis umzusetzen, denn das Selbst ist verneinungsresistent. Es kann sich tatsächlich nicht selbst verneinen. Der Buddhismus lehrt uns, dass nur der Dharma, die Wahrheit des unaufhörlichen Wandels, das Selbst verneinen und uns befreien kann. Der Dharma stellt das Selbst in Frage und bringt es zum Erliegen, indem er die Form von Dingen annimmt, die sich unserer Kontrolle entziehen. Er kann z.B die Form eines Lehrers, einer Unterweisung oder einer Erfahrung annehmen [...]. Es ist unvermeidlich, dass es zu Konflikten zwischen dem Selbst und dem Dharma kommt« (Haneda, 2017, S. 11).[2]

2 C.W. Huntington schreibt in seinem Beitrag im buddhistischen *Tricycle Journal* mit dem Titel: Are You looking to Buddhism when You should be looking to therapy: »Both Buddhism and psychotherapy are directed toward the problem of human suffering, but nibbana [...] and the therapeutic goal of «mental health« are grounded in two distinct understandings of the nature and scope of human suffering. While psychotherapy aims

Als Weg der Befreiung wird daher die Praxis der Selbstzurücknahme beschrieben, also die Negation oder das Vergessen des Selbst, die als charakteristisch für den buddhistischen Weg angesehen wird. Selbstzurücknahme heißt hier eine Betrachtung des Selbst aus nondualer Sicht, in der das Selbst in seiner ganzen Verbundenheit mit der unendlichen Fülle der Wirklichkeit erfahren wird und nicht als Ausdruck eines egozentrischen, von allen anderen und der Welt abgekoppelten und mehr oder weniger isolierten Selbstmodell. In der psychoanalytischen Praxis ist der Begriff der Abstinenz oder auch Neutralität zentral: Auch hier geht es um die Selbstzurücknahme des Psychoanalytikers, die aber nach meinem Verständnis manchmal in fataler Weise missverstanden wird: Gefühle und Wünsche spielen natürlich auch beim Psychoanalytiker in der Beziehung zu seinen Patienten eine zentrale Rolle, sie werden aber nach diesem Verständnis der Selbstzurücknahme als Ausdruck der gesamten analytischen Beziehung betrachtet und – um Polands Bemerkung noch einmal aufzugreifen – in den Dienst des Patienten (sprich: zum Verständnis der Problematik des Patienten) gestellt. Bei einer weiteren Analyse dieser zentralen Bemerkung und ihren Bezug zur Haltung und Arbeitsweise des Analytikers könnte man vom »großen Selbst« und »kleinen Selbst« des Analytikers oder auch Therapeuten sprechen. Das »kleine Selbst« sorgt sich um sich selbst, fragt sich ständig, ob die Arbeit gut genug ist, die Interventionen treffend und hilfreich sind, man ein ausreichend guter Analytiker ist, und spürt die ständige Angst, irgendwelche Fehler zu machen oder dem Patienten oder sich selbst zu schaden. Weischede und ich haben diese Dynamik in dem Buch *Buddha und Freud* folgendermaßen zusammengefasst:

> »Wiederum stoßen wir auf das immer wieder auftauchende Paradox: man wird also gerade dann zum Analytiker, wenn man seine Wünsche, Erinnerungen, Absichten und Vorstellungen, Analytiker zu sein, vergisst und sich ganz der momentanen lebendigen Bewegung und dem Wandel der analyti-

at the alleviation of symptoms experienced as extrinsic or peripheral to the patients underlying core sense of self, Buddhism addresses a form of suffering […] considered intrinsic to the experience of the personal self as an independent agent defined by its capacity to analyze and think, to judge, choose act and be acted upon.« Psychotherapie zielt also auf Heilung innerhalb einer konventionellen Struktur des Selbst, während die spirituelle Praxis auf eine Dekonstruktion der gewöhnlichen selbstzentrierten Selbsterfahrung fokussiert. Weiteres dazu im 13. Kapitel.

> schen Situation gegenüber öffnet. Zu dieser lebendigen Bewegung gehören aber unvermeidlicherweise auch auftauchende Wünsche, Gedanken und Gefühle, die aber als Ausdruck des gegenwärtigen Momentes, der gegenwärtigen analytischen Situation und Beziehung verstanden werden. Der entscheidende Punkt scheint zu sein: Im Akt des Zulassens können sie lebendig und wahrgenommen werden, im Akt des Loslassens identifiziert man sich nicht mit ihnen, sondern stellt sie ganz in den Wahrnehmungs-, Erkenntnis- und Beziehungsprozess der analytischen Situation. Hier spricht der Analytiker nicht als Wissender oder Experte, sondern aus dem ›großen Selbst‹, weil die egozentrischen Wünsche losgelassen worden sind« (Zwiebel & Weischede 2015, S. 161).

Prägnanter als alles bislang Gesagte bringt es Paul Valéry auf geniale Weise zur Sprache: »Variation über Descartes: Manchmal denke ich; und manchmal bin ich« (Valéry 2001, S. 84).

Hier wird also ein Zirkulieren zwischen »großem Selbst« und »kleinem Selbst« postuliert, das insbesondere den Wandel und die Einstellung zum Wandel betont. Elberfeld beschreibt in seinem mehrfach erwähnten neuen Buch die aus seiner Sicht wesentlichen Aspekte einer »transformativen Phänomenologie«, die sowohl für die Psychoanalyse als auch für den Buddhismus zutreffen: 1. Der Übungscharakter, wobei das Üben selbst das Ziel ist, 2. Das Überwinden der Unterscheidung von Theorie und Praxis und das Verständnis der Philosophie, Leben als radikal endliches Geschehen zu erforschen und zu gestalten; 3. Das Verständnis der Phänomene nicht als Objekte der Anschauung und nicht als »Dinge«, sondern als Situationen, die in der Erforschung ständig in Bewegung bleiben; 4. Die Überwindung von aktiv und passiv und das Verstehen der Phänomene als »mediales Geschehen«; 5. Die Orientierung auf die Gegenwart; 6. Die Erforschung der Widerstände und des Unbehagens; 7. Die Erforschung der Fremdheit (Elberfeld, 2017).

Und was kann der meditierende Buddhist von der Psychoanalyse lernen? Einige Punkte habe ich schon angedeutet: die Beachtung der eigenen Emotionalität in all ihren Facetten und die Rolle der fast unvermeidlichen Verdrängungen mit der Gefahr der emotionalen Dissoziation. Aus Raumgründen kann ich hier nur noch auf einen weiteren Punkt zu sprechen kommen, den ich unter der Überschrift: »Trauma und Vergänglichkeit« zusammenfassen könnte (siehe auch Kapitel 12). Wie schon mehrfach angesprochen , betont der Buddhismus vor allem den Wandel und die Vergänglichkeit des Lebens, die er als eine wesentliche Quelle des menschlichen Leidens erkannt hat. Die psychoanalytische Perspektive bietet eine Erklärung für die unterschiedliche Verarbeitung dieser grundlegenden Lebenstatsache, denn nicht alle Menschen leiden in vergleichbarer Weise an dieser basalen Lebenstatsache. Man könnte auch fragen, wie es dem Menschen möglich wird, sich mit dem Wandel und der Vergänglichkeit zu verbinden, anstatt diese Lebenstatsache zu verleugnen, abzuspalten oder sogar zu bekämpfen. Die Deutung der von uns untersuchten buddhistischen Filmgeschichten und ihrer Bilder bestätigt die Vermutung, dass die Verarbeitung dieser überwiegend schmerzlichen Grundtatsache von Kindheitserfahrungen abhängt, da das Kind unweigerlich mit Erfahrungen von Abwesenheit und Mangel konfrontiert ist. Aus psychoanalytischer Sicht braucht der Mensch sich wiederholende Erfahrungen von Konstanz und sicheren Bindungen, um ein stabiles Selbstmodell zu entwickeln, das wie eine Art GPS-System das Navigieren in einer ungewissen und sich ständig wandelnden Welt ermöglicht. Die ganze menschliche Entwicklung ist danach von dieser grundlegenden Dichotomie von Bindungs- und Loslösungsprozessen geprägt. Je traumatischer diese frühen Erfahrungen sind, umso intensiver und unerträglicher wird die Vergänglichkeit erlebt und verarbeitet, was sich auch als Manifestation eines verletzten Selbst formulieren lässt: Wandel und Veränderung wird dann im extremen Fall als höchst bedrohlich erlebt, weil es keinen inneren »sicheren Ort« gibt (wie z. B. in der Zwangsneurose). Dieses verletzte oder verletzbare Selbst kann als eine entscheidende Quelle der Suche nach einer Heilung angesehen werden. Es ist zu vermuten, dass die zu frühe, nicht bewältigte Erfahrung der Vergänglichkeit in Form von Abwesenheit (der Brust, der Mutter, der primären Objekte, eines ausreichend guten Objektes) traumatische Folgen hat und eine starke Sehnsucht nach Reparatur und Wiedergutmachung am Leben erhält, wie es sich beispielsweise in der spirituellen Suche manifestiert. Wenn diese Verletzungen des Selbst nicht erkannt und kompensiert werden, können sich erhebliche Blockaden auf dem »meditativen Weg« ergeben. Dies haben wir in dem Filmbuch als die Dynamik zwischen dem »sicheren Ort« und dem »stillen Ort« beschrieben. Hier erhellt also die psychoanalytische Perspektive einen zentralen Aspekt der buddhistischen Grundannahmen und ihrer Praxis.

11 Zur Bipolarität von Binden und Lösen

Latente Verbindungen zwischen Psychoanalyse und Buddhismus

Präsenz und Einsicht

In zwei früheren Arbeiten haben Gerald Weischede und ich Gemeinsamkeiten und Differenzen zwischen Psychoanalyse und Buddhismus untersucht und detailliert diskutiert (Weischede & Zwiebel 2009; Zwiebel & Weischede, 2015). Vor allem interessierte uns die praxisrelevante Frage, ob die beiden Disziplinen voneinander lernen können, obwohl sie auf den ersten Blick so unterschiedlich in ihrer Herkunft, in ihren Grundannahmen und ihrer Praxis sind. Als eine verbindende Thematik lässt sich die Beziehung von Präsenz und Einsicht herausarbeiten, die sich in beiden Ansätzen sowohl in den Grundannahmen als auch in der Praxis als bedeutsam erweist. Sehr verkürzt formuliert betont der buddhistische »meditative Weg« beim Praktizierenden die Kultivierung von Gegenwärtigkeit, während es im »analytischen Weg« um die Einsicht des Analysanden in die unbewusste Wirklichkeit in ihrer lebensgeschichtlichen Dimension geht. Die Beziehung von Präsenz und Einsicht ist jedoch nicht dichotom, sondern bipolar als »gegensätzlich-zusammengehörig« (Scharff, 2010) zu verstehen. Dies haben wir am Beispiel des zen-buddhistischen Begriffes des »Anfänger-Geistes« im Gegensatz zum »Experten-Geist« genauer untersucht (siehe auch Kapitel 11). Der »Anfänger-Geist« steht für ein offenes, nicht-reaktives, absichtsloses, nicht-wissendes, nicht-wertendes Gewahrsein und wird in der meditativen Praxis des Stillen Sitzens (Zazen) aktualisiert (Suzuki, 1970). Der »Anfänger-Geist« ist im Alltag durch den »Experten-Geist« als Ausdruck des begrifflich-konzeptualisierenden Denkens eher verdeckt. Wir diskutierten die Hypothese -- und dies wäre der Blick vom Buddhismus auf die psychoanalytische Praxis –, dass auch der Psychoanalytiker in der psychoanalytischen Situation einen dem »Anfänger-Geist« vergleichbaren meditativen oder quasi-meditativen Zustand des

Zulassens und Loslassens entwickelt, um in Kontakt mit der unbewussten Wirklichkeit des Analysanden und der psychoanalytischen Beziehung zu kommen. Die Nähe zu Freuds Formulierung der gleichschwebenden Aufmerksamkeit und der Grundregel der freien Assoziation ist eindrucksvoll. Bei einer Fokussierung auf die innere Arbeitsweise des Psychoanalytikers entsteht immer wieder die Frage nach der Realisierung der gleichschwebenden Aufmerksamkeit und ihrer Beziehung zu seiner Deutungsaktivität. Da das Ich-Selbst des Analytikers sein zentrales »Arbeitsinstrument« ist – Poland spricht von der disziplinierten Verwendung des Analytiker-Selbst im Dienste des Analysanden (Poland, 2012) – sind wir in diesem Dialog zwischen Buddhismus und Psychoanalyse auf eine Dynamik gestoßen, die wir als Beziehung zwischen dem »großen Selbst« (als Ausdruck des »Anfänger-Geistes«) und dem »kleinen Selbst« (als Ausdruck des »Experten-Geistes«) des Psychoanalytikers formuliert haben (siehe auch die Ausführungen in Kapitel 11). Sie stehen in einem bipolaren Spannungsfeld zwischen der Selbstzurücknahme als Ausdruck eines umfassenden, absichtslosen Gewahrseins und Fokussierens bzw. Interpretierens als Ausdruck des begrifflich-sprachlich bestimmten Bewusstseins (Näheres bei Zwiebel & Weischede, 2015). Äußerst verdichtet und prägnant hat dies Paul Valéry in einem Satz formuliert: »Variation über Descartes: Manchmal denke ich; manchmal bin ich« (Valéry, 2011, S. 84).

Allerdings ergeben sich in diesem Dialog zwischen Buddhismus und Psychoanalyse viele weiterführende Fragen, die über die unmittelbare Praxis des Psychoanalytikers hinausgehen. Hilfreich war in diesem Kontext die Überlegung, dass in beiden Disziplinen bestimmte Grundannahmen über die Problemlagen der Menschen und ihrer möglichen Bewältigung und Überwindung entwickelt worden sind, die zwar in einem unterschiedlichen Vokabular beschrieben werden, aber im Prinzip vergleichbare Phänomene zu fassen versuchen. Es handelt sich also um eine Vielstimmigkeit oder Pluralität mit eher untergründigen gemeinsamen Wurzeln. So kann man beispielsweise sowohl im Buddhismus als auch in der Psychoanalyse bestimmte unterschiedliche Schulrichtungen bei gleichzeitig vorhandenem »common ground« beschreiben: Theravada, Zen-Buddhismus, tibetischer Buddhismus bzw. Freudianische, Kleinianische, intersubjektive Psychoanalyse etc. Als »common ground« gelten im Buddhismus die sogenannten »Vier Edlen Wahrheiten«, in der Psychoanalyse die Annahme einer unbewussten Wirklichkeit, die konflikthaft verfasste Triebhaftigkeit des Menschen, die Bedeutung der frühen kindlichen Objektbeziehungen und klinische Phänomene wie Übertragung und Widerstand. Dabei haben wir diese »Vier Edlen Wahrheiten« aus psychoanalytischer Perspektive betrachtet und einige interessante latente Verbindungen zwischen den beiden Disziplinen herausgefunden – dies wäre der psychoanalytische Blick auf die buddhistischen Grundannahmen. Der einflussreiche buddhistische Forscher Stephen Batchelor hat in einer modernen Version die »Vier Edlen Wahrheiten« in »Vier Aufgaben« umformuliert, die er als einen zentralen Übungsweg der buddhistischen Praxis beschreibt:

1. Erkenne das Leiden und nimm es an, verstehe es vollständig.
2. Lass das Verlangen los, das in Reaktion auf das Leiden entstanden ist. Das vollständige Verstehen selbst führt zum Loslassen des Verlangens.
3. Erfahre das Abklingen und Vergehen des Verlangens.
4. Kultiviere den achtfachen Pfad wie rechte Absicht, rechte Einsicht, rechte Rede, rechte Bemühung, rechte Achtsamkeit und Weisheit etc. (Batchelor, 2012).

Der Umgang mit dem Verlangen ist hier ein zentraler Punkt, das im Buddhismus gleichsam existenziell oder anthropologisch interpretiert wird, während die Psychoanalyse ebenfalls das Begehren, das libidinöse Streben fokussiert, allerdings in seiner Beziehungsgeschichte entwicklungspsychologisch ableitet: Fixierung, Klebrigkeit der Libido, Triebkonflikt, Wiederholungszwang, Übertragung sind alles Konzeptualisierungen, die das psychoanalytische Modell beschreiben. Wir haben vorgeschlagen, die buddhistisch inspirierten »vier« aus psychoanalytischer Sicht zu beschreiben und betont, dass das Leid verursachende Begehren und seine Transformation ein verbindendendes Element beider Wege ist.

Der filmpsychoanalytische Gesichtspunkt: Die Suche nach dem Stillen Ort

Im Laufe unseres Dialogs haben wir immer wieder mit der Anschaulichkeit unserer Überlegungen gerungen. Ohne eigene psychoanalytische und meditative Erfahrungen erschließen sich manche Beschreibungen und Überlegungen für den Leser nur schwer. Wichtig bleibt der Versuch, eine Verbindung zwischen dem Text und den eigenen Erfahrungen zu generieren. Als eine Hilfe bei diesem notwendigen Übersetzungsschritt betrachten wir moderne Spielfilme, die sich dem buddhistischen Thema in eindrucksvoller Weise widmen. Zwar hat Freud bezweifelt, dass man die psychoanalytische Lehre mit Hilfe des Films adäquat darstellen kann, was wohl auch für die buddhistische Erfahrung gelten mag. Versteht man aber die Filmpsychoanalyse als einen Forschungsdialog mit den Filmkünstlern, in dem vergleichbare menschliche Problemlagen und ihr Veränderungspotenzial untersucht werden, dann erschien uns ein Versuch, sich mit diesen buddhistischen Filmen aus filmpsychoanalytischer Perspektive auseinanderzusetzen, durchaus lohnend und Erfolg versprechend. Vor allem war damit die Hoffnung verbunden, manche unserer Überlegungen anschaulicher machen zu können. Als besonders motivierend kam dabei hinzu, dass für mich persönlich die Beschäftigung mit der Filmpsychoanalyse eine Form der Weiterführung der unendlichen Selbstanalyse ist: Dabei betrachte ich manche Filme wie einen Spiegel meiner inneren Welt, in diesem speziellen Fall als Ausdruck meines Interesses und der Auseinandersetzung mit der Beziehung von Psychoanalyse und Buddhismus. In den Kapiteln 7 bis 10 habe ich einige wesentliche filmpsychoanalytische Perspektiven aus meiner Sicht geschildert.

Dieses mittlerweile abgeschlossene filmpsychoanalytische Projekt mit dem Titel »Die Suche nach dem stillen Ort« beschäftigt sich mit drei asiatischen Spielfilmen: *Warum Bodhidharma in den Osten aufbrach* des Südkoreaners Yong-Kyun Bae (1989), *Frühling, Sommer, Herbst, Winter … und Frühling* (2003) des Südkoreaners Kim Ki-Duk und *Samsara* (2001) des indischen Regisseur Pan Nalin (Zwiebel & Weischede, 2017). Diese drei Filme, die alle in einer buddhistischen Kultur spielen und als Beschreibungen eines buddhistisch-spirituellen Praxis- und Übungsweges anzusehen sind, haben wir in unserer Arbeit im übertragenen Sinne gleichsam übereinander gelegt und auf ihre gemeinsame und zentrale Thematik der menschlichen Situation und ihrer Bewältigung untersucht. Dabei sind wir, ausgehend von einer genauen Analyse der Filmbilder und der Filmgeschichten, auf eine Dynamik gestoßen, die im Titel des vorliegenden Textes zusammengefasst ist: die Bipolarität von Binden und Lösen. Darüber möchte ich im Folgenden etwas genauer berichten.

Es ist im Rahmen dieses Kapitels nicht möglich, die drei Filme genauer zu besprechen; auch die Schilderung der allerdings eher knappen Handlung würde den Rahmen sprengen. Es sei nur erwähnt, dass der *Bodhidharma*-Film in einem abgelegenen Waldtempel spielt, in dem ein alter Zen-Meister, sein jugendlicher Schüler und ein kleiner Waisenjunge ein zurückgezogenes Klosterleben praktizieren, das der Schüler mit dem Ziel der Erleuchtung aufgesucht hat. Im Zentrum des Films stehen diese Suche und die Beziehung zwischen Meister und Schüler, die durch den Tod des Meisters für den Schüler und den kleinen Jungen eine entscheidende Wende bekommen. Der Film *Frühling* spielt ebenfalls in einer abgelegenen Waldgegend, der Tempel befindet sich mitten auf einem See, der nur mit dem Ruderboot erreichbar ist. Auch hier lebt ein Zen-Meister mit einem kleinen Waisenjungen, der im *Sommer* ein sexuell erwachter junger Mann wird (er verführt eine junge Frau, die von ihrer Mutter wegen einer unklaren Krankheit zum Meister gebracht wurde), im *Herbst* als Mörder seiner jungen untreuen Frau zum Meister zurückkehrt (er hatte den Meister verlassen, nachdem die junge Frau geheilt den Tempel verlassen musste) und schließlich im *Winter* nach abgebüßter Strafe den Platz des mittlerweile verstorbenen Meisters übernimmt. Der Film *Samsara* spielt in der einsamen Hochebene von Ladakh im indischen Himalaja und beschreibt das Leben des jungen Mönches Tashi, der nach einem jahrelangen Meditationsretreat im Kloster seine Sexualität entdeckt, sich verliebt, das Kloster verlässt, um zu heiraten und einen Sohn zu bekommen, aber nach Jahren des familiären Alltagslebens nach dem Tod seines Meisters wieder ins Kloster zurückkehren möchte und vor der schicksalsschweren und konflikthaften Entscheidung zwischen Familie und Kloster steht.

Bei der genauen, übereinander gelegten Betrachtung dieser Filme zeigen sich bemerkenswerte Ähnlichkeiten: die abgelegenen Orte, fernab der unruhigen Zivilisation; die intensive Beziehung von Meister und Schüler, die von Kommen und Gehen geprägt ist; die Vermittlung der zentralen buddhistischen Grundannahmen; die Konfrontation mit der Sexualität und der Grausamkeit; die Leidhaftigkeit des Daseins, die durch das Begehren und durch Trennung unvermeidbar scheint und schließlich auch die Auseinandersetzung mit Vergänglichkeit und Tod. Als Filmzuschauer kommt man möglicherweise mit einer eigenen Sehnsucht in Kontakt, die wir die »Suche nach dem stillen Ort« genannt haben. Dabei kann man diesen »stillen Ort« sowohl in seiner äußeren, realen und konkreten, als auch in seiner symbolischen Form verstehen: Der »stille Ort« ist dann ein mentaler Zustand, in dem die gewöhnliche Unruhe und Betriebsamkeit des Geistes zur Stille gekommen ist, bekanntlich mit dem Streben nach Erleuchtung ein wesentlicher Antrieb der meditativen Praxis. Aus psychoanalytischer Sicht besonders interessant sind dabei die Auslöser für die Störungen der angestrebten Stille: Es ist das schon angesprochene Verlangen oder

Begehren, das von Beginn an des Lebens lebendig ist: In den Filmen sind die Kinder Waisen, die eine frühe Trennung wahrscheinlich auf traumatische Weise erlebt haben: Der Junge in »Frühling« kompensiert seinen frühen Verlust durch das spielerische Binden von Fröschen, Schlangen und Fischen, die auf diese Weise aber zu Tode kommen, was eine lebenslange schuldhafte Bindung zur Folge hat; in *Bodhidharma* raubt der kleine Junge einer Vogel-Mutter ihr Junges, um es als eine Art Übergangsobjekt fürsorglich zu pflegen, was auch zum Tod des kleinen Vogels führt; auch hier verfolgt der klagende Ruf der Vogelmutter den Kleinen bis kurz vor Ende des Films; und in *Samsara* beobachtet Tashi, der auch als kleiner Junge von seinen Eltern ins Kloster gegeben wurde, auf einem Tanzfest hinter seiner Maske eine junge Mutter, wie sie ihren Säugling stillt, was ihn aus der eingeübten Choreografie des Tanzes wirft und als Auslöser für seine erwachende Sexualität angesehen werden kann.

Zur Bipolarität von Binden und Lösen

In allen drei Filmen geht es also – im Übrigen ohne jeden Verweis auf psychoanalytisches Denken – um eine grundlegende Dynamik zwischen einem angestrebten »Ort der Stille« und einem immer wieder störenden »Ort der emotionalen Turbulenz«. Es drängt sich förmlich der Gedanke auf, dass die lebendige Wirklichkeit des Menschen zwischen diesen beiden Orten – wiederum real und metaphorische-zirkuliert und dieses Zirkulieren oder Oszillieren sich in einer basalen Dynamik von Binden und Ent-Binden bzw. Loslösen grundiert ist. Man denke nur an die Geburt des Menschen, die ja als Ent-Bindung bezeichnet wird und sofort die Suche des Neugeborenen nach dem mütterlichen Objekt auslöst; man denke an den täglichen Rhythmus von Tag und Nacht, der auch als ein Wechsel von emotionalen Turbulenzen und einem Ort der Ruhe oder Stille in der Nacht – gelegentlich durchbrochen von träumerischen Turbulenzen – betrachtet werden kann. Die ganze kindliche und auch spätere erwachsene Entwicklung kann als ein Prozess von Bindung und Loslösung angesehen werden. Man denke an die psychoanalytische Beschreibung der analen Phase in ihrer Dynamik von Festhalten und Loslassen oder an den Individuierung- und Separationsprozess. Es zeigt sich auch, dass sich diese basale Dynamik in einem reichen sprachlichen Vokabular zeigt: Festhalten, Halten, Besetzen, Fesseln, Einbinden, Verstricken, Verwickeln, Verbindlichkeit, Anhaften, Ankleben, Verpflichten, Entbinden, Loslassen, Loswerden, Ablösen, Trennen, Herauslösen, Entgrenzen, Verneinen, Unverbindlichkeit etc. Einmal aufmerksam geworden auf diesen Zusammenhang, ergeben sich dann weitere Kontexte, die auf eine offenbar anthropologische Dimension hinweisen: Neben dem erwähnten entwicklungspsychologischen und sprachlichen Kontext nennen wir hier nur den sozialen Kontext (familiäre, berufliche, religiöse, politische Bindungen), den biologischen Kontext (molekulare und zelluläre Prozesse, neuronale Transmittervorgänge), den mentalen Kontext (Denken, Sprechen, Erinnern, Vergessen als mentale Prozesse der Bindung und Ent-Bindung), den zeitlichen Kontext (die Beziehung zur Vergangenheit, Gegenwart und Zukunft), ein triebdynamischer Kontext (die Phänomene von Lust, Begehren, Verzicht, Abstinenz, Keuschheit) und nicht zuletzt die Dynamik von Bewusstsein und Unbewusstem (die bindenden Kräfte des Bewusstseins und die Beweglichkeit des Primärprozesses, den Freud für das Unbewusste beschrieben hat). Viele menschliche Phänomene stehen also nach dieser Idee in einem Spannungsfeld zwischen einer Bewegung zum Objekt hin mit einer Tendenz zum Verbinden oder vom Objekt weg mit einer Tendenz zum Trennen, Lösen und Ent-Binden, wobei Objekt hier in einem ganz umfassenden Sinne verstanden wird. Und man kann wohl sagen, dass diese zirkulierende Bewegung immer ganz unterschiedlich affektiv aufgeladen ist: Binden und Lösen sind nicht per se positiv oder negativ, sondern dieses ergibt sich aus dem spezifischen Kontext. So spricht man in der klinischen Psychoanalyse von pathologischen Bindungen auf der einen Seite, aber auch von Bindungsunfähigkeit auf der anderen Seite, die wohl im Wesentlichen von Ängsten reguliert werden. Es erstaunt beispielsweise nicht, dass Hartmut Rosa in seinem großen Entwurf einer Soziologie der Weltbeziehung das Begehren und die Angst als zentrale Dimensionen beschreibt: Bindung und Ent-Bindung kann also je nach Kontext affin oder aversiv erlebt werden (Rosa, 2016).

Die psychoanalytische Perspektive von Binden und Lösen

In dem erwähnten Text über diese drei Filme haben wir diese grundlegende Dynamik von Binden und Lösen an Hand der Filmbilder und der Filmgeschichte detailliert nachgezeichnet. Bei einer genaueren Analyse der Filmbilder ließe sich dies auch noch verdeutlichen: besonders in dem hier auch im Westen bekannt gewordenen *Frühling*-Film ist das Ringen um Binden und Ent-Binden visuell eindrücklich dargestellt. Hier müssen wir uns auf die Frage der Bipolarität und der postulierten Verbindung von Buddhismus und Psychoanalyse beschränken. Unter Bipolarität kann man eine Beschreibung der Wirklichkeit verstehen, in der es um Gegensätze und Widersprüche geht, die auf den ersten Blick unvereinbar sind, aber bei näherer Betrachtung verbunden sind, ja, sich in einem zirkulierenden Prozess sogar gegenseitig hervorbringen. Jörg Scharff hat von »widersprüchlich Zusammengehörigem« gesprochen (Scharff, 2010). Mehrfach habe ich in den bisherigen Kapiteln von einer grundlegenden Ambiguität gesprochen. In meinem eigenen Arbeitsmodell habe ich im Prozess von Analytiker-Werden und Analytiker-Bleiben von der Entwicklung einer analytisch-therapeutischen Position gesprochen, deren zentrales Kennzeichen die multiple Bipolarität eines »persönlichen Pols« und eines »technischen Pols« ist: teilnehmende Beobachtung, Asymmetrie und Gegenseitigkeit, Abstinenz und Wunscherfüllung, Assoziieren und Fokussieren, Wissen und Nicht-Wissen sind nur einige Beispiele für diese gegensätzlichen, aber zusammengehörenden Haltungen und Funktionen des Psychoanalytikers. Der entscheidende Punkt dabei ist, dass die Polaritäten ein Spannungsfeld erzeugen und einen Sog der Polarisierung auslösen, der aber in der Schwebe gehalten werden muss, damit das Zirkulieren oder die Balance zwischen den Polen nicht verloren geht. Persönliche Verstrickungen oder technische Rigidität sind bekannte Fallstricke analytisch-therapeutischer Prozesse (Zwiebel, 2013a). Die gelingende oszillierende Balance zwischen den verschiedenen Bipolaritäten führt zu Phänomenen, die unterschiedlich beschrieben werden: zu Ambiguitätstoleranz, zur Fähigkeit des Perspektivenwechsels, Toleranz für Ungewissheit etc. Sie ist aber auch die Voraussetzung für kreative Prozesse, wie Joachim Küchenhoff in einer wichtigen Arbeit mit dem Titel »Loslassen und Bewahren« beschrieben hat: In dieser Arbeit wird das Spannungsfeld von Binden (Bewahren) und Loslassen (Lösen) für kreative und therapeutische Prozesse eindrücklich aufgegriffen (Küchenhoff, 2016).

Für die psychoanalytische Situation selbst kann man die Bipolarität von Binden und Lösen noch präziser fassen: Erforderlich ist auf der einen Seite die Bindung an den Rahmen, das Setting, die Methode und an den Psychoanalytiker, die sich auch sprachlich als »Verbindlichkeit« für einen wirksamen Prozess sowohl für den Analysanden als auch den Psychoanalytiker formulieren lässt. Innerhalb des Rahmens gilt aber die Offenheit der freien Assoziation und der gleichschwebenden Aufmerksamkeit, die einen Loslösungsprozess vom Konventionellen, Bewussten, Normativen etc. voraussetzt und einen Zugang zur dissoziierten Emotionalität des Analysanden (bzw. des analytischen Paares) ermöglichen soll. Die Bindung an den Rahmen und den Psychoanalytiker und die Ent-Bindung in der Sitzung ist somit als eine zentrale Bipolarität anzusehen, die kennzeichnend für die Psychoanalyse ist. Am Beispiel dieser Bipolarität lassen sich auch die Differenzen zwischen Psychoanalyse in ihrer klassischen Form und analytischer Psychotherapie als modifizierte Verfahren (und anderen Psychotherapieverfahren) etwas pointiert beschreiben: Die Analysearbeit zielt auf Ent-Bindung, die therapeutische Arbeit auf Bindung. Nach Laplanche lässt sich Bindungsarbeit als »Selbstvergeschichtlichung«, als Entwicklung eines kohärenten, stabilen, narrativen Selbst verstehen. So hatte Tessier in einem Münchener Vortrag vor einigen Jahren das Folgende gesagt: »Nach Laplanche stellt das Abstandnehmen des Analytikers von jeglicher Verbindungsaktivität den wirklichen Test grundsätzlicher Abstandnahme zwischen Psychoanalyse und Psychotherapie dar« (Tessier, 2011).

Die buddhistische Perspektive von Binden und Lösen

Aber auch in dem meditativen Übungsweg im Buddhismus und insbesondere im Zen ist diese beschriebene Bipolarität von Binden und Lösen kennzeichnend. Das Praktizieren der Sitzmeditation, die Praxis von Achtsamkeit im Alltag, die Teilnahme an intensiven Meditationen oder das Einhalten bestimmter ethischer »precepts« setzt eine Bindung voraus, die im Buddhismus als Zufluchtnahme zu Buddha, Dharma und Sangha (der Gründervater des Buddhismus, die buddhistische Lehre und die Gruppe der Praktizierenden) bekannt ist. Die unmittelbare meditative Praxis ist jedoch als ein Ent-Bindungsprozess zu beschreiben, indem der Übende immer wieder den Versuch macht, die in der Meditation auftauchenden mentalen Inhalte nicht zu fixieren, sondern sich beispielsweise immer wieder auf den Atem zu konzentrieren, was allerdings immer noch eine gewisse Bindungsaktivität darstellt. Der Übende beobachtet das assoziative Denken – Bollas spricht von der »unbewussten Denkfabrik« (Bollas, 2006) – an die er sich allerdings nicht zu binden versucht, sondern immer wieder zum Atem zurückkehrt, bis es punktuell möglich wird, sich auch von dieser Bindung zu lösen. Hier wird ein Spannungsfeld sichtbar, das sich zwischen Gewahrsein und Bewusstsein aufspannt. Allerdings wird dem Praktizierenden deutlich, wie stark die Neigung der Bindung an das assoziative oder auch diskursive Denken ist, weil es Ausdruck der Selbst-Konstituierung des Subjektes ist. Die Offenheit der meditativen Übung als Form der »reinen Beobachtung« kann vom Ich-Selbst offenbar als Bedrohung erlebt werden, wodurch immer wieder elementare Bindungskräfte aktiviert werden. Dazu passt die berühmte Bemerkung des sehr einflussreichen japanischen Zen-Meisters Dogen aus dem 13. Jahrhundert, indem er sagte, dass die Praxis des Buddhismus bedeute, das Selbst zu studieren und dass das Studium des Selbst aber bedeute, das Selbst zu vergessen. Dann können, so Dogen, Körper und Geist fallen gelassen werden und »Erwachen« wird möglich. Ich kann das natürlich hier nur andeuten, aber dieses Erwachen aus allen Täuschungen hinein in die direkte Erfahrung ist dann möglich, wenn es dem Praktizierende auf seinem Übungsweg möglich wird, alle Konzepte und Erwartungen loszulassen, sodass, so Dogen, »die zehntausend Dinge uns selbst auf natürliche Weise üben und erfahren« (Dogen, 2001). Man könnte sagen, dies ist ein Ent-Binden und Loslassen jenseits des Loslassens: eine Ent-Bindung von allen Konzepten und Erwartungen, sodass »direkte Erfahrung« möglich wird, die Welt erfährt und übt mich. In einem ersten Schritt geht es aber erst einmal um eine Lockerung der Bindung an das Ich-Selbst oder Selbst-Modell, was der Philosoph Elberfeld als wesentliches Moment der Selbstzurücknahme in der Praxis des Zen-Buddhismus beschrieben hat (Elberfeld, 2004). Dieses hier nur angedeutete Zirkulieren von Binden und Lösen kann man beispielsweise auf die so zentrale Frage nach der Meister-Schüler-Beziehung im Buddhismus beziehen, in der die Bindung an den Meister als Ausdruck der Verbindlichkeit des Übungsweges und der Praxis gleichzeitig als ein Weg der Befreiung verstanden wird, der durch Loslösung und Ent-Bindung charakterisiert ist. Im positiven Fall könnte man sagen – und dies ist wohl auch mit dem Weg des analytischen Paares zu vergleichen –, dass der Schüler besonders dann seinen eigenen Weg gehen kann, wenn er mit seinem Meister und Lehrer innerlich verbunden bleibt.

Das »große Selbst« und das »kleine Selbst«

Hier komme ich noch einmal auf die Konzeptualisierung eines »großen Selbst« und eines »kleinen Selbst« im Zusammenhang der Bipolarität von Binden und Lösen zurück. Ganz allgemeine könnte man das »kleine Selbst« als Entwicklung eines Selbst-Modells beschreiben, das für das physische und psychische Überleben in einer von Ungewissheit und Vergänglichkeit konstituierten Welt unabdingbar ist. Seine Bildung hängt sowohl von Bindungen, Bindungserfahrungen und Bindungsaktivitäten als auch von Loslösungsprozessen mit dem Ziel einer autonomen Individuierung in starkem Maße ab: Selbstbehauptung, Selbstbewusstsein, Selbstwertgefühl, Selbstkohäsion ermöglichen Loslösungs- und Trennungsprozesse. Das »große Selbst« dagegen bedeutet – und hier variiere ich die erwähnte Bemerkung von Dogen – das Vergessen des »kleinen Selbst« als einer besonderen Form der Selbstzurücknahme. Beim »großen Selbst« stehen also die Ent-Bindungsprozesse, die Loslösung vom Selbstmodell im Vordergrund. Phänomene wie Hingabe und Demut ist mit diesen Erfahrungen verbunden. Für die durchschnittliche Subjekterfahrung im Alltag kann man danach eine Bipolarität von »großem Selbst« und »kleinem Selbst« postulieren, mit einer eindeutigen Betonung des »kleinen Selbst«: Für ein relativ ungestörtes Leben kann man jedoch ein potenzielles Zirkulieren des Bindens (an das »kleine Selbst«) und des Lösens (in Richtung »großes Selbst«) vermuten. Dieses Zirkulieren ermöglicht beispielsweise kreative Prozesse oder auch ästhetische Erfahrungen. In der klinischen Praxis begegnet der Psychoanalytiker Menschen, bei denen man von einem »verletzten Selbst« oder »verletzbaren Selbst« sprechen kann: Hier wird das »kleine Selbst« aus defensiven und kompensatorischen Gründen besonders besetzt, so dass das Oszillieren und Zirkulieren nicht mehr ausreichend und situativ adäquat möglich ist: Zustände, die mit Erfahrungen des »großen Selbst« verbunden sind, werden eher als ängstigend oder auch schuldhaft erlebt. Ein »verletztes Ich-Selbst« kann sich aber auch als besonderes Hindernis in der meditativen Praxis erweisen, da der Übende an seinem »kleinen Selbst« fixiert bleibt und den meditativen Lösungsprozess als hochgradig ängstigend erlebt.

Diese bipolare Dynamik von »großem Selbst« und »kleinem Selbst« kann man auf die Beziehungsdynamik des analytischen Paares übertragen. Vor allem die analytisch-therapeutische Position des Psychoanalytikers lässt sich aus dieser Perspektive als ein ständiges Zirkulieren zwischen Binden und Lösen verstehen: Im abwartenden Zuhören kommt es zu einer Oszillation von Zulassen und Loslassen, sodass mehr und mehr die gesamte analytische Situation in den Blickpunkt gerät: Auch für den Psychoanalytiker ist hier die Bewegung zur Ent-Bindung wesentlich (z.B. das Vergessen der Theorie, des bisherigen Wissens, der Sorge, als Analytiker nicht gut genug zu sein, das temporäre Loslassen des eigenen Arbeitsmodells). Mit der gewöhnlichen Zuspitzung der Sitzung (der »sichere Ort« wandelt sich in einen »Ort der emotionalen Turbulenz«) kommen dann fokussierende Tendenzen zum Tragen, die wiederum mehr von Bindungsaktivitäten geprägt sind, etwa, wenn die aktuelle Situation konzeptualisiert und verbalisiert wird. Zwar wird auch immer wieder das »kleine Selbst« des Analytikers aktiviert, das sich um seine Sicherheit, seine Selbstbehauptung und Selbstwert sorgt, kann aber im günstigen Fall als Ausdruck der Gegenübertragung wiederum in den Dienst des Analysanden und des Prozesses gestellt werden. Nur in ernsthaft entgleisenden Prozessen geht dieses Zirkulieren zwischen dem »großen Selbst« und dem »kleinen Selbst« des Psychoanalytikers verloren. Bezogen auf die Analysanden und die Patienten kann man wohl sagen, dass hier das Ausmaß der Verletzungen des Ich-Selbst darüber entscheidet, ob die Bipolarität der analytisch-therapeutischen Situation – also die Widersprüchlichkeit von Binden und Lösen – produktiv aufgenommen werden kann oder ob sich der Psychoanalytiker in seiner Arbeitsweise entsprechend umstellen muss.

Die Übergabe an den Zuschauer

In unserem Buch haben wir uns besonders unter dem Aspekt von Binden und Lösen für das Ende der Filmerzählungen interessiert. In *Bodhidharma* stirbt der Meister und seine beiden Schüler müssen sich innerlich von ihm lösen. Dies wird visuell durch das Verhalten des kleinen Jungen angedeutet: Er sammelt die restlichen Habseligkeiten des Meister und übergibt sie dem Feuer, dem klagenden Ruf der Vogelmutter folgt er nicht mehr mit einem ängstlichen Blick und der jugendliche Schüler zieht in der Ferne mit seinem Ochsen über das Feld. In *Frühling* zeigt die letzte Einstellung nur noch das Bild einer Bodhisattva-Figur, die von einem bergigen Felsen auf den weit entfernten See mit dem kleinen Tempel in der Mitte schaut – vielleicht als Ausdruck des Loslassens des »kleinen Selbst« und der beschriebenen Selbstzurücknahme. Und in *Samsara* stellt sich dem Protagonisten Tashi die entscheidende Frage, die zu Beginn des Films in einen Stein am Wegrand gemeißelt war: Wie verhindert man das Austrocknen eines Wassertropfens? Jetzt am Ende – zwischen Familie und Kloster hin- und hergerissen (in buddhistischer Terminologie zwischen Samsara und Nirwana) – dreht er den Stein um und liest die Antwort: In dem man ihn ins Meer wirft. Der Film lässt offen, wie sich Tashi letztlich entscheidet. Damit wird die Frage an den Zuschauer weitergegeben. Wenn man den Wassertropfen – als Metapher für das »kleine Selbst« – vor dem Austrocknen bewahren kann, in dem man ihn ins Meer – als Metapher des »großen Selbst« – fallen lässt, dann ist hier das Zirkulieren zwischen Binden und Lösen als Ausdruck der von uns postulierten Bipolarität noch einmal eindrücklich angesprochen, wird aber als Aufgabe und Problem dem Zuschauer übergeben.

12 Über Wandel und Vergänglichkeit

Einige buddhistische und psychoanalytische Aspekte

»... ich will dies, ich will jenes –
Das ist nichts als Dummheit
Ich will Dir ein Geheimnis verraten:
›Alle Dinge sind vergänglich!‹«
Ryokan

»... denn bekanntlich erzeugt kein Ding auf Erden einen solchen Druck auf die menschliche Seele wie das Nichts.«
Stefan Zweig, Schachnovelle

Zum Kontext der Arbeit

Der zentrale Kontext dieses Kapitels ist der wachsende Dialog zwischen Buddhismus und Psychoanalyse, indem Trennendes und Gemeinsames in immer größerer Genauigkeit vor allem auch von Psychoanalytikern diskutiert werden (Parson, 2008). In dieser Arbeit, der der umfangreichen Bedeutung des Themas nur im Ansatz gerecht werden kann, möchte ich die Thematik des Wandels und der Vergänglichkeit aufgreifen, die im Buddhismus absolut zentral ist, aber in der Psychoanalyse in keiner Weise so ausdrücklich konzipiert wird. Ich möchte einen bedeutenden buddhistischen Text mit einer Arbeit von Freud und einigen anderen, neueren psychoanalytischen Texten konfrontieren und vor allem die These zu belegen versuchen, dass diese interkontextuelle Zusammenführung der buddhistischen und der psychoanalytischen Perspektive ein vertiefendes Verständnis dieser Grundtatsache der menschlichen Situation ermöglichen kann.

Das große Thema der europäischen Philosophie, nämlich das Thema der Zeit, kann nicht detailliert oder fokussiert besprochen werden. Es sei aber hier schon darauf verwiesen, dass es nach Francoise Jullien, dem bedeutenden französischen Sinologen, einen wichtigen Unterschied zwischen dem chinesischen Denken und dem europäischen Denken gibt:

> »[E]s gibt keinen chinesischen Autor, der sagt, die Zeit ›macht‹ dies oder das, oder auch nur ›die Zeit vergeht‹. Weiß man denn nicht, dass nicht die Zeit vergeht, sondern dass ›wir vergehen‹: dass es in mehr oder weniger großem Maßstab nur individuelle Wandlungen gibt« (Jullien, 2010)?

Dies hängt nach Jullien mit einem »schrecklichen« Paradox der Sprache zusammen:

> »Dank der Sprache, durch die Sprache entwickelt sich der Geist und denken wir; und gleichzeitig bedeutet zu denken immer, sich auf die eine oder andere Weise gegen die Sprache zurück zu wenden und diese Abhängigkeit zu bekämpfen: alle Anstrengung zu unternehmen, sich von ihren Grundentscheidungen zu lösen und – indem man sich von dem frei macht, was sie uns als höchst evident aufzwingt [...] zu versuchen, zu einem Stadium vor ihren alten Ein- und Aufteilungen zurückzukehren« (Jullien, 2011, S. 115).

Demzufolge ist Jullien davon überzeugt, dass die »Zeit« eine Konstruktion der Sprache und insbesondere der europäischen Sprache ist. In einem anderen Text setzt er auch die Zeit in Parenthese: Über die »Zeit« (Jullien, 2012).

Einige Bemerkungen zu den Begriffen des Wandels und der Vergänglichkeit

Die Begriffe Wandel und Vergänglichkeit werden oft als gleichbedeutend angesehen. Es ist aber zu fragen, ob eine Differenzierung nicht sinnvoll ist. So wäre zu überlegen, ob sich der Wandel nicht – wie es insbesondere Jullien beschreibt – überwiegend als stille Wandlung zu verstehen ist: Unmerklich geht die eine Situation des Lebens in die andere über. Das Wachsen der Pflanzen, der Wechsel der Jahreszeiten, das Schwinden der Liebe und das Altwerden vollziehen sich oft stumm und unbemerkt, bis man es an einem plötzlichen Ereignis feststellt, dass eine gravierende Veränderung eingetreten ist, die im Falle der Liebe und des Alters, aber auch der Jahreszeiten oder dem Welken der Pflanzen die Vergänglichkeit offenbart. Der stille Wandel ist oft mit der Wiederkehr verbunden (beispielsweise bei den Jahreszeiten, dem Wechsel von Tag und Nacht etc.), während die Ereignisse, die mit der Vergänglichkeit konfrontieren, oft dauerhafte Verluste sind, die eine Wiederkehr grundsätzlich ausschließen(etwa beim Tod eines Menschen oder von einem selbst). In der christlich-jüdischen Tradition steht der Begriff »Vanitas« (leerer Schein, Nichtigkeit, Eitelkeit) für die Vorstellung von der Vergänglichkeit alles Irdischen, die sich bereits im Alten Testament findet (Kohelet 1,2). Symbole dafür sind die Uhr und der Schädel. Es wäre eine lange historische Entwicklung in der Auseinandersetzung mit der Vergänglichkeit zu beschreiben: In gewisser Weise könnte man sagen, dass die Thematik der Vergänglichkeit von Beginn an das menschliche, religiöse, philosophische und künstlerische Denken und Schaffen bestimmt hat (frühe Beispiele sind Heraklit, Platon, Senecas Stoizismus, Lukrez, Marc Aurel), sich aber besonders in der Kunst repräsentiert findet; man könnte fast sagen: diese Thematik ist hier omnipräsent. In einem weiteren Sinne ist die Auseinandersetzung mit dem Phänomen der Vergänglichkeit auch eine Auseinandersetzung mit der Zeit, die eine lange philosophische Tradition hat. Besonders in der Literatur kann man viele Beispiele finden, die das Thema Zeit und Vergänglichkeit darstellen und bearbeiten: Man denke nur an die Dramen von Shakespeare, Prousts »Auf der Suche nach der verlorenen Zeit«, aber auch moderne Beispiele wie Sebalds Arbeiten in seinen Büchern *Austerlitz* und *Die Ausgewanderten*, in denen das Paradox des Abwesenden im Anwesenden eindrucksvoll dargestellt ist: etwa die dauernde Spurensuche in Form von Orten, Bildern, Erinnerungen des Abwesenden und des Vergangenen. Jullien geht sogar so weit, den modernen europäischen Roman darin zu sehen, dass er von den stillen Wandlungen erzählt (etwa bei Stendhal und Tolstoi).

Es ist aber im Vergleich von Wandel und Vergänglichkeit deutlich, dass der Begriff und die Beschreibung von Vergänglichkeit in der Regel mit einer negativen Konnotation behaftet sind: Verlust, Trennung, Scheitern, Alter, Vernichtung, Sterben, Tod. Dagegen ist der Begriff »Wandel« sehr viel neutraler, da dieser auch Entwicklung, Veränderung, Gelingen, Überwinden implizieren kann. Das wäre also ein zweites Unterscheidungsmerkmal, nämlich die emotionale Bewertung von Wandel und Vergänglichkeit. Wir werden noch sehen, dass im buddhistischen Denken ganz stark dieser Aspekt des »Wandels« betont wird: »Everything changes« betont wieder und wieder ein moderner Zen-Meister (Richard Baker-Roshi), wogegen die negative Komponente des Wandels in Form des menschlichen Leidens, die dann als Vergänglichkeit beschrieben wird, mit der Reaktivität des Menschen auf diesen grundlegenden Wandel gedeutet wird. Mein zentrales Thema im Rahmen dieses Kapitels ist die Erfahrung des grundlegenden Wandels aller Dinge und die menschliche Reaktion darauf. Dabei ist die zentrale Hypothese, dass die Fähigkeit, die Welt und das Selbst nicht nur in ihrem permanenten Wandel zu sehen und zu begreifen, sondern sich auch mit diesem Wandel zu verbinden, also sich selbst als »Wandel« zu begreifen und als die eigene »lebendige Wirklichkeit« in allen ihren emotionalen Facetten anzunehmen, den Wandel damit tief zu verinnerlichen, aus psychoanalytischer Sicht als ein Entwicklungsschritt beschrieben werden kann, über dessen Gelingen und Scheitern wir aus der klinisch-psychoanalytischer Sicht einiges beitragen können und der eine wichtige Ergänzung zum buddhistischen Denken darstellt, das diesen entwicklungspsychologischen Aspekt eher vernachlässigt.

Suzukis Text über Vergänglichkeit

Der buddhistische Text stammt aus dem berühmten Buch »Anfänger-Geist/Zen-Geist«, in dem eine Sammlung von Ansprachen des berühmten japanischen Zen-Meisters Shunryu Suzuki zusammengefasst sind, die er vor seinen Schülern in den 60er Jahren in den USA gehalten hat (Suzuki, 1971). Unter der Überschrift »Vergänglichkeit« können wir das Folgende lesen:

> »Die grundlegende Lehre des Buddhismus ist die Lehre von der Vergänglichkeit oder vom Wechsel. Dass alles sich ändert, ist die Grundwahrheit jeder Existenz. Niemand kann diese Wahrheit ableugnen, und alle Lehre des Buddhismus ist hierin zusammengefasst. [...] Diese Lehre wird auch verstanden als die Lehre von der Selbstlosigkeit. Da jede Existenz in ständiger Wandlung begriffen ist, gibt es kein bleibendes Selbst. In der Tat ist die Selbst-Natur jeder Existenz nichts anderes als Veränderung als solche, die Selbst-Natur aller Existenz. Es gibt keine besondere, getrennte Selbst-Natur für eine einzelne Existenz. Dies wird auch die Lehre vom Nirvana genannt. Wenn wir die immer gültige Wahrheit erkennen, dass »alles sich ändert«, und wir unsere Ruhe und unseren Frieden darin finden, dann finden wir uns selbst in Nirvana.
>
> Ohne die Tatsache anzunehmen, dass alles sich ändert, können wir keine vollständige Ruhe finden. Doch unglücklicherweise ist das, obwohl es wahr

ist, für uns schwierig anzunehmen. Weil wir die Wahrheit der Vergänglichkeit nicht annehmen können, leiden wir. So ist die Ursache unseres Leidens unser Nichtannehmen dieser Wahrheit. Die Lehre von der Ursache des Leidens und die Lehre, dass alles sich ändert, sind so zwei Seiten einer Münze. Doch subjektiv gesehen ist die Vergänglichkeit die Ursache unseres Leidens. [...] Wir sollten vollkommene Existenz finden durch unvollkommene Existenz. Wir sollten Vervollkommnung finden in Unvollkommenheit. Für uns ist vollständige Vollkommenheit nicht verschieden von Unvollkommenheit. Das Ewige besteht wegen nicht-ewiger Existenz. [...] Wir sollten die Wahrheit finden in dieser Welt, durch unsere Schwierigkeiten, durch unser Leiden. Das ist die Grundlehre des Buddhismus. Freude ist nicht verschieden von Schwierigkeit. Gut ist nicht verschieden von schlecht. Schlecht ist gut; gut ist schlecht. Es sind zwei Seiten einer Münze. [...] Gefallen zu finden am Leiden ist der einzige Weg, die Wahrheit von der Vergänglichkeit anzunehmen. Ohne zu erkennen, wie diese Wahrheit anzunehmen ist, könnt Ihr in dieser Welt nicht leben. Auch wenn Ihr versucht, ihr zu entrinnen, es wird vergebliche Mühe sein. Wenn Ihr denkt, dass es einen anderen Weg gibt, die ewige Wahrheit, dass alles sich ändert, anzunehmen, dann ist das Eure Täuschung. Das ist die grundlegende Lehre, wie in dieser Welt zu leben ist. [...] Bis wir stark genug sind, um Schwierigkeiten als Freuden anzunehmen, müssen wir deshalb diese Anstrengung fortsetzen. Eigentlich, wenn Ihr rechtschaffen oder aufrichtig genug werdet, ist es nicht so schwer, diese Wahrheit anzunehmen. Ihr könnte Eure Art zu denken ein wenig ändern. Es ist schwierig, doch wird diese Schwierigkeit nicht immer gleich sein. Manchmal wird es schwierig sein und manchmal wird es nicht so schwierig sein. Wenn Ihr leidet, werdet Ihr etwas Zufriedenheit schöpfen aus der Lehre, dass alles sich ändert. Wenn Ihr in Schwierigkeiten seid, ist es ganz einfach, die Lehre anzunehmen. Warum sollte man sie dann zu anderen Zeiten nicht auch annehmen? Es ist die gleiche Sache« (Suzuki, 1971, S. 109).

Ein erster Kommentar

Zu Beginn sei betont, dass es sich hier nicht um einen diskursiven wissenschaftlich-philosophischen Text handelt, sondern um die Ansprache (teisho) des Meisters für seine praktizierenden Schüler, in der Regel vor oder nach intensiven meditativen Übungen. Es ist der Versuch, auf sprachlichem Wege die Entwicklung eines Geisteszustandes zu unterstützen, den

Suzuki selbst als »Anfänger-Geist« bezeichnet, einen Geisteszustand des offenen, nicht-reaktiven Gewahrseins im gegenwärtigen Moment. Daher wird beim Lesen des Textes auch deutlich, dass es kontraproduktiv ist, diesen sukzessiv und kritisch wie eine wissenschaftlich-philosophische Abhandlung zu studieren. Manche einzelne Sätze oder Absätze muten selbst wie ein zen-buddhistisches Koan an, das sich nicht über noch so langes Nachdenken erschließt. Dies erinnert an die Bemerkung von Suzuki, dass Zen ante- oder sogar anti-wissenschaftlich sei (Fromm et al., 1972).

Dieses »teisho« verdeutlicht die besondere Fähigkeit von Suzuki, die grundlegenden Annahmen des Buddhismus in äußerst verdichteter Form anzusprechen. Zunächst sei vermerkt, dass Suzuki Wandel und Vergänglichkeit offenbar nicht unterscheidet; er spricht fast häufiger vom Wandel als von der Vergänglichkeit. Vergänglichkeit impliziert die Vergänglichkeit des Selbst (Leerheit des Selbst), da aber der Mensch große Schwierigkeiten hat, diese grundlegende Wahrheit anzunehmen, entsteht Leiden. Leiden und Vergänglichkeit sind die zwei Seiten einer Münze, wie dies auch in den sogenannten »Vier Edlen Wahrheiten« dargestellt ist (siehe auch Kapitel 10 und 11). Offenbar wehrt sich im Menschen etwas ganz grundsätzlich gegen die Anerkennung dieser Tatsache – wohl weil sich der Mensch nicht nur nach Dauer, Struktur und Konstanz sehnt, sondern diese auch für die Bewältigung des Lebens dringend braucht. Aber nicht selten wird sogar die Sinnfrage an diese Polarität von Dauer und Vergänglichkeit geknüpft, als hätte nur ein potenziell ewiges Leben einen Sinn. Suzuki sagt nun weiter, dass diese Wahrheit der Vergänglichkeit etwas mit der Natur der Existenz zu tun hat – alles, was existiert vergeht, sodass dies eine Wahrheit sei, die der Existenz innewohnt. Diese Tatsache des ständigen Wandels wird offenbar vom Menschen als Unvollkommenheit (oder Mangel) erlebt, daher müsse diese Wahrheit durch die Unvollkommenheit realisiert werden, wie Suzuki sagt. Ewig ist nur der ständige Wandel, der aber nur aus der subjektiven Sicht eine Unvollkommenheit darstellt, wenn die Unbeständigkeit jeglicher Existenz als objektive Tatsache negiert wird. Dass etwas außerhalb der Welt dauerhaft besteht – etwa ein lenkender Gott – sei eine ketzerische Vorstellung für den Buddhisten. Diesseits und nicht jenseits findet sich das Leben, das aber trotz der Vergänglichkeit nicht freudlos und leidvoll sein muss. Die Anerkennung der Vergänglichkeit realisiert sich aber gerade über das Leiden: Leiden sei der einzige Weg, die Wahrheit von der Vergänglichkeit anzunehmen. Wenn man dieser Tatsache auszuweichen versuche, dann fällt man einer grundlegenden Täuschung anheim.

Es sei hier aber darauf verwiesen, dass Suzuki an keiner Stelle über die Zeit spricht. Dies entspricht den schon erwähnten Grundgedanken Julliens, der sagt, dass »wir die Zeit zum totalen Subjekt erhoben haben, das leicht zugewiesen und folglich bequem geltend gemacht werden kann, weil – da wir den stillen Wandlungen keinen ausreichenden Status gegeben haben – ein großes Agens heranziehen mussten, das gleichzeitig das Auftauchen der Dinge im Sichtbaren und ihre unsichtbare Resorbierung umfasst« (Jullien, 2011, S. 127), wobei »wir« die von der europäischen Philosophie geprägten Menschen sind. Die Nähe zum Zen ist nahe liegend, da sich Zen zuerst in China entwickelt hat – auch unter dem Einfluss des Daoismus – und von dort Japan erreichte. Einen ähnlichen Gedanken erwähnt Elberfeld: »Das grundsätzliche Zeitlichsein der Welt ist vielleicht die zentrale Grunderfahrung des Buddhismus insgesamt. Zeitlichsein bedeutet vergänglich sein. Dieses ist aber gerade eine wesentliche Quelle des Leidens aller Lebewesen, da durch das radikale Zeitlichsein nie Beständiges ist« (Elberfeld, 2004, S. 381). Er vergleicht in seinem interkulturellen Philosophieren Asien und Europa und beschreibt den Buddhismus als eine »transformative Phänomenologie«, die also nicht nur deskriptiv und hermeneutisch ist, sondern dass »die Analyse von Phänomenen nicht zentral ein Akt der Objektivierung, sondern selber eine Transformation meiner gesamten Wahrnehmung und Existenz und […] der Geschichte ist« (Elberfeld, 2004, S. 382).

Claudia Bozarro stellt in ihrem Buch *Das Leiden an der verrinnenden Zeit* ebenfalls eine enge Verbindung von Leiden und Zeit her, ohne allerdings jemals den buddhistischen Kontext zu erwähnen. Sie fragt aber genauer nach der Grundstruktur des Leidens, das nach ihrer Auffassung (basierend auf Nietzsche) immer das Leiden eines bestimmten Subjektes ist. Als gemeinsame Grundstruktur arbeitet sie drei Charakteristika heraus: Passivität, Negativität und Reflexivität. »Die Passivität liegt in der Möglichkeit des Affiziertwerdens, des Hinnehmenmüssens von etwas, das dem Subjekt zustößt. Gemeint ist das Erleiden von etwas Unverfügbarem, welchem man ausgeliefert ist und das man über sich ergehen lassen muss« (Bozarro, 2014, S. 22). Negativität meint die negative Bewertung des Erlittenen, was sich am Beispiel des Schmerzes besonders deutlich zeigen lässt. Mit diesem Begriff ist auch das Erleben eines Mangels verbunden, der eine negative Abweichung von einem Soll-Zustand darstellt. Hier zitiert die Autorin auch Schopenhauer, der das Leiden als Grundstruktur des Lebens verstanden hat, übrigens auch in der Verbindung mit dem »Streben«:

»Das Leben ist ein perennierendes Streben und das Streben entspringt aus Mangel, aus Unzufriedenheit mit seinem Zustande, ist also Leiden, solange es nicht befriedigt ist« (Bozarro, 2014, S. 25). Diesen Grundgedanken finden wir gleich in den Überlegungen von Batchelor zu den »Vier Edlen Wahrheiten« (siehe unten). Und:

> »Menschliches Leiden ist daher immer reflexiv, weil der Betroffene stets die Leiderfahrung in das eigene sinnvolle Selbst- und Weltverständnis, in den eigenen Lebensentwurf auf irgendeine Weise integrieren muss. Oder viel einfacher ausgedrückt: das Leiden zwingt den Mensch, sein Leben zu überdenken, einschließlich der Grenzen und Möglichkeiten« (Bozarro, 2014, S. 29).

Die Grundthese ihrer Arbeit lautet, dass jede Leiderfahrung mit einer mehr oder minder radikalen Veränderung des Zeitempfindens einhergeht. Auch hat das Leidempfinden selbst eine zeitinterne Struktur.

Quelle des Widerstandes

Eine zentrale Frage der Leugnung der Vergänglichkeit bleibt unbeantwortet, die aber eine Verbindung zum psychoanalytischen Denken eröffnet: In Wirklichkeit gehen viele moderne Menschen mit ihrem bewussten Ich oder Selbst – ich spreche im Folgenden vom Ich-Selbst (siehe auch Böhme, 2012) – davon aus, dass ihr Leben (und das der anderen) endlich und vergänglich ist – falls sie sich von der christlichen Lehre der unsterblichen Seele verabschiedet haben. Klingt diese Rede von der Vergänglichkeit nicht daher auch wie eine Binsenwahrheit, die hier und in den buddhistischen Schriften überhaupt fast »gebetsmühlenartig« wiederholt wird? Bei genauerer Analyse entdeckt man jedoch eine Art von »gespaltenem« oder »getäuschtem« Bewusstsein, in dem sowohl die Tatsache der Vergänglichkeit anerkannt als auch negiert zu werden scheint. Und gerade dadurch bleibt der Zusammenhang mit dem Leiden oft im Dunkel. In der von Suzuki angesprochenen Grundannahme wird eine Sicht auf das menschliche Leiden geworfen, das mit diesem »getäuschten Bewusstsein« in Verbindung steht: Weil der Mensch sich mit einem Teil seines Ich-Selbst über die grundlegenden Tatsachen der Existenz täuscht (nämlich den ewigen Wandel einschließlich des eigenen Selbst), kommt es immer wieder zu leidhaften Situationen, die im Kern als Ent-Täuschung aufzufassen sind. Die wunschbestimmte Annahme der Dauerhaftigkeit und Konstanz (Gesundheit, Liebe, Beziehungen, Glück, Wohlstand, Frieden, Erfolg etc.), erweist sich im erlebten und unvermeidlichen Verlust als Täuschung, verbunden mit den Gefühlen der Angst, Enttäuschung, Trauer, Wut, Hilflosigkeit und Ohnmacht. Daraus folgt, dass der Mensch auf Grund seiner illusionären Annahmen und Wünsche zu einem wesentlichen Teil sein eigenes Leiden selbst hervorbringt, eine wesentliche Grundannahme im buddhistischen Denken: »Doch unglücklicherweise ist das (die Tatsache der Vergänglichkeit), obwohl es wahr ist, für uns schwierig anzunehmen« (Suzuki, 1971, S. 109). Wie lässt sich diese Negation oder Schwierigkeit verstehen?

Batchelors Vertiefung

Bei Stephen Batchelor[1], einem modernen britischen Buddhisten, findet sich am Beispiel der sogenannten »Vier Edlen Wahrheiten« eine genauere Analyse dieser besonderen Schwierigkeit der Anerkennung der Vergänglichkeit aus buddhistischer Sicht (Batchelor, 2012). Bekanntlich sind diese »Vier Edlen Wahrheiten« die zentrale Grundannahme in allen buddhistischen Schulen und die dem historischen Buddha Shakyamuni zugeschrieben werden: 1. Die Wahrheit vom Leiden: Alles Dasein ist unbefriedigend und dem Leiden unterworfen. 2. Die Wahrheit von der Entstehung des Leidens: Alles Leiden ist durch Begehren bedingt. 3. Die Wahrheit von der Aufhebung des Leidens: Die Erlöschung des Begehrens führt zur Erlöschung des Leidens. 4. Die Wahrheit vom Weg zur Aufhebung des Leidens: Der Achtfache Pfad ist das Mittel zur Erreichung der Leidenserlöschung (Nyanatyloka, 1999).[2] Zunächst weist Batchelor im

1 Einige kurze Bemerkungen zu Batchelor: Dieser Autor vertritt einen modernen Buddhismus, den er selbst etwas scherzhaft Buddhismus 2.0 nennt (Batchelor, 2013). Er ist in verschiedenen buddhistischen Richtungen geschult und man könnte ihn als einen nicht-dogmatischen, kritischen Denker bezeichnen, dem auch die westliche Philosophie nicht fremd ist (Batchelor, 2013, 2012).

2 Es ist interessant, dass Elberfeld im Zusammenhang der Schilderung der »Vier edlen Wahrheiten« bei der zweiten Wahrheit drei grundlegende Lehren hervorhebt, die für ein Verständnis des Buddhismus entscheidend sind: die Lehre von den fünf Skandhas (der Mensch besteht danach aus fünf »Daseinsgruppen«, die als Körper, Gefühl, Wahrnehmung, Wille und Bewusstsein zu beschreiben sind, die nicht als substanzhaft, sondern

Rahmen seiner Untersuchung darauf hin, dass aus dieser traditionellen buddhistischen Sicht menschliches Leiden durch Verlangen entsteht. Verlangen hat Leiden zur Folge. Verlangen taucht durch Gefühle auf, die wiederum durch Kontakt auftauchen. Kontakt entsteht über die fünf Sinne und die jeweiligen Sinnesfelder und das Bewusstsein. Jeder einzelne dieser Schritte, aber auch alle zusammen, führen zu Verlangen. Dies nun ist in der Analyse von Batchelor der entscheidende Punkt, der die eben beschriebene Abfolge umkehrt: Verlangen ist in seiner Sicht die Folge von Leiden, denn »Verlangen« beschreibt »all unsere gewohnheitsmäßigen und instinktiven Reaktionen auf die flüchtigen, tragischen, unzuverlässigen und unpersönlichen Bedingungen des Lebens, mit dem wir konfrontiert sind. Wenn etwas angenehm ist, verlangen wir danach es zu besitzen; wenn etwas unangenehm ist, verlangen wir danach, es los zu werden. Die Praxis der Achtsamkeit trainiert uns wahrzunehmen, wie diese reaktiven Muster durch die gefühlte Begegnung mit der Welt auftauchen; sie tut dies in einer Art und Weise, dass wir aufhören, die Leibeigenen dieses Imperatives zu sein und so die Freiheit erlangen, anders zu denken und zu handeln« (Batchelor, 2012, S. 5f.). Man könnte auch sagen, dass das Leiden die affektive Komponente des ständigen Wandels, der Vergänglichkeit oder der »verrinnenden Zeit« (Bozarro, 2014) ist. Das Verlangen oder Begehren ist dann die Reaktion auf das Leben in seinem stetigen Wandel – auch als Ausdruck der unvermeidlichen Unverfügbarkeit darüber – und zeigt sich in zweierlei Form: Als Verlangen, dass etwas Angenehmes sich als dauerhaft erweist oder als Verlangen, dass etwas Unangenehmes verschwindet. Die Grundlage für diese konflikthafte Konstellation ist etwas, das als Kernaussage des Buddhismus von Suzuki beschreiben wird: eben die Tatsache und die unvermeidliche Erfahrung der Vergänglichkeit bzw. des ewigen Wandels. Aus Batchelors Sicht haben wir hier den Dreh-und Angelpunkt, um den sich die »Vier« (seine Formulie-

als Geflecht, als Faktoren gedacht werden, die nie ein letztes Festes geben), die Lehre von den drei Merkmalen menschlicher Existenz die Skandhas erzeugen aus ihren Momenten ein Gefüge, das die Illusion eines Ichs erzeugt, dem aber nichts *Festes* zugrunde liegt; diesem Gefüge liegen aber prinzipiell die Merkmale der Unbeständigkeit, des Leidens und des Nicht-Ichs zugrunde) und die Lehre vom Entstehen in Abhängigkeit (ein 12-gliedriger Weg, der mit Unwissenheit beginnt und mit Altern und Sterben endet). Es fällt hier auf, dass Elberfeld bei der Schilderung der zweiten Wahrheit überhaupt nicht den Faktor des Verlangens und Begehrens eingeht, das Batchelor ja als Reaktion auf die Erfahrung der Unbeständigkeit postuliert (Elberfeld, 2004, S. 68ff.).

rung für die »Vier Edlen Wahrheiten«) bewegen. Allerdings taucht eher implizit die Ambivalenz der menschlichen Reaktion auf den Wandel auf: Im Positiven wünscht man sich Dauer (das Angenehme soll andauern), im Negativen wünsche man sich Wandel (das Unangenehme soll sich wandeln und verschwinden[3]).[4] Entscheidend ist die Abfolge von Wahrnehmung oder Erfahrung des Wandels und die emotionale – positive oder negative – Reaktion darauf.

In einem weiteren Schritt geht Batchelor auf die sprachlich vermittelte Dualität von »Etwas ist« und »Etwas ist nicht« ein, und kommt zu dem Schluss, dass beide Aussagen jeweils einzeln betrachtet in Sackgassen führen, da sie eine Form von essenzialistischem Denken darstellen, das wiederum die Dauerhaftigkeit und Festigkeit der Dinge nahe legt – übrigens als Hinweis auf das »schreckliche Paradox« der Sprache, wie es Jullien beschreibt. Der diese Sackgasse überwindende »mittlere Weg« schließt beides ein, nämlich das Entstehen und das Vergehen im Wandel von Selbst und Welt als zwei Seiten ein und derselben Medaille zu sehen. Dem »Verlangen« liegt als Wurzel genau diese Dualität zugrunde: Etwas »ist« angenehm oder etwas »ist« unangenehm. Genau hier liegt die Basis für die Illusion, dass wir uns entscheiden müssten für das eine oder das andere, anstatt die flüssige und prozessuale Natur des Lebens zu verwirklichen. Kategorien von »Sein« und »Nichtsein« sind nicht in der Lage, eine Welt adäquat dazustellen, die »endlos erscheint und vergeht, für immer unserem konzeptuellen Greifreflex/Zugriff entzogen« (Batchelor, 2012, S. 98). Auch dies wäre eine Begründung für die Aussage von Suzuki, dass die Akzeptanz der Vergänglichkeit über das Leiden möglich wird, weil bei prozessualer Betrachtung das Leben immer aus positiven und negativen Gefühlen besteht – dies im Übrigen auch eine Beschrei-

3 Dies wird als psychische Funktion der Introjektion und Projektion beschrieben.

4 Elberfeld formuliert dies noch etwas anders: »Diese Wahrheit (die 1. Wahrheit, R.Z.) bringt die Einsicht zum Ausdruck, das jedes an den Lebenskreislauf von Geburt, Alter, Tod und Wiedergeburt gebundene Lebewesen bereits in der ursprünglichen Weise seiner Existenz leidet, selbst wenn es dies nicht weiß, da es im Kreislauf der Wiedergeburten und durch das Wirken der Zeit nichts Festes und Letztes gibt, das beständiges und wirkliches Glück verheißen würde. Ausgehend von dieser Grunderfahrung und der ihr entsprechenden Grundstimmung erschließt sich die Welt für buddhistische Philosophen« (Elberfeld, 2004, S. 67). Elberfeld äußert sich im Übrigen auch differenziert zur Verwendung des Begriffes »Wahrheit«: Es handele sich um die Beschreibung der alltäglichen Erfahrung der Vergänglichkeit.

bung von Ambiguität (siehe Kapitel 1). Die »Vier Aufgaben« – so die Umformulierung von S. Batchelor der »Vier edlen Wahrheiten« – lauten damit:

A Erkenne das Leiden und nimm es an, verstehe es vollständig.

B Lass das Verlangen los, das in Reaktion auf das Leiden entstanden ist. Das vollständige Verstehen selber führt zum Loslassen des Verlangens.[5]

C Erfahre das Abklingen und Vergehen des Verlangens.

D Dies ermöglicht und erlaubt dann, den Achtfachen Pfad zu kultivieren (S. Batchelor, 2012, S. 99). Hier ist Batchelor in weiter Übereinstimmung mit Suzukis zitierten Aussagen.

Jullien beschreibt in dem schon erwähnten Buch »Die stillen Wandlungen« einen ähnlichen Grundgedanken, den er in dem Kapitel »Flüssigkeit des Lebens« genauer ausführt. Zum einen beschreibt er die Polaritäten, die dem chinesischen komplementären Denken (z.B. des Yin und Yang) entsprechen, wonach die Gegensätze immer ihr Gegenteil im Keim enthalten – etwa wenn er Heraklit zitiert: »Und es ist immer ein und dasselbe, was in uns wohnt: Lebendes und Totes und Waches und Schlafendes und Junges und Altes. Denn dieses ist umschlagend jenes und jenes zurück umschlagend dieses« (Jullien, 2011, S. 104); gleichzeitig geht es aber auch um die Rolle der Sprache mit ihren Begrenzungen, da die Bestimmungen der Sprache niemals mit den Dingen übereinstimmen, aber durch gerade diese Bestimmung die Idee des Seins festigen. Die Schwierigkeit, das Leben in seiner Flüssigkeit, in seinem Prozess zu denken, hänge damit nicht mit unserer Wahrnehmung der Dinge selbst zusammen, sondern der der Bestimmungen, »mit denen unser Geist vorgibt sich ihrer zu bemächtigen und die er gern erstarren lässt« (Jullien, 2011, S. 108). Und seine Schlussfolgerung, mit der er sich dann der Begrifflichkeit der Zeit nähert:

> »Die Wandlungen (Umkehrungen) sind in viel hinterhältigerer und durch-

5 Diese beiden ersten Schritte kann man auch in der Dynamik von Zulassen und Loslassen im Gegensatz zum Loswerden beschreiben: die mit dem Lebensfluss unvermeidlich verbundenen negativen Emotionen zulassen im Sinne von Wahrnehmen, Bemerken, Betrachten, ja Studieren, sich aber nicht an sie zu fixieren, sondern sie umzuwandeln, sie loszulassen, aber nicht zu verdrängen: Das wäre die Essenz der beiden ersten Schritte der »Vier«, die es gälte, psychodynamisch präziser zu fassen.

> triebenerer Weise schweigend, als sie mit unserem Gebrauch der Sprache zusammenhängen: da wir die entgegengesetzten Bestimmungen voneinander isolieren, jede in ihrer Definition blockieren und in ihrem Wesen verfestigen; weil wie die »Jugend« und das »Alter« und die »Schwäche« oder das »Leben« und den »Tod« voneinander getrennt halten, und weil sich, unter dem, was nicht mehr als erstarrte Bestimmungen sind, der Übergang vom einen ins andere entzieht- und wir wieder einmal mit leeren Händen dastehen« (Jullien, 2011, S. 113).

Was bislang nicht beschrieben ist, wie man diese »Vier« aus psychoanalytischer Sicht beschreiben könnte. Hier ein erster Versuch:

1. Die Annahme des Leidens erfordert einige psychologisch beschreibbare Fähigkeiten, die sich vor allem auf die Affektivität beziehen lassen. Man würde heute wohl von einer Affektreifung und Affekteigenregulierung sprechen. Die negativen Affekte, die Ausdruck des Leidens sind, müssen wahrgenommen und erst einmal ohne zu starke Abwehr ausgehalten werden (wie etwa Verleugnung, Projektion und Spaltung).
2. Das Loslassen des Verlangens impliziert sowohl eine Erkenntnis (dass nämlich eine Verbindung zwischen dem Leiden und dem Verlangen besteht) als auch eine Des-Identifizierung, die gerade darin besteht, die auftauchenden Wünsche nicht befriedigen zu müssen. Impliziert darin ist auch ein Maß der Frustrationstoleranz, da ja die Wünsche gespürt werden, aber auf sie verzichtet werden kann. Dieser Verzicht impliziert aber wohl gleichzeitig eine Form der Trauerarbeit, sich also von unerfüllbaren oder sogar leidvollen Wünschen zu trennen.
3. Die Erfahrung der Wirksamkeit setzt wiederum einen Erkenntnisprozess voraus: Es ist die erlebte Einsicht im Sinne einer emotionalen Einsicht, dass die eigenen Wünsche tatsächlich ursächlich mit dem eigenen Leidenszustand in Verbindung stehen.
4. Diese emotionale Einsicht führt schließlich zu einer intentionalen Entscheidung, nämlich eine Praxis aufzunehmen, die als ein lebenslanger Übungsweg verstanden werden kann. Hier ist also Absicht, Konstanz, Wille, Entschiedenheit gefragt.

Diese kurzen Überlegungen zeigen, dass die Praxis der »Vier« psychologische Voraussetzungen erfordert, die man aus psychoanalytischer Sicht für ein entwickeltes und wenig gestörtes Ich-Selbst der Person annimmt. Diese Überlegungen sind wichtig, wenn man sich klar machen muss, warum buddhistische Praxis ebenso wie psychoanalytische Praxis auch scheitern kann, was eben mit der psychischen Struktur der Person zusammenhängt. Es wäre auch noch einmal genauer zu untersuchen, inwieweit die »Vier« in der Formulierung von Batchelor nicht auch Anwendung finden könnten für die psychoanalytische Situation: Auch diese untersucht das Leiden des Patienten (bzw. weitergehend des analytischen Paares), sie stellt die Verbindung mit den Wünschen her (die ja in der Übertragung zum Analytiker in bestimmten Anteilen unerfüllt bleiben müssen), lässt aber auch die Erfahrung zu, dass ein Verzicht, eine Des-Identifizierung langfristig das Leiden verringert und bestärkt den Analysanden, den analytisch-reflexiven Übungsweg weiter zu gehen. Diese vorläufigen Überlegungen werde ich am Ende des Aufsatzes noch einmal aufgreifen.

Die psychoanalytische Perspektive I: Freuds Arbeit über die Vergänglichkeit

Wie lässt sich nun diese skizzierte buddhistische Auffassung aus psychoanalytischer Sicht noch genauer kommentieren? Es ist wenig bekannt, dass Freud eine kleine, aber eindrucksvolle Arbeit über das Thema der Vergänglichkeit geschrieben hat. Ansonsten finden sich nicht viele Arbeiten, die sich direkt auf das Thema des Wandels und der Vergänglichkeit beziehen. Eine Ausnahme stellt eine Tagung der DPV im Jahre 2010 dar, die ausdrücklich der Vergänglichkeit und der Beschleunigung der Zeit gewidmet war (Teising et al., 2010). Ich werde hier kurz auf die Arbeit von Freud eingehen und werde später noch einige Anmerkungen zu anderen Arbeiten der DPV-Tagung machen.

Auf einem Spaziergang mit einem Freund, so schreibt Freud in seiner Arbeit, klagt dieser über die Vergänglichkeit der schönen Natur und der Kunst, unserer Empfindungswelt und der Welt draußen, die alle ins Nichts zergehen sollten. Freud beschreibt zwei typische Reaktionen auf diese Erfahrung: die des schmerzlichen Weltüberdrusses und die der Auflehnung gegen die behauptete Vergänglichkeit. Also auch hier ein Konflikt zwischen Verzweiflung und Auflehnung mit dem Glauben oder der Hoffnung an eine Dauerhaftigkeit. Sogleich deutet Freud dies als einen Konflikt zwischen Wunsch- und Realitätsdenken. Aber Freud stellt die pessimistische Sicht nicht nur infrage, sondern plädiert sogar für die Wertsteigerung gerade durch die Tatsache der Vergänglichkeit.[6] Und Freud stellt auch fest, dass es offenbar Unterschiede in der Bewertung dieser basalen Tatsache gäbe. Hier führt nun Freud einen sehr wichtigen Gedanken ein, der auch eine psychoanalytische Vertiefung dieses grundsätzlichen Problems der Vergänglichkeit ermöglicht: Es ist das Phänomen der Trauer. Dass auch das Schöne, Vollkommene, Genusshafte vergänglich sei, führe zu einem Gefühl der Trauer, das den Genuss (man könnte auch sagen: des gegenwärtigen Moments) störe. Freud: »[...] und da die Seele von allem Schmerzlichen instinktiv zurückweicht, fühlten sie ihren Genuss am Schönen durch den Gedanken an dessen Vergänglichkeit beeinträchtigt« (Freud, 1916a 1915, S. 359). Für den Laien sei die Trauer über den Verlust etwas Selbstverständliches, für den Psychologen sei sie aber ein Rätsel. Und es folgt dann ein sehr kurzer Abriss der seelischen Vorgänge bei der Trauer. Sein Fazit lautet dann: Wenn die Trauerarbeit geleistet ist, also

> »[w]enn sie auf alles Verlorene verzichtet hat, hat sie sich auch selbst aufgezehrt, und dann wird unsere Libido wiederum frei, um sich, insofern wir noch jung und lebenskräftig sind, die verlorenen Objekte durch möglichst gleich kostbare oder kostbarere neue zu ersetzen« (Freud, 1916a 1915, S. 361),

dann wird die Wertschätzung des Lebens nicht durch seine Vergänglichkeit wirklich ernsthaft leiden. Hier kommt etwas zusammen, was den Kern meiner Überlegungen berührt: Das wirkliche Anerkennen der Vergänglichkeit (also die Notwendigkeit der Leidüberwindung aus buddhistischer Sicht) ist an bestimmte, psychologisch zu beschreibende Elemente der Persönlichkeit gebunden. Als einer der zentralen Faktoren nennt Freud hier die »Fähigkeit zum Trauern«, die ein komplexer psychologischer Prozess ist, der oft genug beispielsweise durch Affektabwehr und andere

6 Hier finde ich ein Zitat bei Elberfeld, der die japanisch-buddhistische Rezeption der Vergänglichkeit als traurig-froh – im Gegensatz zur indischen – beschreibt und einen Text zitiert, der zu dieser Freud'schen Formulierung passt: »Würde man nicht hinschwinden wie der Tau aus dem AdashiFeld und nicht flüchtig vergehen wie der Rauch auf dem Toribe-Berg, sondern ewig leben – wie könnte man da die zaubervolle Melancholie erfassen, die in allen Dingen webt? Gerade ihre Unbeständigkeit macht die Welt so schön und wunderbar« (zit. bei Elberfeld, 2004, S. 80).

Abwehrmechanismen (etwa die Verleugnung des Verlustes, die Wendung der Enttäuschungsaggression gegen die eigene Person etc.) erschwert ist. Deutet man die von Batchelor umformulierten »Vier« aus psychoanalytischer Perspektive – so der erste Punkt: Nimm das Leiden ganz an! –, so könnte man weitere Fähigkeiten beschreiben, die für eine Akzeptanz der Vergänglichkeit notwendig sind: eine bestimmte Affektreifung, Fähigkeit zum Verzicht, Frustrationstoleranz, Des-Identifizierung, emotionale Einsicht in die eigene subjektive Verfassung. Allerdings sind dies alles Funktionen, die als Voraussetzung für eine normale Trauerreaktion angesehen werden können. Betrachtet man aus dieser Perspektive die meditative und die psychoanalytischen Praxis, so könnte man sie als eine Praxis der Bewältigung und Akzeptanz von Wandel und Vergänglichkeit ansehen: als einen Übungsweg, der eine Trauerarbeit impliziert, die dem Menschen als Entwicklungsschritt grundsätzlich auferlegt ist.

In diesen Zusammenhang reihen sich auch die Überlegungen des Philosophen Elberfeld ein, der mit dem von Heidegger entlehnten Begriff der Grundstimmung[7] eine wesentliche Differenz zwischen dem westlichen und dem östlichen (hier: dem buddhistischen) Philosophieren aufzuzeigen versucht. Dabei unterscheidet er zwischen der Grundstimmung des Staunens, das er im griechischen Philosophieren beschrieben findet, und der Grundstimmung der leidenden Trauer, die er für das buddhistische Denken und den buddhistischen Weg zentral hält. Von Relevanz ist hier die Ausführung Elberfelds zur ersten Wahrheit der »Vier«: »Die Grunderfahrung, die sich durch sein (Buddhas)Schlüsselerlebnis realisiert, ist keine Verwunderung über das Sein der Welt im Ganzen, sondern vielmehr ein tiefes Trauern über die Nichtigkeit und Vergänglichkeit aller weltlichen Zusammenhänge, die, selbst dann, wenn sie zu-

7 Grundstimmungen sind nach Heidegger Grundstimmungen des Daseins, sozusagen präreflexive Erfahrungs- und Stimmungsstrukturen, aus denen sich philosophische Ergriffenheit und Begrifflichkeit erhebt. Nach Heidegger sei jedes philosophische Verstehen ein »gestimmtes Verstehen«. Die Psychoanalyse kennt diesen Begriff der Grundstimmung nicht; man kann die Grundstimmung aber auch aus der psychoanalytischen Perspektive betrachten: Basis für die Grundstimmung ist die dem Menschen grundlegende Emotionalität (Trauer, Freud, Ärger, Angst etc.), die insofern präreflexiv ist, weil sie vor jeder Sprachentwicklung bereits gegeben ist. In dem Begriff der Grundstimmung fehlt die entwicklungspsychologische Dimension, also wie sich diese beim Kind entwickelt. Das Lust-/Unlust-Prinzip wäre dann eine Art Regulator, der positive Emotionen sucht und negative Emotionen zu vermeiden trachtet.

nächst als glücklich erscheinen, vergehen müssen. Die Grundstimmung des Leidens bzw. des leidenden Trauerns über die radikale Endlichkeit aller weltlichen Zusammenhänge führt vermutlich zu anderen Wegen des Denkens als die Verwunderung über das, was ist. Der Verwunderte will mehr wissen und zur Schau des Ganzen gelangen. Die leidende Trauer führt dagegen zur Frage nach dem Warum der Vergänglichkeit und nach möglichen Auswegen aus der grundsätzlichen Situation dieser Nichtigkeit« (Elberfeld, 2004, S. 66). Hier wird der unterschiedliche Ursprung des philosophischen Nachdenkens beschrieben, der nicht nur zu unterschiedlichem Denken, sondern auch eine unterschiedliche Lebenspraxis begründet; daher spricht Elberfeld auch beim Buddhismus von einer transformativen Phänomenologie im Gegensatz zur deskriptiven und hermeneutischen der westlichen Philosophie. Die psychoanalytische Perspektive erforscht dagegen eher die Voraussetzungen und Folgen beim Einzelnen, die dazu führen können, sich mit dem »Wandel zu verbinden« (ebenfalls nach einer Formulierung von Elberfeld) anstatt diesen zu verleugnen und angstvoll zu bekämpfen. Dabei dürfte die »Fähigkeit zum Trauern« oder auch »Unfähigkeit zum Trauern« für die grundlegende Verarbeitung und Akzeptanz der Vergänglichkeit eine zentrale Rolle spielen, für die im psychoanalytischen Denken zentrale Konzepte entwickelt wurden, die die strukturellen und genetischen Aspekte der Persönlichkeitsentwicklung berühren

Freuds Arbeit »Trauer und Melancholie« (1916–1917g 1915) ist in diesem Zusammenhang von Bedeutung. Er unterscheidet darin die normale Trauer von der Melancholie als einem krankhaften Zustand. In beiden Fällen liegt jedoch ein Verlust zugrunde, auf den mit diesem Traueraffekt (man würde heute sagen: depressiver Affekt) reagiert wird. Verweist der Verlust jedoch nicht immer auf die Vergänglichkeit (des Liebesobjektes, der Liebe, des Ideals)? Etwas verschwindet oder wird endgültig zerstört, während im Wandel sich etwas verändert, transformiert wird. So trauert man bestimmten Gedanken, Ereignissen, Erlebnissen und Gefühlen nicht dauerhaft nach, weil sie ersetzt, umgewandelt werden in neue Gedanken, Erlebnisse etc. Erst die Drohung, dass es keine Gedanken, Gefühle und Erlebnisse mehr geben kann, konfrontiert direkt mit der Vergänglichkeit. Freud beschreibt dann die normale Trauerarbeit, die darin besteht, die Libidoposition (also die Bindung an das Objekt) aufzulösen, also an jeder einzelnen Erinnerung gleichsam durchgeführt. Dies findet in der Polarität von Lust- und Realitätsprinzip statt: Der Verlust muss realisiert werden und die Wünsche an das Objekt aufgegeben werden. Diese Trauerarbeit (das Auflösen der Bindungen an das verlorene Objekt) erklärt auch die Einschränkung des Ichs, die sich in der Interesselosigkeit und der Hemmung zeigt. Diese normale Trauerarbeit stellt Freud nun die Melancholie gegenüber (heute würden wir von einer schweren Depression sprechen). Den Unterschied sieht er vor allem in der Herabsetzung seines Ich-Gefühls bzw. einer großartigen Ich-Verarmung, die bis zum moralischen Kleinheitswahn gehen kann. Der Schlüssel des Krankheitsbildes der Melancholie ist für Freud die Rolle des Über-Ichs und das Verständnis der Selbstanklagen als Anklagen gegen das verlorene Objekt. Geht es nicht im Grunde um die Frage, wann ein Verlust mit einer normalen Trauer und wann ein Verlust mit einer pathologischen Trauer oder Depression beantwortet wird? Wie ließe sich das auf das Thema der Vergänglichkeit beziehen? Der ewige Wandel vollzieht sich ja in der Regel als stiller Wandel (d.h. die Vergänglichkeit wird nicht ständig wahrgenommen und realisiert, und damit auch nicht als Verlust gedeutet); erst bestimmte Ereignisse lassen die Tatsache der Vergänglichkeit hervortreten, in der Regel eben wieder als Verluste (Objektverlust, Enttäuschungen, Ent-Idealisierungen etc.). Dann entscheidet sich, ob dies betrauert werden kann (als Anerkennung der Vergänglichkeit im Sinne einer Realitätsprüfung), abgespalten werden muss oder eine depressive Reaktion im krankhaften Sinne hervorruft. Bei der Melancholie beschreibt ja Freud die besondere Rolle des Ichs: Das Ich ist gekränkt, es hat eine bestimmte Form der Objektbeziehung, nämlich eine narzisstische Form, die Enttäuschung führt zu einer Identifizierung (der berühmte Satz: Der Schatten des Objektes fiel so auf das Ich ...), die Selbstkritik ist eigentlich eine Objektkritik. In der Beschreibung der melancholischen Verfassung des Ichs geht es also um eine Beschreibung, die gerade den Weg zur normalen Trauer verstellt, was man als Unfähigkeit zu trauern beschreiben könnte. Das wäre also wichtig, hier noch einmal festzuhalten: eine regressive Verfassung des Ichs, eine narzisstische Objektwahl, eine hochgradige Ambivalenz, die starke Identifizierung mit dem verlorenen Objekt und eine massive Verstärkung des oralen Begehrens. Ist damit nicht auch eine Schwäche des Ichs impliziert, das durch den Verlust weiterhin geschwächt wird, sogar sich in seiner Existenz bedroht fühlt (die eigene Nicht-Existenz in der Abhängigkeit vom Objekt spürt) und so den Versuch unternimmt, das fragile Ich-Selbst zu stabilisieren, wenn auch auf die gewöhnlich masochistische Art des Selbstangriffes? Im Selbstmord kommt es ja dann nicht selten zur aktiven Beseitigung des Selbst.

Die psychoanalytische Perspektive II: Einige moderne Arbeiten zur Thematik

Bevor ich den Versuch mache, die buddhistische und die psychoanalytische Perspektive noch weiter aufeinander zu beziehen, möchte ich noch exemplarisch für den relativ aktuellen Stand der Diskussion einige Arbeiten moderner Psychoanalytiker erwähnen. Die DPV-Tagung 2010 in Bad Homburg hatte als Thema »Leben und Vergänglichkeit in Zeiten der Beschleunigung«. In vielen Vorträgen wurde dort zusammengetragen, was die Psychoanalyse zu diesem Thema zu sagen hat. Ich mache hier nur einige Anmerkungen: Von vielen Vortragenden wurde die kleine Arbeit von Freud über Vergänglichkeit erwähnt. Auch tauchte immer wieder das Spannungsfeld zwischen zeitgebundenem Realitätsprinzip und zeitlosem Unbewussten als grundlegende Dichotomie auf; dieses Spannungsfeld zeige sich beispielsweise in jeder Analysestunde, in der es auch um die Bearbeitung der Vergänglichkeit ginge. Auch gab es in vielen Vorträgen Verweise auf Literatur und Musik, die wie schon erwähnt, die Omnipräsenz der Thematik belegen. Immer wieder tauchte die von Freud aufgeworfene Frage nach der Fähigkeit auf, sich mit den schmerzhaften Erfahrungen von Verlust und Trennung trauernd auseinanderzusetzen. »Im Prozess der Trauer bildet sich so in einschneidender Weise das Bewusstsein der Vergänglichkeit heraus«, wie es Angelika Staehle formuliert (Staehle, 2010, S. 19). Im Gegensatz zu den Freud'schen Überlegungen in »Trauer und Melancholie« erwähnt sie aber auch einen Brief von Freud an Ludwig Binswanger, in dem die Einzigartigkeit und Unersetzbarkeit des Liebesobjektes anerkannt wird. In jedem Fall geht es zentral um die Beziehung von Vergänglichkeit und Trauer. Melanie Klein hat diese Thematik in der Konzeption einer depressiven Position formuliert, wobei für sie das Charakteristische der Trauerarbeit der Wiederaufbau der inneren Welt sei. Auch die Arbeiten von Bion und Winnicott werden erwähnt, nämlich die Wichtigkeit der Repräsentation des Objektes in der inneren Welt. Immer wieder wurde die Frage gestellt: Wie kann der Mensch den unvermeidlichen Wechsel von An- und Abwesenheit als Ausdruck des permanenten Wandels ertragen? Für die psychoanalytische Situation wurde dabei die Beständigkeit des Rahmens betont: »Es ist die Beständigkeit, Verlässlichkeit und Belastbarkeit des Analytikers, auf deren Grundlage neue Beziehungserfahrungen vermittelt und dann verinnerlicht werden« (Staehle, 2010, S. 22). Hier wird also eine basale Dynamik von An- und Abwesenheit und ihre Bewältigung durch eine äußere oder innere Struktur mittels des Prozesses der Verinnerlichung angedeutet, die auf eine dem Leben inhärente Polarität verweist, nämlich von Wandel und relativer Dauer – oder sollte man hier für Dauer lieber von Präsenz sprechen?[8]

In einigen der Vorträge wurden ausführliche Fallbeispiele dargestellt, die sich mit dieser Thematik von Vergänglichkeit, Verlust, Trennung und Tod auseinandersetzten. Bei den vorgestellten Patienten handelte es sich sowohl um Kinder als auch um Adoleszente, Erwachsene und alte Menschen. Dies zeigt noch einmal, dass die Thematik von »Wandel« und »Vergänglichkeit« ein Lebensproblem und keineswegs spezifisch für eine Lebensphase ist. Im Gegensatz zum buddhistischen Denken wird nun in diesen psychoanalytischen Überlegungen der entwicklungspsychologisch-biografisch-relationale Aspekt besonders deutlich. In der Dynamik von An- und Abwesenheit, in der sich »Wandel« und »Vergänglichkeit« manifestieren, lässt sich für den Menschen nachweisen, wie wichtig es für das Kind, aber wohl auch für den Menschen grundsätzlich ist, dass der Mangel in Form von Abwesenheit von einem anderen, einer dritten Person, geteilt wird. In der gleich noch zu besprechenden Arbeit von Durban formulierte dieser Autor einen zentralen Punkt: »In der Psyche des Kindes sind die Eltern die potenziellen Verkörperungen des Todesobjektes und gleichzeitig seine Widersacher. Deshalb ist es von entscheidender Bedeutung, wie die innere Beziehung der Eltern (und natürlich auch des Psychoanalytikers) zum Tod beschaffen ist« (Durban, 2010, S. 292). Ich werde später darauf zurückkommen, weil dies ein Beispiel für die Erfahrung mit dem Wandel ist, denn Abwesenheit drückt die Wandelbarkeit des Objektes aus, was dann erträglich wird, wenn dies mit einem Dritten geteilt werden kann. Auch die menschliche Entwicklung selbst ist Wandel und wird als Wandel wahrgenommen. Es wurde betont, dass es in der Entwicklung – die man als Leben und Vergänglichkeit bezeichnen könnte – immer den Wandel und die Kontinuität gibt, also diese schon erwähnte Polarität. Krisenhafte Übergangsphasen in der Entwicklung sind Auseinandersetzungen mit

8 Diese Polarität von An- und Abwesenheit wird auch von Jullien in seinem Buch *Philosophie des Lebens* herausgestellt. Das erste Kapitel dieser Arbeit hat den Titel: »Anwesend sind sie abwesend«, ein Zitat von Heraklit, in dem Schwierigkeiten der Menschen angesprochen werden, sich mit dem Wandel zu verbinden, sondern immer wieder zu versuchen, die Einmaligkeit der Begegnung aufzubewahren, zu prolongieren, haltbar machen zu wollen (Jullien, 2012).

Wandel und Vergänglichkeit, mit Destabilisierung und Integration (von Klitzing, 2010).

Gabriele Junkers untersuchte die Rolle und Bedeutung der Vergänglichkeit für den Analytiker. Sie sprach durchgehend vom Analytiker-Sein, postulierte eine grundlegende Verletzlichkeit als Quelle der Berufsmotivation und der Notwendigkeit, daraus ein »Arbeitsinstrument« zu entwickeln. Sie beschrieb dann die Schwere des Berufes und den daraus erwachsenen Selbstzweifeln und der Überzeugung, als Analytiker keinen guten Job zu machen. Daher betonte sie auch die Wichtigkeit, eine stabile analytische Haltung zu entwickeln. Sie unterschied zwischen der Hingabe und der Leidenschaft für die Psychoanalyse. Leidenschaft könne Zustand von Idealisierung und Allmacht sein, der Verlust und Trennungsgefühle aufheben kann und die Angriffe der Vergänglichkeit abzuwehren erlaube. Junkers betonte auch, wie Vergänglichkeit in jeder analytischen Stunde erlebt werde. Leidenschaftliche Hingabe habe also positive Aspekte, aber auch negative, wenn sie zur Abwehr von Trennungsängsten und Vergänglichkeit missbraucht werde, die dann im Dienste der Verleugnung der »facts of life« dienten. Sie beschäftigte sich dann besonders mit dem Alter des Analytikers, das sie durch die Vergänglichkeit als Angriff auf Leben und Arbeit des Analytikers begreifen will. Sie verwendete ein schönes Zitat von Cicero, der vier Gründe anführt, warum das Altern von vielen Menschen als Unglück erlebt werde: 1. Die Reduktion der Sinnesfreuden; 2. Der Rückgang der Möglichkeiten großer Leistungen; 3. Die Entkräftung des Körpers und 4. Die Konfrontation mit dem Tod. Wichtig erschien auch die Thematisierung der Vernichtungsangst, die einem frühen Entwicklungsstadium zugehört und die früheste Angst darstellt. Nach Junkers zeigt sich die Konfrontation mit Vergänglichkeit auch für den Analytiker in diesen drei Bereichen: Verluste von Menschen, von Idealen und von körperlicher Integrität. Junkers vertrat und vertritt die These, dass es vielen Analytikern besonders schwer falle, diese notwendige Arbeit am Alterungsprozess wirklich zu leisten. Dies hinge auch mit der Natur der analytischen Situation zusammen, die potenziell unendliche Dauer, aber auch die Kontinuität der Behandlungen und die gleichförmigen Wiederholungen. Junkers sprach schließlich auch über die »leere Couch«, also den Moment des Abschieds von der beruflichen Tätigkeit. Sie fragte, welche körperlichen und auch seelischen Veränderungen im Alter es sein könnten, die die schwierige innere Arbeit des Analytikers erschweren und verhindern, dass der Analytiker seine Funktionen noch angemessen ausüben kann. Sie nannte zwei

Beispiele von alternden Analytikern: ein Beispiel einer schweren körperlichen Erkrankung und einer demenziellen Entwicklung. Sie schilderte ein drastisches Beispiel, in dem der Analytiker nach einer Krebserkrankung dekompensierte und nicht mehr professionell handeln konnte, dies aber selbst massiv verleugnete. Es geht offenbar um die Akzeptanz und Verarbeitung der eigenen Vergänglichkeit, die in solchen Beispielen scheitert (dieser Kollege war ein »leidenschaftlicher« Analytiker, der nicht viel anderes als die Psychoanalyse hatte). Bei Krankheiten gerade von Analytikern, die ja immer an die Vergänglichkeit erinnern, wird von Kollegen nicht selten eine »unvollständige Analyse« vermutet – als Ausdruck der Überschätzung der Psychoanalyse gegenüber den Realitäten des Lebens. Junkers ging auch noch auf das Problem der Vergänglichkeit in der Institution ein: die Überalterung der analytischen Institute und erwähnte in diesem Zusammenhang die häufige Verleugnung von Sterben und Vergänglichkeit unter Analytikern; so gäbe es zum Beispiel keine Altersgrenzen für die Ausübung der analytischen Tätigkeit!

Tod und Vergänglichkeit in der Arbeit von Durban

Erwähnen möchte ich schließlich noch eine sehr eindrucksvolle theoretisch-klinische Arbeit, die der israelische Psychoanalytikers Joshua Durban auf der erwähnten DPV-Tagung vorgetragen hat; er ist auch Zen-Buddhist in koreanischer Tradition. Sein Thema war der Zusammenhang von Vergänglichkeit und Tod und auch er begann mit einem literarischen Zitat von Proust aus »Die wiedergefundene Zeit« (10. Band), in dem die Idee des Todes eine unaufhörliche Gesellschaft darstelle wie der Gedanke an das eigene Ich. Durban untersuchte in dieser Arbeit die unbewusste Beziehung zum Tod, »die der Anerkennung von Vergänglichkeit« zugrunde liege. Die Anerkennung des Todes und seine Verleugnung sei ein grundlegender Konflikt, der sich auch in Fantasien von der Überwindung des Todes zeige (durch Wissenschaft, das Weiterleben durch die eigenen Kinder, den eigenen Werken etc.). Durban nannte die Begegnung von Kindern mit dem Tod die »Endszene« – im Gegensatz zur Ur-Szene. Auch das Kind mache also von früh an Erfahrungen mit Vergänglichkeit und Tod. Erwähnenswert erschien Durban in Freuds erwähnter Arbeit über die Vergänglichkeit, dass der Tod als Begriff nicht erwähnt werde – für Durban ein Spiegel unserer eigenen Verleugnung des Todes. Das Zusammenspiel von Anerkennung, Verleugnung, Ambivalenz und Spaltung kennzeichne nach Durban die psychoanalytische Perspektive auf den Tod. Er fragte, ob dies mit Freuds Deutung der Todesangst als sekundäre Angst zusammenhänge. Der neue und besonders interessante Aspekt seiner Arbeit bestand in der Frage, wie denn der Tod psychisch repräsentiert werde. Wenn ich ihn richtig verstehe, sprach er sich also für eine Repräsentanz des Todes im Unbewussten aus. Hier erwähnte er den Zen-Buddhismus, der sich der Todesleugnung direkt entgegenstelle: Zen lehre die direkte Konfrontation mit Tod und Sterblichkeit, wie ich bereits in dem Kommentar zu Suzukis Ausführungen beschrieben habe. Die Akzeptanz ermögliche die Würdigung des Lebens, aber notwendig sei dazu, das Festhalten an den Wünschen aufzugeben (siehe die »Vier Edlen Wahrheiten«, auf die ich Bezug genommen habe). Aber welche bewussten Gedanken und Bilder sind nun mit dem Tod verbunden? Durban zählte die Folgenden auf: 1. Angst vor körperlichen Schmerzen; 2. Angst vor seelischen Schmerzen; 3. Verlust wichtiger Beziehungen; 4. Gefühl von Bedeutungslosigkeit; 5. Angst, keine Identität zu haben; 6. Bedeutungsverlust, Verlust des Denkens und des Sinns. Die Vergänglichkeit müsse durchgearbeitet und bedacht werden mittels der Verarbeitung paranoider und depressiver Ängste, was immer nur unvollkommen geschehen könne. Es handele sich aber um eine bedeutsame psychische Leistung. Die zentrale These von Durban lautete, dass der Tod in unserer unbewussten Fantasie eingeschrieben werde, und zwar als »Todesobjekt«, das aus »Todesäquivalenten« bestehe. Diese wurden folgendermaßen beschrieben: Trauma der Geburt und des Hungers, Fehlen von Liebe oder Liebesverlust, Versagung, innere Destruktivität, Spaltung, scheiternde Transformation, eigene Krankheiten, Objektverlust, Prozesse des Alterns und das Alter, vorzeitige Trennungen, der Tod der Eltern, Zerfall der Identität, fehlendes Halten und Containment, Formen psychischer Isolation, Beziehungslosigkeit etc. Der Tod selbst wird als stummer Hintergrund erlebt, als unheimliche Präsenz, das Todesobjekt werde allerdings in der Regel personifiziert und belebt. Personen werden als Repräsentanten des Todes angesehen, etwa die Frau, die einen in den Tod treibt oder aber auch Personen, die einen vor dem Tode schützen können. Als Beispiel erwähne ich einen eigenen Patienten, der in der Analyse einmal sagte: »Solange ich bei Ihnen in Analyse bin, werde ich nicht sterben«. Todesäquivalente sind also die Erfahrungen, die für den Tod und die Vergänglichkeit stehen oder auf ihn hinweisen: das Todesobjekt, das aus Todesäquivalenten besteht. Das Todesobjekt (zu dem das Subjekt eine Art Beziehung aufnimmt), gebe der namenlosen Angst eine Bezeichnung, eine Form. Gehört zum Todesobjekt dann die Angst vor dem Tod, ein Alarmsignal, um das Leben zu erhalten? Es werde eine Repräsentanz für den Tod gebildet, zu dem das Subjekt eine Beziehung eingehen kann, eine obsessive, repetitive, zwanghafte, sadomasochistische etc., aber gleichzeitig mit der Möglichkeit, die Angst zu kontrollieren oder zu binden. Das Todesobjekt hängt mit der Angst zu sterben oder dem Wunsch zusammen. Der Tod ist ja prinzipiell unvorstellbar, eine Form des Nichts, ihm werde durch das Todesobjekt eine Form gegeben, man kann sich darauf beziehen, mit den eigenen Fantasien aufladen, es kontrollieren. Durban sprach von Thanatisierung, wenn das Todesobjekt das tyrannische, verfolgende böse Objekt einer pathologischen Organisation wird. Dies sei der Mechanismus: den Tod durch den Tod töten. Ich werde später noch einmal auf diese Überlegung zurückkommen, nämlich den Hass auf die Lebendigkeit, die ja unvermeidlich mit dem Tod bzw. der Vergänglichkeit verbunden ist. Solche Entwicklungen entstehen, wenn das Subjekt ein haltendes Containment verliert. Hier ergibt sich eine Verbindung zur Frustration durch das abwesende Objekt, das mit der Erfahrung der Nicht-Existenz verbunden wird, und wie Bion beschrieben hat, einen Neid und Hass auf die Existenz auslöst. Der Tod als Todesobjekt könne aber auch als Erlöser oder Nirvana gedacht oder repräsentiert werden; nämlich als Aufhören aller Schmerzen und Verluste. »Doch anders als das echte Nirvana oder die Erleuchtung erzwingt dieser Todesschlaf, dieses falsche Nirvana, extrem destruktive Angriffe auf das Fühlen, Denken und die Bezogenheit; das Ergebnis sind Geist- und Gefühllosigkeit, Paralyse und Erstarrungszustände« (Durban, 2010, S. 288). Bei den schweren Fällen, die den Tod und die Vergänglichkeit so abspalten und abwehren, käme es auch zu extremen Formen der Veränderung des Zeitgefühls: Diese Patienten seien absolut unfähig, sich mit Veränderungen zu konfrontieren.

Durban setzte sich auch mit der Frage nach der Todesangst und dem Todestrieb auseinander und erwähnte eine Arbeit von Money-Kyrle: Dieser äußerte Zweifel an der These, dass die Kastrationsangst die eigentliche Quelle der Todesfurcht sei. Warum, so frage Money-Kyrle, beschäftigen sich alle Religionen so intensiv mit dem Tod bzw. mit der Unsterblichkeit? Warum das Streben nach Dauer – in Bezug auf unsere Leistungen, Kunst, Familie, Erinnerungen etc.? Und die Frage nach dem Todestrieb? Diese Frage sei bedeutsam für das Problem des Scheiterns der Akzeptanz von Wandel, Vergänglichkeit und Tod. Wenn man mit David Bell den Todestrieb als Ausdruck von: 1. Angriffen auf das Denken und die Wahrnehmungsfähigkeit durch Realisierung von Begrenztheit und Behinderung, 2. Anstreben von abtötender Passivität, Vernichtung von Selbst und Objekt und 3. Angriffen auf Entwicklung, Erhalten einer bestimmten Form von Paralyse ansieht, könnte man mit Durban zur Aussage kommen, dass das »innere Todesobjekt« eine Art doppeltes Netz auswerfe: Einerseits bedroht es das Subjekt mit dem Verlust der Existenz, ruft Lähmung hervor, führt zum Verlust der Fähigkeit, zu fühlen, zu leben, zu denken, eine Beziehung zum anderen aufzunehmen, vernichtet Bedeutung und Bedeutungshaltigkeit, mit dem Ziel, die Todesfurcht zu überwinden. Gleichzeitig lockt es mit Linderung von Schmerz, mit der Aufhebung der Grenzen von Selbst und anderen, Entlastung von der Bürde der Bezogenheit, einer tiefen Ruhe. Diese »Doppelfantasie« beruht nicht allein auf einer uranfänglichen Ambivalenz gegenüber Vergänglichkeit und Tod, sondern vor allem auf dem Kompromiss, den wir in Form einer gewissen Spaltung gefunden haben, die in unserer Religion, in der Kunst, Lebensweise und in der Philosophie allgegenwärtig ist: die Trennung zwischen Seele und Körper, der Erschaffung von Gespenstern und Geistern und der omnipotenten Vorstellung von Erlösung, Reinkarnation, Unsterblichkeit, von Himmel und Hölle und der Selbstverwirklichung durch den Tod« (Durban, 2010, S. 294).

Wandel und Vergänglichkeit – die buddhistische und die psychoanalytische Perspektive

Mit der Beschreibung der »Vier« – vor allem in der Version von Batchelor – und den hier kurz skizzierten Arbeiten einiger psychoanalytische Autoren sind wir ganz nah einer Berührungszone von Buddhismus und Psychoanalyse gekommen: Es ist die Betonung des Konfliktes, eines grundlegenden, dem Leben immanenten Konfliktgeschehens, das im Buddhismus auf einer existenziellen Ebene beschrieben wird; es ist die Betonung der Zentralität des Lust-Unlust-Prinzips, welches das ganze Leben von Anfang an durchzieht; seine Modifizierung durch das Realitätsprinzip, nämlich zu erkennen, wie das Leben und die Welt »wirklich« sind (z.B. eben unbeständig) und damit das Prinzip der Einsicht, nämlich in einem wirklich emotionalen Sinne Einsicht in diese Zusammenhänge zu bekommen, also zu verstehen, wie das Leben in seinen Möglichkeiten, aber auch Begrenzungen ist. Allerdings ist zu betonen, dass der psychoanalytische Kontext – insbesondere aus der Sicht der psychoanalytischen Praxis –

einen anderen Schwerpunkt setzt: Er bezieht sich ganz betont auf den Einzelnen, sein Leben als Einzelschicksal und fokussiert alle diese Fragen (also die Konflikte, das Lust-/Unlust-/Realitätsprinzip, die emotionale Einsicht) auf die einzigartige und konkrete biografisch-lebensgeschichtliche Entwicklung als Individuum und Person. Die klinische Orientierung führt dabei möglicherweise dazu, dass in der Psychoanalyse weniger die Frage des universalen Wandels als das Problem der Vergänglichkeit in ihren verschiedenen, eher negativen Manifestationen (Verlust, Trennung, Tod) fokussiert wird. Bekanntlich spielt die basale Grundannahme der Psychoanalyse von der unbewussten Natur des Seelischen, in der die Vergänglichkeit der gängigen Theorie nach nicht repräsentiert ist, eine wesentliche Rolle und begründet das formulierte »getäuschte Bewusstsein« (Freud, 1940b). In der unbewussten Wirklichkeit existieren im klassischen Verständnis der Tod, die Vergänglichkeit, die Begrenztheit, die Zeit nicht. Dieser unbewusste Bereich steht dem Körperlichen sehr viel näher als das Bewusstsein: Es handelt sich um etwas, das in der Psychoanalyse als Trieb oder Lebenstrieb bezeichnet wird, ein Trieb, der ewige, unvergängliche, dauerhafte Lust und Befriedigung sucht und erhofft und dem die bewusste Einsicht in die Natur der Existenz und der Selbst-Natur oft nur schwer etwas Wirkungsvolles entgegensetzen kann. Dies macht die erstaunliche Beobachtung verständlich, dass jeder Mensch jeden Tag, ja, man könnte auch sagen, jeden Moment die Erfahrung des ständigen Wandels und auch der Vergänglichkeit macht – das Verstreichen der Zeit, der Wechsel der Gedanken und Gefühle, das Kommen und Gehen der Gegenstände und Personen in der Welt etc. – und doch im Unbewussten scheinbar an der Ewigkeit und der Dauer festhält.

Um diesen scheinbaren Widerspruch zu erhellen, komme ich jetzt noch einmal auf die beschriebene Polarität von Wandel/Vergänglichkeit auf der einen Seite und relativer Dauer/Präsenz auf der anderen Seite zurück. Im psychoanalytischen Denken geht man von der grundlegenden Notwendigkeit der Entwicklung eines stabilen, relativ dauerhaften und an das Bewusstsein gebundenen Ichs oder Selbst[9] aus, um in der Wirklichkeit des

9 Die sehr umfangreiche Diskussion zum Begriff des Ich und des Selbst kann ich hier nicht vertiefen. Man könnte auch in einem umfassenden Sinne vom Ich-Selbst sprechen und sich dabei auf Gernot Böhme beziehen, der diesen Begriff detailliert analysiert hat: Er beschreibt das Ich-Selbst als eine grundlegende Polarität zwischen dem Teil des bewussten und sozialisierten Ichs und dem Teil des Unbewussten, leibnahen Selbst (Böhme, 2012).

alltäglichen, von Unbeständigkeit und Unverfügbarkeit charakterisierten Lebens bestehen zu können. Man spricht auch von einer psychischen Struktur, die sich in der kindlichen Entwicklung mit Hilfe komplexer Prozesse der Verinnerlichung und Externalisierung bildet und dem Menschen ermöglicht, in der von ständigem Wandel bestimmten Welt Orientierung und Halt zu finden. Mit Rudi Vermote könnte man auch vom Ich als einem GPS-System sprechen, das einer Landkarte vergleichbar als konstantes Abbild einer unbeständigen Wirklichkeit das relativ sichere Navigieren ermöglicht (Vermote, 2013). Es ist aber gleichzeitig eine immer wieder zu beobachtende Erfahrung, dass die unbewussten Wünsche nach Dauer und Ewigkeit bestehen bleiben: Man könnte also auch von einem bewussten, rationalen Ich und einem unbewussten, triebbestimmten Selbst sprechen, die in einer dauerhaften konflikthaften Spannung stehen. Das bewusste Ich mag die Tatsache der Vergänglichkeit anerkennen, das unbewusste Selbst hält aber an den ewigen Wünschen nach Dauer, Zeitlosigkeit, Ewigkeit und Unendlichkeit fest. Bei der Darstellung der »Vier« hatte ich gesagt, dass die Unbeständigkeit des Daseins der Ausgangspunkt für das Anhaften, das Begehren und damit für das andauernde Leiden ist. Es ist deutlich, dass der Buddhismus für diese Grundsituation keine entwicklungspsychologische Dimension berücksichtigt, sondern dies eher grundlegend, gleichsam anthropologisch oder existenziell beschreibt. Elberfeld formuliert dies beispielsweise in diesem allgemeinen Sinn: »Der Mensch, der mit der unumstößlichen und selbstevidenten Überzeugung von einem festen Ich sein Leben gestaltet, wird im Alltag immer wieder mit Endlichkeit und Vergänglichkeit konfrontiert, sei es seine eigene oder die anderer. Dieser Grundwiderspruch menschlicher Existenz ist Ausgangspunkt für die edle Wahrheit vom Leiden« (Elberfeld, 2004, S. 68). Diese fehlende Dimension wird aber durch die Psychoanalyse und moderne Entwicklungspsychologie eingeführt und kann damit eine wichtige Verbindung herstellen – so etwas wie ein »missing link« –, die auch mit dem zentralen Begriff des Traumas (der in der Psychoanalyse eine zentrale Rolle spielt, aber im Buddhismus praktisch nicht vorkommt) verbunden ist.

Das kleine Kind »erlebt«[10] von Beginn an in seinem Leben Unbeständigkeit, Veränderungen, Wandel: Die inneren Zustände wechseln von Entspannung und Erregung, die mütterliche Brust ist anwesend oder ab-

10 Diese Formulierung ist nicht ganz unproblematisch – vielleicht sollte man eher sagen: ist dem Wandel und der Vergänglichkeit ausgesetzt.

wesend etc. Leben ist Veränderung und Bewegung und kann von Beginn an als lustvoll, aber auch als unlustvoll und schmerzlich erlebt werden. Der Wandel ist also von Beginn an von positiven und negativen Emotionen geprägt. Der Aufbau einer psychischen Struktur erweist sich in der Entwicklung als lebensnotwendig, um in dieser sich ständig wandelnden Welt eine relative Autonomie zu erlangen und eine Orientierung zu ermöglichen. Die Eltern spielen in der Bewältigung dieser frühen Erfahrungen der »lebendigen Wirklichkeit«, die ein ständiges Pulsieren von Lust und Unlust, von An- und Abwesenheit, darstellt, eine wesentliche Rolle, da ihre Funktionen (ihre An- und Abwesenheit, ihre Fürsorge, Empathie, affektive Spiegelung etc.) durch Verinnerlichung beim Kind die so wichtige psychische Struktur des Ichs aufbauen hilft. Diesen entwicklungspsychologischen Aspekt hatten von Klitzing und auch Durban betont, etwa wenn sie davon sprachen, wie wichtig die innere Einstellung der Eltern zu Wandel, Vergänglichkeit und Tod ist. Dieses Ich und das Bild des anderen (die Selbst- und Objektrepräsentanzen) sind zwar auch veränderlich, aber doch nicht so flüchtig, wie der von Moment zu Moment strömende Lebensfluss. Daher kann man auch von relativer Dauer oder Kontinuität sprechen. Man kann vermuten, dass dieser gelingende Prozess der Verinnerlichung mit dem Aufbau einer inneren Welt aus Gefühlen, Erinnerungen, Vorstellungen etc. es dem Menschen ermöglicht, die Freuden und vor allem die Versagungen des ständigen Wandels und der Unbeständigkeit des Daseins zu tolerieren. Traumatische Situationen könnten aus dieser Perspektive frühe Erfahrungen sein, in denen das Kind vorzeitig und schutzlos mit Trennungen, Verlusten, körperlichen Eingriffen konfrontiert wird, die die Entwicklung dieser konstanten inneren Struktur in ihrem Aufbau verhindern: Es bildet sich damit kein stabiles Selbst- und Objektbild. Durban hat diese als »Todesäquivalente« beschrieben (das Trauma der Geburt, Lieblosigkeit, Objektverluste etc.). Zu frühe und nicht verarbeitbare Erfahrungen des Wandels und der Unbeständigkeit (vor allem der Objekte) können auf diese Weise das leidbringende Begehren und Anhaften überstark forcieren, sodass man neben einer gleichsam anthropologischen Neigung des Menschen, die Unbeständigkeit des Daseins durch Anhaften und Begehren zu bewältigen (und eine konstitutionell unterschiedliche Frustrationstoleranz), eine erworbene postulieren könnte, die mit frühkindlichen Erfahrungen in Verbindung steht. Hier wäre also der Traumabegriff der Psychoanalyse eine wichtige Ergänzung, ja sogar Vertiefung des buddhistischen Denkens. Damit ergibt sich eine entwicklungspsychologische, individual-spezifische Perspektive aus psychoanalytischer Sicht für die buddhistische Beschreibung der »Vier«: Das reaktive Anhaften an den Erfahrungen des ewigen Wandel der »lebendigen Wirklichkeit« wird sowohl durch konstitutionelle Faktoren (z.B. eine affektive Disposition) als auch ereignishaften Faktoren (z.B. traumatische Beziehungserfahrungen) wesentlich bestimmt und moduliert. Man könnte auch vermuten, dass es einen »mittleren Weg« zwischen Ab- und Anwesenheit gibt, der für einen optimalen Aufbau dieser lebenswichtigen inneren Struktur entscheidend ist.

Hier sei noch einmal an die Unterscheidung von Wandel und Vergänglichkeit erinnert: Wandel impliziert die Hoffnung auf eine Wiederkehr, dass sich Abwesendes wieder in Anwesendes wandelt. Vergänglichkeit konfrontiert mit endgültiger Abwesenheit. Dies kann sich grob gesprochen auf die eigene Person (dann als Ausdruck der Vernichtungsangst) oder auf die von wichtigen Beziehungspersonen und ihren Funktionen beziehen (die sich als Angst vor Objektverlust oder als Verlassenheitsangst zeigt). Beide Bedrohungen und Ängste muss das Kind in seiner Entwicklung bewältigen lernen, um mit dem Wandel des Lebens und auch der Vergänglichkeit leben zu können. Dies geschieht in der normalen Entwicklung durch den Aufbau einer inneren Ich-Selbst-Struktur, die eine relative Konstanz des Selbst- und Objekterlebens garantiert. Nach psychoanalytischer Auffassung geschieht dies vor allem durch die Erfahrungen mit einem haltenden, empathischen elterlichen Objekt, das sich selbst mit den Erfahrungen des Wandels und der Vergänglichkeit auseinandergesetzt hat. Sind die Erfahrungen mit den primären Objekten in dieser Hinsicht mangelhaft, dann wird diese Ich-Selbst-Struktur nicht optimal entwickelt und es resultieren symptomatische Probleme (z.B. Panikattacken, Depressionen, Persönlichkeitsstörungen), die Ausdruck der misslungenen Bewältigung von Wandel und Vergänglichkeit sind. Wenn wir die Akzeptanz der Vergänglichkeit mit der Trauerarbeit in Verbindung gebracht haben, so zeigt sich, dass diese für das kleine Kind nur ab einem bestimmten Alter der Ich-Selbst-Entwicklung überhaupt möglich ist: Klein hat dies mit ihrer Unterscheidung der paranoid-schizoiden und der depressiven Position beschrieben. Gleichzeitig wird man heute stärker als früher noch die intersubjektive Komponente des Trauerns beachten: ob der andere einen Resonanzraum für die Trauer des Kindes hat oder das Kind mit dem Ausdrücken der Trauer oder auch des Ärgers nicht die Bedrohung der Vergänglichkeit noch vergrößert und daher die Affekte nur abgespalten werden können.

Konsequenzen dieser Überlegungen

Wenn wir mit diesen Überlegungen noch einmal zu dem Text von Suzuki zurückkehren: Ist in seinen Ausführungen nicht auch impliziert, dass es keine dauerhafte Einsicht in alle diese Zusammenhänge gibt? Mir scheint, dass Suzuki genau dies implizit in diesem teisho zu verstehen gibt. Die Einsicht in die Selbst-Natur ist nicht dauerhaft – auch weil das Unbewusste an der Ewigkeit festhält –, sodass der Mensch immer wieder in leidvolle Situationen gerät, eine Form von ewiger Stille und Ruhe illusionär ist, dass die Akzeptanz und die tiefe körperliche Verwirklichung des Leidens und seiner Ursachen aber ein »Befreiungsweg« ist, der immer wieder beschritten werden muss. Auch Befreiung ist eben nicht ewig und dauerhaft. Und dies nun ist in der Tat auch eine wesentliche Erfahrung des Psychoanalytikers und seiner Analysanden: Auch eine gelingende psychoanalytische Arbeit befreit den Patienten nicht auf Dauer von allen leidvollen Lebenssituationen; auch die vielen Einsichten, die er im Laufe einer langen Therapie oder Analyse erreicht haben mag, können sich wieder verflüchtigen und müssen wieder erneuert werden. Es erscheint ebenfalls wie eine kaum zu leugnende Tatsache, dass Einsichten wieder durch alte Wiederholungszwänge verschüttet werden. Daher gilt sowohl für die buddhistische Praxis als auch für das psychoanalytische Denken, dass hier ein Übungsweg beschritten werden kann, der auf eine lebenslange Praxis hinausläuft – im Fall des Buddhismus die meditative und achtsame Praxis und im Fall der Psychoanalyse die der Selbstreflexion.

Von besonderer Bedeutung für den Zusammenhang zwischen den buddhistischen und dem psychoanalytischen Denken ist für mich der Satz von Suzuki: »Gefallen zu finden am Leiden ist der einzige Weg, die Wahrheit von der Vergänglichkeit anzunehmen.« Dies klingt auf den ersten Blick eher abschreckend und lässt an eine masochistische Tendenz denken, die sich auch in manchen asketischen Übungen verstecken mag. Nicht selten wird der buddhistische Weg insgesamt solcher Tendenzen verdächtigt – also im Grunde lebensfeindlicher Einstellungen. Aus einem psychoanalytischen Blickwinkel ist dieser Satz aber auch von großer Relevanz. Bezogen auf die analytische Situation – und dies spiegelt und fokussiert im Grunde das alltägliche Beziehungsleben – kann man aber sagen, dass der Analysand (und nicht selten auch der Analytiker) große Anstrengungen machen, um das in der analytischen Beziehung und Situation unvermeidlich auftauchende Unbehagen, das heißt, alle negativen Emotionen in einem umfassenden Sinne, die letztlich auf Konfrontationen mit Wandel und Vergänglichkeit zurückzuführen sind, zu verleugnen, zu vermeiden, zu rationalisieren, zu externalisieren etc. Es dauert oft ziemlich lange in vielen Behandlungen, bis das analytische Paar den Mut findet, dieses unvermeidliche Unbehagen wirklich zu fokussieren. Und lässt sich dieses Unbehagen in letzter Konsequenz nicht wirklich als Auflehnung gegen den ständigen Wandel und die Vergänglichkeit (die Begrenzung der einzelnen Stunden, das Auftauchen schmerzlicher Fragen und Erkenntnisse, der Verzicht auf lustvolle Erfahrungen, das Ausbleiben sicherer Antworten, die Begrenzung der Behandlung insgesamt, des Verstehens und der Einsichten, der Unvollkommenheit des Analytikers etc.)? Es ist immer wieder bemerkenswert, welche Anstrengungen an Beschönigungen und Selbsttäuschungen die Patienten. unternehmen, um sich vor diesem basalen Unbehagen zu schützen. Im psychoanalytischen Denken wird dies in der Regel vor allem auch als die Angst vor der eigenen Aggressivität oder Destruktivität gedeutet. Aber über die Quellen dieser Aggressivität oder Destruktivität ist man sich selten einig. Im Zusammenhang mit der Erfahrung der Vergänglichkeit könnte man zu folgendem Gedanken kommen – vielleicht im Zusammenhang mit der Psychologie der normalen Trauer und der melancholischen Reaktion auf Verlust. Gibt es in der frühen Entwicklungszeit traumatische Erfahrungen der Vergänglichkeit, entwickelt sich womöglich eine reaktive destruktive Neigung, die sich gegen das Objekt richtet, das diese Erfahrung vermittelt (die Mutter, später womöglich sogar das Leben, das ja selbst Vergänglichkeit ist). Gleichzeitig wird damit eine passive Erfahrung in eine aktive umgewandelt: Die Ohnmacht und Hilflosigkeit gegenüber der traumatischen Erfahrung wird in eine aktive Position der Macht umgewandelt, indem die Veränderung, der man unterworfen ist, selbst hervorgerufen wird (z.B. die Vernichtung des anderen oder des Lebens überhaupt). Es sei daran erinnert, dass mit dem Leiden an der Vergänglichkeit ja gerade dieses passive Erdulden oder Erfahren als strukturelles Kennzeichen verbunden ist (Bozarro, 2014). Eine solche Interpretation zeigt die möglichen Differenzen zwischen dem buddhistischen und dem psychoanalytischen Denken auf: In dem einen Fall ist es die Unwissenheit (über den Wandel und die Vergänglichkeit, die das Leiden, den Hass und die Grausamkeit hervorruft), in dem anderen Fall die unvermeidliche, triebhafte »Bösartigkeit« des Menschen (die gezähmt und zivilisiert werden muss). In dem ersten Fall wird der Analytiker nicht bei dem Unbehagen und der Destruktivität stehen bleiben, weil er dies nicht als die tiefste Schicht ansieht; in dem anderen Fall wird er annehmen, mit der Aufdeckung der destruktiven Neigung und dem Versuch der Bewältigung durch den Patienten sein Ziel erreicht zu haben. Es ist interessant, dass Suzuki in diesem Kontext sagt: »Gut ist nicht verschieden von schlecht. Schlecht ist gut; gut ist schlecht. Es sind zwei Seiten einer Münze«. Das Leiden ist gut, wenn es zur Einsicht in den Wandel und die Vergänglichkeit führt, so könnte man das auch formulieren; Hass und Grausamkeit sind nicht absolut schlecht, sondern dann gut, wenn es hilft, die Quellen aufzudecken, beispielsweise die traumatische Erfahrung der Unbeständigkeit, die Gefühle von Ohnmacht und Hilflosigkeit und dem Versuch, das passiv Erlittene durch eigene Aktivität zu bewältigen. In jedem Fall kann man sagen, dass der psychoanalytische Gesichtspunkt eine Erweiterung der buddhistischen Auffassung erlaubt, nämlich die Frage nach den Quellen der Verleugnung oder Abwehr der Einsicht in diese basale Tatsache und Wahrheit der Vergänglichkeit.

Aber muss man nicht auch für das Alltagsleben postulieren, dass die Verdrängung der Vergänglichkeit eine notwendige Überlebensstrategie ist? Wie ist es, wenn man jeden Moment an diese Wahrheit der Vergänglichkeit denkt, an den eigenen, jeder Zeit möglichen Tod oder den von Nahestehenden, an das häufige Scheitern von Projekten, Beziehungen, Lebensplanungen etc.? Gibt es hier überhaupt eine für alle verbindliche Antwort? Das Denken an die Vergänglichkeit kann einerseits zu einer Wertschätzung des gegenwärtigen Momentes, der »lebendigen Wirklichkeit«, führen, aber ebenfalls zu Gefühlen und Einstellungen der Vergeblichkeit, Sinnlosigkeit und Hoffnungslosigkeit. Die buddhistische und die psychoanalytische Sichtweise ergeben sicherlich eine jeweils andere Perspektive: Mit Suzuki würde man sagen, dass auch diese negativen und verzweifelten Gefühle einen Weg zum »Anfänger-Geist« ermöglichen, indem auch der eigene Tod eingeschlossen ist. Dies ergibt sich daraus, dass man im buddhistischen Weg einen Zugang zur Vergänglichkeit nicht aus dem Denken, sondern aus der unmittelbaren körperlichen Erfahrung machen kann. Die buddhistische Grundaussage ist: Verorte dich im Körper, somit wird jede Erfahrung auch eine körperliche Erfahrung. Natürlich ist auch der Körper vergänglich, aber jetzt nicht als Gedanke, sondern als direkte Erfahrung. Der Meditierende macht die Erfahrung, dass er mitten in der Veränderung sitzt, ja, er selbst diese Veränderung ist: »Ich selbst bin nichts anderes als ständiger Wandel«. Oder wie es der berühmte Zen-Meister Dogen in seinem Begriff von »Sein-Zeit« ausdrückt: Zeit und Wandel ist nicht irgendwo draußen in der Welt, sondern der Mensch selbst ist Zeit und Wandel. Dies beschreibt Elberfeld in seiner Untersuchung zu einem berühmten Text von Dogen aus dem 13. Jahrhundert: »Dogen bindet die Interpretation der Zeit noch stärker als seine Vorläufer an den jeweils konkreten Seinsvollzug einer jeden Wirklichkeitsweise. Da jeder Seinsvollzug – sei es ein Baum, der Frühling, das Ich oder ein Gedanken – sich immer nur als konkrete Zeitgestalt zeigt, entfaltet Dogen das Wort Uji (Sein-Zeit) als die »ontologische« Grundgestalt von Wirklichkeit überhaupt. Dieses Wort verbindet zwei Ebenen miteinander: Zum einen ist es die allgemeinste Bezeichnung für das Erscheinen von »Wirklichsein« überhaupt und zum anderen ist genau dies immer nur als radikal konkreter Vollzug gegeben, nämlich als ein ganz bestimmtes Uji. Aus europäischer Perspektive könnte man dies als eine radikal temporal fundierte »erste Philosophie« verstehen« (Elberfeld, 2004, S. 339). Daher beschreibt Jullien auch die unterschiedliche Betonung des östlichen und westlichen Denkens; letzteres hat das Sein betont, das östliche Denken den Wandel. Dies drückt sich am radikalsten bei einem anderen buddhistischen Denker aus, den ebenfalls Elberfeld erwähnt: Bei Nagarjuna ist Zeit nicht. »Sie ist nicht, da sie weder etwas Eigenständiges noch »Etwas« an etwas anderem ist. Ihr kommt weder Selbstsein noch Seiendsein an etwas zu. Sie ist radikal nicht »kategorial« im Sinne von Seinsaussagen erfassbar« (Elberfeld, 2004, S. 337). Wenn dies realisiert wird, dann kann sich ein bedingungsloses Einwilligen in diesen Wandel herstellen, das jede Angst vor Veränderung aufhebt. Diese »Erfahrung« und nicht das Denken darüber führt zur Wertschätzung des gegenwärtigen Momentes, der »lebendigen Wirklichkeit«. Aus der psychoanalytischen Perspektive kann dies aber nur dann gelingen, wenn durch die Erfahrungen mit dem ewigen Wandel sich eine innere Struktur gebildet hat, die Anwesendes wahrnehmen und Abwesendes erinnern, repräsentieren und antizipieren hilft, im ewigen Wandel eine passagere Stabilität und Konstanz gebildet wird: Dieser »mittlere Weg« von An- und Abwesenheit erlaubt es dann, sich mit dem Wandel zu verbinden und nicht den Versuch zu machen, sich über den Wandel zu erheben, ihn zu kontrollieren oder total zu verleugnen. Dies bedeutet auch eine tiefe Einsicht in den grundlegenden und nicht aufzulösenden Widerspruch menschlicher Existenz zwischen Vergänglichkeit und der Suche nach lebensnotwendigem Halt und Orientierung. Dies entspräche auch einer komplementären Sicht der Wirklichkeit: Nur die Beschreibung beider widersprüchlichen Pole ergibt ein realistischen Bild der menschlichen Wirklichkeit. Misslingt dieses komplementäre Denken sieht man eher die Verzweiflung, die Gefühle der Sinnlosigkeit und Hoffnungslosigkeit, die sich aus der entwicklungspsychologischen Sicht als die ungelösten Konflikte, Entwicklungsprobleme eines fragilen Ich-Selbst zeigen – alles dies Aspekte des Ich-Selbst, das immer noch auf der nie endenden Suche nach sich selbst und einer illusionären Dauerhaftigkeit ist. Daher ist das häufig formulierte oder geforderte »Loslassen« des Ich als Weg der Befreiung auch leicht missverständlich. Kann man doch nur etwas loslassen, was man einmal gehabt hat.

13 Wer ist achtsam?

Gedanken zur Beziehung von Präsenz und (Selbst-)Bewusstheit

Eine Frage an den Leser

Beim Nachdenken über buddhistische Achtsamkeit in der Beziehung zum »Selbst« stellte sich mir ähnlich wie bei einem Koan im Zen-Buddhismus die Frage: Wer ist eigentlich achtsam? In Abwandlung eines bekannten Koans, in dem es um das Motiv des religiösen Weges geht, der befragte Schüler keine Antwort weiß, worauf der Meister mit dem rätselhaften Satz antwortet: »Nicht-Wissen ist am Nächsten«, könnte man auch diese Frage nach dem »Selbst« der Achtsamkeit in diesem Sinne formulieren: »Nicht-Wissen ist am Nächsten« würde dann heißen, dass man diese Frage nur erfahren, erleben oder unmittelbar ausdrücken, aber nicht umfassend begrifflich oder rational erfassen kann. Daher betrachte ich die folgenden Ausführungen, in denen ich in der notwendigen Kürze einige psychoanalytische, buddhistische und neurophilosophische Gedanken zusammenzuführen versuche, vor allem als eine Aufforderung an den Leser, selbst diese Frage »Wer ist achtsam?« zu ergründen.

Präsenz und Einsicht

In dem Buch »Neurose und Erleuchtung – Anfänger-Geist in Zen und Psychoanalyse« haben der Zen-Meister Gerald Weischede und ich die Auffassung vertreten, dass man vor allem im Zen-Buddhismus von einer »Kultur der Präsenz«, in der Psychoanalyse von einer »Kultur der Reflexion« sprechen könnte und dass Präsenz und Reflexion in komplementärer Weise widersprüchliche Gegensätze darstellen, sich aber gleichzeitig gegenseitig bedingen oder zur Voraussetzung haben (Weischede & Zwiebel, 2009). In früheren Kapiteln habe ich von der Bipolarität von einem

»Präsenzpol« und einem »Reflexionspol« gesprochen (siehe Kapitel 15). Achtsam sein im Sinne einer Geistesgegenwart dem gegebenen Moment des Lebens gegenüber und das Nachdenken über einen beliebigen Sachverhalt sind auf einer phänomenalen Ebene nicht gleichzeitig möglich, dennoch sind präzise innere oder äußere Wahrnehmung die Voraussetzung für Einsichten in die Welt und das eigene Selbst. Gleichzeitig zeigt sich, dass sowohl Präsenz und Achtsamkeit als auch Reflexion und Einsicht komplexe Begriffe sind, die man gleichsam sorgsam immer wieder umkreisen muss, um ihre Relation ein wenig besser zu verstehen. Dieser Schwierigkeit durchaus bewusst, möchte ich in dem folgenden Kapitel einen besonderen Aspekt dieser Thematik herausgreifen und die Beziehung von Achtsamkeit und der (Selbst-)Bewusstheit etwas genauer untersuchen, da diese Beziehung sowohl im Buddhismus als auch in der Psychoanalyse und der modernen Psychotherapie zwar zentral, oft aber nur implizit angesprochen ist. Als (Selbst-)Bewusstheit verstehe ich das Bewusstsein des gegenwärtigen lebendigen Augenblicks von Moment zu Moment, das äußere und innere Wahrnehmungen einschließt, also nicht nur das bewusste Erleben des eigenen Selbst meint. Es ist damit auch ausgedrückt, dass das bewusste Erleben immer von einer mehr oder weniger deutlich erlebten Form von »Meinigkeit« begleitet ist (Metzinger, 2009); daher habe ich das »Selbst« in Klammern gesetzt.

Achtsamkeit als Geistesgegenwart

Achtsamkeit oder Geistesgegenwart hat in den östlichen Philosophien und Praktiken und vor allem im Buddhismus eine sehr lange Tradition. Meditation spielt als Weg der Überwindung von Leiden eine zentrale Rolle: rechtes Bemühen, rechte Achtsamkeit und rechte Konzentration sind dabei wesentliche Aspekte des achtfachen Pfades. Achtsamkeit wird als »reine Aufmerksamkeit« verstanden und bedeutet, »sich alle Tätigkeiten, auch die im Alltag automatisch ablaufenden Funktionen wie Atmen, Gehen usw. voll bewusst zu machen und die Haltung des »reinen Beobachtens« einzunehmen, wodurch Wissensklarheit, das heißt, klares bewusstes Denken und Handeln erlangt wird. Bei der Übung der vollkommenen Achtsamkeit (achtfacher Pfad) beginnt man mit dem Bewusstmachen der einzelnen Aktivitäten des Körpers, um die Achtsamkeit dann auf die Sinnesempfindungen, das Denken und die Denkobjekte auszudehnen. Sinn der Achtsamkeitsübung ist es, den Geist unter Kontrolle und zur Ruhe zu bringen. Diese Übung vermittelt Einsicht in die vergängliche, unbefriedigende und nicht-wesenhafte Natur allen Daseins und ist damit Grundlage für jede höhere Erkenntnis« (*Lexikon der Östlichen Weisheitslehren*, 1986, S. 4f.). Zum einen wird hier deutlich die Achtsamkeit gegenüber den eigenen mentalen Vorgängen betont, die sowohl die äußere als auch die innere Welt repräsentieren – es ist also eine Achtsamkeit, die sich auf das »Selbst« bzw. (Selbst-)Bewusstheit in dem eben angesprochenen Verständnis richtet. Zum anderen wird direkt eine Verbindung zwischen dieser Praxis der Achtsamkeit und der Einsicht oder sogar höheren Erkenntnis in die Grundcharakteristik der menschlichen Existenz – Unbeständigkeit, Leiden und Leerheit der Dinge – hergestellt, eine grundlegende Einsicht mit einer postulierten transformierender Wirkung, nämlich der Überwindung menschlichen Leidens und damit einer heilsamen Befreiung. Bei der im Vergleich zum Buddhismus jungen Psychoanalyse spielt der Begriff der Aufmerksamkeit ebenfalls eine besondere Rolle: In der Grundregel für den Analysanden wird dieser zur aufmerksamen und zensurfreien Beobachtung seiner »freien« Einfälle aufgefordert, während der Analytiker mit »gleichschwebender Aufmerksamkeit« diesen mitgeteilten Einfällen lauscht. Der Analysand oder Patient wird also angehalten, seine eigenen mentalen Vorgänge möglichst genau wahrzunehmen und auch auszusprechen versuchen, während der Analytiker ebenfalls zensurfrei, nicht-reaktiv und nicht-wertend zuhört. Widerstände und Übertragungen – sowohl aufseiten des Analysanden als auch aufseiten des Analytikers – sind es vor allem, die diese Form von Aufmerksamkeit behindern und trüben. Diese Widerstände und Übertragungen können aber gerade mit Hilfe des Erkenntnisprozesses des Analytikers, also seiner Einsichten, seiner Deutungen und des Durcharbeitens schließlich den Patienten zu einer emotionalen Einsicht in die eigene leidvolle, konflikthafte innere Welt führen, die das zuvor neurotische in das unvermeidbare, alltägliche Leiden umzuwandeln vermag. Es erstaunt nicht, dass hier immer wieder eine gewisse Nähe zwischen buddhistischer und psychoanalytischer bzw. psychoanalytisch orientierter Praxis gesehen wird. Es geht offenbar um den Grundgedanken, dass Aufmerksamkeit und Achtsamkeit im Sinne von Wachheit, Gewahrsein und Geistesgegenwart eine heilsame und förderliche, also therapeutische Wirkung, haben. Hier klingt auch eine der wesentlichen Grundüberzeugungen von W. R. Bion an, dass nämlich »Wahrheit für mentales Wachstum essentiell ist« (Grinberg et al.,1993, S. 68). Dabei wird im »meditativen Weg« des Buddhismus die Einsicht und das Verstehen der existenziellen Dynamik des Lebens – wie wir grundlegend als Menschen in der Welt leben –, im »analytischen Weg« der Psychoanalyse die emotionale Einsicht in die eigene unbewusste, von den Lebensereignissen geprägte Konfliktstruktur bzw. die eigene psychische Realität als transformierend, entwicklungsfördernd und befreiend angesehen. Die Bedeutung dieses Grundgedankens zeigt sich aber auch außerhalb von Buddhismus und Psychoanalyse in der zunehmenden Beachtung von methodisch eingesetzten Achtsamkeitspraktiken in anderen Formen der modernen Psychotherapie, die bereits vor Jahrzehnten in den humanistischen Ansätzen der Gestalttherapie und der Gesprächstherapie zentral waren und die mittlerweile in kaum noch überschaubaren, aktuelleren Therapieformen eine Rolle spielen. Akincano M. Weber nennt unter anderem achtsamkeitsbasierte Stressreduktion (MBSR), achtsamkeitsbasierte kognitive Therapie (MBCT), dialektische Verhaltenstherapie (DBT), Focusing, Core Process Psychotherapy (CPP) (Weber, 2010, S. 61ff.). Allerdings ist hier darauf hinzuweisen, dass der Buddhismus, auch wenn er manchmal als eine »Wissenschaft des Geistes« bezeichnet wird und gerade aus diesem Grunde im Westen bei so vielen Menschen zunehmend auf Interesse stößt, doch in dem ursprünglichen Verständnis eine lebenslange religiöse Praxis ist, in der es um die Entwicklung einer grundlegenden, von Weisheit und Mitgefühl geprägten Haltung der Welt und den Menschen gegenüber geht, während die moderne Psychotherapie als eine Behandlungsmethode von seelischen Krankheiten oder Störungen aufgefasst wird, deren wesentliches Ziel in einer Linderung oder Heilung von konkretem, aktuellen Leiden zu sehen ist. Die Nähe und notwendig kritische Auseinandersetzung mit dem darin impliziten medizinischen Denkmodell wird vor allem aus psychoanalytischer Sicht immer wieder als ein Problem diskutiert und erscheint aktueller denn je.

Ein bifokaler Blick

Der seit einigen Jahren sich vertiefende Dialog zwischen Buddhismus und Psychoanalyse, wie er etwa von Parsons nachgezeichnet wird und sich in einigen aktuellen, englischsprachigen Arbeiten niederschlägt (Parsons, 2008; Magid, 2002; Cooper, 2009; Falkenström, 2003; Pelled, 2007), lässt sich vor allem in zwei Richtungen, in gleichsam bifokaler Richtung verdeutlichen: Zum einen wird der für die innere Arbeitsweise des Analytikers konstitutive meditative Aspekt deutlicher erkannt und detaillierter beschreibbar, wenn etwa die Verbindungen zwischen der »gleichschwebenden Aufmerksamkeit«, der Achtsamkeit und der spezifischen Beobachtungshaltung des Analytikers, wie sie beispielsweise Bion beschreibt, klar heraus gearbeitet werden. Zum anderen werden Überlegungen zur Psychodynamik der Achtsamkeit und der Meditation vor allem dann von Interesse, wenn es gelingt, mit der Hilfe von zentralen Grundannahmen der Psychoanalyse – dem Unbewussten, der Verdrängung, der Ersatzbildungen, des Primär- und Sekundärprozesses, des Ich oder Selbst usw. – manche Aspekte der meditativen Praxis und der Praxis der Achtsamkeit verstehbarer zu machen. Beide Betrachtungsweisen können einen fruchtbaren Dialog erleichtern, weil die frühere ausgeprägte Neigung der Psychoanalytiker zur Pathologisierung der Meditation im Sinne einer Symptombildung – beispielsweise als regressiven Neigung zu Fusionszuständen wie dem nicht selten falsch verstandenen »ozeanischen Gefühl« – geringer wird und damit auch die Praktiker der Meditation sich den psychoanalytischen Einsichten in einem Dialog öffnen können. Vielleicht könnte man auch sagen, dass der meditative Aspekt der analytischen Situation bislang eher übersehen und nicht methodisch explizit kultiviert wurde (Zwiebel, 2010), während gleichzeitig die psychodynamischen Aspekte der Meditation und der Achtsamkeit auf zu wenig Interesse stießen. Diesen beiden Blickrichtungen möchte ich im Folgenden im Kontext der Beziehung von Achtsamkeit und der (Selbst-)Bewusstheit einige Überlegungen widmen.

Über Bewusstheit und Unbewusstheit

Bevor ich mich näher mit der im Titel der Arbeit formulierten Frage »Wer ist achtsam?« beschäftige, ist es notwendig, einige grundlegende Bemerkungen zur Frage des Bewusstseins und der Rolle des Unbewussten, das ja in der Psychoanalyse zentral ist, zu machen. In der erwähnten Definition der Achtsamkeit ist ja von »voll bewusst machen«, von »klar bewusstem Denken und Handeln«, von dem »Bewusstmachen« der einzelnen Aktivitäten des Körpers, von »Einsicht« und »höherer Erkenntnis« die Rede, die sich natürlich auf das bewusste Erleben, also auf Bewusstsein, beziehen. Es ist klar und wird dennoch oft genug übersehen, dass in solchen Aussagen die Annahme von unbewussten Vorgängen impliziert ist. Es sei hier nur auf zwei Arbeiten eingegangen, die die überaus komplexe Thematik wenigstens anzudeuten vermögen. Zum einen hat der Psychoanalytiker und Neurobiologe Mark Solms in seiner Arbeit: »Was ist Bewusstsein?« in sehr überzeugender Weise noch einmal den philosophischen Gesichtspunkt Freuds und der zentralen Grundannahme der Psychoanalyse herausgearbeitet (Freud, 1940b; Solms, 1996): Die mentalen Prozesse sind nach Freud in sich unbewusst und das Bewusstsein wird als eine Art Sinnesorgan aufgefasst, das diese unbewusste mentale Aktivität »unvollständig und unzuverlässig« repräsentiert. Dabei lassen sich zwei Wahrnehmungsflächen postulieren, nämlich das Bewusstwerden der Außenwelt (der sogenannten Objektivität) und das Bewusstwerden der Innenwelt (der sogenannten Subjektivität), wobei auch die Außenwelt in sich unbewusst im Sinne von unerkennbar ist. Sowohl die Außenwelt als auch die Innenwelt sind als eine Konstruktion des mentalen Apparates anzusehen. Diese Innenwelt erschließt sich durch ein introspektives Gewahrsein vor allem über die Affektivität als perzeptueller Modalität (als Regulator das Lust- und Unlustprinzip), während sich die Außenwelt in recht dominanter Weise durch den visuellen Modus (neben anderen Modi) repräsentiert. Zwischen interner und äußerer Wahrnehmung vermittelt das Ich oder das Selbst (kurz: das »Ich-Selbst«) vor allem in Form der Selbst- und Objektrepräsentanzen, die Teil des prozeduralen und autobiografischen Gedächtnisses sind. Der eigene Körper wird gleichzeitig sowohl als externes Objekt von außen als auch von innen als »Subjekt« wahrgenommen; die beiden Wahrnehmungen des Körpers oder des »Selbst« liegen auf der gleichen konzeptuellen Ebene als bewusste, wenn auch »unvollständige und unzuverlässige« Wahrnehmungen. Eine der Schlussfolgerungen von Solms ist, dass der dualistische Gegensatz von materieller Realität und Bewusstsein durch diese Konzeptualisierung aufgehoben werde: Das Bewusstsein werde also nicht, wie oft formuliert, durch Gehirnprozesse »hervorgerufen«, da auch das Gehirn ein Teil der unerkennbaren äußeren Realität sei und dieses entweder aus einer Dritten-Person-Perspektive als äußere Wirklichkeit oder in der Erste-Person-Perspektive als innere Wirklichkeit, als ein simultan ablaufender Prozess im Bewusstsein erfahrbar und erkennbar werde. Phänomenologisch gibt es also nur die (Selbst-)Bewusstheit des gegenwärtigen Momentes, das die äußere Objektwelt und die innere Welt einschließt, aber die äußere und körperliche Realität der ganzen Person nur »unvollständig und unzuverlässig« repräsentiert.

Diese psychoanalytische Auffassung hat nach meinem Eindruck ein grundlegendes Misstrauen oder aber einer Überschätzung bei Psychoanalytikern dem bewussten Erleben gegenüber bewirkt, was zu einem widersprüchlichen Ergebnis geführt hat: Zum einen führte dies dazu, dass das Bewusstsein (als Struktur und Inhalt) eher vernachlässigt wurde und die Aufmerksamkeit der Analytiker sich auf die Lücken, die Widersprüche, die Auslassungen richtete und das Bewusstsein vor allem als »Entstellung« auf etwas anderes, etwas »Eigentliches« verwies, eben die unbewussten Dynamiken und Bedeutungen. Zum anderen führte aber die bei diesem Vorgehen notwendige, aber schwierige Toleranz für das Nicht-Wissen und Nicht-Verstehen zu einem Überbrücken oder vorzeitigem Füllen der Lücken, Widersprüche und Auslassungen durch zentrale theoretische Grundannahmen, in manchen Richtungen vor allem zur Betonung der »Hier und Jetzt«- Situation der Übertragung-Gegenübertragungsdynamik. Dies führte bei manchen Analytikern zu einer anderen Form der Einengung mit einer Vernachlässigung der unbewussten mentalen Prozesse, die von Bollas sogar als eine Art »Theokratie des Bewusstseins« bezeichnet wird (Bollas, 2006): Der Patient scheint danach ausnahmslos über die aktuelle Beziehung zwischen Analysand und Analytiker zu sprechen, wobei die Offenheit für das bewusste Erleben des Patienten und auch die Offenheit für die Widersprüche und Lücken im Bewusstsein verloren zu gehen drohen. Beide Entwicklungen führten und führen zu einer Fokussierung und Einengung der Achtsamkeit und Aufmerksamkeit, die sich einmal mehr auf das Unbewusste und einmal mehr auf das Bewusstsein beziehen. Fonagy hat kürzlich eine ähnliche Auffassung vertreten, indem er schreibt, dass Bewusstsein in der Psychoanalyse als gegeben vorausgesetzt werde und die Inhalte des Bewusstseins lediglich als Wegweiser zu den Tiefen der Persönlichkeit angesehen würden (Fonagy, 2009). Es zeigt sich hier, dass bestimmte, oft implizite Grundannahmen – hier zum Beispiel über die Natur des Bewusstseins – mit der Gefahr verbunden sind, die als richtig und notwendig erachtete Wachheit, Aufmerksamkeit und Achtsamkeit, die Freud ja in dem Begriff der »gleichschwebenden Aufmerksamkeit« sehr eindrücklich schilderte, einzuschränken oder sogar zu verhindern.

Über Struktur und Funktion des Bewusstseins

Auch aus psychoanalytischer Sicht geht es also um die Frage, worauf sich die Aufmerksamkeit des Patienten und des Analytikers richtet und dies ist eine Frage nach der Relevanz des bewussten Selbsterlebens, hier als

(Selbst-)Bewusstheit verstanden. Von daher gibt es auch immer wieder berechtigte Versuche, die Bedeutung des Bewusstseins für die psychoanalytische Arbeit zu klären oder sogar stärker zu betonen. Die erwähnte Arbeit von Fonagy stellt einen Versuch in dieser Richtung dar, in der sowohl die Funktion des Bewusstseins (verstanden als eine Art Überwachungssystem, das dann einsetzt, wenn Irrtümer in den unbewusst ablaufenden Vorhersagen des mentalen Apparates auftreten) als auch die phänomenologischen Charakteristika des Bewusstseins diskutiert werden (Synthese, Kohärenz, Integration, Ganzheit und Gerichtetheit). Für den Neurophilosophen Thomas Metzinger ist der »Ego-Tunnel« die zentrale Metapher für das bewusste Selbsterleben: Der Inhalt unseres bewussten Erlebens sei ein inneres Konstrukt und eine höchst selektive Darstellung von Informationen: »Aus diesem Grund ist der kontinuierlich ablaufende Vorgang des bewussten Erlebens weniger ein Abbild der Wirklichkeit als vielmehr ein Tunnel durch die Wirklichkeit« (Metzinger, 2009, S. 21). Das Gehirn erzeuge ein Weltmodell (der äußeren, unbekannten Welt) und ein Selbstmodell des biologischen Organismus:

> »Dieses innere Bild der Person-als-Ganzer ist das phänomenale Ego, das »Ich« oder »Selbst«, so wie es im bewussten Erleben erscheint [...] Das phänomenale Ego ist kein geheimnisvolles Ding und auch kein kleines Männchen im Kopf, sondern der Inhalt eines inneren Bildes – nämlich das bewusste Selbstmodell, das PSM (Phänomenale Selbstmodell). Durch die Einbettung des Selbstmodells in das Weltmodell wird ein Zentrum geschaffen. Dieses Zentrum ist das, was wir als unser Selbst erleben, das Ego. Es ist der Ursprung dessen, was Philosophen oft die »Erste-Person-Perspektive« nennen« (Metzinger, 2009, S. 22).

Die Eigenschaften dieses bewussten Erlebens sind durch das Eine-Welt-Problem (das Bewusstsein wird als Einheit erlebt), das Jetzt-Problem (der Bewusstseinstunnel ist ein internes Realitätsmodell, das durch Gegenwärtigkeit gekennzeichnet ist – alles ist innerhalb des Jetzt), das Wirklichkeitsproblem (das Bewusstsein als Modell einer einheitlichen Welt des gegenwärtiges Moments, das aber wegen der Unsichtbarkeit der Gehirnaktivität für die Person transparent bleibe – der Mensch als unvermeidlich »naiver Realist«), das Problem der Unaussprechlichkeit (die Grenzen der Sprache und Begrifflichkeit: »dass es unendlich viele Dinge im Leben gibt, die man nur ergründen kann, indem man sich dem Erleben selbst ausliefert, dass es eine Tiefendimension in der reinen Wahrnehmung gibt, die sich weder durch Denken noch durch Sprache erfassen und durchdringen oder vollständig erobern lässt«) und die Funktion des Bewusstseins als ein neues »Organ« (nämlich mit der gegenwärtigen und gefährlichen Gegenwart in Kontakt zu bleiben, um die sich ständig ändernde Umwelt zu erfassen – nur kritische Aspekte der Wirklichkeit werden im Bewusstsein dargestellt). Es sind hier einige wesentliche Aspekte der bewussten Subjektivität zusammengefasst, die allerdings nicht im Gegensatz zu Freuds Grundauffassungen stehen, sondern die Struktur des Bewusstseins phänomenologisch differenzieren und präzisieren und seine Funktion über die reine Wahrnehmungsfunktion erweitern. In diesen Überlegungen taucht der Begriff des Unbewussten nicht explizit auf, mit dem Bild des »Ego-Tunnels« wird jedoch eine Bild gefunden, das für die Beziehung von Achtsamkeit und Selbstgefühl bzw. bewusstem Selbsterleben hilfreich sein kann. Vor allem die Überlegung der »Unaussprechlichkeit« vieler bewusster Erfahrungen, der »Tiefendimension einer reinen Wahrnehmung« jenseits von Sprache und Konzeptualisierung ist für meine Fragestellung weiterführend und klang ja in der Einleitung auch schon an.

Wozu achtsam sein?

Was bedeuten diese Überlegungen also für die eingangs gestellte Frage: Wer ist achtsam? Dazu zuvor noch einige Gedanken zur Frage: Wozu überhaupt achtsam sein? Zuerst einmal kann man sagen, dass die Praxis der Achtsamkeit grundsätzlich eine Erweiterung und größere Präzision oder Korrektheit der (Selbst-)Bewusstheit anstrebt und zwar sowohl in Bezug auf die innere als auch auf die äußere Welt. In dem Bild von Metzinger würde man von einer Weitung und Präzisierung des »Ego-Tunnels« sprechen. Die Notwendigkeit dieser Praxis wird davon motiviert, dass das Alltagsbewusstseins als ein eingeengtes und »getäuschtes« oder sogar verzerrtes Bewusstsein angesehen wird, das von den Konzepten des dreidimensionalen Raums, der linearen Zeit, der Subjekt-Objekt-Trennung, der lokalen Kausalität und einer konsistenten Ich-Organisation determiniert ist (Belschner, 2007), die als eine Art Filter gegenüber der direkten, unmittelbareren Wahrnehmung der Wirklichkeit fungieren. Dies hat sich zwar evolutionär bewährt und bewährt sich auch im Überlebenskampf des Alltags, ist aber auch durch die entsprechenden Täuschungen und Einengungen unvermeidlich mit Leiden verbunden. Dies entspricht der Tatsache, dass die von Metzinger beschriebenen Aspekte des bewussten Erlebens – die Einheitlichkeit, die Jetztheit, die Unaussprechlichkeit, das Wirklichkeitsproblem und seine Funktion – in der Regel nicht wahrgenommen werden, wohl auch, weil die impliziten Schlussfolgerungen kontraintuitiv und sogar mit Unlust verbunden sein können. Denn sie bedeuten ja im Grunde, dass der Mensch ausschließlich über seine eigenen mentalen Vorgänge mit der Welt und seiner eigenen Körperlichkeit verbunden ist: Das bewusste Selbsterleben beruht auf inneren Selbst- und Weltmodellen, die wie in dem Bild des »Ego-Tunnels« nur einen sehr begrenzten und oft auch fehlerhaften Ausschnitt der unbewussten und unerkennbaren Wirklichkeit darstellen. Alle Praktiken, die mit einem Training von Aufmerksamkeit und Achtsamkeit zu tun haben, streben eine Weitung und korrektere Wahrnehmung der Welt und des »Selbst« an, die auch diese kontraintuitive Einsicht beinhalten. Der Psychologe Belschner spricht von einem Kontinuum der erweiterten Bewusstseinszustände, die von dem Alltagsbewusstsein zu empathischer und nondualer Präsenz führen: Hier verweise ich nur auf die Lockerung der Ich-Zentriertheit, das wachsende Gefühl der Verbundenheit und Gegenseitigkeit und der Resonanz, was alles zu einer Lebenspraxis oder einem Modus des Lassens oder Modus des Seins – im Gegensatz zum Modus des Tuns – führt (Erlich, 2003). Dieser Gedanke, dass die Praxis der Achtsamkeit und Aufmerksamkeit zu einer Erweiterung und »Ent-Täuschung« der (Selbst-)Bewusstheit und des Selbsterlebens führen kann, ist auch im psychoanalytischen Denken zu mindestens implizit wesentlich: Man denke an die Vorstellung von der für die seelische Gesundheit notwendigen Durchdringung bewusster und unbewusster Prozesse, der bipolaren Entsprechung oder Balance von Primär- und Sekundärprozess; Erlich ordnet dem Modus des Tuns den Sekundärprozess (oder das Alltagsbewusstseins), dem Modus des Seins oder des Lassens den Primärprozess zu und auch er postuliert eine Balance zwischen beiden Modi des Erlebens für eine förderliche Lebenspraxis. Während die Meditation und die Achtsamkeitspraxis im Alltag eine Weitung und »Ent-Täuschung« des Alltagsbewusstseins anstrebt, wendet sich die psychoanalytische Praxis und auch viele modifizierte psychotherapeutische Verfahren der gezielten Aufhebung von Verdrängungen zu, strebt also eine Erweiterung der eingeengten und verzerrten Innenwelt an. Die Erweiterung und »Ent-Täuschung« bezieht sich vor allem auf das Selbst-Modell und die Objekt-Modelle des Patienten, die in einem therapeutischen Beziehungsprozess verändert, das heißt, vor allem wirklicher, kohärenter und wahrhaftiger werden. Allerdings sind die Wege und Techniken auf diesem anerkanntermaßen schwierigen und verwickelten Weg nach wie vor sehr komplex und auch umstritten. Als ein besonderes Problem hatte ich schon zu beschreiben versucht, dass es hier in der Einstellung der Psychoanalytiker eine Spannung zwischen der Vernachlässigung und der Überbewertung der (Selbst-)Bewusstheit des Patienten zu geben scheint. Aber auch in vielen anderen der modernen Psychotherapieverfahren scheinen mir allerdings die Vernachlässigung der unbewussten Dimension und die Überbewertung der bewussten Dimension besonders eindrucksvoll und problematisch.

Wer ist achtsam?

Jetzt können wir uns also noch einmal genauer der Fragen zuwenden, wer denn eigentlich achtsam in der Achtsamkeitspraxis ist. Dies ist die Frage nach dem Selbstmodell oder dem »Ich-Selbst« in der Praxis der Achtsamkeit. Wir stoßen hier nämlich bei genauerer Analyse bei allen Differenzen der Praxis und Methodik auf eine erstaunliche Übereinstimmung zwischen buddhistischen, psychoanalytischen und philosophischen bzw. neurobiologischen Auffassungen. Diese Übereinstimmung bezieht sich nämlich vor allem auf die genannte »Unaussprechlichkeit«, die »Tiefendimension der reinen Wahrnehmung, die sich weder durch Denken noch Sprache erfassen lässt«, wie es Metzinger formuliert hat. Die buddhistische Auffassung kreist bei der (Selbst-)Bewusstheit um den zentralen Begriff des »Nicht-Selbst«, indem die Leerheit im Sinne der Nicht-Essenzialität des Selbst zu fassen versucht wird. Masao Abe hat den Begriff des »Nicht-Selbst« aus einer zen-buddhistischen Perspektive präzise zu beschreiben versucht und in folgenden fünf Punkten verdeutlicht:

1. Die Doktrin des »Nicht-Selbst« ist das natürliche Ergebnis der Analyse der fünf Skandhas (die Merkmale der Form, der Emotion, der Wahrnehmung, der Willensimpulse und des Bewusstseins, die in der Meditation studiert werden), aus denen sich (Selbst-)Bewusstheit konstituiert;
2. Der Begriff des »Nicht-Selbst« – also im Sinne der fehlenden Selbst-Identität aus sich selbst heraus – wird auf alle Dinge und Wesen ausgedehnt, also auch auf Begriffe wie Samsara und Nirvana (die alltägli-

che, relative Welt und die absolute Wirklichkeit). Auch diese werden nicht als selbstexistent und unabhängig verstanden;
3. Damit wird auch die Existenz eines aus sich selbst existierenden Gottes abgelehnt und die Doktrin des »abhängigen Entstehens« entwickelt: Alles hängt von allem anderen ab;
4. Daher ist nach buddhistischer Auffassung die letzte Wirklichkeit weder bedingt noch unbedingt, weder absolut noch relativ, weder zeitlich noch ewig; diese letzte Wirklichkeit wird »Leerheit« genannt;
5. Der Begriff des »Nicht-Selbst« stellt eine Position jenseits der Polaritäten von Ewigkeit und Nichtigkeit dar: Das Schweigen des Buddha auf die Frage nach der Natur des Selbst bedeutet keine agnostische Position, sondern die schlagende Präsenz der »wahren Natur« des Selbst, das jenseits von Anerkennung und Negation ist. Da man das Selbst weder als Selbst noch als Nicht-Selbst bezeichnen kann, wird es als »Nicht-Selbst« bezeichnet, das jenseits aller Konzeptualisierungen die sogenannte »wahre Natur« des Selbst beschreibt (also letztlich unaussprechlich ist).

In seiner weiteren Analyse geht Abe von dem phänomenalen »Ich-Selbst« aus, das schon immer geteilt sei: in einen beobachtenden und einen beobachteten Teil, dem objektivierten, das heißt, dem beobachteten Selbst und dem »wahren Selbst«, das nach sich selbst fragende Selbst. Abe schreibt, dass wir immer von unserem »wahren Selbst« entfremdet bleiben, von Angst getrieben und unfähig, zur Ruhe zu kommen. Als Mensch entwickelt man notwendigerweise ein »Ich-Selbst« (ein Selbstmodell), was aber bedeutet, von der Welt und einem Selbst abgeschnitten zu sein und damit in permanenter Angst zu leben. Dies sei die zentrale menschliche Qual. Zwar werde die Angst oft verleugnet, werde also unbewusst, zeige sich aber doch in der Todesangst und den Schuldgefühlen. Das ständige Greifen nach dem »Ich-Selbst« führe nur zu immer weiterem Leiden; dies könne nur überwunden werden, wenn wirklich fundamental realisiert wird, dass das »wahre Selbst« nicht greifbar, nicht fassbar ist: Dies entspräche der »Realisierung« des »Nicht-Selbst« – vorhin erwähnte ich den Modus des Lassens oder Seins, das sich auf diese Form des bewussten Selbsterlebens bezieht (Abe, 1985). In anderen Worten: Die (Selbst-)Bewusstheit von Moment zu Moment ist in sich »leer«, vergänglich und leidvoll, da weder die Objekte der Welt noch das Subjekt greifbar und fixierbar sind;

auch die Sprache, das Denken und die Begriffe können dieses bewusste Erleben nur ganz begrenzt und unvollkommen spiegeln, greifbar und fixierbar machen. In der psychoanalytischen Auffassung von Freud sind die mentalen Prozesse unbewusste und damit auch nicht greifbar oder erfassbar, es wird jedoch ein »Ich-Selbst« ausgebildet, das zwischen dem Organismus und der Umwelt vermittelt, indem es Selbst- und Objektrepräsentanzen ausbildet, die – als Ausdruck und Niederschlag des prozeduralen und autobiografischen Gedächtnisses – die Funktion haben, mit der Welt und ihren Objekten in Kontakt zu treten und vor allem auch Gefahren zu antizipieren und zu bewältigen. Die (Selbst-)Bewusstheit wird in gewisser Weise als Kontrollorgan verstanden, das bei Fehlern von automatisierten Antizipationen einspringt, auf Probleme und Gefahren aufmerksam macht und so das Überleben sichert. Auch hier wird also in gewisser Weise das »wahre Selbst« als unbewusst und nicht greifbar angesehen; je mehr man es zu fassen versucht, desto mehr entzieht es sich. Zwar hat das bewusste Selbsterleben damit eine wichtige Kontrollfunktion im Alltag, ist jedoch in Bezug auf die Selbsterkenntnis hochgradig begrenzt, da das Bewusstsein das Unbewusste und die Welt eben nur »unvollständig und unzuverlässig« abbildet. Auf die Beschränkung der (Selbst-)Bewusstheit in dem Modell des »Ego-Tunnels« von Metzinger hatte ich schon hingewiesen: Auch dies könnte man als das »Ich-Selbst« bezeichnen, das eine mehr oder weniger starke Einschränkung der Selbstwahrnehmung darstellt. Metzinger benutzt das eindrückliche Bild von einem riesigen Ozean, aus dem immer wieder kleine Inseln auftauchen, die man mit (Selbst-)Bewusstheit von Moment zu Moment assoziieren kann; der Ozean selbst bleibt aber nicht erkennbar oder gar fassbar.

Der Versuch einer Antwort

Alles dies waren bislang nur vorbereitende Überlegungen, die die Frage nach dem »Subjekt« der Achtsamkeit vorzubereiten helfen sollten. Ich schließe mit der Frage, ob es nicht zwei zu unterscheidende Formen der Achtsamkeit gibt, eine Form, die man mehr als die »therapeutische« Form, die andere als die »erleuchtende« Form der Achtsamkeit beschreiben könnte. In der ersten Form geht es um eine Erweiterung und Präzisierung der (Selbst-)Bewusstheit, die sowohl eine präzisere, umfangreichere Welt- als auch eine tiefere Selbst-Wahrnehmung ermöglicht. Die Übung zielt darauf, die Dinge und sich selbst direkter, unmittelbarer, umfassender und präziser wahrzunehmen, also die konkreten Dinge, die dabei entstehenden Gefühle, die Assoziationen und Erinnerungen und das eigene Wollen. Mit Abe würde man sagen können, dass die Spaltung des »Ich-Selbst« in einen beobachtenden und einen beobachteten Teil allerdings nicht grundlegend aufgehoben wird, dass aber das beobachtete Selbst sich weitet, umfangreicher wird und wohl auch mehr die unbewussten Dimensionen des Erlebens mit einschließt. Man denke nur daran, dass zum Beispiel das bewusstere Erleben der eigenen Körperlichkeit oft schon eine heilsame Wirkung haben kann, vielleicht vor allem durch die Einsicht in die einseitige Dominanz der gedanklichen Prozesse. Das bewusste Selbstmodell bekommt dadurch festere, stabilere Konturen. In der Beschreibung von Fredric Falkenström, der das Selbst in das »Selbst als Erfahrung«, die »Selbstrepräsentanzen« und das »Selbst als System« unterscheidet, würde man von einer Stärkung aller drei Komponenten ausgehen können (Falkenström, 2004). In der zweiten Form, der »erleuchtenden« Form der Achtsamkeit, geht es um die Überwindung der Spaltung des »Ich-Selbst«. Während in der »therapeutischen« Form der Achtsamkeit ein gestärkter »Jemand« entsteht, ein Jemand, der mit der Welt und mit sich in einer direkteren und weniger getäuschten Beziehung steht, wird in der »erleuchtenden« Form der Achtsamkeit – im Zen-Buddhismus vor allem durch die Meditation und die Koan-Praxis – ein »Niemand« sichtbar, da grundsätzlich realisiert wird, dass ein Greifen nach dem »Ich-Selbst«, das als ein Selbstmodell und als Konzept verstanden wird, nicht möglich ist, da die »wahren Natur« des Selbst unaussprechlich ist und durch Konzepte, Begriffe und Worte immer auch ein Stück verfehlt wird. Die beschriebenen Achtsamkeitspraktiken in den therapeutischen Verfahren einschließlich der Psychoanalyse sind in diesem Verständnis also »therapeutische«, während in einer spirituellen Disziplin wie dem meditativen Buddhismus eine viel radikalere Transformation der Person angestrebt wird, also im Grunde die De-Konstruktion des »Jemand«, und das Hervortreten des »Niemand«. Bezogen auf die (Selbst-)Bewusstheit heißt dies, dass in diesem erleuchtenden Sinn Selbst, Bewusstheit und Unbewusstheit verschwinden oder in der Wachheit aufgehoben sind, die als immer einheitlicher, zeitloser und unaussprechlicher erfahren wird.

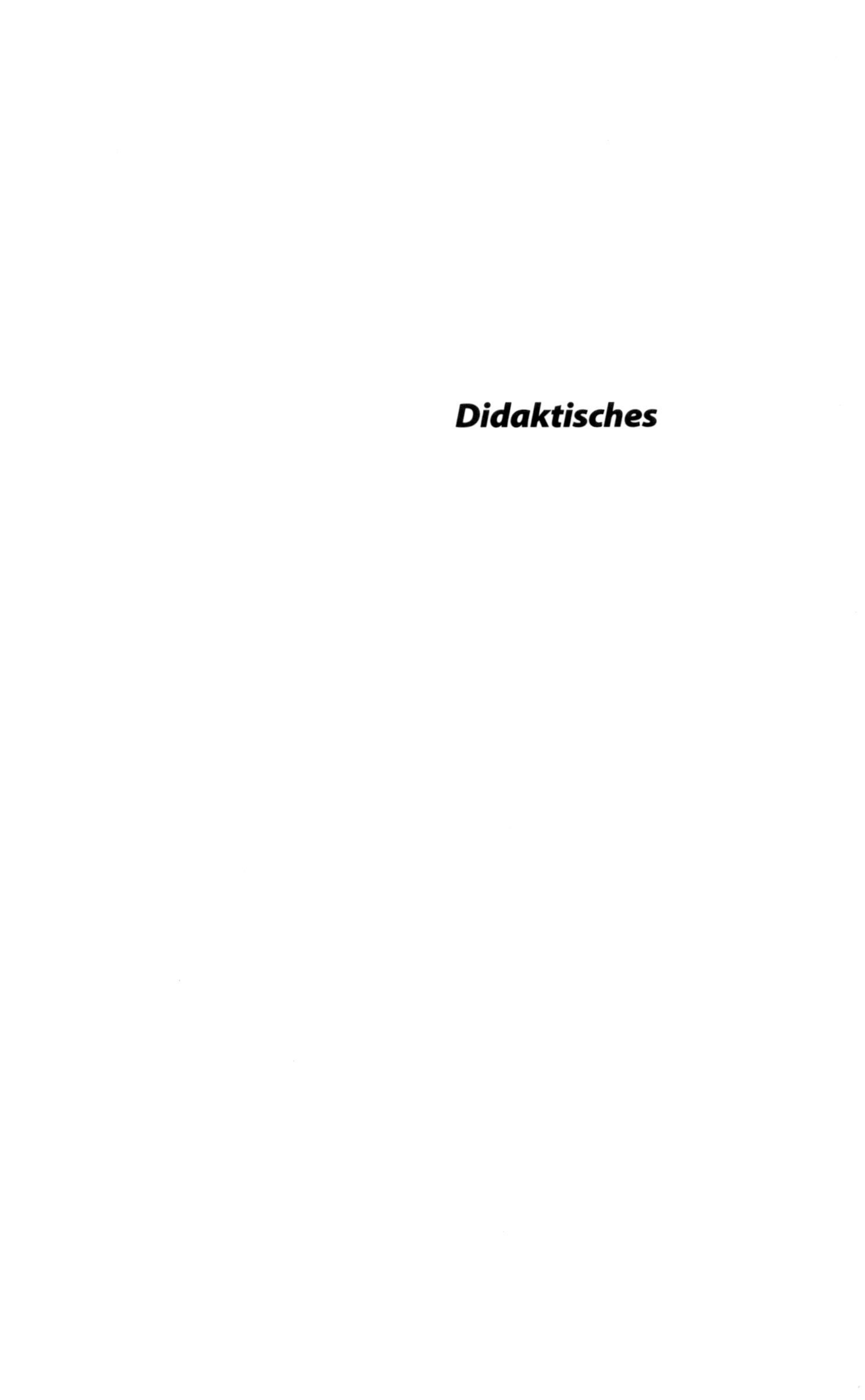

Didaktisches

14 Zur professionellen Identität des Psychoanalytikers

Einleitende Überlegungen

Beginnen möchte ich mit einer persönlichen Erfahrung auf dem 46. Kongress der Internationalen Psychoanalytischen Vereinigung in Chicago. Es kamen einige tausend Psychoanalytiker aus vielen Ländern der Welt zusammen, um über das Thema »Divergenzen und Konvergenzen der psychoanalytischen Praxis« zu diskutieren und zu streiten. Hätte man diese Analytiker nach ihrer professionellen Identität befragt, sie hätten sich sicherlich fast ausnahmslos als »Psychoanalytiker« bezeichnet. Diese allgemeine Übereinstimmung würde sich jedoch relativieren, betrachtete man die konkreten Vorträge und Diskussionen auf diesem Kongress etwas genauer; einer der Hauptvortragenden, der einen klinischen Fall vortrug, führte sich zu Beginn mit seiner klinischen Identität ein: Er betrachte sich als einen Analytiker der zeitgenössischen nordamerikanischen Ich-Psychologie, wie er sie selbst in Boston erlernt habe. Auf dem Podium mit ihm saß ein Analytiker als Vertreter der Kohut'schen Selbstpsychologie, ein Südamerikaner mit einer eher lacanianischen und eine Französin mit einer eher klassisch freudianischen Orientierung, die sie in ihren Kommentaren auch deutlich zum Ausdruck brachten. Dies bedeutet, dass man sich zwar in einem generellen Sinn als Psychoanalytiker bezeichnen, sich aber gleichzeitig noch als Angehöriger einer speziellen Untergruppe oder psychoanalytischen Schule verstehen kann: etwa also als Freudianer, Lacanianer, Bionianer, Kleinianer, Kohutianer etc. Es ist dies ein Befund, der mich im weiteren Verlauf dieser Überlegungen zur Identität des Analytikers immer wieder begleiten wird: Es gibt auf der einen Seite offenbar eine generelle Konvergenz einiger grundlegender Elemente der psychoanalytischen Theorie und Praxis – wenn man so will einen »gemeinsamen Grund« – und auf der anderen Seite einige wesentliche Divergenzen, die sich in den unterschiedlichen Schulenbildungen innerhalb der psychoanalytischen Bewegung niederschlagen. Insofern hat Identität offenbar auch immer etwas zu tun mit dem Vergleichen und dem Feststellen von Gemeinsamem und Trennendem. David Tuckett, ein britischer Psychoanalytiker, der sich in den letzten Jahren sehr um eine Präzisierung der psychoanalytischen Kompetenz verdient gemacht hat, versuchte beispielsweise in Chicago verbindende Gemeinsamkeit zu formulieren: Psychoanalyse findet statt, wenn sich zwei Personen treffen und im Kontext einer Theorie miteinander reden; der Kontext der Theorie besteht nach seiner Auffassung aus vier Grundfragen, die Tuckett etwa folgendermaßen formulierte: 1. Was ist das Problem des Analysanden? – dies wäre also so etwas wie eine psychoanalytische Krankheitslehre; 2. Wie funktioniert der analytische Prozess? – das wäre also so etwas wie ein Heilungs- oder Behandlungsmodell der Psychoanalyse; 3. Wie kann man das »Unbewusste« der Situation oder der analytischen Beziehung erfassen – dies wäre der zentrale Fokus jeder psychoanalytischen Begegnung; 4. Wie kann der Analytiker diese Elemente der analytischen Situation fördern? – oder auch: Welche Rolle spielt der Analytiker als Analytiker und als Person in diesem ganzen Prozess? Vielleicht könnte man diese basalen Fragen oder Annahmen als eine Art »gemeinsamen Grund« bezeichnen, während alle Fragen, die diese basalen Elemente vertiefen und differenzieren, in ein weites Feld von Divergenzen führen würden: etwa die unterschiedlichen Konzeptionen des psychischen Leidens, die Frage, ob und wie Heilung möglich ist, die unterschiedlichen Auffassungen von der Natur des »Unbewussten« und schließlich die Rolle des Analytikers auf den Behandlungsprozess. Es ist danach schon offensichtlich, dass die Identität des Analytikers ein heikles und schwieriges Thema sein muss, vielleicht im Kontrast zur professionellen Identität eines spezialisierten Arztes, der in seinem Fach in der Regel einen anerkannten Kanon bewährter diagnostischer und therapeutischer Regeln vorfindet, in denen die Mehrzahl der Ärzte in einem speziellen Krankheitsfall übereinstimmen würden. Vielleicht wird diese Besonderheit der analytischen Identität noch etwas deutlicher, wenn ich hier meine persönliche Erfahrung auf diesem Kongress wiedergebe: Einerseits fühlte ich mich selbst in den Vorträgen, Diskussionen und informellen Gesprächen mit den Kollegen als Psychoanalytiker und insofern auch in meiner analytischen Identität bestätigt, andererseits wurden auch immer wieder gerade in der Darstellung von mir weniger vertrauten Theorien und klinischen Auffassungen Zweifel geweckt, die gelegentlich mein professionelles Selbstwertgefühl ankratzten; neben dem Vergleichen taucht hier also noch das Bewerten oder sogar Beurteilen auf, das die jeweilige Identität in ein eher positives oder eher negatives Licht rückt. Man könnte also daraus schließen, dass die analytische Identität auch situativ und fluktuierend ist und keineswegs auf absolut festem Boden steht. Es wird zu fragen sein, ob dies ein unvermeidbares Kennzeichen analytischer Identität ist und warum dies so sein könnte.

In der folgenden Arbeit versuche ich also, diese schwierige und sehr komplexe Thematik etwas transparenter zu machen und werde dabei folgende Unterkapitel besprechen:

1. Ein kurzer Versuch, den Begriff der Identität und in Abgrenzung dazu die damit verwandten Begriffe der Haltung, Position und Kompetenz etwas genauer zu definieren.
2. Einige Überlegungen zur Motivation, Psychoanalytiker zu werden.
3. Einige Anmerkungen zur Frage, wie man Psychoanalytiker wird.
4. Und schließlich die Frage, wie man Psychoanalytiker bleibt.

Alle diese Fragen möchte ich vorwiegend aus dem Kontext der professionellen Identität des Analytikers besprechen.

Einige Bemerkungen zu den Begriffen von analytischer Identität, Kompetenz und Position

Im Folgenden beschreibe ich die Thematik der Identität aus der Innensicht des Subjekts. Wie schon implizit angedeutet, ist der Begriff der Identität auch auf die Selbstdefinition des Subjekts bezogen, das in einem mehr oder weniger globalen Sinn das Selbsterleben und Selbstbild in Form von Abgrenzung, Kohäsion, Konstanz und Kontinuität einen Rahmen von Orientierung, Vertrauen, Sicherheit und Schutz gewährleistet. Das Identitätsgefühl erwächst aus der grundlegenden Frage: »Wer bin ich?« und stellt gleichzeitig so etwas wie eine vorläufige Antwort darauf dar; allerdings gibt es offenbar ganz unterschiedliche Kontexte, die sich auf die Herkunft, das Geschlecht, die Religion, die Ausbildung, die Profession, auf Haltungen etc. beziehen können und die darauf verweisen, dass das Ganze der Identität selbst aus Teilen zusammengesetzt ist: etwa wenn sich jemand als japanischer, männlicher, psychologisch vorgebildeter, linksorientierter, verheirateter und an der Universität lehrender Psychoanalytiker bezeichnen würde. Mit dem Begriff der Identität bzw. spezieller des Identitätsgefühls versucht man also ein Selbstgefühl des Subjekts zu erfassen, das mit dem Erleben von Ganzheit, Einheit, Transparenz und Zusammenhalt verbunden ist und das vor allem ein Gefühl von Sicherheit und Wohlbefinden[1] garantiert. Aus psychoanalytischer Sicht wird der Identitätsbegriff allerdings eher mit Skepsis betrachtet, weil ja mit der Theorie des Unbewussten gerade diese Ganzheit, Einheit und Transparenz infrage gestellt ist. Gerhard Schneider hat ein psychoanalytisches Identitätskonzept entwickelt, das den psychoanalytischen Fragestellungen eher gerecht wird. In seinem Ansatz wird Identität auch als Begriff für die Person als Ganzes aufgefasst und zunächst einmal die Positivität der Identität (auch hier von innen her betrachtet) im Sinne ihrer Leistungsseite – das heißt, als eine zuverlässige Konstanz, Gleichheit und Sinn- und Ordnungshaftigkeit herstellend und als eine Strukturierung einer chaotischen Welt ermöglichend – betrachtet; gleichzeitig wird aber auch von der Dialektik oder Komplementarität der Identität ausgegangen, indem diese Positivität als Abwehr gegenüber dem Nicht-Realisierten, Nicht-Gelebten, Fremden und Unbekannten und damit als Negativität der Identität verstanden wird. Identität wird als ein dynamisch-konflikthaftes Gefüge aufgefasst, in dem die Positivität der Identität in ihrer Selbsterhaltungstendenz auch eine Abwehrfunktion gegenüber der Negativität der Identität hat und diese gleichzeitig als Sollensfunktion eine Last oder einen Zwang darstellt. Identität schützt also die Selbsterhaltung und Selbstkohäsion, stellt aber auch eine mögliche Einschränkung dar, da sie andere Möglichkeit des Seins oder des Lebens ausschließt. Identität wird aber auch in ihrer Beziehungsdimension gesehen, in dem sich in Identität die Beziehung zum anderen niederschlägt und sie zu ihrer Wahrung ebenfalls in mehr oder weniger großem Umfang auf die reale oder symbolische Präsenz des anderen angewiesen ist. Aus entwicklungspsychologischer Perspektive wird die Ausbildung von Identität als ein intersubjektiver Prozess angesehen, der auf die Interaktion mit dem signifikanten Anderen zentral angewiesen ist. Identität wird also in diesem Ansatz grundsätzlich als ambivalent, konflikthaft und intersubjektiv verstanden und nicht selten vom Subjekt auch so erlebt. Den damit verbundenen, grundlegenden Identitätskonflikt

1 Der Bezug zum Wohlgefühl wird im Sinne einer positiven Identität deutlich; ein Identitätsgefühl kann sich aber auch über eine negative Identität aufbauen, bei dem Leiden, Ausgrenzung, Ablehnung zum Kennzeichen des eigenen Selbst-Seins wird.

kann man also als widersprüchliche Spannung zwischen dem Wunsch nach Selbst-Sein und dem Wunsch nach Anders-Sein betrachten (Schneider, 1995). Dies zeigt sich insbesondere, wenn man die Identität aus unterschiedlichen Kontexten betrachtet, wenn man also von der subjektiven, der sexuellen oder der sozialen Identität spricht. Die subjektive Identität bezieht sich vor allem auf das eigene Selbst-Sein und gleichzeitige Anders-Sein im Vergleich und Gegensatz zu allen anderen Menschen, repräsentiert also die ganz einmaligen, spezifischen Eigenheiten des Selbst; das sexuelle Selbst fasst die Wünsche, Fantasien und Ängste in Bezug auf das sexuelle Erleben und Handeln zusammen und vor allem, wie man sich als Mann oder Frau fühlt, und die soziale Identität beschreibt das Selbstgefühl und Selbsterleben in Bezug auf die verschiedenen gesellschaftlichen Rollen. Alles dies könnte man, um noch eine Formulierung einzuführen, auch als personale Identität bezeichnen. Jede zwischenmenschliche Begegnung des Alltags kann man aus diesem Kontext heraus als ein Aufeinandertreffen zwischen verschiedenen personalen Identitäten verstehen, einschließlich als ein Aushandeln des unvermeidlichen Identitätskonfliktes: Man sucht die Sicherheit des Selbst-Seins und die Anerkennung durch den anderen, versucht aber auch, das Anders-Sein des anderen anzuerkennen oder aber auch infrage zu stellen: In gewisser Weise geht es in jedem Moment um die Konstruktion und De-Konstruktion des Selbst oder der Identität, die sich entweder mehr um das Herstellen von Gleichheit oder mehr um das Herstellen von Differenz abspielt. Daher ist jede Begegnung mit anderen Menschen auch als eine Versuchungssituation anzusehen, die durch das Anders-Sein des anderen den eigenen Wunsch nach einer Veränderung des Selbst hervorruft. Die analytische Identität wäre in diesem Modell als eine Teil-Identität zu verstehen, die man auch als eine professionelle Identität bezeichnen könnte, die sich im Laufe des langen Ausbildungsganges und in der klinischen Erfahrung mit den Analysanden entwickelt; die Positivität der analytischen Identität ist dabei etwa durch bestimmte, mit der Gruppe und anderen Kollegen geteilte Grundauffassungen der psychoanalytischen Theorie und der Behandlungstechnik bestimmt, während die Negativität der analytischen Identität mögliche, aber nicht verwirklichte Auffassungen oder Handlungsmuster umfasst. In jeder klinischen Diskussion unter Analytikern geht es dann mehr oder weniger explizit um diese Identitätsfragen: Ich mache oder verstehe es so, wie verstehen oder machen Sie es? Die von Tuckett erwähnte Annahme, dass die vier Grundfragen sich auf das Problem des Patienten die Vorstellung eines Wirkungsprozesses, das Auffinden unbewusster Vorgänge und die Frage nach der Förderlichkeit einzelner Elemente beziehen, könnten so etwas wie eine Grundlage der psychoanalytischen Identität darstellen. Daher wird jede Begegnung mit anderen Analytikern, aber auch anderen Therapeuten und vor allem auch den Patienten ebenfalls zu einer Herausforderung dieser Identität, da auch die professionelle Identität des Analytikers ein ambivalentes, dynamisch-konflikthaftes und intersubjektives Gefüge ist. Dies hatte ich kurz mit meinem eigenen Erleben auf dem Kongress in Chicago anzudeuten versucht: einerseits die Bestätigung, zu dieser Gruppe von Psychoanalytikern zu gehören, und andererseits die Zweifel und Unsicherheiten, die durch das Wahrnehmen von Differenzen und anderen Auffassungen geweckt wurden.

Die Begriffe der analytischen Haltung, der analytischen Position und der analytischen Kompetenz möchte ich hier nicht detailliert besprechen, ich werde auf sie später noch einmal kurz zu sprechen kommen. Während die analytische oder professionelle Identität des Analytikers vereinfacht gesprochen das Selbstgefühl und Selbsterleben des Analytikers beschreibt, ist die analytische Haltung ein Ausdruck für das Denken, Handeln und Funktionieren des Analytikers in der Arbeit mit seinen Patienten und in der Diskussion über Psychoanalyse mit anderen Kollegen und Therapeuten. Ein anderer, wichtiger Begriff ist der der analytischen Position oder auch analytisch-therapeutischen Position, der vielfach informell oder umgangssprachlich verwendet wird und der sehr viel Nähe zum Begriff der analytischen Haltung hat, der häufiger verwendet wird. Nach meinem Verständnis ist dieser Begriff der Position hilfreich, weil er die verschiedenen Funktionen und Haltungen des Analytikers in dem Beziehungsfeld der analytischen Situation zu beschreiben versucht: etwa sein abwartendes Zuhören, die gleichschwebende Aufmerksamkeit, das Verstehen und Deuten der unbewussten Bedeutungen und die Sicherung des Rahmens der analytischen Situation. In diesem Begriff ist metaphorisch das Bild eines Ortes impliziert, den der Analytiker immer wieder in der Beziehung zu seinem Analysanden einzunehmen versucht. Vielfach ist als zentraler Kern dieser analytischen Position eine wesentliche Bipolarität beschrieben worden, die man auch als »persönlichen« und »technischen« Pol zusammenfassen kann: Beim abwartenden Zuhören und Deuten spielen sowohl persönliche Faktoren (etwa die eigenen affektive Reaktionen oder die Aktivierung eigener unbewusster Konflikte) als auch theoretische und behandlungstechnische Fähigkeiten (etwa die Reflexion des primär unmittelbar Erlebten und die Bildung von Hypothesen) ein dynamisches Gefüge, das man auf einer beziehungstheoretischen Ebene am besten als ein Oszillieren zwischen einem emotionalen Einlassen und einem Abstandnehmen beschreiben könnte. Als Kern der analytischen Position wird oft eine widersprüchliche Balance beschrieben, die darin besteht, dass auf einer Ebene der Analytiker auf seinen Patienten wie in einer Alltagsituation reagiert, also spontan mit seinen eher unbewussten Beziehungsmustern, und auf einer anderen Ebene er diese persönliche Reaktion fachlich reflektiert und konzipiert. Danach ist die analytische Position natürlich kein fester oder statischer Ort, sondern ein Ort, der immer wieder etabliert werden muss, bevor er sich wieder auflöst und neu gefunden werden muss. Zu diesem dynamischen Verständnis gehört daher auch die Vorstellung, dass diese analytische Position durch Störungen immer wieder gefährdet ist und dass gerade das Verstehen der auftretenden Störungen einen Großteil der analytischen Arbeit des Analytikers ausmacht. Zusammengefasst könnte man sagen, dass die analytische Position einen wesentlichen Aspekt der inneren Arbeitsweise des Psychoanalytikers beschreibt. Während also die analytische Identität in einem sehr globalen Sinn das professionelle Selbstverständnis des Analytikers umfasst (die sich in der Sicht der Kollegen und Analysanden mehr oder weniger kongruent abbildet), beschreibt die analytische Position die Funktionen und Haltungen, die er oder sie in der unmittelbaren, konkreten Begegnung mit jedem einzelnen Analysanden zu realisieren versucht. Man könnte vielleicht auch sagen: die Fähigkeit, eine analytische Position in der analytischen Situation einzunehmen und immer wieder herzustellen ist Ausdruck einer analytischen Identität und bestätigt diese oder stellt sie immer wieder auch infrage (Genaueres zur analytisch-therapeutischen Position siehe auch in Kapitel 2).

Die psychoanalytische Kompetenz ist ein weiterer, zentraler Begriff, der ebenfalls eng mit der Identität und der analytischen Position verbunden ist: Hier geht es vor allem um die Qualität der Arbeitsweise des Analytikers. Man könnte versucht sein zu sagen, dass die analytische Kompetenz als ein Unterbereich der analytischen Identität aufzufassen ist und der zu einem größeren Teil von der Anerkennung und Einschätzung der Außenwelt – also vor allem der Patienten und der Kollegen – abhängig ist. In den letzten Jahren haben viele Analytiker um den schon erwähnten Tuckett die Versuche intensiviert, die psychoanalytische Kompetenz präziser zu fassen, um sie aus ihrer diffusen und oft vagen Bestimmung heraus zu holen. Tuckett hat in einer wegweisenden und viel diskutierten Arbeit die psychoanalytische Kompetenz in drei Rahmen zu beschreiben versucht, die er folgendermaßen zusammenfasst: es geht dabei erstens um die Fähigkeit des Analytikers, sich teilnehmend-beobachtend auf die analytische Situation mit dem Patienten einzulassen, sich also dem Erleben des Patienten und dem eigenen Erleben gegenüber zu öffnen; es geht zweitens um die Fähigkeit, dieses Erleben zu durchdenken, die verschiedenen Verbindungen herzustellen und so eine Bedeutung des Erlebten zu generieren; man könnte dies auch als das Konzeptualisieren der klinischen Erfahrung beschreiben; und es geht drittens um die Fähigkeit, dieses Erkannte oder auch Vermutete dem Patienten oder Analysanden in angemessener Form zu vermitteln, also zu verbalisieren und zu deuten. Bei einer adäquaten oder guten psychoanalytischen Kompetenz kann man davon ausgehen, dass alle drei Rahmen in vergleichsweise harmonischer Weise zusammenarbeiten oder funktionieren, auch wenn es vorkommen kann, dass der eine Rahmen mal stärker betont wird; viele Anfänger in der analytischen Ausbildung haben beispielsweise eher wenig Schwierigkeiten, sich teilnehmend-beobachtend auf das Erleben der analytischen Situation mit ihren Patienten einzulassen, dieses Erleben aber zu konzeptualisieren und auch zu verbalisieren stellt sich dann oft als sehr viel schwieriger dar. Diese Definition der psychoanalytischen Kompetenz beschreibt also in positiver Hinsicht die Fähigkeiten, über die ein Analytiker verfügen sollte und die erfahrungsgemäß sich fördernd auf die Entwicklung der analytischen Situation und Beziehung auswirken.

Warum wird man Psychoanalytiker?

Was sind die Gründe für einen Menschen, den Beruf des Psychoanalytikers zu ergreifen? Ich wende mich dieser Frage zu, weil ich davon ausgehe, dass ein potenzieller Kandidat der Psychoanalyse zumindest eine vage Vorstellung einer analytischen Identität, einer analytischen Position und auch der analytischen Kompetenz haben muss, wenn er sich für die Ausbildung zum Analytiker entscheidet: also ein Bild über das, was einen Analytiker ausmacht, wie man sich die konkrete Tätigkeit vorstellt und ob man die Zuversicht hat, diese Aufgaben leisten zu können. Vergewissern wir uns kurz noch einmal, was unter Psychoanalyse zu verstehen ist. Freud gab im Jahre 1923 eine entscheidende Definition, die auch heute noch wichtig und zentral ist (und die in früheren Kapiteln schon mehrfach erwähnt wurde). Danach ist Psychoanalyse erstens vor allem ein Verfahren zur Untersuchung unbewusster seelischer Vorgänge, die auf andere Weise nicht erkannt werden können; zweitens ist Psychoanalyse ein Behandlungsverfahren für seelische Störungen wie etwas Neurosen, Perversionen, Charakterstörungen, psychosomatischen Erkrankungen etc. und drittens ist Psychoanalyse eine allgemeine psychologische Theorie über den Aufbau, die Entwicklung und die Störungen der Persönlichkeit, die aus diesen beiden Bereichen sich langsam entwickelt hat (Freud, 1923a). Ergänzend könnte man noch einen vierten Bereich, den der angewandten Psychoanalyse erwähnen, in der die psychoanalytische Theorie in außerklinischen Bereichen wie der Pädagogik, der Kunst, der Gesellschaftstheorie etc. zur Anwendung kommt. Sicherlich im Gegensatz zu früheren Jahrzehnten kommt heute praktisch fast jeder Mensch spätestens in der Schulzeit in irgendeiner Weise mit psychoanalytischem Denken oder psychoanalytischen Begriffen in Kontakt; vielen der heutigen Erwachsenen ist Freud als Gründerfigur der Psychoanalyse jedenfalls vom Namen her bekannt. Psychoanalytische Literatur ist in einem nie da gewesenen Umfang verfügbar. Zu diesen akzidentellen Faktoren kommen nach meiner Meinung vor allem drei konstitutionelle Faktoren hinzu, die man als Antriebe oder Motivationskonstellationen auffassen könnte, die zu einem vertieften Kontakt mit der Psychoanalyse führen und dann auch unter besonderen Umständen zum Wunsch führen, Psychoanalytiker zu werden. Zum einen ist es eine Art Erkenntnistrieb, der sich nicht nur auf die äußere Welt und ihre Objekte, sondern auch auf die eigene und teilweise als fremd erlebte Innenwelt bezieht; es ist hier vor allem auch das Erkennen der großen Bedeutung der unbewussten, inneren Welt, wie man sie in dem eigenen Erleben früher oder später realisiert; dies am deutlichsten vielleicht in den eigenen, zumeist rätselhaften Träumen. Man entdeckt, dass einem die eigenen Motive und das eigene Erleben keineswegs durchsichtig sind, sondern eher rätselhaft und verwirrend: Dies ist vielleicht besonders deutlich am Erwachen und Erleben der eigenen Sexualität – insbesondere in der Pubertät –, die zuerst und manchmal auch lebenslang als etwas Fremdes, Quälendes und auch Bedrohliches und eben nicht nur Lustvolles empfunden wird. Entsteht hier eine suchende Bewegung, wird man früher oder später auf psychoanalytische Texte stoßen, geht es hier doch zentral um das Sexuelle. Dies führt zu einem zweiten Motivationsstrang, den man als den eigenen Leidensdruck bezeichnen kann; zwar ist das menschliche Leben von der Wiege bis zur Bahre unvermeidlich für alle Menschen auch mit Leiden verbunden, aber das Erleben von Leiden in Quantität und Qualität hängt doch von vielen unterschiedlichen Faktoren wie Konstitution, den konkreten Lebenserfahrungen, Zufällen etc. ab. Dieses eigene Leiden verbindet sich manchmal mit dem ersten Motivationsstrang, dem Erkenntnistrieb, also in diesem Fall den Wunsch, eigenes und fremdes Leiden besser zu verstehen, seine Gründe und Zusammenhänge zu erforschen; manchmal führt es auch zu einem Behandlungswunsch, der sich dann in Form einer eigenen Psychotherapie oder Psychoanalyse realisiert. Nicht wenige Psychoanalytiker haben vor ihrer Ausbildung selbst eine psychotherapeutische oder psychoanalytische Behandlung als Patienten gemacht, in der sie die hilfreiche und heilsame Wirkung dieses Verfahrens erleben konnten. Von meinen eigenen neun Lehranalysanden, die ich in meiner Tätigkeit als Lehranalytiker behandelt habe, hatten acht eine Psychotherapie oder Analyse vor ihrer Ausbildung bereits gemacht. Den dritten Motivationsstrang sehe ich in einem Wunsch, zu helfen und zu heilen, eine Motivation, die wohl auch ubiquitär – von Soziologen manchmal als prosoziales Verhalten bezeichnet – aber im Falle eines späteren Psychoanalytikers nicht selten durch frühe Erfahrungen verstärkt wird, etwa, wenn es einen kranken Elternteil in der Kindheit gegeben hat. In einer etwas anderen Sicht wird der Heilungswunsch auch als eine Wiedergutmachung angesehen, die mit frühen, kindlichen Erfahrungen verbunden scheint, etwa wenn man sich als besonders »böses Kind« gegenüber den Eltern oder Geschwistern erlebt hat oder es zu kindlichen Katastrophen (etwa Trennungen von den Eltern oder der Eltern) gekommen ist, für die man sich unbewusst die Schuld gegeben hat oder immer noch gibt. Vielleicht kann man sagen, dass Erkenntnistrieb, Leidensdruck und Heilungswunsch zwar potenziell universal sind, bei einem zukünftigen Psychoanalytiker aber notwendigerweise stärker ausgeprägt sein werden; es ist allerdings auch einzuräumen, dass diese universellen Motive durch unbewusste Konflikte sehr verstärkt sein können, etwa wenn sich der Erkenntnistrieb mit Wünschen nach Größe und Vollkommenheit verbindet oder der Heilungswunsch sich mit starken unbewussten Schuldgefühlen auflädt und dann etwa zu einem Rettungsphantasma entwickelt. Diese Überlegungen stellen eine Erweiterung der Freud'schen Beschreibung von »Forschen und Heilen« als Kern der analytischen Tätigkeit dar: Forschen, Heilen und Geheiltwerden sind so die wesentlichen Antriebe für den Wunsch, Psychoanalytiker zu werden. Die Entscheidung für ein Studium der Medizin oder Psychologie ist beim späteren Psychoanalytiker jedenfalls oft schon von diesen mehr oder weniger unbewussten Motivationen bestimmt. Die Begegnung mit konkreten Psychoanalytikern – sei es in der eigenen Behandlung oder auf andere Weise –, mit der psychoanalytischen Literatur, mit psychisch Kranken, mag dann diese bislang latente Motivation verstärken und den Entschluss reifen lassen, sich auf die analytische Ausbildung einzulassen. Allerdings ist wohl insgesamt entscheidend, dass sich ein Bild von einer eigenen, möglichen analytischen Identität entwickeln kann, das auch auf verlässliche Vorbilder angewiesen ist. Hier spielen wie eben erwähnt reale Personen wohl eine entscheidende Rolle, die psychoanalytisches Denken und eine Haltung (oder auch Position) überzeugend und authentisch vertreten, sodass der Wunsch beim Kandidaten entsteht: So möchte ich auch einmal werden, selbst wenn noch keine klaren Vorstellungen bestehen, was die analytischen Tätigkeit überhaupt alles mit sich bringt. Notwendig ist vielleicht auch ein gewisses Selbstvertrauen, die mit der Tätigkeit eines Analytikers verbundenen Fähigkeiten auch erwerben zu können. Ich kenne zum Beispiel recht viele Kolleginnen und Kollegen, die lange Zeit gezögert haben, sich für die analytische Ausbildung zu bewerben, weil sie sich diese Fähigkeit letztlich nicht zutrauten; hier ist der schon angesprochene Bereich der Kompetenz bzw. die Fantasie über eine mögliche, eigene Kompetenz berührt.

Diese wenigen Überlegungen sind natürlich sehr vereinfacht und man kann sich vorstellen, dass jeder Weg zur analytischen Ausbildung letztlich höchst individuell ist. Was mir noch wichtig ist zu betonen, dass es aus psychoanalytischer Perspektive natürlich vor allem die unbewussten Motive sind, die die wirksamsten sind, also die unbewussten Quellen von Forschen, Heilen und Geheiltwerden. Wenn ich an meine eigene Entscheidung denke, dann muss ich doch nachträglich erkennen, dass mir viele Motive damals nicht klar waren: Als junger Arzt entwickelte ich ein brennendes Interesse an der Psychosomatik und stieß auf diesem Weg auf die Psychoanalyse, die Ende der 60er Jahre die Leitwissenschaft in der Psychotherapie war. Ich fühlte mich nicht so leidend, dass ich mich selbst in psychoanalytische Behandlung begeben hätte, entdeckte aber während meiner Lehranalyse, dass dieses Leiden überwiegend unbewusst geblieben war. Eine wirklich konkrete Vorstellung, was es bedeutet, Psychoanalytiker zu werden und zu sein, hatte ich damals noch nicht: Meine Vorstellung war eng an das ärztliche Handeln gebunden, an die klassische Arzt-Patient-Beziehung mit einem passiven Kranken und einem aktiven Experten-Arzt und der Vorstellung eines Heilungsprozesses analog des medizinischen

Modells der Beseitigung des Übels »Krankheit«. Vielleicht etwas sehr zugespitzt könnte man von einem eliminatorischen Modell in der Medizin sprechen, das Krankheit verdinglicht und objektiviert und den Heilungsvorgang als eine Elimination des Krankhaften oder Schlechten begreift. Ich kann versichern, dass es ein weiter Weg von diesen anfänglichen Vorstellungen bis zu meinem heutigen Erkenntnisstand war. Vor allem galt es zu entdecken, dass die analytische Behandlung auf einem Beziehungsprozess beruht, der beide Personen der analytischen Situation oft tief emotional involviert und fast immer auch über eine »Verstrickung« läuft, die zu vielen Widersprüchen und Zweifeln führt, die aber letztlich der eigentliche Motor eines möglichen Veränderungsprozesses wird, der nicht nur den Patienten, sondern auch den Analytiker einschließt. Seelisches Leiden ist selbst als ein dysfunktionaler Beziehungsprozess zu verstehen, das letztlich nicht beseitigt oder eliminiert werden kann, sondern nur in einem therapeutischen Prozess modifiziert und transformiert werden kann. Insofern unterscheidet sich, wie ich schon angedeutet habe, die professionelle Identität eines Analytikers von der eines Arztes doch in erheblicher Weise. Vor allem die Ärzte müssen im Laufe der analytischen Ausbildung diese Differenz erkennen und bearbeiten.

Wie wird man Psychoanalytiker?

Auch diese Frage werde ich vor allem aus der Perspektive der Identität des Analytikers zu behandeln versuchen. Ich erinnere noch einmal an Freuds Definition der Psychoanalyse als Methode der Untersuchung unbewusster seelischer Prozesse, als Behandlungsverfahren für psychogene Störungen und als allgemeine psychologische Theorie der Person. Dieser Auffassung entspricht auch in etwa der bis heute in vielen Instituten der Welt übliche psychoanalytische Ausbildungsweg zum Psychoanalytiker: Es handelt sich dabei um die eigene analytische Erfahrung, die sogenannte Lehranalyse, in der der Kandidat die Methode und das Behandlungsverfahren als Analysand oder Patient am eigenen Leibe kennen lernt, es handelt sich weiterhin um das Praktizieren der Psychoanalyse mit eigenen Analysanden, eine Praxis, die von erfahrenen Analytikern supervidiert wird und schließlich das Erlernen bzw. die Auseinandersetzung mit dem ganzen Korpus der psychoanalytischen Theorie, angefangen von Freud bis zur heutigen modernen Psychoanalyse. Es ist natürlich das Ziel dieser psychoanalytischen

Ausbildung, dass der Kandidat eine professionelle analytische Identität entwickelt, die unter anderem beinhaltet, in der Begegnung mit seinen eigenen Patienten eine analytisch-therapeutische Position zu entwickeln und insgesamt eine Arbeitsweise zu etablieren, die Ausdruck seiner oder ihrer analytischen Kompetenz ist. Die zentrale Frage bleibt, wie dies zu realisieren ist.

Um hier eine Antwort wenigstens anzudeuten, ist es notwendig, kurz etwas genauer über die analytische Situation zu sprechen (siehe auch Kapitel 1). Eine der zentralen psychoanalytischen Grundauffassungen besteht darin, die seelische Entwicklung generell, aber insbesondere das seelische Leiden des Menschen aus der Perspektive von verinnerlichten, unbewussten Beziehungskonflikten zu sehen, die sich durch Verinnerlichung früher Beziehungserfahrungen in der Kindheit mit den wichtigen Bezugspersonen ausgebildet haben. Dies entspricht etwa dem klassischen Konfliktmodell, in dem bestimmte lebenswichtige Wünsche dadurch konflikthaft werden, das sie zu viele Ängste und Schuldgefühle auslösen und daher verdrängt, abgespalten oder allgemeiner abgewehrt werden müssen. Unbewusster, verinnerlichter Beziehungskonflikt heißt, dass diese dem Bewusstsein nicht zugänglich sind, sondern sich in symptomatischem, kompromisshaften Verhalten oder Erleben manifestieren, etwa als neurotische Symptome wie Depressionen, Ängste, Beziehungsstörungen. Mit der Etablierung der analytischen Situation – als Standardverfahren mit dem Patienten auf der Couch, mit mehreren Sitzungen pro Woche und einer potenziell unbegrenzten Zeitdauer – wird ein Raum bereit gestellt, in dem sich diese unbewussten, verinnerlichten Beziehungskonflikte manifestieren, verstanden und verändert werden können. Dies geschieht mit der analytischen Methode der freien Assoziation des Patienten (eine Art der zensurfreien Selbstbeobachtung und ihrer Mitteilungen), der gleichschwebenden Aufmerksamkeit des Analytikers (eine besondere Art des abwartenden und wertfreien Zuhörens) und der Deutungen der sich entwickelnden emotionalen Dynamik. Diese ist vor allem durch Widerstand und Übertragungen gekennzeichnet: Widerstand gegen den freien Einfall, Widerstand gegen die analytische Methode und das Verfahren, Übertragung der verinnerlichten Beziehungskonflikte auf die Person des Analytikers: Widerstands- und Übertragungsanalyse gelten als zentrale Aufgabe des Analytikers, um diese inneren Konflikte des Analysanden zu verstehen, zu bearbeiten und zu verändern. Wiederum etwas vereinfacht könnte man auch sagen: Die analytische Situation ermöglicht das Erkennen von drei wesentlichen, oftmals unbewussten Beziehungsmustern: die heimlich gewünschte Beziehung, die gefürchtete Beziehung und die aus diesem Kompromiss entstandene, realisierte oder manifeste Beziehung zu anderen, wichtigen Menschen. Ziel der analytischen Arbeit ist die emotionale Einsicht in diese Beziehungsmuster, wie sie sich im alltäglichen, realen Leben, in der Übertragung zum Analytiker und in der Kindheit aktualisieren oder gebildet haben. Diese ganz knappe Beschreibung bezieht sich auf die Wünsche und Affekte, also mit anderen Worten auf das Lust- und Unlustprinzip, wie es Freud beschrieben hat. Aus der Perspektive der Identität könnte man sagen, dass die verinnerlichten Beziehungsmuster den Kern der personalen Identität ausmachen, wobei die Positivität der Identität in dem bewussten Selbsterleben der eigenen Wünsche und Gefühle, bzw. dem bewussten Bild der Beziehungsmuster besteht, während die Negativität der Identität die nicht-identischen, abgewehrten und verdrängten Wünsche, Gefühle und Beziehungen beinhalten. Aus dem Kontext der Identität geht es dabei also weniger um die libidinöse-aggressive Befriedigung als um das basale Gefühle der Sicherheit und des Wohlbefindens, das sich aus der Konstanz, der Vertrautheit und dem Wiederholungscharakter der Beziehungsmuster und damit dem eigenen Selbsterleben ergibt. So gesehen ergeben sich also für die analytische Situation und die psychoanalytische Behandlung je nach Kontext unterschiedliche Betrachtungen: In dem ersten Fall geht es um die Erweiterung und Integration abgewehrter Wünsche und Affekte, in dem anderen Fall um die Erweiterung der personalen Identität, in dem das Nichtidentische, Unvertraute als Teil der eigenen Person integriert und ertragen werden kann – in anderen Kapiteln hatte ich vom »Finden der eigenen Stimme« gesprochen (siehe Kapitel 3).

Die sogenannte Lehranalyse gilt als Kernstück der gesamten psychoanalytischen Ausbildung. In ihr soll die Basis für eine professionelle Identität, die Fähigkeit zur Etablierung einer analytischen Position und die Entwicklung von analytischer Kompetenz ermöglicht werden. Die Lehranalyse ist in ihrem Ablauf vergleichbar mit einer gewöhnlichen therapeutischen Analyse, mit dem Unterschied eben, dass sie im Rahmen der Ausbildung stattfindet. Vor allem geht es erst einmal darum, dass der Kandidat seine eigenen verinnerlichten Beziehungskonflikte besser kennen lernt, sich also vertraut macht mit seinen Wunschbeziehungen, seinen Angstbeziehungen und der Art und Weise, wie er bislang kompromisshaft mit seinen Konflikten umgegangen ist. Von großer Bedeutung ist, dass er sein persönliches Leiden tatsächlich als Ausdruck dieser konflikthaften, inneren Beziehungsmuster auf einer Basis von emotionaler Einsicht erkennt, also mit anderen Worten die Lücke zwischen Theorie und persönlicher Erfahrung jedenfalls teilweise geschlossen wird. Er erlebt am eigenen Leibe die Wirkungen der analytischen Situation, also die Widerstände gegen die analytische Arbeit, das Auftreten der Übertragungen und die heilsamen Wirkungen von Selbstreflexion und emotionaler Einsicht in die eigenen Konfliktstrukturen. Aus dem Kontext des Identitätsgefühls geht es darum, die personale Identität durch »Erinnern, Wiederholen und Durcharbeiten«, wie dies Freud einmal formuliert hat, zu erweitern und vor allem die Negativität der eigenen Identität jedenfalls potenziell ein Stück zuzulassen. Als ein Beispiel dafür könnte ich erwähnen, dass eigene aggressive und destruktive Motive und Wünsche oder auch homosexuelles Begehren oft in den Bereich des Verdrängten oder der Negativität der Identität geraten sind und es gerade für den angehenden Psychoanalytiker wichtig ist, dass diese menschlichen Erlebnisweisen nicht fremd und abgespalten bleiben. Die emotionale Einsicht in die eigenen Beziehungskonflikte und ihre heilsame Wirkung hat in der Regel zur Folge, dass sich der Kandidat positiv mit der analytische Methode identifiziert und damit selbst die Kapazität entwickelt, eine analytische Situation als Analytiker herzustellen und aufrecht zu erhalten. Entscheidend bei dieser Identifikation ist dabei das Erleben des eigenen Analytikers, wie dieser also die analytische Situation handhabt, wie sich seine professionelle, analytische Identität, seine analytische Position und seine Kompetenz realisiert. Wird der Lehranalytiker also vereinfacht gesprochen zu einem positiven Vorbild, eine Leitfigur, an der man sich orientieren kann? In gewissem Sinne handelt es sich um eine Lehrer-Schüler-Beziehung, die allerdings insofern ungewöhnlich ist, weil sie auch die konflikthaften und negativen Aspekte der Beziehung nicht ausklammert, ja die Vertiefung der Beziehung und Identifikation vielleicht gerade in der Durcharbeitung der ambivalenten und negativen Beziehungsmuster besteht. Gerade dies macht es dem Kandidaten auch möglich, seinen Wunsch Analytiker zu werden, immer wieder zu überprüfen. Ich hatte ja schon von den drei Motivationssträngen, dem Erkenntnistrieb, dem Leidensdruck und dem therapeutischen Wunsch gesprochen und angedeutet, dass diese im Wesentlichen unbewusster Natur sind – jetzt könnte man sagen: in unbewussten, verinnerlichten Beziehungskonflikten begründet sind. Warum will ich eigentlich Psychoanalytiker werden oder: Welche Person meiner Kindheit will ich in der Psychoanalyse eigentlich heilen oder sogar retten? sollten Fragen bleiben, die im Hintergrund der Lehranalyse immer präsent bleiben. Mit dem Erkennen der eigenen Beziehungsmuster, wie sie sich in den Übertragungen auch manifestieren, wird die Grundlage gelegt, sowohl die Frage der Motivation, Analytiker zu werden, noch einmal zu überprüfen, als auch die analytische Situation mit einem eigenen Patienten selbst zu bewältigen.

Wenn ich hier versuche, mich an meine eigene Lehranalyse zu erinnern, die ich vor fast vierzig Jahren begann, so war vielleicht zu allem Anfang der wichtigste Schritt, mich als eine auch leidende Person kennen zu lernen und zu akzeptieren. Das Leiden gehörte bis dahin sozusagen zur Negativität meiner Identität, war also etwas Unerwünschtes, Nicht-zu-mir-Gehöriges, das ich aber als Teil meines Selbst zu akzeptieren lernte. Unvergesslich ist eine Sitzung, in der mein Lehranalytiker von meinen neurotischen Ängsten sprach und ich mit erheblicher Kränkung darauf reagierte: ich und neurotische Ängste! Wenn überhaupt waren es begründete, reale Ängste, aber doch keine neurotischen! Eine andere wichtige Erfahrung hatte mit dem Erleben von Aktivität und Passivität zu tun: Ich selbst erlebte mich als aktiven, dynamischen jungen Mann, der stark von den Idealen des Leistungssports geprägt war, Ausdruck einer Identifikation mit dem ebenfalls sportlichen Vater. Meinen Analytiker erlebte ich dagegen in seiner Zurückhaltung und seinem oft langen Schweigen als sehr passiv, weiblich und manchmal sogar ängstlich, bis ich dies als Projektion und Übertragung meiner eigenen Ängste vor passiv-femininen Wünsche erleben konnte. In gewisser Weise konnte ich diese bislang abgewehrten Seiten meiner Person jetzt besser akzeptieren und auch integrieren, was auch eine wesentliche Voraussetzung dafür war, selbst analytische Behandlungen zu beginnen. Denn eine zentrale Haltung der schon erwähnten analytischen Position in der Arbeit mit den Patienten ist ja das »abwartende Zuhören«, das ja nicht passiv im eigentlich Sinne ist, sondern eine hohe, innere Aktivität beinhaltet, aber eben auf der manifesten Verhaltensebene doch von Zurückhaltung im positiven, Raum gebenden Sinn geprägt ist, die man jedoch unbewusst als passive Haltung missverstehen könnte. Wenn man zu viel Angst vor den eigenen passiven Wünschen hat, fällt einem die Entwicklung dieses »abwartenden Zuhörens« eben sehr schwer. Am Rande möchte ich noch erwähnen, dass der Wunsch, Psychoanalytiker zu werden, damals zu Beginn der 70er Jahre auch von einer relativ hohen gesellschaftlichen Akzeptanz geprägt war: Die Psychoanalyse war als Leitwissenschaft sozusagen »in«, sodass man mit dem Beruf doch eine hohe soziale Anerkennung erwarten durfte. Außerdem gab es mit Alexander Mitscherlich und Horst-Eberhard Richter zwei in Deutschland hoch angesehene Psychoanalytiker, die als Identifikationsfiguren für unsere damalige jüngere Kandidaten-Generation fungierten.

Der zweite, wesentliche Schritt in der analytischen Ausbildung ist die Durchführung der ersten eigenen analytischen Behandlungen mit Patienten unter sogenannter Supervision eines erfahrenen Analytikers. Jetzt ist man nicht mehr in der Rolle des Analysanden, sondern in der Rolle des Analytikers, mit der man in dieser Anfangszeit aber noch nicht richtig vertraut ist. Erinnern wir uns noch einmal daran, wie Tuckett die psychoanalytische Situation beschreibt: ein Gespräch zwischen zwei Personen, das von einer Theorie geprägt ist, die sich auf das Leiden des Patienten, das Unbewusste, den Veränderungsprozess und den Einfluss der Person des Analytikers bezieht. Das sind also zentrale Orientierungen und Grundannahmen auch des werdenden Analytikers, die er nun in eine reale Praxis umzusetzen versucht. Hier kommt nun der Begriff der analytischen Position, den ich vorhin schon erwähnt habe, erneut ins Spiel: der Analytiker-in-Ausbildung tritt also in einen Lernprozess ein, in dem er langsam die Fähigkeit erwirbt, immer wieder eine analytische Position in der Arbeit mit seinem Analysanden einzunehmen, eine Position, die aus den widersprüchlichen Polen des »Persönlichen« und des »Technischen« besteht. Wie sieht dies im Einzelnen aus? Versetzen wir uns in die Lage eines Analytikers-in-Ausbildung, der einen möglichen Patienten zu einem Erstgespräch empfängt. In diesem ersten Kontakt reagiert der Analytiker erst einmal in alltäglichem Sinn auf den möglichen Patienten im Sinne einer unmittelbaren, konkreten emotionalen Beziehungsaufnahme bzw. Reaktion. Dies repräsentiert den »persönlichen Pol«, der der personalen Identität des Analytikers entspricht und im Wesentlichen auf seinen eigenen, verinnerlichten Beziehungsmustern beruht, die als Übertragungsbereitschaft sowohl im Alltag als auch in der klinischen Situation sofort aktiviert werden. Der technische Rahmen (es handelt sich um das Erstgespräch in der Praxis eines Analytikers) und die theoretische Orientierung repräsentieren den »technischen Pol«, der die Mitteilungen des Patienten und das persönliche Erleben des Analytikers in einen Verstehensrahmen setzt, der mit den erwähnten Fragen korreliert: Was sind die unbewussten Konflikte des Patienten, die ihn zu mir führen? Ist mit einer Heilung oder positiven Veränderung zu rechnen? Kann ich als Analytiker und Person diesen Prozess fördern? Vom ersten Kontakt an besteht also dieses Spannungsfeld zwischen dem »persönlichen Pol« und dem »technischen Pol«, wobei der Analytiker-in-Ausbildung in der besonderen Schwierigkeit ist, dass er über wenig eigene analytischen Erfahrungen als Analytiker verfügt, sein »technischer Pol« also überwiegend theoretischer Natur ist, sieht man einmal von seinen eigenen Erfahrungen in der Lehranalyse ab. Daher ist er auch in dieser Anfangszeit sehr auf die Zusammenarbeit mit dem supervidierenden Analytiker angewiesen, der die Lücken des »technischen Pols« zu überbrücken hilft. Die Intensität der analytischen Behandlungen – der Patient kommt drei- oder viermal in der Woche zu etwa einstündigen Sitzungen und die Behandlung erstreckt sich über einige Jahre – kompensiert die relativ geringe Anzahl von Patienten, die ein Analytiker-in-Ausbildung behandeln kann: etwa zwei oder drei Patienten in der Regel bis zum Abschluss der Ausbildung. Aber es entsteht hier ein Übungsfeld und Übungseffekt, da sich der Analytiker wie sein Analysand ja auch immer wieder neu dem Besonderen und Ungewöhnlichen der analytischen Situation aussetzen und der Analytiker-in-Ausbildung langsam die Fähigkeit erwirbt, das oszillierende, widersprüchliche Spannungsfeld der analytisch-therapeutischen Position, also des »persönlichen« und des »technischen Pols« zu tolerieren und damit zu arbeiten. Da der Analytiker-in-Ausbildung in dieser Zeit noch in der eigenen Lehranalyse ist, kann er auch die Übertragungsmuster, die er auf seinen Patienten entwickelt und die Ausdruck der eigenen, inneren Beziehungskonflikte sind, mit seinem eigenen Lehranalytiker bearbeiten. So gehen dann schließlich Lehranalyse und die supervidierten eigenen Behandlungen Hand in Hand bei der Ausbildung der Fähigkeit, langsam eine produktive analytisch-therapeutische Position zu entwickeln. Nach meiner Vorstellung bildet sich in ihrer langsamen Entwicklung, also der Fähigkeit, sich sowohl auf die analytische Beziehung emotional einzulassen als auch diese Erfahrungen immer wieder mit Abstand zu reflektieren, auch langsam eine positive analytische Identität heraus, weil dies mit der Erfahrung verbunden ist, die Herstellung und Aufrechterhaltung der analytischen Situation zu meistern.

Auch hier vielleicht einige kurze Erinnerungen an meine eigene Ausbildungszeit. Damals stand die anonyme, abstinente oder neutrale Haltung des Analytikers, die zentrale Bedeutung der gleichschwebenden Aufmerksamkeit und die Fokussierung auf die Deutung im Sinne einer besonderen Betonung des »technischen Pols« ganz im Vordergrund; der »persönliche Pol« wurde überwiegend als Gegenübertragung im Sinne einer neurotischen Übertragung des Analytikers gewertet und sollte durch eigene

Analyse oder Selbstanalyse möglichst verhindert oder beseitigt werden. In meinen eigenen ersten Behandlungen stieß ich selbst auf verschiedenste Schwierigkeiten, diese neutrale Haltung und gleichschwebende Aufmerksamkeit zu entwickeln, zumal wenig beschrieben wurde, worin diese wirklich genau besteht. Zu meiner eigenen Überraschung merkte ich beispielsweise, dass es bei manchen Analysanden sehr schwierig war, wirklich »abwartend zuzuhören«, dass sie etwa so bedrängend wurden, dass ich mich zum Sprechen genötigt fühlte oder bei anderen Patienten schläfrig und müde wurde, weil mich das Erzählen des Patienten zu langweilen begann. Bei einer Patientin war es mir kaum möglich, nach den Sitzungen ein Stundenprotokoll anzufertigen, weil ich von dem Gang der Sitzung so verwirrt war, dass ich keinen Faden mehr erkennen konnte. Eine andere Erfahrungen waren eigene Träume, in denen die Patienten auftauchten; dies schien mir anfänglich als höchst problematisch, weil die Inhalte teilweise intim oder sehr bedrohlich waren und mir Hinweise auf meine eigene, ungelöste Problematik zu sein schienen. Erst als ich langsam begriff, dass es sich hier um Reaktionen des »persönlichen Pols« handelt, also Ausdruck von aktivierten, eigenen unbewussten verinnerlichten Beziehungsmustern bzw. -konflikten, die aber für ein Verstehen der analytischen Situation mit dem jeweiligen Patienten hilfreich sein können, verlor sich die Angst und ich verstand mehr und mehr, dass die psychoanalytische Arbeit eben genau aus diesem Spannungsfeld zwischen dem emotionalen Einlassen auf die analytische Beziehung und dem immer wieder notwendigen Abstandnehmen und reflektierenden Betrachten der aktuellen Beziehungsmuster besteht. Je mehr es mir gelang, dieses Spannungsfeld zwischen dem »persönlichen Pol« und dem »technischen Pol« zu tolerieren und damit zu arbeiten, umso mehr bildete sich auch das, was ich als analytische Identität bezeichnen würde, also ein positives Selbstbild, wie ich selbst meine Rolle als Analytiker in der Arbeit mit den Patienten verstehe. Die Diskussionen mit anderen Kollegen, das Publizieren über diese Einsichten stellen einen weiteren Schritt in der Entwicklung der analytischen Identität dar: Wie eingangs formuliert geht es da ja immer um Konvergenzen und Divergenzen. Wie sehen die anderen Analytiker diese Fragen, kann ich die Positivität meiner Identität als professionelle Sicherheit und Vertrauen festigen oder muss ich bei auftretenden Divergenzen einige Annahmen infrage stellen oder revidieren? Es sollte sich zeigen, dass dies im Grunde kein abschließbarer Prozess ist, sondern einen das ganze Analytiker-Leben begleiten würde.

Wie bleibt man Analytiker?

Diese letzte Überlegung führt zu meinem vierten und letzten Punkt, nämlich zur Frage, wie man Psychoanalytiker bleibt. Diese Frage möchte ich auf zwei Bereich beziehen: zum einen auf die konkrete analytische Sitzung mit dem Patienten und zum anderen auf die Zeit nach Beendigung der Ausbildung bis zum Berufsende. Auch hier kann ich nur einige Anmerkungen machen, da es sich in beiden Fragen um äußerst umfangreiche und komplexe Thematiken handelt.

Die Ausbildung endet mit einem Abschlusskolloquium, in dem der Kandidat eine analytische Fallarbeit darstellt und mit einer Gruppe von Analytikern diskutiert. Im positiven Fall wird er in die psychoanalytische Vereinigung aufgenommen und wird damit zum Psychoanalytiker ernannt: Von der institutionellen, sozialen Realität – man könnte auch sagen: von der Außensicht betrachtet – ist jetzt die analytische, professionelle Identität definiert und mit bestimmten Rechten und Verpflichtungen verbunden. Aus der inneren Sicht ist diese analytische Identität in der Regel noch sehr schwankend; es gibt nicht wenige Analytiker, die immer wieder beschrieben haben, dass es noch einmal mindestens zehn Jahre dauert, bis man sich als Analytiker in seiner Arbeit einigermaßen sicher und stabil fühlt. John Klauber sagte einmal, es habe diese zehn Jahre gedauert, bis er ohne Angst und Schuldgefühl einem Patienten eine Analyse anbieten konnte. Daraus folgt, dass die Ausbildung und der Abschluss nur eine, wenn auch eine sehr wichtige Phase in einem langen, wahrscheinlich lebenslangen Prozess der Entwicklung zur analytischen Professionalität ist, eine Prozess, der naturgemäß auch scheitern kann, sodass die Frage »Wie bleibt man Analytiker?« durchaus berechtigt und sicherlich auch besonders dringlich ist.

Vorab möchte ich einige kurze Bemerkungen zum Begriff der Profession machen, da es ja in diesem Text um die professionelle Identität des Analytikers geht. Freud sprach bekanntlich von dem »unmöglichen Beruf« des Analytikers und stellte ihn neben den Beruf des Politikers und Erziehers. Wir sehen heute allerdings mehr die Ähnlichkeit mit anderen Professionen, bei denen es sich um etablierte Disziplinen mit einem systematischen Wissensfundus handelt: »Professionen sind auf gesellschaftlich zentrale Werte wie Gesundheit, Recht, Wahrheit, Konsens und Moral bezogen und haben sich auf den zugehörigen Praxisfeldern: Medizin, Rechtspflege, Wissenschaft, Politik und Theologie ausdifferenziert«

(Pollak, 1999, S. 1274). In diesem Sinne könnte man also auch von einer analytischen Professionalität sprechen, geht es doch in der Psychoanalyse um zentrale Werte wie seelische Gesundheit und seelisches Wachstum. Interessanterweise werden in professionstheoretischen Überlegungen ähnliche Dynamiken beschrieben, wie ich sie als analytischen Position zu formulieren versuchte: Die Beziehung zwischen einem professionell Handelnden und seinem Klienten ist danach durch eine widersprüchlich Kombination von Spezifität und Diffusität charakterisiert. Dabei kennzeichnet Spezifität ein formalisiertes berufliches Rollenverhalten, Diffusität dagegen ist typisch für primäre Sozialbeziehungen, etwa wie die zwischen Kindern und Eltern. Es wird also eine paradoxe Beziehung zwischen diffusen und spezifischen Beziehungsmustern für professionelle Arbeit beschrieben. Nach dem Frankfurter Soziologen Oevermann handelt es sich um eine widersprüchliche Einheit von Diffusität und Spezifität, die in der Beziehung zum Klienten nur durch Herausbildung eines professionellen Habitus entwickelt werden kann. Misslingt dies, kommt es zu technokratischen Verwaltungsmaßnahmen auf der einen Seite oder zu privater Intimität auf der anderen Seite. Wesentlich erscheint mir auch der Hinweise, dass auf Grund dieser paradoxen Beziehung zwischen Spezifität und Diffusität beim professionellen Handeln sowohl ein hermeneutisches Fallverständnis, das jeweils hoch spezifisch und einmalig ist als auch eine universalisierte, wissenschaftlich fundierte Regelanwendung zu vereinen ist. Daher könne professionalisiertes Handeln auch nicht standardisiert und von außen kontrolliert werden. Diese Formulierungen haben sehr viel Ähnlichkeit mit der Beschreibung des »persönlichen Pols« und des »technischen Pols« der analytisch-therapeutischen Position. Analytische Professionalität bedeutet danach also, nicht das »Persönliche« heraus zu halten oder gar zu eliminieren, sondern die basale Einheit von Persönlichem und Technischem (im Sinne einer Abstand nehmenden Haltung) zu erkennen und die sich daraus ergebenden Widersprüche im Sinne einer konstruktiven analytischen Arbeit umzuwandeln. Diese Beschreibung von analytischer Professionalität als einem Spannungsfeld von »Persönlichem« und »Technischem« – oder auch spezifischen oder diffusen Beziehungsmustern – findet sich danach auch in anderen Professionen wie etwa dem Arzt oder dem Lehrer, wie sie Buchholz (2006) folgendermaßen zusammengefasst hat:

1. Professionelle Situationen sind komplex und können nicht von einem externen Standpunkt aus definiert werden.

2. Professionelle Situationen sind unsicher und können wenig nach »richtig« und »falsch« entschieden werden; Gelingen und Scheitern sind die beiden Seiten einer Medaille.
3. Professionelle Situationen sind flüchtig, momentan und kaum wiederholbar.
4. Professionelle Situationen sind einzigartig, weil jeder Mensch auf seine Art einzigartig ist. Das systematische Wissen und die Typisierung ist der Versuch, diese Einzigartigkeit zu schematisieren, was aber in der konkreten Praxis nur begrenzt weiter hilft.
5. Professionelle Situationen verlangen Entscheidungen, die mit dem Wertesystem des Professionellen vereinbar sein müssen.

Alle diese Punkte lassen sich auch über die analytische Professionalität sagen. Spricht man daher von einer professionellen Identität des Analytikers, dann sind es genau diese Elemente, die einen wichtigen Teil des Identitätsgefühls ausmachen, die aber insofern mit einem Paradox verbunden sind, weil diese Elemente gerade nicht fest, wiederholbar, statisch, sicher etc. sind, sondern eben gerade durch ihre Überkomplexität, Unsicherheit, Ungewissheit, Flüchtigkeit und Einzigartigkeit in einer ständigen, dynamischen Bewegung sind. In einer vielleicht sehr radikalen Formulierung könnte man bei der analytischen Identität als professioneller Identität von einer Identität der Nichtidentität sprechen. Dies hängt nicht zuletzt damit zusammen, dass der Gegenstand der Psychoanalyse ja das Nichtidentische der Person, also das Unbewusste ist; da dies jedoch nicht nur den Analysanden, sondern auch den Analytiker betrifft, bleibt die Ausbildung einer analytischen Identität ein wechselhafter, fragiler Prozess, der vor allem auch aus der Dynamik von Gelingen und Scheitern zu verstehen ist. Daher also auch die eingangs formulierte Frage: Wie bleibt man Analytiker?

Wie schon gesagt, kann man diese wichtige Frage auf zwei Bereiche beziehen: zum einen auf jede einzelne Sitzung und zum anderen auf den gesamten beruflichen Weg. Hier wiederum können nur einzelne Aspekte kurz besprochen werden. Der erste Punkt bedeutet, dass die Voraussetzungen für die Entwicklung einer professionellen Position oder Identität vor und in der konkreten Stunde zwar in der Regel gegeben sind, dass sie aber in der jeweiligen konkreten Sitzung mit dem Patienten im Grunde immer wieder erst hergestellt und entwickelt werden müssen; jedes schematische Arbeiten oder Pochen auf eine etablierte Identität oder Position negiert die dynamische, konflikthafte und fragile Natur der analytischen Identität.

Zum einen hängt dies damit zusammen, dass der Analytiker als Person ja nicht über sein »Unbewusstes« als Ausdruck des Nichtidentischen verfügt, sondern diesem wie alle Menschen gleichsam ausgesetzt ist, wie es sich etwa in den Übertragungen als verinnerlichte Beziehungsmuster auch gegenüber seinen Patienten zeigt. Was ihn von seinen Patienten unterscheidet ist die Fähigkeit zu einer spezifischen Selbstbeobachtung, die auf die Signale des Unbewussten sensibilisiert ist. Vielleicht ebenso wichtig ist die Entwicklung von emotionaler Toleranz gegenüber der Erfahrung von Nichtwissen und Ungewissheit, wie sie sich als Folge der Unbewusstheit des Erlebens und Handelns ergibt. Viele Erfahrungen, die man als Analytiker mit seinem Patienten konkret in jeder Stunde macht, sind eben vor allem auch erst einmal rätselhaft. Weiterhin ist zu bedenken, dass es bei vielen Patienten notwendigerweise im Verlauf einer intensiven analytischen Behandlung zur Aktivierung sehr massiver, teilweise bedrohlicher Affekte und Fantasien kommt, oft auch verbunden mit dem Wunsch, die spezifische Haltung und Position des Analytikers anzugreifen oder sogar auch aufzuheben, um zum Beispiel eine reale Beziehung mit ihm einzugehen. Auf die Versuchungen und Versagungen, die die analytische Situation für den Analysanden bedeutet, reagiert er nicht selten auch mit libidinösen, erotisierten oder auch aggressiv-destruktiven Übertragungen, die den Analytiker als Person und die analytische Methode als Verfahren sehr infrage stellen können. Fast immer kommt es daher früher oder später in den Sitzungen zu typischen »Verstrickungen« zwischen Analytiker und Analysand, die manchmal sehr subtil, manchmal aber auch sehr grob und massiv sein können. Immer taucht dann beim Analytiker die zentrale Frage auf: Was ist der Beitrag des Patienten und was ist mein eigener Beitrag zu dieser Form von »Verstrickung«. Diese fast unvermeidlichen Entwicklungen stellen für das professionelle Identitätsgefühls des Analytiker oft eine große Herausforderung dar: Man stelle sich nur einen Patienten vor, der im Laufe der Behandlung schwerwiegende Symptome entwickelt oder die Behandlung selbst massiv infrage stellt bzw. die Kompetenz des Analytikers permanent hinterfragt. Dann kann es schon geschehen, dass die Positivität der analytischen Identität ins Wanken gerät oder der »persönliche Pol« und der »technische Pol« auf eine gewisse Weise verschmelzen und beispielsweise der Analytiker sich mit der erotischen oder negativen Übertragung seines Patienten identifiziert: Nicht nur sagt der Patient, dass ich ein unfähiger Analytiker bin, sondern ich bin es auch wirklich. Dann wird es nicht mehr möglich, diese negative Übertragung aus einem Abstand auf ihre Quellen und Bedeutungen hin zu untersuchen. Da ja der Patient angehalten ist, möglichst alles mitzuteilen, wird der Analytiker auch Bemerkungen über seine Person oder sein Verhalten hören, dass ihn mit eigenen, abgewehrten Seiten seiner personalen Identität, also mit der Negativität seiner Identität in Kontakt bringt. Im extremen Fall kann dies dazu führen, dass der Analysand zum Analytiker seines Analytikers wird, also eine Art Rollentausch stattfindet, der in einer wohlwollenden Atmosphäre fruchtbar für die Arbeit sein kann, aber unter dem Druck von einer negativen Übertragung den Analytiker in eine schwere Identitätskrise führen kann. Die professionelle Identität steht eben nicht ein für alle Mal fest, sondern muss in Zusammenarbeit mit dem Patienten von Stunde zu Stunde immer wieder hergestellt werden.

15 Anmerkungen zur ethischen Dimension der psychoanalytischen Ausbildung

Einige grundlegende Überlegungen

Die ethische Dimension der Psychoanalyse ist hoch komplex und kompliziert (siehe auch Kapitel 4). Erst in den letzten beiden Jahrzehnten ist dieser zentrale Problembereich stärker in das Bewusstsein der psychoanalytischen Institutionen und der einzelnen Psychoanalytiker getreten. Dies hat sich in der Formulierung von Ethikrichtlinien und der Gründung von Ethikkommissionen national und international niedergeschlagen. In diesem kurzen Aufsatz möchte ich zunächst einige generelle Überlegungen zur ethischen Dimension in der Psychoanalyse besprechen, um dann in einem zweiten Teil mich gezielt auf einige ethische Fragen im Zusammenhang mit der psychoanalytischen Ausbildung zuzuwenden. Grundsätzlich gehe ich von drei Bereichen oder Perspektiven der ethischen Dimension aus.

Die erste Perspektive umfasst die Standards allgemein anerkannten ethischen und im engeren Sinne professionellen Handelns, die auch für andere Professionen wie den Arzt, den Lehrer oder den Sozialarbeiter gelten. Insofern die psychoanalytische Praxis eine therapeutische Praxis ist – ich erinnere hier an das von Freud formulierte Junktim von Forschen und Heilen (Freud, 1927a) –, gelten auch für den Psychoanalytiker die generell anerkannten medizinethischen Prinzipien, die durch die Arbeiten von Beauchamp und Childress weite Verbreitung gefunden haben: Respekt vor der Autonomie des Patienten, nicht Schaden als Prinzip der Schadensvermeidung, das Prinzip der Fürsorge und Hilfestellung und die Beachtung von Gleichheit und Gerechtigkeit (Beauchamp & Childress, 2009). In gewisser Weise könnte man diese auch als ethische Grundprinzipien für das Zusammenleben der Menschen in einer liberal-demokratischen Gesellschaft ansehen, die auch in der Beachtung der Würde der Menschen zusammengefasst werden können.

Die zweite Perspektive berücksichtigt die Spezifität der analytischen Situation und analytischen Beziehung, die durch ihre Besonderheit charakteristische ethische Herausforderungen darstellt. Die für den ersten Bereich genannten Prinzipien gelten auch hier – in den Ethikrichtlinien der Deutschen Psychoanalytischen Vereinigung sind sie durch Vertraulichkeit und Wahrhaftigkeit erweitert –, da aber die analytische Situation und Beziehung einen spezifisch-emanzipatorischen Ansatz vertritt, sind gerade die spezifischen Kennzeichen der analytischen Situation und Methode besonders zu beachten: Alle Elemente der analytischen Situation – die Arbeit im Medium des Unbewussten, die Ko-Kreation der analytischen Beziehung, der methodische Zugang mittels freier Assoziation und gleichschwebender Aufmerksamkeit, die zentralen Phänomene Übertragung und Widerstand, Rahmen und Setting als »sicherer Ort«, der das Einlassen auf einen »Ort der emotionalen Turbulenzen« wagen lässt und die Aktivität des Analytikers fokussiert auf das Zuhören und Deuten aus einer möglichst neutralen Position – lassen eine grundsätzliche Widersprüchlichkeit oder Ambiguität erkennen, die mit einer ganz spezifischen ethischen Dimension verbunden ist. Dies wird vielleicht besonders deutlich, wenn man die Prinzipien der Autonomie, der Schadensvermeidung und der Fürsorge mit den analytischen Prinzipien der Bearbeitung von regressiver Abhängigkeit, der Erkenntnis eines schmerzhaften Durcharbeitens der zentralen Konflikte des Patienten in der Übertragung und Gegenübertragung und dem Prinzip von Neutralität, der Abstinenz, Asymmetrie und Anonymität des Analytikers kontrastiert. Zentral wird hier immer wieder die Abstinenz als Spezifikum für das analytische Verfahren herausgestellt. So schreibt Picht:

> »Abstinenz – als Verzicht, Entbehrung, Zurückhaltung – hat einen Pol des Verhinderns, einen des Ermöglichens. Zu verhindern ist, dass eine Beziehung unter Bedingungen von Regression und Abhängigkeit ... zu Ausbeutung und Grenzverletzung führt. Dies ist eine ethische Forderung, die nicht nur für die Psychoanalyse, sondern generell zu erheben ist, insbesondere für alle Heilberufe. Abstinenz soll aber auch speziell in Psychoanalysen genuin Psychoanalytisches ermöglichen. Sie soll unter anderem jene Art von Regression zur Erscheinung bringen, die wir als Übertragung kennen, und ihr Durcharbeiten erlauben, indem sie zu ihr Distanz hält. Diese Abstinenz ist Teil der spezifisch psychoanalytischen Methode« (Picht, 2014, S. 77).

Ich glaube, jeder Psychoanalytiker kennt die komplexe Spannung, die sich aus dieser bipolaren und ambivalenten Aufgabe ergibt: verhindern und ermöglichen. Und auch das erwähnte Junktim von »Forschen und Heilen«, das Freud beschrieben hat, ist insofern ambig und auch ambivalent, da es teilweise unterschiedliche Haltungen und Funktionen erfordert, die sich zu widersprechen scheinen, aber dennoch zusammen gehören (Näheres in Kapitel 16).

Schließlich schält sich eine dritte Perspektive neben diesen knapp skizzierten allgemeinen und spezifisch psychoanalytischen ethischen Aspekten der psychoanalytischen Praxis (was ist gute, förderliche Praxis?) heraus, die gewöhnlich vor allem mit der ethischen Dimension assoziiert wird: Es sind Fehlhandlungen, Verfehlungen, Grenzverletzungen, Behandlungsfehler, Kunstfehler, krisenhafte Verläufe, katastrophische Zuspitzungen und Scheitern von Behandlungen, die ich hier zusammenfassend als »unerwünschte Ereignisse« beschreiben möchte. Könnte man die beiden ersten Perspektiven als ethische Prinzipien in einem weiteren Sinne beschreiben, so kann man hier bei der dritten Perspektive von einer psychoanalytischen Ethik im engeren Sinne sprechen. Auch wenn der Begriff des Behandlungsfehlers für die Psychoanalyse teilweise kritisch gesehen wird, ist aber deutlich, dass die Ethikkommissionen der psychoanalytischen Vereinigungen überwiegend mit Beschwerden von Analysanden konfrontiert sind, die sich auf offensichtliches oder vermeintliches Fehlverhalten von Analytikern beziehen. In den gravierenden Fällen handelt es sich um eindeutige Abstinenzverletzungen vonseiten des Analytikers, wie sie etwa Gabbard und Lester in ihrer Weg weisenden Arbeit beschreiben, aber manchmal gibt es sehr komplexe und komplizierte Fragestellungen, die kaum generell zu beantworten sind (Gabbard & Lester, 1996). So fragt zum Beispiel Schneider, ob die Indikation zur Psychoanalyse bei schwer traumatisierten und früh-gestörten Patienten nicht auch als mögliche Fehlindikation eine ethische Dimension hat, wenn es etwa zu Re-Traumatisierungen kommt, die der Analytiker nicht »containen« kann (Schneider, 2014). Dieser engere Bereich der ethischen Dimension ist in Deutschland erst seit gut 20 Jahren stärker in den Fokus der Betrachtung geraten und zwar auch aus der Erfahrung von teilweise katastrophalen Grenzverletzungen von Analytikern. Seitdem gibt es sowohl ausgearbeitete Ethikrichtlinien als auch eine Ethikkommission, die Anfragen und Beschwerden von Patienten, manchmal auch von Kollegen und Instituten bearbeitet. Darüber hinaus gibt es eine breite Diskussion sowohl der ethischen Dimension in diesem erweiterten als auch in dem engeren Sinne. Dies hat ebenfalls dazu geführt, dass man auch in der Psychoanalyse vergleichbar mit der Medizin von der Erfordernis der Entwicklung einer Fehler- und Irrtumstheorie und -kultur spricht. Man könnte dies sowohl für den einzelnen Psychoanalytiker als auch für die Institute und die Vereinigungen postulieren, wenn man bei den letzteren auch von einer kollektiven Verantwortung ausgehen kann, die das Institut und die Vereinigung als Ganzes für die Ausbildung der jungen Analytiker und Behandlungen durch Mitglieder des Institutes trägt. Dieses größere Bewusstsein für die komplizierten und komplexen ethische Fragen schlägt sich auch in aktuellen Publikationen nieder: zuletzt in einem Band des Jahrbuchs der Psychoanalyse, in denen Gerhard Schneider, Johannes Picht, Sylvia Zwettler-Otte und ich die Problematik von Fehlern und Fehlleistungen in der Psychoanalyse diskutiert haben. Dabei bleibt der Begriff des Fehlers für die psychoanalytische Praxis umstritten, was vor allem Picht sehr stark betont. Er kritisiert dabei sowohl Schneiders Vorstellung eines konstanten Rahmens als auch die von mir vorgeschlagene Differenzierung zwischen zwei unterschiedlichen Bereichen der Verantwortung. Er schreibt:

> »Die psychoanalytische Haltung hätte sich damit zu begnügen, die Offenheit der Zukunft nicht defensiv zu verschließen: auch dies wäre Sache von Abstinenz. Jene Elemente von Abstinenz, die wir als »Rahmen« zusammenfassen, hätten ihre Bestimmung darin, dies zu ermöglichen. Hierzu gehört, dass der Rahmen als rituelle Fassung Kontinuität und Rhythmus gewährleistet; aber dies ist nicht mehr als Konstanz gegenüber Veränderung zu denken, sondern als Fortgetragenwerden von Ereignis zu Ereignis […]. Insofern ist auch die Konstanz des Rahmens eine Fiktion, die wir aus der Nachträglichkeit in die Zukunft projizieren« (Picht, 2014, S. 96).

Hier wird eine Ethik der Psychoanalyse skizziert, die sich an der Ermöglichung des Neuen orientiert; damit ergibt sich auch eine modifizierte Definition der Abstinenz, nämlich als Verzicht auf die Fiktion, dass Konzepte und technische Regeln Gewissheit und Konstanz gewährleisten. Für den einzelnen Psychoanalytiker bleibt das praktische Problem der Orientierung und Realisierung in der alltäglichen Praxis trotz dieser klaren Unterscheidungen.

Als Antwort auf diese konkrete Herausforderung erscheint mir eine Differenzierung bezüglich der Verantwortung bzw. des Verantwortungsgefühls, das ein ständiger Begleiter des praktizierenden Psychoanalytikers ist, hilfreich. Einerseits ist der Psychoanalytiker für den generellen und professionellen Rahmen der analytischen Praxis alleine verantwortlich: Als »Hüter der analytischen Situation« liegt es in seiner Verantwortung, schädigende Abweichungen vom Rahmen und der Methodik möglichst zu vermeiden. Als wichtigste Aufgabe kann man hier neben der Etablierung eines sicheren Rahmens die Erarbeitung eines individuellen, professionellen Arbeitsmodells mit der Realisierung einer inneren Arbeitsweise als Merkmal der Unterscheidung zwischen einer Alltags- und einer analytisch-therapeutischen Beziehung ansehen, was sich in der Entwicklung einer konsistenten und kohärenten analytischen Haltung und analytischen Kompetenz ausdrückt. All dies versteht man heute als einen dynamischen Prozess. Insofern sagt Picht in der gleichen Arbeit zu Recht, dass Behandlungsfehler im engeren Sinne (die Behandlungen nicht nur scheitern lassen, sondern dem Patienten auch auf andere Weise schaden) immer Fehler der Abstinenz sind. Andererseits kann man die Entwicklung des Beziehungsprozesses zwischen Analysand und Analytiker beschreiben – das, was konkret in der analytischen Situation zwischen Analysand und Analytiker vor sich geht –, der von einer geteilten Verantwortung gekennzeichnet ist: Darin drückt sich die Hypothese aus, dass Analysand und Analytiker die analytische Beziehung gemeinsam generieren, sich in der Übertragung, Gegenübertragung und den unterschiedlichen Widerständen gegenseitig beeinflussen und der Verständigungsprozess auch durch Irrtümer und Missverständnisse unvermeidlich charakterisiert ist. Hier erscheint es sinnvoll, von geteilten Verantwortlichkeiten zu sprechen. Da diese unvermeidlichen Irrtümer und Missverständnisse aber gleichzeitig auch den Weg zum Verstehen der unbewussten Wirklichkeit des analytischen Paares ebnen, geht es hier um das Zulassen und nicht um das Vermeiden. Man könnte also sogar sagen, dass Irrtümer, Täuschungen, Missverständnisse und Blockaden verschiedenster Art gleichsam der Motor der analytischen Arbeit sind. Dies ist eine der vielen, weiteren Widersprüchlichkeiten und Mehrdeutigkeiten der analytischen Praxis: Es geht in dem ersten Bereich vor allem darum, Überschreitungen des professionellen Rahmens der analytischen Praxis strikt zu vermeiden und in dem zweiten Bereich im Schutz dieses sicheren Rahmens und der Methodik einen öffnenden Möglichkeitsraum zuzulassen, der auch Irrtümer, Missverständnisse, Ungewissheiten oder auch sogenannte Fehler etc. beinhaltet. Diese Dynamik von Vermeiden und Zulassen ist also auch hier eine der vielen widersprüchlichen Aspekte der analytischen Praxis.

Etwas Vergleichbares beschreibt Schneider mit seiner Unterscheidung von »failures« (Scheitern der gesamten Behandlung) und »mistakes« (punktuelle Fehler im laufenden Prozess) (Schneider, 2014). Auch Schneider ringt in seiner Beschreibung um die hier angedeuteten zwei Bereiche, die ich selbst unter den Stichworten »Behandlungsfehler und Verfehlungen« auf der einen Seite und »Irrtümer, Täuschungen und Fehlleistungen« auf der anderen Seite unter dem Aspekt der Verantwortung zu differenzieren versuche. Diese darin zum Ausdruck kommende Widersprüchlichkeit könnte man erweiternd und generalisierend in der Haltung oder analytischen Position des Analytikers als eine multiple Bipolarität beschreiben, die sich in einer Fülle von Dichotomien ausdrückt: Wissen und Nicht-Wissen, Forschen und Heilen, Asymmetrie und Gegenseitigkeit, Neutralität und Mitagieren, Absichtslosigkeit und therapeutische Ziele, persönlicher Involviertheit und distanzierender Abstandnahme etc. Bipolarität meint nun aber im Gegensatz zu Polarisierungen ein »In-der-Schwebe-Halten« dieser verschiedenen Pole, eine Art Zirkulieren oder Oszillieren zwischen den Polen, da die beschriebenen Gegensätze auf einer tieferen Ebene sich bedingen und hervorbringen. Beispielsweise bedingt das strikte Vermeiden von Rahmen- und Settingverletzungen aufseiten des Analytikers oder die lebenslange Arbeit am eigenen Arbeitsmodell (die Sicherheit der professionellen Position) das Zulassen des sich öffnenden Möglichkeitsraumes der analytischen Situation, die dann vom analytischen Paar als »sicherer Ort« erlebt werden kann und das Wagnis des Zulassens der ängstigenden Konflikt ermöglicht. Es ist dies eine etwas andere Beschreibung der beiden von Picht erwähnten Pole der Abstinenz: Verhindern und Ermöglichen. Dies bedeutet aber, dass die Abstinenz grundsätzlich auch nichts Fixiertes oder Statisches ist, sondern immer wieder in dem Spannungsfeld von Verhindern und Ermöglichen spezifisch bestimmt und erarbeitet werden muss.[1] Ich erwähne in diesem Zusammenhang eine wichtige Arbeit unseres israelischen Kollegen Gaby Shefler, der vom unterschiedlichen Vokabular der Ethik in der psychoanalytischen Praxis spricht und im Grund auch zwei grundsätzlich zu unterscheidende Bereiche oder Perspektiven aus unterschiedlichen ethischen »Sprachen« postuliert:

1 In seiner Arbeit »In Praise of Ambiguity« verweist Caputo in dem Kapitel »Ethics and the Ambiguity of the Conrete« auf Aristoteles: »[…] ethical judgements are made in the concrete and the concrete ethical situation is always slightly unprecidented, and oftentimes not just slighty« (Caputo, in de Paulo et al., 2005).

> »Die genannten 5 Sprachen lassen sich in zwei Hauptgruppen einteilen: a. Sprachen, die sich mit der philosophischen Grundlage und den subjektiven Beziehungen zwischen Analytiker und Patient befassen: also die moralische Sprache, die philosophische Sprache der Psychoanalyse und die Sprache der Empathie und des Mitgefühls; b. Sprachen, die verwendet werden im Umgang mit den praktischen, von wechselseitigen objektiven Beziehungen zwischen Analytiker und Patient: [...] sie umfassen die Sprache der professionellen Ethik und die Sprache des Gesetzes« (Shefler, 2014).

Shefler betont die häufige Vermengung dieser verschiedenen Vokabulare der Ethik, nicht selten zum Schaden des Analysanden, wenn beispielsweise Überschreitungen der professionellen Anforderungen alleine aus der Sicht der Übertragung bzw. der Problematik des Analysanden interpretiert werden. In meinen eigenen Überlegungen habe ich auf Grund dieser komplexen Durchdringung den Versuch gemacht, Elemente einer psychoanalytischen Fehler- und Irrtumskultur zu beschreiben, die sich stärker auf die konkrete Praxis des individuellen Psychoanalytikers bezieht. Im Kern geht es bei der Formulierung einer solchen Kultur vor allem um den Umgang mit einer prinzipiellen Ambiguität, auf die sowohl der Analysand als auch der Analytiker mit Ambivalenz reagieren und damit immer Tendenzen der Vermeidung und des Widerstandes gegenüber der analytischen Situation auftauchen werden. Diese Ambiguität muss man sich aus meiner Sicht als durchdringend vorstellen und sie umfasst viele Elemente und Bereiche wie Gewissheit/Ungewissheit, Sicherheit/Unsicherheit, Eindeutigkeit/Vieldeutigkeit, Erkenntnis/Täuschung, Bestimmtheit/Unbestimmtheit, Bestimmbarkeit/Unbestimmbarkeit etc. Im Einzelnen habe ich die Anerkennung der basalen Täuschungsanfälligkeit des Analytikers, die Unterscheidung von »Drinnen« und »Draußen« (den Ereignissen innerhalb und außerhalb der analytischen Situation), der Umgang mit dem »Raum des Unbekannten«, den das analytische Paar betritt, die unvermeidlich auftretenden Dysbalancen in Form von »problematischen Situationen«, ihr Zulassen, Erkennen und Umwandeln als zentrale Herausforderungen für den Analytiker, die damit verbundene Regulierung von Unbehagen in Form von Angst und Schuldgefühl, das Erkennen von vermeidenden Reaktionen im Sinne einer phobischen Position und das Aufspüren von echten Gefährdungen im Sinne von sich anbahnenden Grenzverletzungen genannt (Zwiebel, 2017). Wie schon in anderen Kapiteln immer wieder angeklungen, könnte man als Kern der beschriebenen Fehler- und Irrtumskultur eine Form der Ambiguitätstoleranz formulieren, bei der es darum geht, die vielfältigen Bipolaritäten oder Dichotomien nicht aufzulösen, sondern in der Schwebe zu halten, weil dies eine innere, lebendige Beweglichkeit hervorbringt, die ein spezifisches Reagieren und Antworten auf das Jetzt des gegenwärtigen Momentes der analytischen Ereignisse ermöglichen kann.[2]

Zur Verantwortung und Ambiguitätstoleranz

Die bisherigen Überlegungen und Auseinandersetzungen mit der ethischen Dimension der psychoanalytischen Praxis haben neben der Betonung der Abstinenz vor allem die Phänomene der Verantwortung und der Ambiguitätstoleranz herausgestellt. Jetzt möchte ich eine Verbindung zwischen diesen beiden Phänomenen ansprechen, die grundlegend für die psychoanalytische Praxis erscheint. Der Begriff der Verantwortung, der eher ein umgangssprachlicher und philosophischer und kein genuin psychoanalytischer ist, erweist sich als besonders hilfreich, um Aspekte der ethischen Dimension in der alltäglichen Praxis des Psychoanalytikers, aber auch in der analytischen Ausbildung und der analytischen Institute konkreter zu diskutieren. Unsere Kollegin Viviane Chetrit-Vatine hat in einer Arbeit über die ethische Dimension psychoanalytischer Praxis basierend auf den Arbeiten des Philosophen Levinas vom »ethischen Erwachen des Psychoanalytikers« gesprochen. In ihren Überlegungen geht es um die grundlegende Verantwortung für den anderen, die sich aus der ebenfalls widersprüchlichen frühen Situation von Mutter und Säugling ergibt (Chetrit-Vatine, 2014, 2018). Auch hier ist die grundlegende Ambiguität und Ambivalenz zu betonen: Jede Begegnung mit dem anderen löst danach

2 Der Begriff der Ambiguität ist selbst ambig. Ich verwende ihn in diesem Text als Oberbegriff und beziehe mich dabei vor allem auf die Arbeiten von Thomas Bauer zur kulturellen Ambiguität. Eine psychoanalytische Auffassung von Ambiguität entwickelt Bleger, die hier nicht näher diskutiert werden kann (Bleger, 2013, siehe auch Kapitel 16). Bleger betont in dieser Arbeit ausdrücklich, dass er sich in seiner Konzeptualisierung der Ambiguität ganz auf die klinische Situation bezieht und andere Bereiche wie Biologie, Philosophie und Ästhetik nicht berücksichtigt.

immer eine doppelte Bewegung aus, nämlich die Sorge, die Verantwortung und das Mitgefühl für den anderen, aber auch die eigene Angst, die Wünsche nach Selbsterhaltung und auch potenzielle Feindseligkeit. Daher hat jede Begegnung mit dem anderen im Grunde diese basale ethische, aber auch ambivalente Dimension, nämlich die Angst zu verletzen, verletzt zu werden und den »sicheren Ort« des Selbst zu verlieren (siehe auch Israelstam, 2007) und gleichzeitig für den anderen sich verantwortlich zu fühlen und Verantwortung zu übernehmen. Auch aus soziologischer Sicht wird die Verantwortung in dieser Ambiguität gesehen, wie es im Titel einer Arbeit des deutschen Soziologen Ludger Heidbrink auch zum Ausdruck kommt: *Handeln in Ungewissheit – Paradoxien der Verantwortung* (Heidbrink, 2007). Hier fasse ich in Abwandlung für den psychoanalytischen Kontext und zusammenfassend eine Kernaussage zusammen, die für die weitere Diskussion entscheidend ist:

> »Weil zum Handeln (des Psychoanalytikers) immer mehr Umstände gehören, die nicht seiner Kontrolle unterliegen, als Bedingungen, über die er verfügt, müssen wir den Raum des Unverfügbaren in den Vordergrund stellen. Wir sind in dem, was wir tun letzten Endes mehr scheiternde als erfolgreiche (Psychoanalytiker). Das entbindet uns jedoch nicht davon, dieses Scheitern in unsere Verantwortung aufzunehmen … Den Verstrickungszusammenhang als Schicksalszusammenhang zu akzeptieren, bedeutet somit nichts anderes, als zu erkennen, dass wir in vielen Fällen unserer psychoanalytischen Arbeit die Verantwortung für unser Handeln tragen, obwohl wir keine Kontrolle über sie haben« (modifiziert nach Heidbrink, 2007, S. 220).

Der »Raum der Unverfügbarkeit« und der »Verstrickungszusammenhang« sind Hinweise auf die unbewusste Dimension, die in Heidbrinks Arbeit nicht explizit formuliert wird, aber auch Hinweise auf das reale, aktuelle Leben und die Vergangenheit des Analysanden sowie auf den Beitrag des Analytikers. Für die psychoanalytische Situation könnte man in diesem Sinne auch von einem »Raum der Verantwortung« sprechen, ein Raum, in dem Verantwortung übergeben und übernommen wird, auch wenn dies oft unbewusst geschieht. Gleichzeitig ist dieser Raum – wie schon erwähnt – von Verfügbarkeit/Unverfügbarkeit, Bestimmtheit/Unbestimmtheit, Vorhersehbarkeit/Unvorhersehbarkeit, Sicherheit/Unsicherheit und vor allem auch Bewusstheit/Unbewusstheit etc. determiniert – etwas, das grundsätzlich für menschliche Kommunikation und Beziehungen gilt –

und eine der grundlegenden Ambiguitäten der psychoanalytischen Arbeit ausmacht. Die zuvor postulierte Differenzierung zwischen alleiniger und geteilter Verantwortung oder Mitverantwortung muss dann grundsätzlich immer wieder überprüft und manchmal auch ausgehandelt, erarbeitet oder geklärt werden. Vielleicht ist ja gerade diese Klärung von Verantwortung und Nichtverantwortung ein zentraler Aspekt der analytischen Arbeit für den Analysanden, etwa in der Bearbeitung bewusster und unbewusster Schuldgefühle. Mit anderen Worten heißt dies, dass auch die von mir postulierten zwei Bereiche der alleinigen und geteilten Verantwortung eine konventionelle Festlegung darstellen, die im Einzelfall immer wieder überprüft werden muss. Auch hier kann man sich extreme Pole von Verantwortungslosigkeit auf der einen Seit (wie bei schweren Grenzverletzung und sexuellem Missbrauch) und absoluten Verstrickungen und Verwicklungen vorstellen, die auf einer gemeinsamen, unbewussten Konstruktion des analytischen Paares beruhen. Das erwähnte »ethische Erwachen« des Analytikers könnte man dann als eine Art ethischen Kompass beschreiben, der vor allem auch darin besteht, eine Form der Ambiguitätstoleranz zu entwickeln, die sich insbesondere im Umgang mit der eigenen und fremden Verantwortung, der alleinigen und der geteilten Verantwortung manifestiert. Aus einer praktischen Perspektive ist also das Entscheidende eine Einübung in die Aspekte dieser genannten Widersprüchlichkeiten, die in einem permanenten Ringen um die Grenze zwischen Zuständigkeit und Nichtverantwortung besteht, wobei das letztere manchmal zu einer Flucht in die Unverantwortlichkeit führen kann. Sedlak betont beispielsweise, dass auf Grund dieser Gegebenheiten ein gewisses Unbehagen und angemessene Zweifel notwendige Bestandteile unserer Arbeit sind (Sedlak, 2014, S. 105). Dieses Unbehagen – oder sollte man ruhig von Angst sprechen? – beruht wohl auch darauf, dass die Ambiguitätstoleranz auch Ausdruck einer seelischen Kapazität des Menschen, die – und das habe ich in Kapitel 16 genauer zu beschreiben versucht – sehr mit der unbewussten Verarbeitung von emotionalen Erfahrungen zusammenhängt (z.B. mit den Traumfunktionen, wie sie von Bion beschrieben worden sind), die Komponenten der Persönlichkeit sind, die aber immer nur mehr oder weniger zur Verfügung stehen. Auch sie sind anfällig für regressive Prozesse, sodass verständlich wird, dass im Grunde jeder Psychoanalytiker auch anfällig oder gefährdet für ethische Grenzverletzungen bleibt. Auch dies betonen Gabbard und Lester in ihrer schon erwähnten Arbeit (Gabbard & Lester 1996).

Überlegungen zur ethischen Dimension der psychoanalytischen Ausbildung

Jetzt wende ich mich nach dieser sehr verdichteten und zusammenfassenden Überlegung zur ethischen Dimension psychoanalytischer Praxis der analytischen Ausbildung und der Institute zu. Es ist nicht immer leicht, die genannten drei Perspektiven der ethischen Dimension – die verschiedenen Vokabulare, wie sie Shefler nennt – auseinander zu halten und sie nicht zu vermischen. Außerdem kommt die institutionelle Dynamik hinzu, die vieles noch unübersichtlicher macht. Hier möchte ich mich auf die Frage der Verantwortung und der Ambiguität im Bereich der analytischen Ausbildung beschränken, möchte aber doch eine wichtige Arbeit von Sylvia Zwettler-Otte kurz zitieren, die auch eine generelle ethische Dimension psychoanalytischer Institutionen thematisiert (Zwettler-Otte, 2014). Ich lese die Arbeit allerdings vor allem in Verbindung mit der hier fokussierten Thematik der Verantwortung und Ambiguität. Zwettler-Otte befasst sich in ihrer Arbeit über »Fehl-Leistungen als Phänomene in psychoanalytischen Institutionen« zunächst einmal mit dem Unterschied von Fehlleistungen (die flüchtig und dem Verursacher peinlich sind) und Fehl-Leistungen (die eher dauerhaft sind und ein schleichendes Unbehagen auslösen), fokussiert aber vor allem auf das konflikthafte unbewusste Leben psychoanalytischer Institute und dem Umgang der Mitglieder untereinander. Auch sie spricht immer wieder von Dilemmata, die man auch als Ambiguität von Scheitern und Gelingen beschreiben kann: Dies kommt auch in der Formulierung der »Fehl-Leistung« zum Ausdruck: Etwas misslingt, was aber aus einer anderen Perspektive auch eine Leistung darstellen kann. Die ganze Arbeit ist gleichsam ein moderner Kommentar zu Freuds »Das Unbehagen in der Kultur«. Für Zwettler-Otte ist das auftauchende Unbehagen gerade auch in Institutionen so etwas wie ein »Arbeitsaffekt« – man könnte auch von einem Leitaffekt sprechen –, der auch als möglicher Ausdruck einer Ambiguitätstoleranz zu verstehen wäre: Das Wahrnehmen und auch Thematisieren des Unbehagens weist auf Widersprüche hin, deren sich die Institution in der Regel nicht bewusst ist. Dies gilt für die kollektive Ebene, ist aber auch für die analytische Situation entscheidend: Auch hier sind die Wahrnehmung und die Untersuchung des Unbehagens bzw. die darin zum Ausdruck kommenden Widersprüche als ein Indikator für die Ambiguitätstoleranz und Ambivalenztoleranz anzusehen. Die zentrale Aufgabe der Institute, die in der Pflege und Weiterentwicklung der Psychoanalyse zu sehen ist, mag in Widerspruch treten zu den individuellen Wünschen, Erwartungen und Fantasien der einzelnen Mitglieder. Mit dem längeren Verweis auf eine wichtige Arbeit von Warren Poland über Neugier und Narzissmus in analytischen Institutionen kommt auch die ethische Dimension zur Sprache, wenn nämlich der Umgang der Mitglieder untereinander etwa darin mangelt, einander zuzuhören und anstatt Neugierde am Denken anderer zu entwickeln, die eigene narzisstische Position in Monologen zu festigen. Hier diagnostiziert Poland eine Form von Ambiguitätsintoleranz, in der die widersprüchliche Spannung zwischen anerkennender Gegenseitigkeit und »Bedürfnissen nach Selbstgratifikation« nicht ausreichend gehalten werden kann. Ich habe dies an anderer Stelle am Beispiel des eigenen Institutes beschrieben, wenn etwa die Publikationen der Mitglieder untereinander nicht zur Kenntnis genommen werden (Kapitel 16). Dies spiegelt auch eine spezifische Ambivalenz, die man als Ambivalenz zwischen Regression und Progression beschreiben kann:

> »Das Schwanken zwischen dem Wunsch nach innigster und dauerhafter Verbundenheit mit der Mutter einerseits und der Suche nach einem schützenden und begrenzenden väterlichen Halt andererseits ist ein Perpetuum mobile und wird in kritischen Momenten immer aufs Neue als Dilemma zwischen symbiotischen Wünschen und der Suche nach einem begrenzenden Halt erlebt und durchkämpft werden müssen« (Zwettler-Otte, 2014, S. 134).

»Perpetuum mobile« verstehe ich als Metapher für das Oszillieren zwischen verschiedenen Polaritäten, die auch als Dilemmata oder Widersprüche wahrgenommen werden. Bezogen auf die Lehranalyse und die Supervision könnte man dies auch als eine Beschreibung der postulierten Ambigutätstoleranz verstehen: die Spannung zwischen diesen regressiven und progressiven Tendenzen auszuhalten und je nach innerer und äußerer Situation mehr das eine oder das andere Bedürfnis zu befriedigen versuchen. In dieser oszillierenden Bewegung ist aber immer auch die Versagung enthalten, da mit der Suche nach Befriedigung des einen Pols die Versagung der Befriedigung des anderen Pols unvermeidlich verbunden ist. Ambiguitätstoleranz impliziert daher auch ein ausgeprägtes Maß an Frustrationstoleranz. Nach Zwettler-Otte spielt das latente symbiotische Bedürfnis in psychoanalytischen Institutionen so eine herausragende Rolle, weil die professionelle Ausbildung gar nicht ohne ein verstärktes Eintauchen in Regression möglich ist. Unbehagen scheint oft dann aufzutreten, wenn die symbiotischen Bedürfnisse der Mitglieder nicht wahrgenommen und ansatzweise befriedigt werden, etwa wenn die Arbeiten und Beiträge der Mitglieder permanent negiert werden. Bezogen auf die vorhin beschriebene Verantwortung in ihrer Ambiguität könnte man sagen, dass jedes Mitglied der Institution in dem Spannungsfeld von Selbst- und Fremdverantwortung steht, also zwischen der Sorge für sich selbst und für die anderen und die Institution. Die andere Seite der Verantwortung ist aber auch der Wunsch nach Selbstbestimmung, Autonomie und damit verbunden ein bestimmtes Maß von Feindseligkeit. Man könnte von bewusster oder vor allem unbewusster Grausamkeit sprechen, der man ja eine grundlegende Disposition im Menschen zusprechen kann (Rorty, 2012; Hampe, 2018). Dazu nochmals Zwettler-Otte:

> »Der Verdacht auf destruktive Intentionen ist […] anlässlich Polands Erwähnung von Respektlosigkeit, Polemik und Spott im kollegialen Kontakt aufgetaucht. Das Nicht-Zuhören selbst und das Nicht-miteinander-Sprechen können ja an sich schon eine Abwendung und ein »vernichtendes Desinteresse« sein […]. Es ist wieder die unauffällige Form der »Vernichtung«, die langsam und leise ablaufen kann, stumm wie das Wirken des Todestriebes« (Zwettler-Otte, 2014, S. 137).

Hier ist die Grausamkeit thematisiert, die als eminent wichtiges ethisches Thema gerade in Institutionen erkennbar wird. Man könnte sich auch fragen, ob bestimmte Phänomene – die Angst, die eigene Arbeit in der Gesellschaft vorzustellen, die Abschlussprüfungen, der Rückzug aus öffentlichen Ämtern, das Sprechen in der Gruppe – nicht Ausdruck der Angst vor der Grausamkeit der Institution und ihrer Mitglieder ist, die allerdings manchmal sicherlich massiv projektiv aufgeladen ist, wenn die eigene Grausamkeit nicht partiell integriert und gezähmt ist. Für die Institution könnte man in diesem Zusammenhang wohl von einer anderen grundlegenden Ambiguität sprechen, nämlich, dass die Institution auf der einen Seite Schutz bietet, aber gleichzeitig auch mit Ausschluss und Vernichtung droht. Es ist aber auch zu bedenken, dass sowohl Symbiose als auch väterlicher Halt in sich ambivalent erlebt werden, da sie mit spezifischen Ängsten von Verschmelzung und Verlassenheit verbunden bleiben. Auch dies bedingt eine unvermeidliche Ambivalenz der Gruppe und der Institution gegenüber.

Wenn ich mich jetzt gezielter der ethischen Dimension der analytischen Ausbildung zuwende, fallen mir zunächst einige konkrete Erfahrungen aus meiner eigenen Ausbildungszeit ein, die nochmals die lange Zeit übliche Vernachlässigung der ethischen Dimension demonstrieren. Ich erinnere manche Beispiele aus eigener und fremder Erfahrung, in denen ausschließlich die neurotische Problematik des Kandidaten oder Patienten für ethisch fragwürdiges Verhalten des Analytikers verantwortlich gemacht wurde: Der Lehranalytiker bittet seinen ärztlichen Kandidaten, ihm eine Bescheinigung für seine Krankenversicherung auszustellen, er lädt ihn zu einem gemeinsamen Forschungsprojekt ein oder rät ihm dringend davon ab, zu einem anderen Kollegen in Supervision zu gehen; der Supervisor erkundigt sich detailliert nach der gerühmten Behandlungstechnik des Lehranalytikers seines Supervisanden oder spricht ausführlich über seine Erfahrungen mit anderen Supervisanden, ganz abgesehen von persönlich-intimen Mitteilungen. In allen diesen und vergleichbaren Fällen bestand oder besteht noch immer die Neigung beim Kandidaten, aber auch bei den Kollegen, das aufkommende Unbehagen bei diesen Ereignissen sich selbst bzw. dem Kandidaten zuzuschreiben, also eine alleinige Verantwortung beim Kandidaten oder Analysanden zu sehen. Shefler selbst erwähnt als ein anderes Beispiel das chronische Einschlafen des Analytikers, das sich der Kandidat selbst anlastet, auch weil sein Analytiker es in seine Richtung »wegdeutet«. Durch diese übertriebene, unangemessene Übernahme von Verantwortung wird das destruktive und schädigende Verhalten der Lehranalytiker und Supervisoren verschleiert und schädigt auch die Entwicklung des ethischen Kompasses des angehenden Analytikers. Durch die Einführung der Ethikrichtlinien und die Gründung von Ethikkommissionen hat sich diese Tendenz offensichtlich verändert: So gibt es offizielle Beschwerden über Lehranalytiker, die sich permanent indiskret verhalten und die Vertraulichkeit der analytischen Situation verletzen und es manchmal sogar nach Jahren Anklagen wegen sexueller Grenzverletzungen gibt (in einem gravierenden Fall nach über 20 Jahren). Auch Supervisanden wenden sich aus unterschiedlichen Gründen an die Kommission. Eine andere Thematik berührt den Umgang mit Wahrheit oder der Wahrhaftigkeit, etwa bei der Abfassung von schriftlichen Protokollen, das Verbreiten von Gerüchten oder gefälschten Angaben bei der Bewerbung zum Abschluss oder zur Ernennung von offiziellen Posten. Alle offiziellen und inoffiziellen Beschwerden belegen zunächst einmal, dass ein stärkeres Bewusstsein für ethische Fragen entstanden ist und eine Klärung der Verantwortlichkeit angestrebt wird. Allerdings ist die Anrufung der Kommission immer mit großen inneren Widerständen verbunden, weil sie doch eine Störung der gewünschten institutionellen Harmonie heraufbeschwört. Um mit einem Buchtitel von José Bleger zu spielen: Es geht dann um Symbiose oder Ambiguität (Bleger, 2013)

Wenn ich aus meiner persönlichen Sicht und den langjährigen Erfahrungen aus der Ethikkommission diese bislang angesprochenen ethischen Fragen auf die Ausbildung und das Leben in den Instituten beziehe, könnte man Folgendes postulieren: Alle am Institutsleben und in der Ausbildung beteiligten Analytiker sollten sich nach meinen bisherigen Überlegungen immer wieder der Verantwortung und der damit zusammenhängenden Ambiguität der analytischen Praxis, der Ausbildungssituation und des Institutsleben bewusst sein und sich immer wieder damit auseinandersetzen. Jeder einzelne Bereich im Ausbildungsgang stellt danach spezifische ethische Herausforderungen dar: das Bewerbungsverfahren der Kandidaten, die Lehranalyse, die Supervisionen, die kasuistischen Seminare, der begleitende evaluative Prozess des Kandidaten, die Ernennung zum Lehranalytiker, die kollegialen Beziehungen der Lehranalytiker und Supervisoren und die wissenschaftliche Praxis (z.B. bei Veröffentlichungen). Beispielsweise wird immer wieder kontrovers diskutiert, in welcher Form das Bewerbungsinterview geführt werden sollte: Im Sinne eines kollegialen Bewerbungsgesprächs oder als ein psychoanalytisches Erstinterview, in dem es auch einen Raum für die analytische Deutung geben muss. Man könnte diese Bewerbungssituation einerseits bereits als einen ersten Test für die angesprochene Ambiguitätstoleranz des Bewerbers ansehen, nämlich sich trotz der Bewerbungssituation öffnen zu können. Aber andererseits bleibt gleichzeitig eine ethisch ungeklärte Frage, ob Deutungen in diesem Rahmen nicht auch potenziell verletzend sein können. Auch die Entscheidung über Zulassung oder Ablehnung hat ja in jedem Fall weitreichende Konsequenzen für den Bewerber, das Institut, die potenziellen Analysanden, ja im Grunde auch für die weitere Entwicklung der Psychoanalyse und damit eine implizite ethische Dimension in diesem weiteren Sinne. Es zeigt sich im Übrigen, dass der ganze evaluierende Prozess durchgehend auch von gruppendynamischen Prozessen begleitet ist. Die wesentliche Herausforderung dabei besteht im Grunde wie in der analytischen Situation auch in dem »In-derSchwebe- Halten« von persönlicher Involviertheit und Abstand nehmender Fachlichkeit. Insofern verstehe ich ja die analytische Situation als eine Art Modellsituation für das übrige Leben und damit auch für das kollektive Institutsleben. Auch in der Lehranalyse spiegelt sich diese besondere Herausforderung, etwa als Spannungsfeld zwischen der analytischen Aufgabe, den Wunsch des Kandidaten, Psychoanalytiker zu werden, wirklich gründlich zu bearbeiten oder sich in Identifizierung mit dem Wunsch des Kandidaten vor allem um den erfolgreichen Abschluss der Ausbildung zu sorgen. In der analytischen Supervision liegt aus meiner Sicht die Herausforderung darin, eine förderliche Arbeitsbeziehung zum Kandidaten in dem Spannungsfeld von Abhängigkeit und Ermutigung zur Selbstbestimmung zu entwickeln, in der man selbst die spannungsvolle und teilweise widersprüchliche Rolle als Berater, Lehrer, Vorbild, Kollege und Prüfer so in der Schwebe halten kann, dass der Kandidat den Mut findet, seinen eigenen Weg, sein eigenes Arbeitsmodell langsam zu entwickeln. Unser Kollege Anders Zachrisson hat diese Dichotomien in dem folgenden Zitat auf den Punkt gebracht: »An example of the kind of oppositions I have in mind is the supervisor acting as an authority at the same time as trying to foster autonomy in the candidate« (Zachrisson, 2011, S. 947).

Bei der analytischen Supervision kommt die schwierige Frage noch hinzu, in welchem Umfang der Supervisor für den vom Kandidaten behandelten Analysanden mitverantwortlich ist, obwohl er ihn in der Regel nie gesehen hat und nur über die Berichte des Kandidaten kennt. Weil der ganze institutionelle Ausbildungsgang ein hochgradig komplexes Gemisch aus Persönlichem, Fachlichem und Gruppendynamischem darstellt, sind die Entscheidungsprozesse, die sich auf Zulassungen oder Ablehnungen zum Abschluss oder zur Ernennung zum Lehranalytiker beziehen, oft so schwer durchsichtig und damit auch kontrovers und konfliktbeladen. Der einflussreiche amerikanische Philosoph John Dewey schreibt beispielsweise:

> »Die Welt, in der wir leben, ist eine eindrucksvolle und unwiderstehliche Mischung aus Fülle, Vollständigkeit, Ordnung und Wiederholungen, die Voraussage und Kontrolle ermöglichen, und Einzigartigkeiten, Mehrdeutigkeiten, ungewissen Möglichkeiten und Prozessen, die zu Ergebnissen führen, die noch ungewissen sind« (Dewey, zitiert nach Hampe, 2018).

Diese Worte stellen auch eine treffende Beschreibung des Lebens von analytischen Instituten dar, in denen dieses Gemisch von Persönlichem, Fachlichem und Gruppendynamischen eine Fülle von Ambivalenzen und

Ambiguitäten hervorbringt bzw. die sich darin manifestieren, die das Institutsleben und die notwendigen Entscheidungen oft so konfliktreich gestalten. Betrachtet man die Ambiguitätstoleranz als eine zentrale Tugend des Analytikers, dann wäre dies auch als Ziel einer erfolgreichen analytischen Ausbildung anzusehen. Je mehr das Institut und die einzelnen Mitglieder eine »Kultur der Ambiguität« im Sinne einer kollektiven Ambiguitätstoleranz realisieren, umso mehr werden Kandidaten diese Haltung verinnerlichen können und »ausreichend gute« Analytiker werden. Aus soziologischer Sicht entwickeln Institutionen unterschiedliche »Kulturen der Ambiguität«, die sich im Spannungsfeld von Toleranz und Intoleranz an den Gesichtspunkten der Wahrheit bzw. Wahrhaftigkeit, der Bejahung oder Verneinung von Geschichtlichkeit und dem Streben nach Reinheit beschreiben lassen (Bauer, 2018). Auch dies kommt in Kapitel 16 zur Sprache. Fundamentalistische Strebungen zeichnen sich wie dort ausgeführt durch die Fixierung auf eine Wahrheit, das Ablehnen der Geschichte und das Streben nach Reinheit aus. Dies gilt in Abwandlung auch für psychoanalytische Institutionen, die sich im Spannungsfeld von Dogmatismus und Beliebigkeit befinden, was sich am Beispiel der zunehmenden Pluralität in der Psychoanalyse deutlich aufzeigen lässt: Einerseits kann man die Vielstimmigkeit der Psychoanalyse als ein Ausdruck von Ambiguitätstoleranz auffassen, die aber andererseits auch in einer Form der Beliebigkeit oder ein »anything goes« abgleiten kann. Ich möchte in diesem Zusammenhang die Auffassung vertreten, dass das dauerhafte Erarbeiten der Differenzierung von alleiniger und geteilter Verantwortung in diesem ambigen und amivalenten Sinne – und dies in allen Bereichen des institutionellen Lebens – eine ständige ethische Herausforderung für alle Beteiligten ist und es keine endgültigen und idealen Lösungen für diese Anforderung geben kann.

16 Zur Ambivalenz der Psychoanalyse gegenüber

Kurze Einleitung: Die Entstehung des Themas

In einem unserer halbjährlichen Treffen kamen meine Kollegen Angelika Staehle, Jörg Scharff, Gerhard Schneider und ich auf die persönlichen Erfahrungen unseres psychoanalytischen Werdegangs und unserer gegenwärtigen Einschätzung der Psychoanalyse zu sprechen. In der Erinnerung an Erwartungen und Enttäuschungen stießen wir bald auf das Thema der Ambivalenz, das zu einer anregenden Auseinandersetzung führte. Es entstanden dabei interessante Überlegungen zur Quelle und Bewältigung dieser Ambivalenzen: etwa die immer wieder auftauchenden, oft auch belastenden Fragen nach der »richtigen« oder »reinen« Psychoanalyse oder die eigene Verarbeitung und Bearbeitung der als unvollkommen erlebten Ausbildung und psychoanalytischen Praxis. In einem Forum auf der Frankfurter DPV-Tagung 2018 diskutierten wir in einem großen Kreis von Mitgliedern einige dieser Fragen (Tagungsband der DPV, 2018). Im ersten Kapitel habe ich die Ambivalenz- und Ambiguitätstoleranz als einen konstituierenden Bestandteil der analytischen Situation beschrieben. Danach wäre dies auch ein grundlegender Bestandteil der »inneren Couch«, die der Analytiker vom »Drinnen« nach »Draußen« mitnehmen wird. Im Folgenden möchte ich diesen Gesichtspunkt herausgreifen und am Ende noch etwas zur institutionellen Dimension von Ambivalenz- und Ambiguitätstoleranz sagen.

Einige Bemerkungen zur Begrifflichkeit

Unter Ambivalenz versteht man bekanntlich die gleichzeitige Gegenwärtigkeit widersprüchlicher Empfindungen und Strebungen (z.B. Mertens &

Waldvogel, 2008). Auf die Abgrenzung zur Ambiguität als das Erleben von Mehr- und Vieldeutigkeit, Unstrukturiertheit und Ungewissheit komme ich noch zu sprechen. In einem sehr allgemeinen Verständnis wird Ambivalenz in der Regel als eine Mischung aus affinen und aversiven gefühlsmäßigen Einstellungen gegenüber der Welt (mit ihren belebten und unbelebten Objekten) und dem eigenen Selbst verstanden. Michael Hampe beschreibt dies beispielsweise auf folgende Weise:

> »Menschliche Lebewesen sind insofern in sich ambivalent: Weil sie überleben wollen, versuchen sie, Leid zu vermeiden, denn Leid kann bedeuten, dass das eigene Leben in Gefahr ist. Doch weil sie intensiv erfahren wollen, bringen Menschen ihr Leben manchmal auch in Gefahr, suchen Leid, ja erzeugen Situationen, in denen Grausamkeiten geschehen. In diesen Situationen gewinnt das Leben für die Menschen erst dann die Intensität, die es als ein sinnvolles erscheinen lässt« (Hampe, 2018, S. 63).

Hier wird also eine grundsätzlich ambivalente Haltung dem Leben oder der Wirklichkeit gegenüber postuliert. Auch im psychoanalytischen Denken spielt die Ambivalenz eine zentrale Rolle. Freud, der den Begriff wohl von Bleuler übernahm, betonte vor allem die affektive Ambivalenz am Beispiel der positiven und negativen Übertragung: die Gefühlsambivalenz als Liebe und Hass dem gleichen Objekt gegenüber. Melanie Klein postuliert die Ambivalenz in allen Objektbeziehungen auf Grund des von ihr postulierten Triebdualismus. Bei Margret Mahler spielt in ihrer Formulierung der Wiederannäherungskrise die Ambivalenz zwischen Bindung und Loslösung eine wesentliche Rolle; für sie stellt die Toleranz für Ambivalenz einen wichtigen Entwicklungsschritt dar, der durch Spaltung in der Borderline-Persönlichkeit scheitert. Thea Bauriedl hat in ihrer Konzeptualisierung einer Beziehungsanalyse auch die Bedeutung der Ambivalenzspannung herausgestellt (Bauriedl, 1993). Theodor W. Adorno und Else Frenkel-Brunswick haben in ihren Untersuchungen zur autoritären Persönlichkeit die Ambiguitätstoleranz als eine zentrale psychische Komponente für die Stabilität der Kultur beschrieben. Auch die Auffassung von Carl Gustav Jung sei erwähnt, der Gegensätzlichkeiten als ein Grundprinzip des Seelischen angesehen hat. Und nicht zuletzt seien die modernen Forschungen zur Bindungstheorie erwähnt, in der ein ambivalent-vermeidender Bindungstyp beschrieben wird. Diese wenigen Hinweise zeigen die Bedeutung des Ambivalenzkonzeptes und verweisen auf die enorme Weite des

Themas, das ich im Rahmen dieses Kapitels erheblich und in mehrfacher Weise eingrenzen muss. Für die Ausführungen dieses Kapitels besteht die erste Eingrenzung darin, die Problematik der Ambivalenz auf

- die Ambivalenz der Patienten gegenüber der Psychoanalyse;
- die Ambivalenz der Öffentlichkeit gegenüber der Psychoanalyse;
- und drittens die Ambivalenz des Psychoanalytikers gegenüber der Psychoanalyse einzugrenzen.

Über die ersten beiden Punkte werde ich nur einige wenige Bemerkungen machen und werde mich vor allem als weitere Eingrenzung auf die Ambivalenz des Psychoanalytikers gegenüber der Psychoanalyse fokussieren.

Zur Ambivalenz der Analysanden

Anders noch als zu Zeiten von Bleuler gehen wir heute von einer gleichsam normalen Ambivalenz in der seelischen Entwicklung und im Rahmen eines Konzeptes von psychischer Gesundheit aus. Überstarke oder gesteigerte Ambivalenz, die bis zur Handlungsunfähigkeit gehen kann oder auch verleugnete Ambivalenz sind in der Regel Ausdruck von psychopathologischen Entwicklungen. Ambivalenz der Patienten bezieht sich daher einmal auf die verschiedenen Ausformungen ihrer seelischen Störungen (Beispiel Zwangsneurose), zum anderen auf ihre Einstellung der psychoanalytisch-psychotherapeutischen Therapie gegenüber. In dem zweiten Fall werden wir in der psychoanalytischen Praxis unvermeidlich mit den verschiedenen Ausformungen von Ambivalenz unserer Patienten konfrontiert. In einer anderen Formulierung könnte man auch sagen, dass Patienten grundsätzlich ambivalent der Behandlung gegenüber sind, weil diese nach psychoanalytischer Vorstellung auch ein schmerzhafter, belastender Prozess ist. Diese Ambivalenz aktualisiert sich in der Regel in den verschiedenen Ausformungen der Übertragungen und Widerstände, deren Manifestation und Bearbeitung einen Kern der psychoanalytischen Arbeit darstellen. Zu bedenken bleibt, inwieweit die Analytiker mit ihrer Arbeitsweise und Haltung die Ambivalenz des Patienten unbeabsichtigt fördern oder verstärken. Aus diesen Gründen könnte man auch von berechtigter und unberechtigter Ambivalenz sprechen – das Testen des Analytikers durch den Patienten findet darin seine Berechtigung, inwieweit nämlich der Analytiker eine konsistente oder kohärente Haltung gegenüber seiner eigenen Arbeitsweise hat.

Zur Ambivalenz der Öffentlichkeit gegenüber der Psychoanalyse

Auch diese Thematik bedürfte einer ausführlicheren Besprechung. Wir alle erleben die enormen Schwankungen in der Einschätzung der Bedeutung und Wirksamkeit der Psychoanalyse, wie sie auch zeitabhängig ist und sich in verschiedenen öffentlichen Reaktionen spiegelt: die notorisch abschätzige Berichtserstattung mancher Medien (wie z. B. der *Spiegel*), die ambivalente Darstellung von Psychoanalyse im Film oder auch die Reaktion der offiziellen Wissenschaft, vor allem im Bereich der Universität, in der die Psychoanalyse derzeit im Grunde ums Überleben kämpft. Gern erinnern sich die Psychoanalytiker an Freuds Annahme, dass die Erkenntnisse der Psychoanalyse eine Kränkung für die Menschheit darstellten – das Ich ist nicht Herr im eigenen Hause – aber auch hier wäre bei einer genaueren Untersuchung zu fragen, inwieweit die Psychoanalytiker selbst zu dieser äußerst zwiespältigen Einstellung beitragen oder beigetragen haben. Ich denke dabei an sektiererische Tendenzen, etwa die Psychoanalyse wie eine hermetische Geheimwissenschaft zu betrachten. Sicherlich kann man sagen, dass auch enttäuschte Erwartungen, ja, vielleicht auch Überschätzungen an dieser Entwicklung beteiligt sind. In Deutschland gab es in den 70er Jahren des vorigen Jahrhunderts eine hohe Wertschätzung der Psychoanalyse, die sich aber deutlich relativiert hat: Hierbei spielen vor allem Fragen der Wirksamkeit – und zwar sowohl im therapeutischen Bereich der Heilung als auch im analytischen Bereich der Selbsterkenntnis – eine wesentliche Rolle. Man könnte eine gewisse Überforderung der Psychoanalyse und Psychoanalytiker vermuten, wenn von der Psychoanalyse Antwort auf alle existenziellen oder auch spirituellen Lebensfragen erwartet wird. Sollten sich die Psychoanalytiker nicht auch fragen, wie sie mit ihrer »inneren Couch« im alltäglichen Leben und in der Öffentlichkeit agieren und dabei auf die eine oder andere Weise die bestehende Ambivalenz noch verstärken?

Zur Ambivalenz des Psychoanalytikers gegenüber der Psychoanalyse

Hier werde ich mich auf die Ambivalenz des Psychoanalytikers gegenüber der Psychoanalyse beschränken. Sie ist allerdings auch ein besonders wichtiges Thema, weil man postulieren kann, dass gerade die Einstellung der Psychoanalytiker selbst die Zukunft der Psychoanalyse mitbestimmen wird. Nicht selten hört man die Befürchtung, dass aus der psychoanalytischen Kollegenschaft gerade die ernsthaftesten Gegner oder sogar Feinde kommen und in der Entwicklung der Psychoanalyse sehr viel Schaden anrichten können. Aber worauf richtet sich die Ambivalenz des Analytikers? Hier könnte man noch eine weitere Unterscheidung treffen, die eine noch zusätzliche Eingrenzung des Themas darstellt: Geht es um die Ambivalenz gegenüber der psychoanalytischen Theorie, gegenüber der Institution wie der DPV, der IPA oder dem eigenen Institut gegenüber? Oder geht es um die Ambivalenz gegenüber der analytischen Methode, der analytischen Situation und der inneren Arbeitsweise des Psychoanalytikers? Beispielsweise kann man gegenüber bestimmten theoretischen Formulierungen, denen man einen dogmatischen Charakter unterstellt, intuitiv sehr skeptisch bleiben – etwa die Bedeutung des Ödipuskomplexes bei den meisten seelischen Störungen – und aus dieser ambivalenten Haltung eine gleichsam »private Theorie« entwickeln, die den eigenen klinischen Erfahrungen besser zu entsprechen scheint. Die Ambivalenz der eigenen Institution gegenüber hängt oft mit enttäuschenden Erfahrungen in der langen Ausbildung zusammen, die manchmal zu Rückzug oder gar zur Abkehr von der ganzen Praxis führt. Auch die Ambivalenz gegenüber der DPV als einem manchmal hoch idealisierten Objekts gegenüber wäre genauer zu diskutieren. Nochmals eingrenzend werde ich mich im Folgenden auf die Ambivalenz der Psychoanalytiker gegenüber der analytischen Situation (und weniger gegenüber der Theorie oder der Institution wie der DPV) beschränken.

Zur psychoanalytischen Situation

Geht es in der analytischen Ausbildung, in der täglichen Praxis von Stunde zu Stunde und im gesamten beruflichen Leben, um den Prozess von Analytiker-Werden und Analytiker-Bleiben, könnte man auch von der zentralen Aufgabe des Psychoanalytikers sprechen, die analytische Situation (und hier spreche ich vor allem von der Standardsituation mit mehreren Sitzungen pro Woche auf der Couch, schließe aber modifizierte Settings mit ein) mit dem Analysanden herzustellen, zu bewahren und auch wieder aufzulösen. Versucht man diese Aussage zu präzisieren, tauchen unterschiedliche, individuell geprägte Arbeitsmodelle der analytischen Situation mit ihren methodischen und technischen Aspekten auf. Die folgende, knappe Zusammenfassung der Elemente der analytischen Situation dient lediglich der Unterstützung meiner zentralen Hypothese, dass die Ambivalenz der Analytiker gegenüber der analytischen Situation nicht nur unvermeidlich, sondern sogar konstitutiv für ihr Entstehen ist. Dabei bleibt zu betonen, dass es sich nicht um die Auffassung einer bestimmten Schulrichtung innerhalb der Psychoanalyse handelt. Vielmehr basiert meine Auffassung darauf, dass der moderne Psychoanalytiker nicht Freudianer, Kleinianer oder Bionianer ist – um nur einige wichtige Richtungen zu nennen-, sondern sich in einem offenen, vielfältigen klinischen Feld befindet, in dem verschiedene klinische Kulturen präsent sind, die er nicht unbedingt zu überbrücken oder integrieren, sondern in diesem komplexen Feld der Vielstimmigkeit die eigene Stimme zu entdecken und zu realisieren versucht (siehe auch Kapitel 3). Da ich diese Elemente im ersten Kapitel ausführlicher dargestellt habe, folgt hier nur eine kurze Zusammenfassung:

Zunächst ist davon auszugehen, dass die analytische Situation eine quasi-experimentelle Modellsituation ist, die ein Abbild und ein Untersuchungsfeld des menschlichen In-der-Welt-Seins darstellt.

Die analytische Situation wird im Medium des Unbewussten konstituiert. Dies gründet auf dem Freud'schen Postulat, dass das Seelische unbewusst ist und daher das »Ich nicht Herr im eigenen Hause ist« (Freud, 1917a 1916). Diese Grundannahme kann als eine wesentliche Abgrenzung zu anderen therapeutischen Verfahren gelten.

Die analytische Situation ist daher eine Forschungssituation, in der es um den Kontakt mit dem bislang Unbekannten geht.

Die analytische Situation ist eine Beziehungssituation, die durch Analysand und Analytiker gemeinsam entsteht. Man kann auch sagen, dass sie vom analytischen Paar ko-kreiert wird, wobei die unterschiedlichen Anteile verschieden gewichtet sind.

Auf Grund dieser Emotionalität spielt die Etablierung von Grenzen innerhalb der Beziehung und zwischen der analytischen Situation als einem »Drinnen« und dem »Draußen« der äußeren Realität eine entscheidende Rolle. Rahmen und Setting sind damit entscheidende Garantien, damit für das analytische Paar ein »sicherer Ort« entstehen kann (der durch Stabilität, Vertrauen, Zuverlässigkeit etc. entsteht), der dann das Wagnis erlaubt, sich dem konflikthaften »Ort der emotionalen Turbulenz« zu nähern.

Der methodische Aspekt der analytischen Situation besteht in der freien Assoziation des Analysanden und der gleichschwebenden Aufmerksamkeit des Analytikers. Damit verbunden sind weitere Aspekte: das abwartende Zuhören des Analytikers, die Dynamik von Versuchung und Versagung, das Suspendieren von Wissen, eine spezifische Ausformung von Asymmetrie und Gegenseitigkeit oder Zielorientierung und Absichtslosigkeit etc. Dies führt zu einem Verständnis der analytischen Situation als einem Raum des Erlebens, des Nachdenkens, des Verstehens, aber auch des Spielens – also einem »Spielraum«.

Zentrale Orientierung für den Analytiker bleiben Übertragung und Widerstand. Auf Freuds Definition der Psychoanalyse habe ich im ersten Kapitel hingewiesen (siehe Kapitel 1).

Das analytische Paar leistet seelische Arbeit, die man auch als Verarbeiten, Durcharbeiten und Nacharbeiten beschreiben kann. Beim Verarbeiten geht es darum, die emotionale Erfahrung der analytischen Beziehung in Seelisches, das heißt, in Bilder, Fantasien, Gedanken etc. zu transformieren, einen Prozess, den Bion selbst als eine erweiterte Form des Träumens beschrieben hat: Das analytische Paar »träumt« die analytische Situation. Oder mit Ogden formuliert: Der Analytiker träumt die ungeträumten Träume des Analysanden (Ogden, 2003), wenn man davon ausgeht, dass seelisches Leiden zu einem wichtigen Teil von »ungeträumten Träumen« – also der Unfähigkeit, emotionale Erfahrungen in Seelisches zu transformieren – bestimmt ist. Das Durcharbeiten bezieht sich auf die ständig aktive Verdrängungsarbeit, die auch einmal erreichte emotionale Einsichten wieder in Vergessenheit geraten lässt. Das Nacharbeiten findet im »Draußen« außerhalb der analytischen Situation statt.

Jeder Analytiker entwickelt im Laufe seiner beruflichen Praxis eine analytisch-therapeutische Position, die ich selbst in meinem Arbeitsmodell auf Grund der Vieldimensionalität der analytischen Situation im Sinne einer multiplen Bipolarität charakterisieren möchte: eine Situation des Forschens und Heilens, wie Freud es in seiner Junktimsthese formulierte (Freud, 1927a), eine Beziehungssituation zwischen persönlichen und fachlichen Dimensionen wie Asymmetrie und Gegenseitigkeit, ein Feld von Wissen und Nicht-Wissen, von Intrapsychischem und Intersubjektivem, von Bewusstem und Unbewusstem, von Sicherheit und Ungewissheit, von Offenheit und Begrenztheit, von Gelingen und Scheitern. In einer anderen Formulierung könnte man auch von der Ambiguität der analytischen Situation sprechen. Ambiguität wird heute als Begriff für alle Phänomene der Mehrdeutigkeit, der Unentscheidbarkeit und Vagheit verwendet, mit denen Menschen fortwährend konfrontiert werden

(Bauer, 2018). Hier ist die analytische Situation wirklich auch ein Abbild der Welt, die der Islamwissenschaftlicher Thomas Bauer in einem aktuellen, wichtigen Buch folgendermaßen beschreibt: »Denn genau dies ist unsere Welt: uneindeutig. Menschen sind ständig Eindrücken ausgesetzt, die unterschiedliche Interpretationen zulassen, unklar erscheinen, keinen eindeutigen Sinn ergeben, sich zu widersprechen scheinen, widersprüchliche Gefühle auslösen, widersprüchliche Handlungen nahezulegen scheinen. Kurz: die Welt ist voll von Ambiguität« (Bauer, 2018, S. 12). Eine ähnlich eindrucksvolle Formulierung findet sich bei John Dewey, den Hampe zitiert: »Die Welt, in der wir leben, ist eine eindrucksvolle und unwiderstehliche *Mischung* aus Fülle, Vollständigkeit, Ordnung und Wiederholungen, die Voraussage und Kontrolle ermöglichen, und Einzigartigkeiten, Mehrdeutigkeiten, ungewissen Möglichkeiten und Prozessen, die zu Ergebnissen führen, die noch ungewiss sind« (Dewey, zitiert nach Hampe, 2018, S. 77). Und so ergänze ich: Die analytische Situation ist dementsprechend voll von Ambiguität, die selbst eine wesentliche Quelle der Ambivalenz ist. Dies hängt aus meiner Sicht damit zusammen, dass diese unvermeidliche Mischung aus Bestimmtheit und Unbestimmtheit, aus Bestimmbarkeit und Unbestimmbarkeit affine und aversive Reaktionen hervorruft. Daher stehen Ambiguität und Ambivalenz in diesem komplizierten Wechselverhältnis: Ambiguität ist eine Beschreibung der Wirklichkeit, die auf Wahrnehmungen und Interpretationen der äußeren und inneren Welt beruht, und Ambivalenz die emotionale Reaktion der Menschen darauf. Dies beschreibt auch Bauer sehr klar: »Ambivalenz ist die psychische Reaktion auf Phänomene, die vom Betrachter selbst als ambig wahrgenommen werden« (Bauer, 2018, S. 18). Und es ist zu ergänzen, dass Menschen von Beginn ihres Lebens mit dieser Ambiguität konfrontiert werden und je nach Konstitution und Umgebung eine liebende und hassende, also ambivalente Einstellung dazu entwickeln. Allerdings hängt sehr viel von diesen frühen Erfahrungen ab, ob die Ambiguität der Wirklichkeit eher affin oder eher aversiv erlebt wird. Für die analytische Situation folgt daraus, dass die Ambivalenz des Analytikers gegenüber der analytischen Situation wegen ihrer ambigen Charakteristik unvermeidlich, ja, sogar konstitutiv ist, da sie damit in der Tat als Spiegel der »lebendigen Wirklichkeit« wahrgenommen und auch anerkannt wird – in gewisser Weise geht es also auch um Anerkennung von Realität. Letzten Endes geht es um einen schmerzlichen Desillusionierungprozess, in dem Vorstellungen von Dauer, Kontrolle und Macht relativiert werden. Daher müssen beide Partner der analytischen Situation immer wieder den Mut fassen, sich dieser analytischen Situation voller Ambiguitäten und Ambivalenzen auszusetzten. Für den Analytiker habe ich auf Grund dieser Ambivalenzen eine phobische Position postuliert, die in einer Vermeidungshaltung gegenüber der analytischen Situation mit ihrer Methodik und Technik besteht; diese phobische Position ist dann als ein Widerstand und eine Gegenübertragung der analytischen Situation gegenüber mit ihren angedeuteten Ambiguitäten zu verstehen (Zwiebel, 2007). Ich erwähne hier nur am Rande, dass es viele Manifestationen dieser phobischen Position gibt, die nicht leicht zu entdecken sind. In jedem Fall muss sie immer wieder durchgearbeitet werden, damit sie sich nicht als dauerhafter oder chronischer Widerstand etabliert (siehe auch Kapitel 2). Die Folge ist, dass Eindeutigkeiten und Gewissheiten sich kaum einstellen, ja, diese gleichsam als Feinde der analytischen Situation zu betrachten sind, obwohl das Gefühl von Klarheit und Gewissheit einem Urbedürfnis des Menschen entspricht. Daher könnte man auch postulieren, dass Ambivalenz-, Ambiguitäts- und Ungewissheitstoleranz als zentrale Tugenden des Psychoanalytikers anzusehen sind. Und dies ist eine wirklich aufregende Frage, wie man sich diese Ambiguitäts- und Ambivalenztoleranz im Einzelnen vorzustellen hat. Diese gegensätzlichen und teilweise widersprüchlichen Haltungen lösen bei der jeweiligen Bewegung auf einen Pol emotionale Reaktionen aus, die sich als Hilflosigkeit, Ratlosigkeit, Enttäuschungen, aber vor allem Angst und Schuldgefühle manifestieren. Ein Zirkulieren zwischen den beiden Polen – also beispielsweise der Absichtslosigkeit im abwartenden Zuhören und den Heilungswünschen in der Deutung im Sinne eines In-der-Schwebe-Haltens – setzt also vor allem das Wahrnehmen und Verarbeiten dieses Unbehaglichen in Form von negativen Emotionen voraus. Daher könnte man auch sagen, dass das Gewahrsein des Unbehagens die erste Voraussetzung für die Entwicklung der postulierten Ambiguitäts- und Ambivalenztoleranz ist. Auf einer noch tieferen Ebene vermute ich, dass die Wahrnehmung der Ambiguität der Wirklichkeit eine ganz elementare Angst auslöst, weil diese Mischung aus Bestimmtheit und Unbestimmtheit den flüchtigen, vergänglichen Charakter der Welt und des Selbst erahnen lässt und damit den Menschen mit seiner Fragilität und Endlichkeit konfrontiert. Diese Überlegung möchte ich in dem folgenden Abschnitt noch etwas vertiefen und dabei Gedanken aufgreifen, die ich in einer anderen Arbeit zum Thema »Erwartung« detaillierter besprochen habe (Zwiebel, 2019).

Zur Psychodynamik der Ambiguitätstoleranz

Aus den multiplen Bipolaritäten der analytischen Position greife ich gerade aus der Perspektive der Thematik der Ambiguitätstoleranz des Analytikers eine Bipolarität besonders heraus, die aus meiner Sicht von entscheidender Bedeutung ist, nämlich die Bipolarität von Absichtslosigkeit und therapeutischer Zielsetzung. Es handelt sich hier um konträre mentale Zustände des Analytikers, die auf der einen Seite im abwartenden Zuhören, der gleichschwebenden Aufmerksamkeit eine Form der Absichtslosigkeit oder Tendenzlosigkeit (»just analyzing«) und auf der anderen Seite von Absichten und Erwartungen von Heilung, Leidensverminderung, Glück, Einsicht, Verstehen etc. charakterisiert sind. Ich werde sie hier verkürzt als »Präsenzpol« und als »Reflexionspol« bezeichnen. Diese Ambiguität, die oft auch als eine Art Dilemma erlebt wird, ist zwar oft beschrieben worden, aber immer noch fehlt uns ein detailliertes Verständnis, wie es dem Analytiker immer wieder gelingen kann, diesen komplizierten Balanceakt, der ein Ausdruck einer Ambiguitätstoleranz ist, psychisch zu realisieren oder zu bewältigen. Viel vertrauter sind uns die Entgleisungen in diesem bipolaren Prozess, die etwa in der »Heilungswut«, auf die Freud schon hingewiesen hat, oder dem »Einfach-laufen-Lassen« bestehen.

Mir scheint nun, dass es hier eine wichtige Verbindung zu den beschriebenen Traumfunktionen gibt, was bereits früher angedeutet wurde: »Das analytische Paar träumt die analytische Sitzung« (siehe die Kapitel 2 und 6). Wie ist das genauer zu verstehen? Recht verstanden bedeutet die Bipolarität von Absichtslosigkeit (und damit auch Erwartungslosigkeit) und therapeutischen Zielen und Aktivitäten nicht eine Polarität im Sinne des »Entweder-oder«, sondern eine Form von Komplementarität, in der sich Gegensätzliches im Sinne des »Sowohl-als-auch« bedingt und gegenseitig hervorbringt. Dies kann dann gelingen, wenn es eine Art Balance durch ein ständiges Oszillieren oder Zirkulieren zwischen den konträren Polen gibt, also dem Pol der Präsenz und dem Pol der Reflexion. Ich selbst habe versucht, dies am Beispiel einer typischen konkreten analytischen Sitzung genauer zu beschreiben: Zu Beginn der Sitzung hört der Analytiker abwartend zu, was auch als ein Prozess des Zulassens und Loslassens beschrieben werden kann (vergleichbar der Freud'schen gleichschwebenden Aufmerksamkeit): Alles, was beim Patienten und bei einem selbst auftaucht, wird beobachtet, aber nicht fixiert oder besonders fokussiert.

Dies ist der Pol der Absichtslosigkeit: Der Analytiker hat weder Absichten noch Erwartungen, er ist offen und präsent. Im Laufe der weiteren Sitzung entsteht unvermeidlich eine emotionale Verdichtung, die sich als Erwartungsdruck oder Erwartungsspannung bemerkbar macht. Dieser Druck geht in der Regel vom Patienten aus, der auf eine Reaktion oder Antwort drängt, manchmal aber auch vom Analytiker, wenn der Analysand seine eigenen Erwartungen selbst massiv abwehrt, etwa durch mentale Abwesenheit. In jedem Fall löst der Erwartungsdruck aufseiten des Analytikers eine Bewegung auf den »Reflexionspol« aus, der in einer Fokussierung, einer Konzeptualisierung und manchmal einer Intervention besteht. Danach kehrt der Analytiker wieder in seine ursprüngliche Position zurück und es kann sein, dass sich dieser Kreislauf in der Sitzung mehrfach wiederholt. Ich beschreibe hier also idealtypisch ein Oszillieren oder Zirkulieren zwischen dem »Präsenzpol« und dem »Reflexionspol«, was im optimalen Fall Ausdruck oder Manifestation der notwendigen Ambiguitäts- und Ambivalenztoleranz ist.

Um diese Dynamik zwischen dem »Präsenzpol« und dem »Reflexionspol« noch etwas zu vertiefen, möchte ich hier auf die Arbeit des Psychiaters Thomas Fuchs[1] Bezug nehmen, die eine weitere Betrachtung der hier angesprochenen Erwartungsspannung und der Erwartungskonflikte in der analytischen Situation beleuchten kann, weil hier nämlich eine grundlegende Zeitdimension berührt ist. Fuchs spricht basierend auf den Arbeiten von Blumenberg von einer intersubjektiven Zeit als eine Form der Synchronisierung zwischen Eigenzeit und Weltzeit, die das menschliche Zusammenleben entscheidend reguliert. Hier wird das Phänomen von Gleichzeitigkeit und Ungleichzeitigkeit besonders erwähnt:

1 In seiner Arbeit »Die Zeitlichkeit des Leidens« beschreibt Fuchs das Leiden als Erfahrung des »Jetzt« und »Nicht-mehr« und dabei die Lebensprozesse als Prozesse der Synchronisierung von Eigenzeit und Weltzeit, die im Leiden de-synchronisiert werden und Zeit überhaupt erst spürbar werden lassen. Bei der De-Synchronisierung beschreibt er Retardierungen (die Eigenzeit hinkt hinterher – Zeitdruck, Krankheit, Trauer, Schuld) und Akzelerationen (die Eigenzeit eilt voraus – Warten, Langeweile, Ungeduld, Getriebensein). Auch die Phänomene von Verzweiflung, Hoffnung und Geduld werden aus Sicht der Zeitdimension besprochen. An seinen allgemeinen Beschreibungen wird aber auch der spezifisch-psychoanalytische Aspekt deutlich: Dieser beschreibt die ganz individuelle Lebensgeschichte, bezieht vor allem auch die entwicklungspsychologischen Aspekte mit ein, betrachtet dies aus der Sicht der Dimension bewusst/unbewusst und berücksichtigt die therapeutische Dimension (Fuchs, 2002, S. 35ff.).

> »Das Leiden an der Zeit tritt ein, wenn diese Übereinstimmung durchbrochen wird und ein Missverhältnis zwischen den Veränderungsprozessen der eigenen Lebenszeit und den Abläufen der Weltzeit entsteht« (zitiert nach C. Bozzaro, 2014, S. 93).

Dies ist nur ein Beispiel von verschiedenen Ambiguitäten wie Gleichzeitigkeit und Ungleichzeitigkeit, von Körper-Haben und Körper-Sein, von Endlichkeit und Endgültigkeit, die Fuchs immer wieder erwähnt. Dies gilt grundsätzlich auch für die analytische Situation: Analytiker und Analysanden kommen mit ihrer jeweiligen Eigenzeit zusammen – wie sie sich in den jeweiligen Erwartungen in ihrer zeitlichen Dimension auch ausdrücken – und müssen versuchen, sie zu synchronisieren. Denn diese Eigenzeiten können in der Tat sehr diskrepant sein: Man bedenke, wie es einem neuen Patienten geht, wenn man von der langjährigen Dauer einer Psychoanalyse spricht und er sich selbst in einer akuten Notsituation befindet! Auch bei unterschiedlichen Altersphasen der Patienten kann die Frage aufkommen, ob die Analyse nicht zu früh oder zu spät kommt! Fuchs erwähnt im Zusammenhang mit der Intersubjektivität des Zeiterlebens die beiden Phänomene des Wartens und der Langeweile, die Ausdruck dieser Desynchronisierung sein können. Geduld und Wartenkönnen und auch die Toleranz von Langeweile sind bekannte Tugenden des Analytikers. Fuchs weist eindrücklich auf das *»grundlegende Missverhältnis zwischen der eigenen begrenzten Lebenszeit und der unbegrenzten Weltzeit«* in dem Kampf, den der Einzelne mit der Zeit austrägt, hin. Auch hier reagiert der Mensch ambivalent; einerseits mit einem Ausweichmanöver:

> »Der menschliche Geist sträubt sich gegen den Abstieg in die Zeit, er weicht aus vor der Gegenwart und springt ruhelos voraus in die Zukunft oder zurück in die Vergangenheit. Nicht einverstanden mit dem eigenen Rhythmus des Geschehens, versucht er ungeduldig, es zu beschleunigen, das Künftige vorwegzunehmen, oder aber das Entfliehende festzuhalten und das Verlorene wiederzufinden. Der Mensch will sich befreien vom Hier und Jetzt, vom begrenzten, sterblichen Leib und seiner Zeit. Er flieht vor dem Fluss des Lebens selbst, den er nicht kontrollieren kann und der ihn dem Tod entgegenträgt« (zitiert nach C. Bozzaro, 2014, S. 95).

Der andere Versuch ist, die Inkongruenz zwischen eigener Lebenszeit und Weltzeit zu schließen, zum Beispiel durch alle möglichen Formen des technischen Fortschrittes. Diese Beschreibung, bezogen auf die analytische Situation, erscheint mir absolut fundamental. Manche Patienten betonen eher die Seite der Verleugnung der Zeitlichkeit. Manche die Seite des technischen Fortschritts: Der Analysand handelt, als hätte er unendliche Zeit und schiebt immer wieder lebenswichtige Entscheidungen auf oder übergibt dem Analytiker die Verantwortung für diese Entscheidungen (Freuds Formulierung der unendlichen Analyse) oder aber er erwartet in kürzester Zeit analog des medizinischen Denkens Ratschläge und Eingriffe, die er voller Ungeduld einfordert (ganz abgesehen davon, dass diese Beschleunigung auch vom Gesundheitswesen erwartet wird). Der Analytiker ist dabei in jedem Fall ganz unterschiedlichen Erwartungen ausgesetzt, denen er mit dem Balancieren seiner analytischen Position zu begegnen versucht. In beiden Fällen ist jedoch die enorme Bedeutung des Präsenzpoles zu beachten, denn in ihm drückt sich die Anerkennung des Hier und Jetzt, vielleicht sogar die Priorität des gegenwärtigen Momentes, aus. Wenn man dieses eindrucksvolle Zitat auf die analytische Situation und das analytische Paar beziehen will, dann kann man wohl wirklich sagen, dass das analytische Paar immer wieder auch von diesem Ausweichmanöver erfasst wird, als einen gemeinsamen Widerstand gegen den Fluss des Lebens in dem Annähern des »Präsenzpols«: Das Rekonstruieren der Vergangenheit kann dann so ein Ausweichmanöver wie auch das ständige Hoffen auf bessere Umstände in ewigen Analysen im Sinne einer pathologischen Hoffnung sein.[2]

Von entscheidender Bedeutung ist nun, dass dieser oszillierende, bipolare Prozess von Emotionen reguliert wird, die sich aus der entwickelnden, spannungsvollen analytischen Beziehung, den verschiedenen Übertragungen, Gegenübertragungen und Widerständen ergeben. Die entscheidende und schwierige Frage ist, wie der Analytiker trotz der zunehmenden Spannung, die durch den Erwartungsdruck und den Erwartungskonflikt ausgelöst wird, das postulierte Oszillieren zwischen den Polen aufrecht erhalten kann. Man könnte auch sagen: Früher oder später entwickelt sich diese problematische Situation, die von relativ typischen Affekten begleitet ist: Angst und Schuldgefühl seien hier als Erstes genannt. Entscheidend ist in

2 Siehe auch das Zitat von Pascal: »Jeder prüfe seine Gedanken: Er wird sie alle mit Vergangenem und Zukünftigem beschäftigt finden. Kaum halten wir uns je beim Gegenwärtigen auf […] so leben wir nie, sondern hoffen nur zu leben«. Oder die Bemerkung von S. Weil: »Die Zeit akzeptieren, in die Zeit hinabsteigen, was kann für den Geist schmerzlicher sein« (zit. nach Fuchs, 2002, S. 7).

dieser Situation, ob der Analytiker aus defensiven Gründen – um die Angst und die Schuldgefühle loszuwerden – reagiert oder unter Berücksichtigung und Verarbeitung seiner eigenen unbehaglichen Gefühle eine Antwort auf die problematische Situation, die sich oft als Erwartungskonflikt darstellt, findet. Dies scheint nur möglich, wenn er sich weiterhin in dem bipolaren Spannungsfeld von Präsenz und Reflexion aufhält, das eine Antwort ermöglicht, die sich je nach problematischer Situation einmal mehr aus dem »Präsenzpol« oder dem »Reflexionspol« ergibt: Manchmal ist das Schweigen, manchmal das Sprechen förderlich für den weiteren Prozess. Aus dem bisher Gesagten folgt, dass der emotionale Druck, in den der Analytiker unvermeidlich gerät, zum einen aus der Übertragungs-Gegenübertragungsdynamik (als Ausdruck eines oft gegenseitigen Erwartungsdruckes) und zum anderen aus den Anforderungen der inneren Arbeitsweise resultiert, nämlich das Oszillieren des bipolaren Feldes aufrechtzuerhalten bzw. immer wieder herzustellen.[3]

Es erscheint bedenkenswert, für diesen zweiten Fall auch noch einmal die emotionale Situation[4] genauer zu betrachten. Der Pol der Absichtslosigkeit oder »Präsenzpol« wird durch einen mentalen Zustand konstituiert, den man auch als eine Form der Selbstzurücknahme beschreiben kann: da Absichten und Erwartungen Ausdruck eines Selbst sind, bedeutet Absichtslosigkeit auch die Suspension des Selbst und damit die temporäre Aufgabe der selbstbezogenen Wünsche des Analytikers (z.B. ein besonders guter Analytiker zu sein, kluge Deutungen zu geben etc.). Dagegen richten sich oft starke Abwehrkräfte, da die Aufrechterhaltung der Selbst-Identität eines der stärksten Kräfte des Menschen ist. Man darf nicht vergessen, dass die analytische Situation nach innen einen stark dekonstruierenden Aspekt beinhaltet, der für beide Partner der analytischen Dyade einen be-

3 Man könnte Lebendigkeit oder Lebendigsein grundsätzlich als ein Oszillieren zwischen Polen als Bipolaritäten verstehen: periodische Wechsel zwischen Ruhe und Aktivität, Aufbau und Abbau, Mangel und Ausgleich, Bedürfnis und Befriedigung, Hunger und Sättigung, Lust und Leid, integrierende und auflösende Tendenzen etc. (siehe auch bei Fuchs, 2002, S. 39).

4 Besonders wichtig wäre hier die Rolle der Frustrationstoleranz: Ob die Versagung evakuiert wirdoder transformiert wird: Das kann die Traumfunktion leisten, auch wenn sie manchmal einen Kompromiss sucht zwischen Wunscherfüllung und Realitätsprüfung. Das ist der Unterschied, wenn der Analytiker bei zunehmender Spannung in der Sitzung defensiv reagiert (die Versagung loswerden will) oder aus der Verarbeitung der Frustration antwortet.

drohlichen Charakter annehmen kann. Werden hier Ängste vor Entgrenzung, Verschmelzung, Leere, Kontaktverlust, ja, letztlich vor dem Nichts etc. geweckt, kann die Selbstzurücknahme nicht gelingen und das Zirkulieren kommt durch Polarisierung (der Analytiker flüchtet in Reaktivität oder defensive Aktivitäten) zum Stillstand. Auf der anderen Seite mögen starke Affekte der Enttäuschung, der Wut und der Hilflosigkeit auftreten, wenn die therapeutischen Ziele immer wieder scheitern, auf Widerstände des Patienten stoßen, sich kein Verständnis einstellen kann, Deutungen wirkungslos bleiben etc. Das Oszillieren, das Zirkulieren der Bipolarität – und dies gilt für die anderen Bipolaritäten in ähnlicher Weise – wird also stark von der Affektivität gesteuert, die nur dann einen regulierenden Einfluss bekommt, wenn die besprochene Traumfunktion die Affekte puffern kann, und zwar durch die Bildung der geschilderten Traumfunktion im Sinne eines »inneren Films«, der eine bindende Funktion hat. Die Transformation der Affekte in innere Bilder, Fantasien, Vorstellungen und Gedanken als Ausdruck dieser beschriebenen Traumfunktion schafft für den Analytiker einen inneren Spielraum, in dem er die aufkommenden Erwartungsspannungen tolerieren, verstehen und auch interpretieren kann. Die Traumfunktion im Bion'schen Sinne hält also die Bipolarität in der Schwebe, sodass sich das Zulassen und Loslassen auf der einen Seite (mit der Selbstzurücknahme des Analytikers) und das Fokussieren und Interpretieren auf der anderen Seite in einer lebendigen, wechselseitigen Balance bleiben können. Dass dies in der Tat so ist, zeigt eine genaue Selbstbeobachtung des Analytikers in der Sitzung. Wenn er nämlich wirklich den Pol der Absichtslosigkeit zulassen kann, dann wird er stärker seiner eigenen Traumfunktion gewahr, das, was man wie erwähnt die »Reverie«, das träumerische Denken des Analytikers nennt. Die Erzählungen, die Assoziationen und die Verhaltensweisen des Analysanden lösen nämlich diesen »inneren Film« als Ausdruck seines eigenen träumerischen Denkens aus. Dabei werden auch die auftauchenden Affekte gebunden, damit erträglich und müssen nicht abreagiert werden. Dazu noch ein kurzes klinisches Beispiel: Ich träume am Ende eines längeren Urlaubs in der Nacht, bevor ich mit der Praxis wieder beginne: »Ich bin in meinem Haus und laufe durch die Diele und sehe, dass Herr A. schon an der Wand steht und auf mich wartet. Ich begrüße ihn, lasse ihn aber noch warten …« Herr A. ist der erste Patient an diesem Morgen und beginnt, dass er mich durch die Glasscheibe im Flur gesehen habe, was sonst nie der Fall sei, daraus habe er erfreut geschlossen, dass ich ihn schon erwartet habe. Dann spricht er lange über die

Ereignisse in der Pause, auch über mögliche Urlaubspläne etc. Während ich ihm zuerst abwartend und entspannt zuhöre, schleicht sich langsam eine gewisse Langeweile ein: Ich beginne das Gesagte zu überdenken, mir fällt die Stunde vor der Pause ein, in der der Patient die Unterbrechung erstmals sehr drängend thematisiert hatte. Auch frage ich mich erneut, ob Herr A. über ein baldiges Ende der Analyse nachdenkt. Dann fällt mir aber der nächtliche Traum ein und ich denke intuitiv: Nicht er wartet auf mich, sondern ich warte auf ihn – in dem Traum, vor der Sitzung, in der Stunde auf bestimmte Einfälle, die Gefühle bezüglich der Pause. Und es taucht die Hypothese auf: Hat der Analysand seine Trennungsgefühle, seine Bedürftigkeit in mir untergebracht und fühlt sich daher so entspannt, vielleicht so gut, dass er schon an das Ende der Analyse denken kann? Gerade als ich etwas in dieser Richtung sagen will, fällt ihm selbst ein Traum ein, in dem er ein Baby sieht, das an einer Frau hochkriecht. Jetzt spricht er lebendiger und es fallen ihm noch weitere Dinge ein, während ich wieder entspannter zuhören kann. Dieses sehr verdichtete Beispiel illustriert meiner Ansicht nach noch einmal sowohl die gegenseitigen Erwartungen von Analysand und Analytiker und auch meine Schwierigkeit, wirklich absichtslos zuzuhören (ohne die Erwartung, dass der Patient die Pause thematisieren wird). Es illustriert aber auch die angesprochene, oszillierende Bewegung zwischen dem »Präsenzpol« und dem »Reflexionspol«: die Langeweile als Ausdruck der Abwehrbewegung gegenüber der Präsenz, die anschließende Reflexion und die Erinnerung an den Traum aber als Klärung und Rückbewegung auf den »Präsenzpol«.

Zur kollektiven Ambiguitäts- und Ambivalenztoleranz

Bislang habe ich in sehr komprimierter Form von der Ambivalenz des einzelnen Analytikers gesprochen und genauer zu beschreiben versucht, wie man sich die psychischen Prozesse bei der Entstehung der Ambiguitätstoleranz vorstellen könnte. Jetzt möchte ich noch zum Abschluss auf die kollektive oder institutionelle Ambivalenz zu sprechen kommen, da es neben der individuellen Toleranz für Ambivalenz und Ambiguität auch eine kollektive beschrieben werden kann. Hierzu komme ich noch einmal auf die Arbeiten von Thomas Bauer zu sprechen, der in einem eindrucksvollen Buch über *Die Kultur der Ambiguität* in Bezug auf den Islam eine sehr kritische Analyse der heute weit verbreiteten Einstellung des Westens gegenüber dem Islam präsentiert, indem er nämlich den Islam für viele Jahrhunderte als eine ausgesprochen ambiguitätstolerante Kultur beschreibt, die erst in den letzten beiden Jahrhunderten durch eine zunehmende Islamisierung verschwunden ist. Nach Bauer ist Ambivalenz wie schon beschrieben die psychische Reaktion auf Phänomene, die vom Betrachter selbst als ambig wahrgenommen werden. Ambivalenztoleranz geht daher einher mit Ambiguitätstoleranz, auch wenn dieser Zusammenhang im Einzelnen wohl komplexer ist als ich dies hier andeute. Mit dem Begriff der Bipolarität als Ausdruck eines Zirkulierens oder Oszillierens zwischen widersprüchlichen oder gegensätzlichen Bedeutungen und Gegebenheiten versuche ich selbst den Mechanismus zu erfassen, der diese Toleranz von Ambiguität und Ambivalenz ermöglicht – wie eben schon angedeutet. Es geht also darum, diese Toleranz zu kultivieren und nicht darum, endgültige Eindeutigkeiten und Klarheiten herzustellen. Am Beispiel der Religionen, die für Bauer eine ambiguitätshaltige Angelegenheit sind, zeigt er auf, wie sich das Spannungsfeld zwischen Toleranz und Intoleranz vor allem an drei Gesichtspunkten zeigen lässt: an der Komplementarität von Wahrheit und Wahrscheinlichkeit, an der Bejahung oder Verneinung von Geschichtlichkeit und am Begriff der Reinheit. Fundamentalistische Strömungen zeichnen sich durch die Fixierung auf *eine* Wahrheit, das Ablehnen der Geschichte und das Streben nach Reinheit aus. Danach sind Wahrheitsobsession, Geschichtsverneinung und Reinheitsstreben drei Wesenszüge von kollektiver Ambiguitätsintoleranz, die die Basis jeden Fundamentalismus bilden. Wenn Ambiguitätstoleranz scheitert, dann droht also entweder Fundamentalismus oder aber Gleichgültigkeit; im letzten Fall sind alle Bedeutungen und Interpretationen gleich gültig, womit alles an Bedeutung verliert. Es ist dies ein besonders wichtiger Punkt, weil es in der Tat darum geht, sich in der »Mischung«, in dem »Zwischen« von Bestimmtheit/Unbestimmtheit aufzuhalten und nicht einer einseitigen Polarisierung von Dogmatismus und Beliebigkeit und damit Bedeutungslosigkeit zu erliegen.

Vieles davon kann man auf die Psychoanalyse übertragen. Für sie könnte man das eben Gesagte modifizieren und ebenfalls ein Spannungsfeld mit dem extremen Polen von Dogmatismus auf der einen Seite und Beliebigkeit auf der anderen Seite postulieren. Der Dogmatismus steht dann für die Fixierung auf eine theoretische Wahrheit (etwa die Triebtheorie), die Beliebigkeit für ein »anything goes«. Hier hat sich in den letzten Jahrzehnten eine bedeutsame Entwicklung in der Psychoanalyse vollzogen, die unter dem Begriff des Pluralismus diskutiert wird. Dennoch eröffnen beide Begriffe der Ambiguität und der Ambivalenz wichtige und, wie ich finde, weiterhin zu klärende Fragen: Postuliert man die Ambiguitäts- und Ambivalenztoleranz als *die* zentrale Tugend des Analytikers, dann bleibt die Frage, wie sie sich zum Beispiel in der Ausbildung fördern lässt. Und die ebenso wichtige Frage lautet, welche Hindernisse aufseiten der Institute und der beteiligten Personen diese Entwicklung blockieren oder behindern. So ist zu überlegen, ob sich die psychoanalytischen Institute nicht auch als soziale Institution durch ihre unterschiedliche Ambiguitätstoleranz oder Intoleranz unterscheiden – wie dies etwa Bauer auch für die katholische Kirche oder den Islam beschrieben hat.

Werfen wir in diesem Sinne noch einen kurzen Blick auf das Kasseler Alexander-Mitscherlich-Institut:[5] Als Institutsangehöriger neigt man in der Regel eher dazu, die Ambivalenzen in den Hintergrund treten zu lassen und vor allem das Positive zu betonen. Andererseits wäre zu fragen, ob auch eine Beschreibung aus einer ambiguitätstoleranten Perspektive möglich ist. Dies geschieht dann, wenn man sowohl das Gelingen als auch das Scheitern mitberücksichtigt – vielleicht ähnlich einer Lebensbilanz, die aus Licht und Schatten besteht. Aus der Sicht des Gelingens kann man wohl sagen, dass das Kasseler Institut im Vergleich zu manchen anderen Instituten der Deutschen Psychoanalytischen Vereinigung (DPV), eine gewisse kollektive Ambiguitätstoleranz entwickelt hat und dem Institut schwere, spaltende Konflikte erspart geblieben sind. Die Gründe dafür sind vielfältig: die integrative, symbolhaltige Kraft einzelner Gründungsmitglieder, die Auslagerung mancher Konflikte in die Hochschule und an andere Orte draußen und auch das Wirken der kreativen Kollegen in der DPV und IPA. Bemerkenswert bleibt, dass die überwiegende Mehrzahl der Mitglieder unseres Institutes in einem mehr oder weniger lebendigen Kontakt zum Institut verblieben ist, auch wenn dies manchen Schwankungen unterliegt. Ein Blick ins jährliche Semesterprogramm zeigt dies deutlich auf. Auf der Seite des Scheiterns stehen die anhaltenden Sorgen um die Zukunft des Institutes, der Generativität, der Lehranalytikerentwicklung, der Entwicklung der Bewerberzahlen – dies im Bewusstsein gesagt, dass es natürlich noch viele andere Faktoren für diese problematische Entwicklung gibt. Bei nüchterner Betrachtung muss man aber wie bei der individuellen Ambiguitätstoleranz sehen, dass durchaus zwischen echter und scheinba-

5 Einige dieser Gedanken wurden auf der 40-Jahr-Feier des Alexander-Mitscherlich-Institutes im April 2018 vorgetragen.

rer Ambiguitätstoleranz unterschieden werden muss: Erstere zeigt sich erst im wirklichen Konfliktfall, der immer mit der Verarbeitung erheblichen Unbehagens verbunden ist. Aus meiner Sicht – und hier beziehe ich mich selbst mit ein – ist der klinische und wissenschaftliche Austausch der Mitglieder des Institutes untereinander doch manchmal zu vermeidend geblieben, sodass echte und kontroverse Auseinandersetzungen zu wenig stattgefunden haben.

Aus der Sicht der Überlegungen der Arbeiten in diesem Band unter dem Titel *Die innere Couch* würde ich zu folgenden Schlussfolgerungen kommen. Wenn man postuliert, dass der Erwerb von Ambiguitätstoleranz für den einzelnen Psychoanalytiker in der Arbeit mit seinen Patienten und Analysanden von entscheidender Bedeutung ist, dann wird für das Schicksal der Institutionen viel davon abhängen, inwieweit der Transfer von der analytischen Situation in andere Bereiche gelingt oder scheitert. Werden die Elemente der »inneren Couch« etwa auch im Institutsleben und in den vielen Bereichen außerhalb der analytischen Situation lebendig und wirksam? Davon wird es abhängen, ob in der Tat so etwas wie eine kollektive Ambiguitätstoleranz entstehen kann. Diese ermöglicht den Analytikern, die unvermeidlichen Widersprüche theoretischer und behandlungspraktischer Art nicht auf eine persönliche Art auszutragen, sondern sie als unserer Profession inhärente Widersprüche zu akzeptieren und zu tolerieren.

17 Über Angst und Schuldgefühl in der psychoanalytischen Supervisionsbeziehung

Zwei Zugänge zur analytischen Supervision

Wenn ich mich nicht sehr täusche, dann gibt es derzeit in der psychoanalytischen Gemeinschaft zwei unterschiedliche Auffassungen über die Kontrollanalyse – oder wie wir heute sagen: über die analytische Supervision in der analytischen Ausbildung. Die eine Annahme besteht darin, dass die Qualifizierung als Psychoanalytiker gleichzeitig eine Qualifizierung zur analytischen Supervision darstellt. Die knappe Definition der analytischen Supervision als »Psychoanalyse einer Psychoanalyse« nach Arlow scheint dies in gewisser Weise auch nahe zu liegen (Canestri, 2007). Die andere Annahme besteht darin, dass es doch erhebliche Unterschiede zwischen der klinischen analytischen Situation und der Supervision durch den Analytiker in der Ausbildung gibt, sodass eine spezielle Qualifizierung oder Spezialisierung als notwendig erachtet wird. Die Münchener Gruppe um Andreas Hamburger ist dieser zweiten Auffassung gefolgt, aber auch in anderen Gruppierungen gibt es derzeit ähnliche Ansätze. Wahrscheinlich ist die erste Auffassung aber nach wie vor dominierend: Ich habe dies selbst an meinem eigenen Werdegang nachvollzogen, als ich kurz nach Abschluss der psychoanalytischen Ausbildung von Kollegen und Kliniken als Supervisor nachgefragt wurde und schließlich bald als ernannter Lehranalytiker über viele Jahre etliche Kontrollanalysen bis zum heutigen Tage durchgeführt habe und dabei erst relativ spät über die Besonderheiten der analytischen Supervision intensiver nachzudenken begann. Allerdings hat mich der »Sprung« vom Psychoanalytiker zum Supervisor immer ein wenig gewundert. In gewisser Weise habe ich also viele Jahre an einer »privaten Theorie« mit vielen impliziten Anteilen über analytische Supervision gearbeitet, die ich mir erst langsam – gleichsam bis zum heutigen Tage – versucht habe bewusster zu machen.[1] Ich erinnere auch einen Versuch an meinem Heimatinstitut, einen Austausch über die jeweiligen Arbeitsmodelle der Supervision in Gang zu bringen, der jedoch bald versandete. Nicht wenige Kollegen äußerten dabei die Auffassung, dass die analytische Supervision eigentlich noch schwieriger als die klinische Arbeit im engeren Sinne sei und wir realisierten wohl in diesem gescheiterten Versuch, wie aufwändig es wäre, die ganze komplexe Problematik theoretisch und kasuistisch zu durchdringen. Heute kann man sich eher nach dem Modell der von Tuckett initiierten »working parties« ein Projekt vorstellen, in dem die einzelnen Psychoanalytiker ihre »privaten Theorien« über die analytische Supervision an Hand von konkreten Fällen detailliert untersuchen (Tuckett et al., 2008). Dies ist mittlerweile sowohl auf der europäischen Ebene als auch in der Münchener Akademie und auch im Rahmen der DPV in Ansätzen geschehen; Isolde Böhme und Claudia Frank (2014) berichteten unter dem Titel »Supervision der Supervision« als einer Art »Super-Supervision« kürzlich darüber (Frank & Böhme, 2014).

In der konkreten Vorbereitung des Themas der Angst in der Supervision löste sich die anfängliche Sicherheit bald in eine Form von Überforderung, Ratlosigkeit und Verwirrung auf. Dies kommt auch in einer Arbeit von Jorge Canestri zum Ausdruck, nach dem der bipolare Aspekt der Supervision, nämlich die therapeutischen und didaktischen Aspekte, nicht geklärt seien (Canestri, 2007). Diese Orientierungsschwierigkeit ist allerdings wohl gerade im Rahmen der Psychoanalyse aus unterschiedlichen Gründen fast unvermeidlich: weil alles mit allem anderen in gewisser Weise zusammenhängt, weil man immer mit der Kluft zwischen der unmittelbaren Praxis und Erfahrung der analytischen Arbeit und ihrer theoretischen Durchdringung konfrontiert ist (auch als Kluft zwischen wörtlicher Praxis und schriftlicher Aufarbeitung zu verstehen, wie es Guggenheim et al. in ihrer herausragenden Studie beschreiben) und vielleicht auch, weil das psychoanalytische Paradigma in gewisser Weise erschöpft ist, wie dies Strassberg in einem kürzlichen Vortrag eindrücklich postuliert hat, also viele unserer Begriffe drohen, zu »leeren Worthülsen« zu verkommen (Strassberg,

1 In einer Arbeit über analytische Supervision von Zachrisson, auf die ich noch mehrfach zu sprechen kommen werde, beruht die Supervision auf Annahmen über den Lern- und Lehrprozess, die Supervisionsbeziehung und die Kompetenz, die sowohl für das Institut als auch für den Supervisor teilweise implizit sind (Zachrisson, 2011, S. 944).

2018). Geholfen hat mir in dieser misslichen Lage die Einsicht, dass ich das einmal gewählte Thema und die Auseinandersetzung damit in einem Aufsatz als Gelegenheit nutzen kann, meine eigenen Erfahrungen als Psychoanalytiker und analytischer Supervisor erneut zu überdenken und zur Diskussion zu stellen. Ich werde also im Folgenden nachzeichnen, wie ich mich der Thematik angenähert habe und welche Überlegungen für mich derzeit wesentlich sind.

Zwei menschliche Beziehungsformen

Zunächst ging ich wie Thomas Ogden mit seiner viel zitierten Arbeit davon aus, dass die Psychoanalyse »zwei Formen menschlicher Beziehungen hervorgebracht (hat), die es zuvor nicht gab, die analytische Beziehung und die Supervisionsbeziehung« (Ogden, 2005). Dies erschien mir einer guter Ausgangspunkt, diese beiden Beziehungsformen genauer zu beschreiben und die Gemeinsamkeiten, Unterschiede und Besonderheiten etwas präziser herausarbeiten. Auch unser norwegischer Kollege Zachrisson erwähnt die Ähnlichkeiten zwischen der analytischen Situation und der Supervisionsbeziehung, warnt aber auch zur gleichen Zeit: »However, this stressing of similarities between the analytic and the supervisory situations calls for a warning. The situations are different und confusion of two realities can disturb either process« (Zachrisson, 2011, S. 953).

Da aber auch hier bereits die Weite, wenn nicht sogar Unendlichkeit, der Fragestellung auftauchte, lag eine weitere Eingrenzung nahe. Eine zentrale Verbindung zwischen diesen beiden Beziehungsformen ist nämlich die Frage nach der Qualität unserer klinischen Arbeit: Was ist ausreichend gute analytische Praxis? Diese »ausreichend gute Praxis« – oft auch unter dem Begriff der Kompetenz als einer Mischung aus Wissen, Haltung und Skills diskutiert – soll in der Ausbildung erworben und gelernt werden und in der postgradualen Phase erhalten und weiter entwickelt werden. Man könnte also postulieren, dass die Frage nach der Qualität analytischer Praxis eine Art Brücke zwischen den beiden Beziehungsformen darstellt.

In einer ersten Annäherung an diese Frage versuchte ich zunächst von den Grundelementen der analytischen Situation auszugehen: die Herstellung, das Bewahren und das Beenden der analytischen Situation erscheint mir danach als eine zentrale Aufgabe des Analytikers – der Analytiker als »Hüter der analytischen Situation« –, die auf dem Hintergrund der Elemente der analytischen Situation genauer zu beschreiben wären: die analytische Situation als Modellsituation menschlicher Beziehung überhaupt, das Arbeiten im »Medium des Unbewussten«, die analytische Situation als bipersonales Feld, die Methodik von freier Assoziation und gleichschwebender Aufmerksamkeit, die entscheidende Rolle von Übertragung und Widerstand, die zentrale Bedeutung von Rahmen und Setting als Herstellung eines »sicheren Ortes«, das Verarbeiten und Durcharbeiten der emotionalen Dynamik und die Fokussierung auf emotionale Einsicht. Das letzte Doppelheft der *Psyche* versammelt unter der Überschrift: »Feld – Begegnung – Ereignis« eine Reihe glänzender Arbeiten zu aktuellen Fragen der analytischen Situation, die teilweise weit über die nur angedeuteten Elemente hinausgehen bzw. sie wesentlich vertiefen und präzisieren. In allen Beiträgen spielt dabei der Beitrag des Analytikers zur analytischen Situation eine zentrale Rolle: bei Bohleber in seiner Darstellung der Intersubjektivität, bei den Barangers, die von der bipersonalen therapeutischen Beziehungssituation sprechen, bei Civitarese die innere Arbeitsweise des Analytikers in Form der Reverie, der narrativen Transformationen, des Traums und der körperlichen Reverie, bei Brown ebenfalls die Reverie, die Gegenübertragungsträume und die Witzarbeit, bei Kirshner die Rolle der realen Gegenwart des Analytikers, bei Nissen der Präsenzmoment und bei Picht die Dimensionen der analytischen Situation, die er als Bedeutung, Kontakt und Ereignis beschreibt (Doppelhaft der *Psyche*, 2018). Das ganze Heft ist eine eindrückliche Manifestation der »intrinsischen Komplexität« der psychoanalytischen Modelle, wie es Bohleber in seinem Beitrag beschreibt. Als durchschnittlich guter Psychoanalytiker können wir allerdings hunderte solcher eindrücklicher Artikel lesen, am Ende bleibt uns jedoch die Aufgabe nicht erspart, diese enorme Vielfalt und Vielstimmigkeit der psychoanalytischen Welt in eine eigene Stimme umzuwandeln – sozusagen durch einen Aneignungs- und Übersetzungsprozess, der schließlich zu einem individualisierten Arbeitsmodell führt, das »ausreichend gut« dann funktioniert, wenn wir in der »lebendigen Wirklichkeit« der analytischen Situation davon etwas aktualisieren können.

Kurze Darstellung des eigenen Arbeitsmodells

Bevor ich detaillierter auf die analytische Supervision zu sprechen komme, möchte ich hier in einem nächsten Schritt daher mein eigenes Arbeitsmodell kurz skizzieren. Dies ist gleichsam meine »eigene Stimme« in dem kaum noch zu überblickenden vielstimmigen psychoanalytischen Feld.

Die zentrale Herausforderung für den Analytiker besteht im Analytiker-Werden und Analytiker-Bleiben in der jeweiligen Sitzung, der individuellen Behandlung und in seinem professionellen Leben.

Dies gelingt in der analytischen Situation durch die Etablierung einer analytisch-therapeutischen Position, die sich durch widersprüchliche und gegensätzliche Funktionen und Haltungen charakterisieren lässt und die ich als eine multiple Bipolarität verstehe: teilnehmende Beobachtung, Asymmetrie und Gegenseitigkeit, Wissen und Nicht-Wissen, Assoziieren und Fokussieren, Präsenz und Reflektion, Absichtslosigkeit und Zielorientierung, Forschen und Heilen etc. Bipolarität bedeutet das In-der-Schwebe-Halten der Polaritäten durch eine oszillierende oder zirkulierende Bewegung.

Da dieses Oszillieren nur partiell gelingt und auch immer wieder scheitert, entwickeln sich unvermeidlich »problematische Situationen«, die durch Nicht-Verstehen, Kontaktverlust und Verstrickung gekennzeichnet sind. Ein großer Teil der inneren Arbeit des Analytikers besteht darin, diese »problematischen Situationen« zuzulassen, zu erkennen und aufzulösen. Dies geschieht durch eine Form von Bifokalität, in dem die jeweiligen Beiträge des Analysanden und des Analytikers wie mit einer »Gleitsichtbrille« zwischen Fern- und Nahsicht genauer betrachtet werden.

Wegen der Komplexität, Widersprüchlichkeit und Ungewissheit dieser Komponenten ist die innere Arbeitsweise des Analytikers unvermeidlich von Angst und Schuldgefühl begleitet. Daraus kann sich ein Widerstand oder eine Gegenübertragung auf die analytische Situation entwickeln, die ich als »phobische Position« beschrieben habe: Diese besteht in einer Vermeidung oder vielleicht sogar Flucht vor der analytischen Situation bzw. der Etablierung einer analytisch-therapeutischen Position.

Geht man noch einen Schritt tiefer, so lassen sich Basiskompetenzen des Analytikers formulieren, die gleichsam die bisher beschriebenen Funktionen und Haltungen realisieren helfen. Hier möchte ich sie nur kurz benennen: die Rolle der Präsenz – aus einer anderen Perspektive könnte man von Kultivierung von Achtsamkeit sprechen –, die affektive Regulierung durch eine spezifische Verarbeitung der Wunsch-Angst-Abwehr-Dynamik, die träumerischen Funktionen, die multiplen Ebenen der Beziehungsdimension, die Bedeutung der Werte und schließlich die konzeptualisierende und deutende Funktion. Ich erinnere daran, dass Tuckett und Israelstam ähnliche Funktionen für die zu erwerbende analytische Kompetenz des

Analytikers beschrieben haben (Tuckett, 2005; Israelstam, 2011). Es ist aber zu betonen, dass diese genannten Basiskompetenzen aus meiner Sicht ebenfalls bipolar aufzufassen sind: Präsenz und Reflektion, Wunschdynamik und Abwehr, träumerisch-intuitives und diskursives Denken, Übertragungsbeziehung und direkte Beziehung (um eine Formulierung von Ulrich Moser zu erwähnen), wohlwollende Neutralität/Offenheit und Einstehen für basale Werte, abwartendes Zuhören und Interpretieren.

Überlegungen zum bipolaren Denken

Da in diesen Überlegungen das Konzept der Bipolarität auch für die folgenden Überlegungen zur Supervision entscheidend ist, möchte ich diesen Punkt noch ein wenig vertiefen. Unter Bipolarität verstehe ich wie schon gesagt im Gegensatz zur Polarisierung, dass es sich bei diesen Polen überwiegend um viel- oder mehrdeutige, widersprüchliche und gegensätzliche Funktionen und Haltungen handelt, die jedoch auf einer tieferen Ebene zusammengehören bzw. sich gegenseitig hervorbringen. In einer anderen Formulierung könnte man auch von der Ambiguität der analytischen Situation sprechen. Baranger und Baranger sprechen in der schon erwähnten Arbeit von der essenziellen Mehrdeutigkeit der analytischen Situation, die sie vor allem am Beispiel der zeitlichen (Vergangenheit, Gegenwart und Zukunft vermischen sich) und körperlichen Mehrdeutigkeit (realer und imaginierter Körper) beschreiben (Baranger & Baranger, 2018). Ambiguität wird heute als Begriff für alle Phänomene der Mehrdeutigkeit, der Unentscheidbarkeit und Vagheit verwendet, mit denen Menschen fortwährend konfrontiert werden (Bauer, 2018). Hier ist die analytische Situation wirklich auch ein Abbild der Welt, die der Islamwissenschaftlicher Thomas Bauer in einem aktuellen, wichtigen Buch folgendermaßen beschreibt:

> »Denn genau dies ist unsere Welt: uneindeutig. Menschen sind ständig Eindrücken ausgesetzt, die unterschiedliche Interpretationen zulassen, unklar erscheinen, keinen eindeutigen Sinn ergeben, sich zu widersprechen scheinen, widersprüchliche Gefühle auslösen, widersprüchliche Handlungen nahezulegen scheinen. Kurz: die Welt ist voll von Ambiguität« (Bauer, 2018, S. 12).

Und – so ergänze ich – die analytische Situation und die innere Arbeitsweise des Analytikers sind dementsprechend voll von Ambiguitäten, die selbst eine wesentliche Quelle der Ambivalenz sind, weil sie den unvermeidlichen Wünschen nach Eindeutigkeit so sehr widersprechen. Daraus folgt, dass die Ambivalenz des Analytikers gegenüber der analytischen Situation wegen ihrer ambigen Charakteristik unvermeidlich, ja, sogar konstitutiv ist, da sie damit in der Tat als Spiegel der »lebendigen Wirklichkeit« wahrgenommen und auch anerkannt wird. Ich bin daher der Auffassung, dass die Ambiguitäts- und Ambivalenztoleranz eine sehr wichtige seelische Disposition ist, die auch als Voraussetzung für psychoanalytische Tugenden wie Behutsamkeit, Bescheidenheit und Demut angesehen werden kann. Im Übrigen beschreibt auch Zachrisson in der schon erwähnten Arbeit diese Ambiguität:

> »One underlying assumption is that these dilemmas and ambiguities are enacted in a field of dynamic tensions between phenomena standing in real or apparent opposition to each other. This is [...] a reflection of an epistemological ambiguity in psychoanalysis, with its double basis in science and (hermeneutic) art« (Zachrisson, 2011).

Zachrisson betont hier im Grunde noch einmal die Natur der Psychoanalyse in ihrer Mischung aus Wissenschaft, Handwerk und Kunst (Zwiebel, 2013a). Erika Kittler hat kürzlich in einer Beschreibung der Aufgaben des Analytikers vom Finden der Sicherheit in der Unsicherheit gesprochen (Kittler, 2016). Diese postulierte Ambiguitätstoleranz ist eine Formulierung für das »In-der-Schwebe-Halten« der verschiedenen Bipolaritäten, nämlich das Oszillieren oder Zirkulieren zwischen den verschiedenen Polen. Im Grunde impliziert dies eine ständige Beweglichkeit, die einen »Ort der Ortlosigkeit« als ein ständig entstehendes »Zwischen« hervorbringt. Dieser Prozess wird sehr stark von Emotionen begleitet und reguliert – vor allem auch oft von negativen und unbehaglichen Emotionen wie Angst, Scham- und Schuldgefühlen. Es bleibt wichtig festzuhalten, dass gerade diese beschriebene Ambiguität eine Quelle der Angst des Analytikers vor der analytischen Situation ist. Wenn Bion von der Angst des Analytikers vor der Deutung und dem Schuldgefühl nach der Deutung spricht, dann sind dies Hinweise auf Gründe der erwähnten phobischen Position.

Um dies noch ein wenig zu verdeutlichen, greife ich aus den genannten multiplen Bipolaritäten der analytisch-therapeutischen Position eine Bipolarität besonders heraus, die aus meiner Sicht von entscheidender Bedeutung ist, nämlich die Bipolarität von Absichtslosigkeit und therapeutischer

Zielsetzung. Es handelt sich hier um konträre mentale Zustände des Analytikers, die auf der einen Seite im abwartenden Zuhören, der gleichschwebenden Aufmerksamkeit eine Form der Absichtslosigkeit oder Tendenzlosigkeit (»just analyzing«) und auf der anderen Seite von Absichten und Erwartungen von Heilung, Leidensverminderung, Glück, Einsicht, Verstehen etc. charakterisiert sind. Ich werde sie hier verkürzt als »Präsenzpol« und als »Reflexionspol« bezeichnen. Diese Ambiguität, die oft auch als eine Art Dilemma erlebt wird, ist zwar oft beschrieben worden, aber immer noch fehlt uns ein detailliertes Verständnis, wie es dem Analytiker immer wieder gelingen kann, diesen komplizierten Balanceakt, der ein Ausdruck seiner Ambiguitätstoleranz ist, psychisch zu realisieren oder zu bewältigen. Viel vertrauter sind uns die Entgleisungen in diesem bipolaren Prozess, die etwa in der »Heilungswut«, auf die Freud schon hingewiesen hat – eine Überbetonung der therapeutischen Wünsche –, oder dem »Einfach-laufen-Lassen« bestehen – eine Überbetonung der Absichtslosigkeit.[2]

Mir scheint nun, dass es hier eine wichtige Verbindung zu den Traumfunktionen gibt, die sich im Sinne von Psychoanalytikern wie Bion, Ogden, Grotstein und Civitarese so formulieren lassen: Das analytische Paar träumt die analytische Sitzung. Wie ist das genauer zu verstehen? Recht verstanden bedeutet die Bipolarität von Absichtslosigkeit (und damit auch Erwartungslosigkeit) und therapeutischen Zielen und Aktivitäten nicht eine Polarität im Sinne des »Entweder-oder«, sondern eine Form von Komplementarität, in der sich Gegensätzliches im Sinne des »Sowohl-als-auch« bedingt und gegenseitig hervorbringt. Dies kann dann gelingen, wenn es eine Art Balance durch ein ständiges Oszillieren oder Zirkulieren zwischen den konträren Polen gibt, also dem Pol der Präsenz und dem Pol der Reflexion. Ich selbst habe versucht, dies am Beispiel einer typischen konkreten analytischen Sitzung genauer zu beschreiben: Zu Beginn der Sitzung hört der Analytiker abwartend zu, was auch als ein quasi-meditativer Prozess des Zulassens und Loslassens beschrieben werden kann (vergleichbar der Freud'schen

2 Diese ganze Dynamik habe ich in dem Buch *Von der Angst, Psychoanalytiker zu sein* detailliert beschrieben (Zwiebel, 2007). Zachrisson, der die analytische Kompetenz in die Komponenten: Skills, Wissen und Haltung aufteilt, betont insbesondere auch die Fähigkeit, zwischen professionell, persönlich und privat zu unterscheiden, wobei er vor allem Wert auf die Unterscheidung von persönlich und privat legt. Wie ich mehrfach betont habe, ist die Unterscheidung von professionell und persönlich nicht akkurat, weil analytische Professionalität Persönliches impliziert.

gleichschwebenden Aufmerksamkeit): Alles, was beim Patienten und bei einem selbst auftaucht, wird beobachtet, aber nicht fixiert oder besonders fokussiert. Dies ist der Pol der Absichtslosigkeit: Der Analytiker hat weder Absichten noch Erwartungen, er ist offen und präsent. Im Laufe der weiteren Sitzung entsteht unvermeidlich eine emotionale Verdichtung, die sich als Erwartungsdruck oder Erwartungsspannung auch als Folge der beschriebenen »problematischen Situationen« bemerkbar macht. Dieser Druck geht in der Regel vom Patienten aus, der auf eine Reaktion oder Antwort drängt, manchmal aber auch vom Analytiker, wenn der Analysand seine eigenen Erwartungen selbst massiv abwehrt, etwa durch mentale Abwesenheit. In jedem Fall löst der Erwartungsdruck aufseiten des Analytikers eine Bewegung auf den »Reflexionspol« aus, der in einer Fokussierung, einer Konzeptualisierung und manchmal einer Intervention besteht. Danach kehrt der Analytiker wieder in seine ursprüngliche Position zurück und es kann sein, dass sich dieser Kreislauf in der Sitzung mehrfach wiederholt. Ich beschreibe hier also idealtypisch ein Oszillieren oder Zirkulieren zwischen dem »Präsenzpol« und dem »Reflexionspol«, was im optimalen Fall Ausdruck oder Manifestation der notwendigen Ambiguitäts- und Ambivalenztoleranz ist – das bipolare Spannungsfeld bleibt erhalten. Im Kern bedeutet dies, dass es für den Analytiker keinen dauerhaften oder konstanten festen Standpunkt oder Ort gibt, an dem er sich definitiv halten kann: das Zirkulieren oder Oszillieren zwischen den Polen, die Toleranz für die auftauchende Angst (vor der Bodenlosigkeit, die mit der Absichtslosigkeit verknüpft ist) und dem auftauchenden Schuldgefühl (das sich an der Wirkungslosigkeit der therapeutischen Zielsitzungen manifestiert) bildet eine durchaus schwankende, unsichere und ungewisse Basis, die aber gerade dadurch das entscheidende kreative Potenzial enthält und damit Sicherheit und Hoffnung aufrechterhält. Es bleibt eine umstrittene Frage, die sich auch in den verschiedenen psychoanalytischen Schulrichtungen zeigt, die aber letztlich Ausdruck des Menschenbildes des einzelnen Analytikers ist, welches man als ursprüngliche Quelle der unvermeidlichen, wenn auch oft verleugneten Angst anzusehen hat: Die Ungewissheit, Unvorhersehbarkeit und Vergänglichkeit der lebendigen Wirklichkeit konkurriert hier vor allem mit der Annahme einer primären Destruktivität des Menschen – daher etwa die vielen kriegerischen Metaphern bei Bion.

Um die Beziehung zwischen der Emotionalität und der Traumfunktion im Bion'schen Sinne noch ein wenig zu vertiefen: Der Pol der Absichtslosigkeit oder »Präsenzpol« wird durch einen mentalen Zustand konstituiert, den man auch als eine Form der Selbstzurücknahme beschreiben kann: Da Erinnerungen, Absichten und Erwartungen Ausdruck eines Selbst sind, bedeutet Absichtslosigkeit auch die Suspension des Selbst und damit die temporäre Aufgabe der selbstbezogenen Wünsche des Analytikers (zum Beispiel ein besonders guter Analytiker zu sein, kluge Deutungen zu geben etc.). Dagegen richten sich oft starke Abwehrkräfte, da die Aufrechterhaltung der Selbst-Identität eines der stärksten Kräfte des Menschen ist. Man darf nicht vergessen, dass die analytische Situation nach innen einen stark dekonstruierenden Aspekt beinhaltet, der für beide Partner der analytischen Dyade einen bedrohlichen Charakter annehmen kann. Werden hier Ängste vor Entgrenzung, Verschmelzung, Leere, Kontaktverlust, ja, letztlich vor dem Nichts etc. geweckt – die Psyche hat eine angeborene Aversion gegen das Nichts –, kann die Selbstzurücknahme nicht gelingen und das Zirkulieren kommt durch Polarisierung (der Analytiker flüchtet in Reaktivität oder defensive Aktivitäten) zum Stillstand. Auf der anderen Seite mögen starke Affekte der Enttäuschung, der Wut, Hilflosigkeit, aber auch Schuldgefühle auftreten, wenn die therapeutischen Ziele immer wieder scheitern, auf Widerstände des Patienten stoßen, sich kein Verständnis einstellen kann, Deutungen wirkungslos bleiben etc. Das Oszillieren, das Zirkulieren der Bipolarität – und dies gilt für die anderen Bipolaritäten in ähnlicher Weise – wird also stark von der Affektivität gesteuert, die nur dann einen regulierenden Einfluss bekommt, wenn die unbewusste Traumfunktion im erweiterten Verständnis von Bion die auftauchenden Affekte gleichsam bebildern und damit puffern kann, und zwar durch die Bildung eines »inneren Films« des Fantasierens oder der »reverie«, der eine bindende Funktion hat. Die Transformation der Affekte in innere Bilder, Fantasien, Vorstellungen und Gedanken als Ausdruck der beschriebenen Traumfunktion schafft für den Analytiker einen inneren Spielraum wie eine Art Immunsystem (Grotstein, 1981), in dem er die aufkommenden Erwartungsspannungen, einschließlich der eigenen Ängste und Schuldgefühle, verstehen und auch interpretieren kann. Die auftauchenden archaischen Ängste können dann toleriert, verarbeitet werden und müssen nicht abgewehrt werden. Diese Traumfunktion im Bion'schen Sinne ermöglicht also nach meinem Verständnis das In-der-Schwebe-Halten der Bipolaritäten, sodass sich das Zulassen und Loslassen auf der einen Seite (mit der Selbstzurücknahme des Analytikers) und das Fokussieren und Interpretieren auf der anderen Seite in einer lebendigen, wechselseitigen Balance bleiben können. Dass dies in der Tat so ist, zeigt eine genaue Selbstbeobachtung des Analytikers in der Sitzung. Wenn er nämlich wirklich den Pol der Absichtslosigkeit zulassen kann, dann wird er sich stärker seiner eigenen Traumfunktion gewahr, das, was man die »Reverie«, das träumerische Denken, des Analytikers nennen kann. Die Erzählungen, die Assoziationen und die Verhaltensweisen des Analysanden lösen nämlich diesen »inneren Film« als Ausdruck seines träumerischen Denkens aus, den er auf Grund seiner ebenfalls bipolaren Aufmerksamkeit – dem Beobachten und Zuhören seines Patienen und der eigenen Selbstbeobachtung – erkennen kann und diesen zum Verständnis der gegebenen Situation verwenden kann. Dabei werden auch die auftauchenden Affekte gebunden, damit erträglich und müssen nicht abreagiert werden. Dies erscheint mir als der Kern der beschriebenen Ambiguitätstoleranz.

Überlegungen zur analytischen Supervision

Ich komme jetzt in dem zweiten Schritt meiner Überlegungen zur analytischen Supervisionsbeziehung. Diese werde ich zuerst aus der Sicht des supervidierenden Analytikers diskutieren, um später die Situation des Kandidaten kurz zu besprechen, und dann mit einem kurzen Fallbeispiel zu schließen. Obwohl es sich in der Supervision um ein anderes Setting und ein anderes Ziel handelt – ohne Couch, zeitlich eher begrenzt, als Ziel die Qualifizierung des Analytikers in Ausbildung –, sind alle genannten Elemente der analytischen Situation dennoch anzunehmen und sollten auch wirksam sein: Die Erfahrungen der Supervisionsbeziehung müssen übertragbar sein (die analytische Situation als Modellsituation), sie findet im Medium des Unbewussten statt, sie muss sich daher als Forschungssituation etablieren, die Supervisionsbeziehung stellt eine Ko-Kreation von beiden Partnern dar und ist daher einzigartig, Rahmen und Setting spielen sowohl »Drinnen« – innerhalb der Supervisionsbeziehung – als auch »Draußen« eine oft wichtige Rolle, die assoziative Methode ist für die Erfassung der unbewussten Vorgänge ebenso wesentlich wie Übertragung und Widerstand.; das Supervisionspaar leistet seelische Arbeit, was man als »Träumen der ungeträumten Träume« oder »das Träumen der Supervisionssitzung« bezeichnen kann, und vor allem natürlich die Arbeit an der analytisch-therapeutischen Position, hier in der doppelten Richtung: nämlich beim Supervisor selbst in seiner analytischen Position als Supervisor und beim Kandidaten in der Arbeit mit seinem Analysanden. Die Bedeutsamkeit dieser verschiedenen Elemente zeigt sich sehr schnell am Beispiel der vielen möglichen konflikthaften Zuspitzungen oder sogar Verirrungen in der Supervision – sozusagen unvermeidliche »problematischen Situationen«, wie sie auch für die analytische Arbeit charakteristisch sind: Die Übertragbarkeit misslingt (etwa, wenn die Kandidaten die Einsichten aus der Supervision nicht in ihrer Behandlung umsetzen können); wenn kein Zugang zur unbewussten Dynamik gelingt (das »Träumen« bleibt blockiert), wenn der Supervisor das Rollenangebot als »Meister« annimmt (Allwissenheit versus Erforschung des Unbekannten), die Verführung zu einer kollegial-freundschaftlichen Beziehung, die Ausweitung des vereinbarten Ziels der Supervision (etwa wenn persönliche Probleme des Kandidaten zum Thema werden), das Vermeiden der assoziativen Methode mittels Intellektualisierung, der Druck durch Übertragung und Widerstand, das Beachten des Durcharbeitens (vor allem, wenn bearbeitete Thematik nicht wieder aufgegriffen wird). Dies sind nur einige angedeutete Störungen oder Probleme der Supervisionsarbeit, die Ausdruck der beteiligten Personen und der besonderen Struktur der Ausbildungssupervision sind.

Hier möchte ich mich etwas genauer auf die Frage konzentrieren, was für die Entwicklung einer fruchtbaren Supervisionsbeziehung entscheidend ist. Wenn Kollegen sagen, dass sie die analytische Supervision oft schwieriger erleben als ihre analytischen Behandlungen, dann hängt dies aus meiner Sicht damit zusammen, dass die Ambigutätstoleranz hier noch stärker gefordert und erforderlich ist: Zum einen ist es unvermeidlich, die jeweiligen multiplen Bipolaritäten in der Supervision anders zu balancieren: Beispielsweise ist bei der besprochenen Bipolarität von Absichtslosigkeit und therapeutischer Zielorientierung eine andere Gewichtung in Richtung Zielorientierung erforderlich – ein Ziel ist ja gerade die Fähigkeit des Kandidaten, eine analytische Situation zu etablieren, zu halten und nicht eine defensive phobische Position zu entwickeln. Ich selbst erinnere eine Kontrollanalyse aus meiner Ausbildungszeit, in der der Supervisor mich im Wesentlichen freundlich begleitete und die Aktionen der Patienten interessiert zur Kenntnis nahm (»das klingt alles sehr hysterisch«), während ich selbst mit der Analysandin in eine beinahe katastrophale Verstrickung geriet, die ich nur durch das Hinzuziehen eines auswärtigen Supervisors bewältigen konnte. Es stellte sich dabei nämlich heraus, dass hier beide – Kontrollanalytiker und ich – den Pol der Absichtslosigkeit weit überzogen, während die massive agierende Analysandin dringend rahmenbezogene Interventionen brauchte. Versteht man die analytische Position generell als eine multiple Bipolarität zwischen einem »persönlichen Pol« und einem »technischen Pol«, dann ist die Versuchung groß, bei der schwer zu überschauenden und fast unendlichen Komplexität der Gesamtsituation – die Beziehung zum Kandidaten, seine Analyse mit dem Ausbildungsfall, das Institut und der Lehranalytiker im Hintergrund etc. – auf den persönlichen Pol (gleichsam das Kollegiale zu betonen) oder den technischen Pol (hauptsächlich Behandlungsfragen zu besprechen, etwa, welche Deutungen am besten zu geben seien) zu konzentrieren – ein Spannungsfeld, das Zachrisson mit den Begriffen Lehrer, Instrukteur, Kollege und Mentor umreißt (Zachrisson, 2011, S. 956). Hinzu kommt noch der unvermeidliche doppelte Blick: der Blick auf den behandelten Patienten (das Verstehen seiner oder ihrer Problematik)und den Blick auf den behandelnden Analytiker in Ausbildung, bzw. die Beziehung, die sich zwischen ihnen entwickelt und möglicherweise auch in der Supervisionsbeziehung sich spiegelt.

Die Elemente der analytischen Situation bestehen also, wenn auch in modifizierter Form, auch für die analytische Ausbildungssupervision. Das macht auch noch einmal verständlich, warum man von der Supervision als einer »Psychoanalyse der Psychoanalyse« mit einer gewissen Berechtigung sprechen kann. Das größte zusätzliche Spannungsfeld besteht in der didaktisch-evaluativen Dimension und der Anwesenheit von Dritten – vor allem der Analysand des Kandidaten, der Lehranalytiker und das ausbildende Institut. Dies bedeutet eine markante Verschiebung von »drinnen« nach »draußen«, denn der Kandidat spricht über seine Supervisionserfahrungen in der Lehranalyse und stellt seinen Fall im kasuistischen Seminar des Institutes vor. Auch trägt der Supervisor eine Mitverantwortung für den Analysanden seines Kandidaten, ohne dass er jedoch eine Möglichkeit der direkten Intervention hat. Und wie hält der Supervisor die didaktisch-evaluativen und die analytischen Aspekte in einer Balance? Auch dies ist eine spannungsvolle Bipolarität zwischen der Rolle als Analytiker, als Lehrer und als Kollege. Dabei bezieht sich die Evaluation – sei es im Reporting- oder Non-Reporting-System – sowohl auf die Entwicklung und den Lernprozess des Kandidaten als auch auf die Einschätzung der Qualität der eigenen Supervisionsarbeit, die ja auch in begrenzter Weise von »draußen« betrachtet wird (manchmal auch mit entsprechenden Ängsten behaftet). Aber vielleicht wird die so notwendige Ambiguitätstoleranz des Analytikers und Supervisors durch folgendes Spannungsfeld am meisten unter Druck gesetzt: Auf der einen Seite entsteht der Wunsch, die Kandidaten zu fördern, zu unterstützen, ihnen bei der schwierigen Arbeit zu helfen; auf der anderen Seite aber auch wach zu bleiben für notwendige kritische Hinweise oder Einwände. In gewisser Weise kann man dies mit einer wohlwollenden elterlichen Haltung vergleichen. Etwas Ähnliches formuliert Zachrisson in der schon mehrfach erwähnten Arbeit »An example of the kind of oppositions I have in mind is the supervisor acting as an authority at the same time as trying to foster autonomy in the candidate« (Zachrisson, 2011, S. 947). Dies kann sich massiv konflikhaft zuspitzen, wenn mehr und mehr Zweifel an der ausreichenden Begabung und Entwicklung des Kandidaten entstehen. Da ich hier keine Technik einer idealen analytischen Ausbildungssupervision vorschlagen will, bleibt nur der Hinweis:[3] Auch hier ist entscheidend, dass der Supervisor in Kontakt bleibt mit allen diesen widersprüchlichen Aspekten der Situation und den dabei auftauchenden Affekten: Bei rückblickender Betrachtung und Erforschung meines eigenen eher impliziten Arbeitsmodells als Kontrollanalytiker spielte und spielt wohl die entscheidende Rolle die Beachtung einer phobischen Position, also das Auftauchen von Ängsten und Schuldgefühlen beim Kandidaten gegenüber der analytischen Arbeitsweise und der Realisierung der analytischen Situation – manchmal gespiegelt in einer eigenen phobischen Position, nämlich der Angst, dem Kandidaten klar und deutlich die eigene Einschätzung zum Ausdruck zu bringen. Dies impliziert ein ständiges Zirkulieren zwischen der Betrachtung der Problematik des Analysanden und der Arbeitsweise des Kandidaten, das Nachspüren der affektiven Dringlichkeit der Supervisionssitzung bzw. aktuellen Behandlungssituation, die Ermutigung zum abwartenden Zuhören, die Ermutigung, darüber zu sprechen, was wirklich in den Sitzungen passiert, das Nicht-Wissen und Nicht-Verstehen nicht zu vermeiden, die Beachtung und Benennung des eigenen Erlebens und vor allem auch die Ermutigung zu Deutungen im engeren Sinne – also Deutungen, die Übertragung und Widerstand im Hier und Jetzt der analytischen Situation auf dem Hintergrund der Lebensgeschichte repräsentieren. Auch dies kann Angst und Schuldge-

3 Zachrisson beschreibt drei wesentliche Aspekte der »Lehrmethode« in der Supervision: Wie wird das Material präsentiert, wie wird auf das präsentierte Material gehört und wie kommentiert der Supervisor das präsentierte Material. Zachrisson erwähnt eine Arbeit von Ungar und Ahumada, in der die Rolle des Containing in der Supervision besonders betont wird.

fühl beim Supervisor auslösen, vor allem, wenn es den Kandidaten schwer fällt, sich aus der Schüler-Position dem »Meister« gegenüber zu emanzipieren. Zachrisson spricht von der Modellfunktion des Supervisors und der Wichtigkeit, dass es einen Entwicklungsschritt von der Imitation zur Identifizierung mit der analytischen Methode gibt.

Zweifellos ist der Kandidat, die Kandidatin in einer noch viel schwierigeren Position. Wenn wir oft sagen, dass es viele Jahre dauert, bis man einige Sicherheit in der psychoanalytischen Praxis gewonnen hat – John Klauber hat einmal gesagt, es habe zehn Jahre nach Ende seiner analytischen Ausbildung gebraucht, bis er ohne Angst und Schuldgefühl einem Analysanden eine Analyse anbieten konnte – dann versteht man unmittelbar diese höchst prekäre Situation. Sie ist wie die Situation in einem Zen-Koan, wo der Übende am Ende einer hohen Fahnenstange aufgefordert wird, noch einen Schritt weiter nach oben zu gehen. Gemeint ist, das universale Anhaften im übertragenen Sinne zu überwinden und das Risiko des Loslassens einzugehen. Aber das Anklammern ist fast unvermeidlich – das Anklammern an die bisherigen therapeutischen Praktiken, an die Wort des »Meister-Supervisors«, an Gelesenes, an die Erfahrungen aus der eigenen Lehranalyse. Die Angst vor dem »Sprung« in die Ambiguität ist daher fast immer riesig. Der Kandidat befindet sich gleichsam wie im agoraphob-claustrophoben Dilemma: entweder ins Bodenlose zu fallen, ohne Halt in die analytische Erfahrung zu gehen oder aber von der Theorie oder den Ausbildungsanforderungen, den Richtlinien wie in ein Korsett eingeschlossen zu werden – im Grunde eine scheinbar ausweglose Situation. Betrachtet man dazu noch die Ambiguität der Supervision zum Beispiel als Beratung und Prüfung, dann lässt sich nachvollziehen, dass für nicht wenige Kandidaten die ganze psychoanalytische Ausbildung als eine quasi-traumatische Erfahrung erlebt wird. Wie können wir als Supervisoren unsere Kandidaten zu diesem riskanten, aber notwendigen Sprung ermutigen? Ich will nicht behaupten, dass mir dies immer gelungen ist. Aber ich glaube, wenn wir unseren Kandidaten gleichsam unmittelbar vermitteln, dass wir auch als Supervisor ständig am »Springen« sind – und dass dies der einzige verlässliche Halt ist, den es geben kann – nämlich die Erwartung und Hoffnung, dass sich irgendwann der Fallschirm öffnen wird (als Metapher für das Auftauchen von Verstehen und Kontakt) und eine sichere Landung ermöglichen wird – dann kann vielleicht so etwas wie ein Tandemsprung beim Fallschirmspringen gelingen.

Ein klinisches Beispiel

Ich gebe zum Abschluss ein kleines Beispiel aus einer Supervisionssitzung mit einer Kandidatin, über das ich bereits im dritten Kapitel berichtet habe. Ich erwähne hier nur am Rande, dass sie meine bisher schwierigste Supervisandin war, weil sie zwischen schnell wechselnder massiver Idealisierung und hochgradigen verfolgenden Über-Ich-Ängsten auch im Sinne einer Übertragungsspaltung zwischen Lehranalyse und Supervision hin- und hergerissen wurde. In dieser Sitzung erzählt sie mit fast empörter Stimme, dass ihre Analysandin die vorletzte Freitag-Stunde doch einfach versäumt habe, ohne abzusagen oder sich zu melden. Das sei ausgesprochen ungewöhnlich bei dieser so motivierten und gleichzeitig zwanghaften Analysandin. Am Sonntag dann habe sie eine SMS von ihr bekommen, sie habe sich vielmals entschuldigt. Die Kandidatin schildert mir dann die darauf folgende Montag-Stunde, in der die Analysanden sich erneut entschuldigt, diesmal wie immer auch pünktlich kommt und detailliert schildert, wie sie erst am Sonntagabend realisierte, dass sie die Stunde am Freitag total vergessen hatte. Relativ ausführlich erzählt mir die Kandidatin, wie sie intervenierte und diese offensichtliche Fehlleistung mit den letzten Stunden in Verbindung brachte, in der sie erstmals nach zwei Jahren die Übertragung stärker und mutiger ansprach – auch durch mich ermutigt. In der Supervision sprechen wir dann über die möglichen Gründe dieser Fehlleistung und überlegen auch, ob dies ein Agieren ist, das auch einen Fortschritt bei dieser zwanghaften Patientin bedeuten könnte. Schließlich sage ich zur Kandidatin: Aber merkwürdig ist schon, dass gerade diese so zuverlässige und motivierte Patientin bis zum Sonntagabend ihre Freitagstunde vergessen hat und in dem Zusammenhang fällt mir immer wieder Ihre empörte Stimme ein, gerade wenn wir davon ausgehen, dass eine Fehlleistung doch etwas recht Natürliches und uns Vertrautes ist. Nun zögert die Kandidatin nachdenklich und sagt schließlich lächelnd, ja, ich habe in meinem Bericht vorhin etwas vergessen. Mir ging nämlich in der Stunde mit der Patientin der Gedanke durch den Kopf, ob sie mir wirklich die Wahrheit sagt. Darauf kam ich, sagt die Kandidatin, als die Patientin mir auch erzählte, dass sie nachher zu ihrem Hausarzt gehen wolle, um sich krankschreiben zu lassen, obwohl sie sich gar nicht krank fühle: Sie wolle einfach mal ein paar Tage ausspannen. Da dachte ich, ob die Patientin auch bei mir mit dem Vergessen der Stunde geflunkert habe. Nun sprechen die Kandidatin und ich über die Frage des »Flunkerns« – auch etwa im Gegensatz zur Fehlleistung -, über den unbewussten Hinweis der Patientin auf dieses »Flunkern« – ich will einmal ein paar Tage nicht arbeiten (in der Analyse am Freitag) – und der Frage, wie man dies zur Sprache bringen kann, ohne dass sich die Patientin von der Analytikerin wie von einem strengen Über-Ich verfolgt fühlt.

Kommentar und abschließende Überlegungen

Dieses wenig spektakuläre Beispiel mag illustrieren, was ich mit dem »Springen« zu beschreiben versuche: Der Gedanke an die Fehlleistung drängt sich natürlich sofort auf und impliziert eine Reihe von theoretischen und behandlungspraktischen Überlegungen. Dies fällt in den Bereich des allgemeinen, abrufbaren Wissens – sicherer Boden sozusagen. Da ich aber meiner eigenen inneren Stimme im Sinne einer Art Gegenübertragungsreaktion einen Raum verschaffe (merkwürdig ist dieses lange Vergessen des Vergessens der Stunde schon und warum klingt die Kandidatin so empört), fällt auch der Kandidatin etwas ein, das sie in der Stunde hörte und dachte, mir aber in ihrem Bericht nicht gesagt hatte: Vielleicht lügt oder – abgemildert – flunkert die Patientin. Für diese Möglichkeit des »Flunkerns« steht nicht sofort eine Theorie des Arbeitsmodells zur Verfügung: Wir mussten ganz neu überlegen, was es mit dem möglichen »Flunkern« auf sich haben könnte und wie man dies mit der Patientin zur Sprache bringen könnte. Es ist dies in meinen Augen ein kleiner kreativer Akt – in diesem Fall des Supervisionspaares – aus deren Abfolge im günstigen Fall die analytische Arbeit besteht. Für die Frage und den Umgang mit dem möglichen »Flunkern« bietet das gängige und vertraute Arbeitsmodell erst einmal keine Hilfe: Es muss ein ad-hoc-Arbeitsmodell entwickelt werden, das auf dem Nicht-Wissen oder Nicht-Verstehen ruht. Der zentrale Akt ist also eine widersprüchliche Bewegung: das »Vergessen« (im Sinne eines in den Hintergrund-treten-Lassens) des eigenen Arbeitsmodells. Das ist sozusagen der Absprung ins Ungewisse – und das Kreieren eines ad-hoc-Arbeitsmodells, das eine gewisse Stimmigkeit mit der gegenwärtigen Situation hat – das wäre die Zuversicht, dass sich der »Fallschirm« der Konzeptualisierung oder Theorie öffnet. Obwohl die Sitzung zwischen der Kandidatin und mir mit einigen offenen Fragen endete, empfand ich selbst die Sitzung als »stimmig«, gerade weil bislang nicht gehörte Stimmen zur Sprache gekommen waren – vor allem eben auch bei der Kandidatin, die sich ihr Misstrauen gegenüber ihrer Patientin mir gegenüber erstmals eingestehen konnte, was ihr sehr unangenehm war, weil sie selbst viel Angst vor einer konflikfthaften Zuspitzung der analytischen Beziehung hatte. Dies erscheint mir übrigen eine zentrale Quelle der Angst der Kandidaten, aber auch des Supervisors zu sein: dass es nämlich zu einer konflikthaften Zuspitzung der analytischen oder supervisorischen Beziehung kommt. In einem früheren Vortrag habe ich eine Supervision geschildert, in der die Aktualisierung des Konfliktes in der Supervision einen entscheidenden positiven Anstoß für die analytische Behandlung der Kandidatin darstellte. Damals habe ich die zugespitzte These vertreten, dass der Konflikt in der Supervision zu einer gelingenden Supervisionsarbeit gehört. Auch dies ist dann eine Form der Ambiguitätstoleranz: nämlich das Zulassen konflikthafter Spannungen bei einer gleichzeitig positiven und produktiven Arbeitsbeziehung. Gerade auf diese Weise wird der Lernprozess in der Supervision, aber auch in der Analyse selbst, gefördert: der Supervisor (Analytiker) hilft der Kandidatin (Analysandin) durch das Einbringen seiner eigenen Stimme und der Haltung der beschriebenen Ambiguitätstoleranz, sodass diese ebenfalls den Mut findet, ihre eigene Stimmer ernst zu nehmen und zu artikulieren – auch dies ein Schritt in Richtung Ambiguitätstoleranz. Dies wäre eine noch andere Formulierung für den zentralen Aspekt der analytischen Supervisionsbeziehung: die Ermutigung der Kandidaten, dass sie ihre eigene Stimme finden, indem sie erleben, wie auch der Supervisor immer wieder um seine eigene Stimme ringt.

Literatur

Abe, M. (1985). *Zen and Western Thought*. Honolulu: University of Hawaii Press.

Angeloch, D. (2013). Die Beziehung zwischen Text und Leser. *Psyche – Z. psychoanal., 67*, 526–525.

Angeloch, D. (2016). Bions Erbe(n). *Psyche – Z. psychoanal., 70*, 1089–1095.

Aron, L. (2006). Analytic impasse and the third. Clinical implications of intersubjectivity. *Int. J. Psychoanal, 87*, 349–368.

Assheuer, T. (2008). *Michael Haneke*. Berlin: Alexander Verlag.

Baker, R. (2018). Persönliche Mitteilung.

Baranger, M., Baranger, W. & Moms, J. (1983). Process and non-process in analytic work. *Int. J. Psychoanal*, 64, 1–15.

Batchelor, S. (2012). A secular Buddhism. *Journal of Global Buddhism, 13*, 87–107.

Bauer, T. (2015). *Die Kultur der Ambiguität*. Berlin: Verlag der Weltreligionen im Insel Verlag.

Bauer, T. (2018). *Die Vereindeutigung der Welt*. Stuttgart: Reclam.

Bauriedl, T. (1994). *Auch ohne Couch*. Stuttgart: Verlag Internationale Psychoanalyse.

Beauchamp, T. & Childress, J. (2009). *Principles of biomedical ethics*. New York, Oxford: Oxford University Press.

Belschner, W. (2007). *Der Sprung in die Transzendenz*. Münster: LIT-Verlag.

Benecke, C. (2017). *Psychodynamische Therapien und Verhaltenstherapie im Vergleich*. Göttingen: Vandenhoeck & Ruprecht.

Benjamin, J. (2004). Beyond doer and done to: An intersubjective view of thirdness. *Psychoanal Q, 73*, 5–46.

Bieri, P. (2012). *Wie sollen wir leben?* Salzburg: Residenz-Verlag.

Billeter, J.F. (o.J.). *Das Wirken in den Dingen. Vier Vorlesungen über den Zhuangzi*. Berlin: Matthes & Seitz.

Bion, W.R. (1962). Learning from experience. London: W.Heinemann. Bion W.R. (1977). *Taming wild thoughts*. London: Karnac.

Bion, W.R. (1990). *Lernen durch Erfahrung*. Berlin: Suhrkamp.

Birksted-Breen, D. (2012). Taking time: the tempo of psychoanalysis. *Int. J. Psychoanal, 93*, 819–835.

Blothner, D. (2017). Persönliche Mitteilung.

Blothner, D. & Zwiebel, R. (2012). *Kino zwischen Tag und Traum. Psychoanalytische Zugänge zu »Black Swan«*. Göttingen: Vandenhoeck & Ruprecht.

Bleger, J. (2013). *Symbiosis and Ambiguity*. London: Routlegde.

Böhme, G. (2012). *Ich-Selbst. Über die Formation des Subjekts*. München: Wilhelm Fink Verlag.

Bohleber, W. (2017). *Die Psychoanalyse des Unbewussten*. Vortrag in Berlin, Dezember 2017.

Bohleber, W. (2018). Übertragung – Gegenübertragung – Intersubjektivität. *Psyche – Z. psychoanal, 72,* 702–733.

Bohleber, W., Jiminez, J.P., Scarfone, D., Varvin, S. & Zysman, S. (2016). Unbewusste Phantasie und ihre Konzeptualisierungen: Versuch einer konzeptuellen Integration. *Psyche – Z. psychoanal., 70,* 24–59.

Bollas, Ch. (2006a). Übertragungsdeutung als ein Widerstand gegen die freie Assoziation. *Psyche – Z. psychoanal., 60,* 932–947.

Bollas, C. (2006b). Vom Unbewussten erarbeitete Transformationen. *Psychoanalyse in Europa, 60,* 144–831.

Bott-Spillius, E. (2004). Comments on Owen Renik. *Int. J. Psychoana,l 85,* 1057–1061.

Bozzaro, C. (2014). *Das Leiden an der verrinnenden Zeit*. Stuttgart-Bad Cannstadt: fromman-holzboog.

Breithaupt, F. (2017). *Die dunklen Seiten der Empathie*. Berlin: Suhrkamp.

Brown, L.J. (2018). Drei unbewusste Wege zur Darstellung des Erlebens beim Analytiker: Rêverie, Gegenübertragungsträume und Witzarbeit. *Psyche – Z. psychoanal., 72,* 811–733.

Buchholz, M. (2006). Profession und empirische Forschung in der Psychoanalyse. *Psyche – Z. psychoanal., 60,* 426–454.

Buchholz, M. & G. Gödde (2013). Balance, Rhythmus, Resonanz. Auf dem Weg zu einer Komplementarität zwischen »vertikaler« und »resonanter« Dimension des Unbewussten. *Psyche – Z. psychoanal., 67,* 844–880.

Cavell, S. (2011). *City of words*. Zürich: Chronos.

Chetrit-Vatine, V. (2014). Das ethische Erwachen des Analytikers. Vortrag bei der IPU, Berlin.

Chetrit-Vatine, V. (2018). Wenn die elterliche Sexualität, die ethische Dimension und der Narzissmus des Lebens der seelischen Zone der Unendlichkeit im Kind begegnen: Die ethische Forderung des Kindes. *Psychoanalyse in Europa, 72,* 48–56.

Civitarese, G. (2018). Halluzination, Traum und Spiel. *Psyche – Z. psychoanal., 72,* 785–810.

Cooper, P. (2009). *The Zen Impulse and the Psychoanalytic Encounter*. London: Routledge.

Cremerius, J. (1978). Einige Überlegungen über die kritische Funktion des Durcharbeitens in der Geschichte der psychoanalytischen Technik. In S. Drews, R. Klüwer & A. Köhler-Weisker (Hrsg.), *Alexander Mitscherlich zu Ehren*. Frankfurt/M.: Suhrkamp.

Danckwardt, J. (2006). Farben im Traum. *Forum Psychoanal, 22,* 165–181.

Dauber, H. & Zwiebel, R. (2006). *Professionelle Selbstreflexion aus pädagogischer und psychoanalytischer Sicht*. Bad Heilbrunn: Julius Klinikhardt.

De Masi, F. (2003). Das Unbewusste und die Psychosen. *Psyche – Z. psychoanal., 57, 1–34.*

Dogen, Z. (2001). *Shobogenzo,* Bd.1, S. 57, Heidelberg-Leimen: Kristkeitz.

Dolar, M. (2007). *His master's voice*. Berlin: Suhrkamp.

DPV-Richtlinien (2018). Informationsblatt der DPV.

Durban, J. (2010). *Vergänglichkeit und die inneren Beziehungen zum Tod*. DPV-Tagung, Bad Homburg.

Ehl, M., Helbig-Tietze, B., Lücking, I., Pollmann, I., Ruff, W., Wrage I. & Zinke, A. (2005). Ethische Prinzipien in der Psychoanalyse. *Psyche – Z. psychoanal., 59,* 573–586.

Eisold, K. (2005). Psychoanalysis and psychotherapy. A long and troubled history. *Int. J. Psychoanal, 86,* 1175–1196.

Elberfeld, R. (2004). *Phänomenologie der Zeit im Buddhismus.* Stuttgart-Bad Canstatt: frommann-holzboog

Elberfeld, R. (2006). Kreativität und das Phänomen des »Nichts«. In G. Abel (Hrsg.), *Kreativität.* XX. Deutscher Kongress für Philosophie (S. 520–533). Hamburg: Meiner.

Elberfeld, R. (2017). *Philosophieren in einer globalisierten Welt.* München: Karl Alber.

Erlich, S. (2003). Über Einsamkeit, Narzissmus und Intimität. *Forum Psychoanal, 19,* 5–17.

Falkenström, F. (2003). A buddhist contribution to the psychoanalytic psychology of self. *Int. J. Psychoanal, 84,* 1551–1568.

Fenichel, O. (2001). *Probleme der psychoanalytischen Technik.* Gießen: Psychosozial-Verlag.

Ferro, A. (1999). *The Bi-Personal Field.* London: Routledge.

Fonagy, P. (2009). *Wo Es war, soll Ich werden. Die Bedeutung des Bewußtseins für die psychoanalytische Arbeit.* Unveröffentlichtes Manuskript.

Frank, C. & Böhme, I. (2014). *Supervision der Supervision.* Stuttgart-Bad Cannstadt: fromman-holzboog.

Freud, S. (1895d 1893–95). *Studien über Hysterie.* GW I, Frankfurt/M: Fischer.

Freud, S. (1912b). Zur Dynamik der Übertragung. GW VIII, 364–374. Frankfurt/M: Fischer.

Freud, S. (1914b). Der Moses des Michelangelo. GW X, 172–201. Frankfurt/M.: Fischer.

Freud, S. (1914d). Zur Geschichte der psychoanalytischen Bewegung. GWX, Frankfurt/M.: Fischer.

Freud, S. (1914g). Erinnern, Wiederholen, Durcharbeiten. GWX, 126–136. Frankfurt/M: Fischer.

Freud, S. (1916a 1915). Vergänglichkeit. GW X, S. 358–361. Frankfurt/M.: Fischer.

Freud, S. (1916–1917g 1915). Trauer und Melancholie. GW X, 428–446. Frankfurt/M.: Fischer Verlag.

Freud, S. (1917a 1916). Eine Schwierigkeit der Psychoanalyse. GW XII, 3–12. Frankfurt/M.: Fischer.

Freud, S. (1923a). Libidotheorie. Psychoanalyse. GW XIII, Frankfurt/M.: Fischer.

Freud, S. (1926d). Hemmung, Symptom und Angst. GW Bd. XIV. Frankfurt/M.: Fischer.

Freud, S. (1926e). Die Frage der Laienanalyse. GW XIV, 207–286.

Freud, S. (1927a). Nachwort zur »Frage der Laienanalyse«. GW XIV, 287–296.

Freud, S. (1927c). Die Zukunft einer Illusion. GW XIV. Frankfurt/M.: Fischer.

Freud, S. (1930a). Das Unbehagen in der Kultur. GW XIV, S. 419- 506. Frankfurt/M.: Fischer.

Freud, S. (1937c). Die endliche und die unendliche Analyse. GW Band XVI. Frankfurt/M.: Fischer.

Freud, S. (1940a 1938). Abriß der Psychoanalyse. GW XVII. Frankfurt/M.: Fischer.

Freud, S. (1940b). Some elementary lessons in psycho-analysis. GW XVII, 139–147. Frankfurt/M.: Fischer.

Fromm, E., Suzuki, D.T. & Martino, R. de (1972). *Zen-Buddhismus und Psychoanalyse.* Frankfurt/M.: Suhrkamp.

Fuchs, T. (2002). *Zeitdiagnosen.* Die Graue Edition. Schweiz: Zug.

Gabbard, G.O. (2007). Thoughts on complexity, reductionism and infinite space. *Int. J. Psychoanal, 88,* 559–574.

Gabbard, G.O. & Lester, E.P. (1996). *Boundaries and Boundary Violations in psychoanalysis.* New York: Basic Books.

Gabbard, G. O. & Ogden, T. (2009). On Becoming a Psychoanalyst. *Int. J. Psychoanal, 90,* 311–327.
Gabriel, M. (2015). *Ich ist nicht Gehirn.* Berlin: Ullstein.
Garcia, C. A. (2017). *Bion in Film Theory and Analysis.* London: Routledge.
Gödde, G., Pohlmann, W. & Zirfas, J. (Hrsg.) (2015). *Ästhetik der Behandlung.* Gießen: Psychosozial-Verlag.
Götzmann, L. (2011). O in der Malerei. *Psyche – Z. psychoanal., 65,* 1139–1155.
Goleman, D. & Davidson, R. (2018). *Altered Traits.* New York: Penguin Random House.
Greenberg, J. (1995). Psychoanalytic Technique and the Interactive Matrix. *Psychoanalytic Quarterly, 64,* 1–22.
Greenberg, J.(2001). The analyst`s participation: a new look. *JAPA 49,* 359–381.
Greenson, R. (1965). Das Problem des Durcharbeitens. In ders., *Psychoanalytische Erkundungen* (S. 178–221). Stuttgart: Klett-Cotta .
Grinberg, L., Sor, D. & Tabak de Bianchedi, E. (1993). *W. R. Bion. Eine Einführung.* Stuttgart-Bad Cannstadt: frommann-holzboog.
Gross, R. (2012). *Der Psychotherapeut im Film.* München: Kohlhammer.
Grotstein, J. (1981). *Do I Dare Disturb the Universe? A Memorial to W. R. Bion.* London: Karnac.
Guggenheim, J.Z., Hampe, M., Schneider, P. & Strassberg, D. (2016). *Im Medium des Unbewussten.* München: Kohlhammer.
Hamburger, A. (2018). Das Unbewusste im Kino – das Kino im Unbewussten. Gießen: Psychosozial-Verlag.
Hamburger, A. & Leube, K. (2014). Wie im Kino. Zur Filmanalyse in der Gruppe – Methodologie der psychoanalytischen Filminterpretation anhand von Lars von Triers *Melancholia.* In R. Zwiebel & D. Blothner (Hrsg.), *Melancholia* (S. 72–109). Göttingen: Vandenhoeck & Ruprecht.
Hampe, M. (2009). *Das vollkommene Glück.* Vier Meditationen über das Glück. München: Carl Hanser.
Hampe, M. (2011). *Tunguska oder Das Ende der Natur.* München: Carl Hanser.
Hampe, M. (2018). *Die Dritte Aufklärung.* Berlin: Nicolai Publishing & Intelligence.
Haneda, N. (2017). *Einführung in M. Kiyozawa. Skelett einer Religionsphilosophie.* Berlin: Matthes & Seitz.
Heenen-Wolf, S. (2008). *Geteiltes Leid ist halbes Leid. Kleine Metapsychologie des analytischen Zuhörens.* Vortrag auf den Lindauer Psychotherapiewochen.
Heidbrink, L. (2007). *Handeln in der Ungewissheit. Paradoxien der Verantwortung.* Berlin: Patmos.
Hoffer, A. (1993). Asymmetrie und Gegenseitigkeit in der analytischen Beziehung. *Psyche – Z. psychoanal., 47,* 1027–1040.
Hoffman, I. Z. (1998). *Ritual and spontaneity in the psychoanalytic process. A dialectical-constructionist view.* Hillsdale, NJ: The Analytic Press.
Hoffman, I. Z. (2003). Sixteen Principles of Dialectical Constructivism. http://www.psychematters.com/papers/hoffman2.htm
Israelstam, K. (2007). Creativity and dialectical phenomena. From dialectical edge to dialectical space. *Int. J. Psychoanal, 88,* 591–607.
Israelstam, K. (2011). The interactive category schema of candidate competence: An Australian experiment. *Int. J. Psychoanal, 92,* 1289–1313.
Jiminez, J. P. (2006). After pluralism: Toward a new, integrated psychoanalytic paradigm. *Int. J. Psychoanal, 87,* 1487–1507.

Jullien, F. (2001). *Der Weise hängt an keiner Idee. Das Andere der Philosophie.* München: Wilhelm Fink.

Jullien, F. (2011). *Die stillen Wandlungen.* Berlin: Merve.

Jullien, F. (2013). *China und die Psychoanalyse.* Wien/Berlin: Turia + Kant.

Junkers, G. (2010). *Später mal … Vergänglichkeit und ihre Bedeutung für die Psychoanalyse.* DPV-Tagung. Bad Homburg.

Kächele, H. & Hilgers, M. (2013). Spezifische Nebenwirkungen von psychodynamischen Therapien. In M. Linden & B. Strauss (Hrsg.), *Risiken und Nebenwirkungen von Psychotherapie* (S. 41–58). Berlin: Medizinisch Wissenschaftliche Verlagsgesellschaft.

Kantrowitz, J.L. (2001). Commentary to J. Greenbergs paper. *JAPA, 49,* 398–406.

Kantrowitz, J.L. (2004). A different perspective on the therapeutic process: the impact of the patient on the analyst. In D. Ananstasopoulos & E. Papanicolaou (Hrsg.), *The Therapist at work* (S. 17–41). London: Karnac.

Kardiner, A. (1979). *Meine Analyse bei Freud.* München: Kindler.

Karr, B. (2011). Dr. Paul Weston and the bloodstained couch. *Int. J. Psychoanal., 92,* 1051–1058.

Kirshner, L. (2018). Die Gegenwart des Analytikers. *Psyche – Z. psychoanal., 72,* 832–846.

Kittler, E. (2016). Unveröffentlichter Vortrag.

Klüwer, R. (2005). *Die psychoanalytische Methode und ihre klinischen Anwendungen. In Heilung und Stagnation.* Tagungsband der DPV-Tagung Bad Homburg (S. 42–58).

Klüwer, R. (2006). Die vollständige psychoanalytische Methode und ihre klinischen Anwendungen. Zur vernachlässigten Dimension des Fokalen. *Psyche – Z. psychoanal., 60,* 1105–1125.

Koch, C. (2013). *Bewusstsein.* Berlin/Heidelberg: Springer.

Küchenhoff, J. (2016). Loslassen und Bewahren: Erfahrungen in Zwischenräumen. *Psyche – Z. psychoanal., 70,* 154–179.

Laplanche, J. (2004). Die rätselhaften Botschaften des Anderen und ihre Konsequenzen für den Begriff des »Unbewußten« im Rahmen der Allgemeinen Verührungstheorie. *Psyche – Z. psychoanal., 58,* 898–913.

Lear, J.(2007). Den Untergang einer Kultur durcharbeiten. *Psyche – Z. psychoanal., 61,* 345–367.

Leuschner, W. (2007). Was uns süchtig nach Filmbildern macht. *Psyche – Z. psychoanal., 61,* 1189–1210.

Leuzinger-Bohleber, M. (2007). Forschende Grundhaltung als abgewehrter »common ground« von psychoanalytischen Praktikern und Forschern? *Psyche – Z. psychoanal., 61,* 966–994.

Lexikon der östlichen Weisheitslehren (1986). Bern: Otto Wilhelm Barth.

Liebsch, B. (2004). Das Selbst im Zeichen des Abschieds vom Anderen. *Psyche – Z. psychoanal., 58,* 953–979.

Linden, M. & B. Strauss (2013). *Risiken und Nebenwirkungen von Psychotherapie.* Berlin: Medizinisch Wissenschaftliche Verlagsgesellschaft.

Magid, B. (2002). *Ordinary Mind: Exploring the common ground of Zen and psychotherapy.* Somerville, MA: Wisdom Publications.

Magid, B. (2008). *Ending the pursuit of happiness. A Zen Guide.* Boston: Wisdom.

Maruco, N.C. (2007). Zwischen Erinnerung und Schicksal: die Wiederholung. *Psyche – Z. psychoanal., 61,* 322–344.

May, U. (2018). Unveröffentlichter Vortrag.

Meltzer, D. (1995). *Traumleben*. Wien: Verlag Internationale Psychoanalyse.

Mertens, W. (2018). *Psychoanalytische Schulen im Gespräch über die Konzepte Wilfred R. Bions*. Gießen: Psychosozial-Verlag.

Mertens, W. (2013). Das Zwei-Personen-Unewusste – Unbewusste Wahrnehmungsprozesse in der analytischen Situation. *Psyche – Z. psychoanal., 67*, 817–843.

Mertens, W. & Waldvogel, B. (Hrsg.) (2008). *Handbuch psychoanalytischer Grundbegriffe*. München: Kohlhammer.

Metzinger, T. (2009). *Der Ego-Tunnel*. Berlin: Berlin-Verlag.

Möller, H. G. (2001). *In der Mitte des Kreises. Daoistisches Denken*. Frankfurt/M.: Insel.

Morlitzer, L. (2015). Die Musik der Sitzung hören lernen. *Psyche – Z. psychoanal., 69,* 1139–1161.

Moser, U. (2005). Traumtheorien und Traumkultur in der psychoanalytischen Praxis. In M. Leuzinger-Bohleber & I. von Zeppelin (Hrsg.), *Ulrich Moser. Psychische Mikrowelten – Neure Aufsätze* (S. 293–339). Göttingen: Vandenhoeck & Ruprecht.

Moser, U. & Zeppelin, I. von (1996). *Der geträumte Traum. Wie Träume entstehen und sich verändern*. München: Kohlhammer.

Müller-Pozzi, H. (1991). *Psychoanalytisches Denken. Eine Einführung*. Bern: Hans Huber.

Müller-Pozzi, H. (2014). Triebe und Triebschicksale oder der Andere und das Subjekt. *Psyche – Z. psychoanal., 68,* 306–335.

Neiman, S. (2015). *Warum erwachsen werden? Eine philosophische Ermutigung*. Berlin: Hanser.

Nissen, B. (2018). Frei-schwebend zum Ereignis. Der Prozess zur Deutung. *Psyche – Z. psychoanal., 72,* 847–868.

Nyanatiloka (1999). *Visuddhi-Magga oder Der Weg zur Reinheit*. Konstanz: Christiani.

Ogden, T. (2003). On not being able to dream. *Int. J. Psychoanal, 84,* 17–30.

Ogden, T. (2005a). Reading Bion. In ders., *This Art of Psychoanalysis*. London/New York: Routledge.

Ogden, T. (2005b). On psychoanalytic supervision. *Int. J. Psychoanal, 86,* 1265–1280.

De Paulo, C.,Messina, P. & Stier, M. (Hrsg.) (2005). *Ambiguity in the Western Mind*. New York: Peter Lang.

Pelled, E. (2007). Learning from experience. Bion's concept of reverie and Buddhist meditation. *Int. J. Psychoanal, 88,* 1507–1526.

Picht, J. (2014). Zur ethischen Grundlegung der Abstinenz. *Jahrbuch der Psychoanalyse, 69,* Stuttgart-Cannstadt: fromman-holzboog.

Picht, J. (2015). Sprache, Musik und das Unbewusste. *Psyche – Z. psychoanal., 69,* 1115–1138.

Picht, J. (2016). *Fehler?* Referat auf der Lehranalytiker-Tagung der DPV, Frankfurt/M.

Picht, J. (2018). Dimensionen des Geschehens und das Phantasma der Begegnung. *Psyche – Z. psychoanal., 72,* 869–892.

Poland, W. (2012). *Die analytische Haltung. Neugierde im Dienste des Anderen*. Vortrag auf der DPV-Tagung in Bad Homburg.

Parson, W. B. (2008). *Psychoanalysis meets Buddhism*. Unveröffentlichtes Manuskript.

Quinodoz, D., Aubry, C., Bonard, O., Déjussel, G. & Reith, B. (2006). Being a psychoanalyst: An everyday audacity. *Int. J. Psychoanal, 87,* 329–347.

Reddemann, L. (2017). *Mitgefühl, Trauma und Achtsamkeit in psychodynamischen Therapien*. Göttingen: Vandenhoeck & Ruprecht.

Renik, O. (2004). Intersubjectivity in psychoanalysis. *Int. J. Psychoanal, 85,* 1053–1064.

Rorty, R. (2012). *Kontingenz, Ironie und Solidarität*. Berlin: Suhrkamp.

Rosa, H. (2016). *Resonanz. Eine Soziologie der Weltbeziehung*. Berlin: Suhrkamp.

Ryokan (1999). *Eine Schale, ein Gewand*. Heidelberg: Kristkeitz.

Rubin, J. (o.J.). *A New View of Meditation*. Unveröffentlichter Vortrag.

Scharff, J. (2010). *Die leibliche Dimension der Psychoanalyse*. Frankfurt/M.: Brandes & Apsel.

Schmid, W. (2006). *Freud/Film oder das Kino als Kur*. Wien: Sonderzahl.

Schneider, G. (1995). *Affirmation und Anderssein. Eine dialektische Konzeption personaler Identiät*. Opladen: Westdeutscher Verlag.

Schneider, G. (2003). Fokalität und Afokalität in der (psychoanalytischen) tiefenpsychologisch fundierten Psychotherapie und Psychoanalyse. In A. Gerlach, A.-M. Schlösser & A. Springer (Hrsg.), *Psychoanalyse mit und ohne Couch. Haltung und Methode* (S. 108–125). Gießen: Psychosozial-Verlag.

Schneider, G. (2006). Ein »›unmöglicher‹ Beruf« (Freud) – Zur aporetischen Grundlegung der psychoanalytischen Behandlungstechnik und ihrer Entwicklung. *Psyche – Z. psychoanal., 60,* 900–931.

Schneider, G. (2008). *Filmpsychoanalyse – Zugangswege zur psychoanalytischen Interpretation von Filmen*. In P. Laszig & G. Schneider (Hrsg.), Film und Psychoanalyse. Kinofilme als kulturelle Symptome (S. 19–38). Gießen: Psychosozial-Verlag.

Schneider, G. (2014). Es gibt nicht das Wahre im Unwahren, wohl aber das Richtige im Falschen. *Jahrbuch der Psychoanalyse, 69*. Stuttgart-Bad Cannstadt: frommanholzboog.

Schneider, J. A. (2010). From Freuds dream-work to Bions work of dreaming. The changing conception of dreaming in psychoanalytic theory. *Int. J. Psychoanal, 91,* 521–540.

Seel, M. (2014). *Aktive Passivität*. Frankfurt/M.: S. Fischer. Sedlak, V. (2014). Betrachtungen über analytisches Scheitern. Jahrbuch Psychoanal, 69. Stuttgart: frommanholzboog.

Sedler, M. (1983). Freud's concept of working through. *Psychoanalytic Quarterly, LII,* 73–98.

Shedler, J. (2012). Die Wirksamkeit psychodynamischer Psychotherapie. *Psychotherapeut, 56,* 265–277.

Shefler, G. (2014). *Verwirrungen durch einen Wechsel zwischen unterschiedlichen Sprachen der Ethik innerhalb der Psychoanalyse und die durch sie verursachten Schäden*. Vortrag an der IPU Berlin.

Smith, H. F. (2000). Countertransference, conflictual listening and the analytic object relationship. *J. Amer. Psychoanal. Assn. ,48(1),* 95–128.

Solms, M. (1996). What is consciousness? *J. Am. Psa. Ass., 45,* 681–703.

Staehle, A. (2010). *»Sag mir wo die Blumen sind«. Zur Erfahrung von Beständigkeit, Vergänglichkeit und Verlust in psychoanalytischen Behandlungen*. DPV-Herbsttagung, Bad Homburg.

Steiner, G. (2011). *Warum das Denken traurig macht*. Frankfurt/M.: Suhrkamp.

Stiglegger, M. (2014). Verführung zum Untergang. In R. Zwiebel, R. & D. Blothner (Hrsg.), *Melancholia* (S. 26–42). Göttingen: Vandenhoeck & Ruprecht.

Strassberg, D. (2018). Unveröffentlichter Vortrag.

Sugarman, A. (2006). Mentalization, insightfulness, and therapeutic action. The importance of mental organization. *Int. J. Psychanal, 87,*(4), 965–987.

Suzuki, S. (1970). *Zen-Geist/Anfänger-Geist*. Bielefeld: Theseus.

Teischel, O. (2017). *Trauerspiel – Einführung in die existentielle Filmtherapie*. Göttingen: Vandenhoeck & Ruprecht.

Teising, M. Schneider, G. & Walker, C. (Hrsg.) (2010). *Leben und Vergänglichkeit in Zeiten der Beschleunigung*. Tagungsband zur DPV-Herbsttagung in Bad Homburg. Frankfurt/M.: Geber & Reusch.

Tessier, H. (2011). *Metapsychologie, Privattheorie und epistemologische Wahl*. Vortrag im April 2011 in München.

Thomä, H. & Kächele, H. (Hrsg.) (1985). *Lehrbuch der psychoanalytischen Therapie. Bd. 1: Grundlagen*. Berlin/Heidelberg: Springer.

Treurniet, N. (1996). Über eine Ethik der psychoanalytischen Technik. *Psyche – Z. psychoanal., 50*, 1–31.

Tuckett, D. (2005). Does anything go? *Int. J. Psychoanal, 86*, 31–49.

Tuckett, D., Basile, R., Birksted-Breen, D., Böhm, T., Denis, P., Ferro, A., Hinz, H., Jemstedt, A., Mariotti, P. & Schuber, J. (Hrsg.) (2008). *Psychoanalysis Comparable & Incomparable*. London/New York: Routlegde.

Valéry, P. (2001). *Ich grase meine Gehirnwiese ab*. Frankfurt/M.: Eichborn.

Vermote, R. (2013). Der undifferenzierte Bereich psychischen Geschehens: Ein integratives Modell und seine klinischen Implikationen. *Psychoanalyse in Europa, 67*, 18–38.

Klitzing, K. von(2010). *Kontinuitäten und Diskontinuitäten im Entwicklungsprozess*. DPV-Tagung, Bad Homburg.

Wallerstein, R. S. (2006). Entwicklungslinien der Psychoanalyse seit Freud: Divergenzen und Konvergenzen einer Wissenschaft im steten Wandel. *Psyche – Z. psychoanal., 60*, 798–828.

Weber, A. M. (2010). Achtsamkeit – ein Begriff zwischen den Welten. *Transpersonale Psychologie und Psychotherapie 1*, 61–73.

Welwood, J. (1998). *Towards a Psychology of Awakening*. Boston: Shambala.

Will, H. (2008). Über die Position eines Analytikers, der keiner Schule angehört. *Psyche – Z. psychoanal., 62*, 1–27.

Will, H. (2016). Gesättigte und ungesättigte Deutungen. *Psyche – Z. psychoanal, 70*, 2–23.

Zachrisson, A. (2011). Dynamics of psychoanalytic supervision: A heuristic model. *Int. J. Psychoanal, 92*, 943–961.

Zeul, M. (2007): *Das Höhlenhaus der Träume*. Frankfurt/M.: Brandes & Apsel.

Zwettler-Otte, S. (2014). Fehl-Leistungen als Phänomene in psychoanalytischen Institutionen. *Jahrbuch der Psychoanalyse, 69*, 212–156. Stuttgart-Bad Cannstadt: fromman-holzboog,.

Zwiebel, R. (1987). Psychosomatische Tagesklinik: Bericht über ein Experiment. Freiburg im Breisgau: Lambertus.

Zwiebel, R. (1992). Der Schlaf des Analytikers. Stuttgart: Klett-Cotta.

Zwiebel, R. (2001). Das Konzept des Inneren Analytikers. Forum Supervision 9, 18, 65–82.

Zwiebel, R. (2003a). Die Position des Analytikers. In A. Gerlach, A.-M. Schlösser & A. Springer (Hrsg.), Psychoanalyse mit und ohne Couch (S. 36–59). Gießen: Psychosozial-Verlag.

Zwiebel, R. (2003b). Psychische Grenzen und die innere Arbeitsweise des Analytikers. Psyche – Z. psychoanal., 57, 1131–1157.

Zwiebel, R. (2003c). Höhenschwindel – Psychoanalytische Anmerkungen zu Trauma und Melancholie in Hitchcocks »Vertigo«. Psychoanalyse im Widerspruch, 30, 33–43.

Zwiebel, R. (2004). Der Analytiker als Anderer: Überlegungen zum Einfluß der Person des Analytikers in der analytischen Praxis. Psyche – Z. psychoanal., 58, 836–868.

Zwiebel, R. (2006). Zur Dynamik der »lebendigen Erinnerung« in der analytischen Situation. Psyche – Z. psychoanal., 59 (Beiheft), 78–90.

Zwiebel, R. (2007). Von der Angst, Analytiker zu sein. Das Durcharbeiten der phobischen Position. Stuttgart: Klett-Cotta.

Zwiebel, R. (2013a). Was macht einen guten Psychoanalytiker aus. Grundelemente professioneller Psychotherapie. Stuttgart: Klett-Cotta.

Zwiebel, R. (2013b). Die Farbe der lebendigen Wirklichkeit. In P. Laszig (Hrsg.), Blade Runner, Matrix und Avatare. Berlin: Springer.

Zwiebel, R. (2015). Über einige Ängste des Analytikers aus filmpsychoanalytischer Sicht. Psyche – Z. psychoanal., 69, 936–961.

Zwiebel, R. (2017). Vom Irrtum lernen: Behandlungsfehler und Verantwortung in der psychoanalytischen und psychotherapeutischen Praxis. Stuttgart: Klett-Cotta.

Zwiebel, R. (2019). Die Bearbeitung des Zukünftigen – Erwartungsaffekt und Traum. In E. Angehrn & J. Küchenhoff (Hrsg.), Erwartung. Zukunft zwischen Furcht und Hoffnung (S. 208–244). Weilerswist: Velbrück Wissenschaft.

Zwiebel, R. & Blothner, D. (Hrsg.) (2014): Melancholia. Göttingen: Vandenhoeck & Ruprecht.

Zwiebel, R. & Hamburger, A. (2016). Michael Hanekes »Das weiße Band«. Ein filmpsychoanalytischer Dialog. Psyche – Z. psychoanal., 70, 1159–1184.

Zwiebel, R. & Mahler-Bungers, A. (Hrsg.) (2007). Projektion und Wirklichkeit. Die unbewusste Botschaft des Films. Göttingen: Vandenhoeck & Ruprecht.

Zwiebel, R. & Weischede, G. (2015). Buddha und Freud – Präsenz und Einsicht. Über buddhistisches und psychoanalytisches Denken. Göttingen: Vandenhoeck & Ruprecht.

Zwiebel, R. & Weischede, G. (2017). Die Suche nach dem »Stillen Ort«. Göttingen: Vandenhoeck & Ruprecht.

Textnachweise

Ich danke den genannten Verlagen für die Genehmigung zum Abdruck in diesem Band.

Das Finden der eigenen Stimme
Am Beispiel des Films »Wie im Himmel« (2004) von Kay Pollak
Unveröffentlichte Arbeit

Über die psychische Arbeit des analytischen Paares
Verarbeiten – Durcharbeiten – Nacharbeiten
Erstmals auf dem IPA-Kongress 2007 in Berlin vorgetragen; überarbeitetes Kapitel aus G. Weischede und R. Zwiebel (2009), *Neurose und Erleuchtung.* Stuttgart: Klett-Cotta

Wer ist achtsam?
Gedanken zur Beziehung von Präsenz und (Selbst-)Bewusstheit
Erstmals veröffentlicht in R. Zwiebel (2011). In U. Anderssen-Reuster (Hrsg.), *Achtsamkeit in Psychotherapie und Psychosomatik*, 2. Auflage, Stuttgart: Schattauer

Zur professionellen Identität des Psychoanalytikers
Unveröffentlichter Vortrag (2012)

Die Farbe der lebendigen Wirklichkeit
Filmpsychoanalytische Anmerkungen zu »Pleasantville« (1998) von Gary Ross
Erstmals veröffentlicht in P. Laszig (Hrsg.) (2013),
Blade Runner, Matrix und Avatare, Berlin: Springer

Über Wandel und Vergänglichkeit
Einige buddhistische und psychoanalytische Aspekte
Stark überarbeitete Fassung von R. Zwiebel & G. Weischede (2014): *Bewusstseinswissenschaften 1.* Via Nova Verlag, Petersberg

Die eigene Stimme entdecken
Der kreative Prozess von Analytiker-Werden und Analytiker-Bleiben
Erstmals veröffentlicht in *Swiss Archives of Neurology and Psychiatry 2015; 166*(2), 51, 51–58

Annäherungen an den Buddhismus aus einer psychoanalytischen Perspektive
Ein persönlicher Bericht
Erstmals in der Online-Zeitschrift der DPV veröffentlicht (2017)

Out of balance
Das Ringen um einen »sicheren Ort« –
Filmpsychoanalytische Überlegungen zu »In Treatment« (2007–2010)
Erstmals veröffentlicht in S. Taubner & T. Stork (Hrsg.) (2017), *Von Games of Thrones bis The Walking Dead.* Berlin: Springer

Zur Bipolarität von Binden und Lösen
Latente Verbindungen zwischen Psychoanalyse und Buddhismus
Erstmals veröffentlicht in R. Zwiebel & G. Weischede (2017), *Wege zum Menschen.* Göttingen: Vandenhoeck & Ruprecht

Zur ethischen Dimension der Psychoanalyse
Aus R. Zwiebel (2017). *Vom Irrtum lernen. Behandlungsfehler und Verantwortung in der psychoanalytischen und psychotherapeutischen Praxis.* Stuttgart: Klett-Cotta

Anmerkungen zur ethischen Dimension
der psychoanalytischen Ausbildung
Unveröffentlichte Arbeit (2018)

Mit und ohne Couch
Zur klinischen und außerklinischen Bedeutung der Psychoanalyse
Unveröffentlichter Vortrag (2018)

Psychotherapie mit und ohne Psychoanalyse
Überlegungen zur Professionalität von Psychotherapie
Unveröffentlichter Vortrag (2018)

Über Angst und Schuldgefühl
in der psychoanalytischen Supervisionsbeziehung
Unveröffentlichter Vortrag (2018)

Zur Ambivalenz der Psychoanalyse gegenüber
Unveröffentlichter Vortrag (2018)

Der Film als ungeträumter Traum des Zuschauers
Eine psychoanalytische Perspektive
Erscheint in veränderter Fassung in M. Stiglegger und C. Wagner (Hrsg.). *Film/Bild/Emotion. Film und Kunstgeschichte im postkinematographischen Zeitalter.* Berlin: Gebr. Mann Verlag. In Vorbereitung.

Gerhard Schneider, Peter Bär (Hg.)

Michael Haneke

Im Dialog: Psychoanalyse und Filmtheorie Band 12

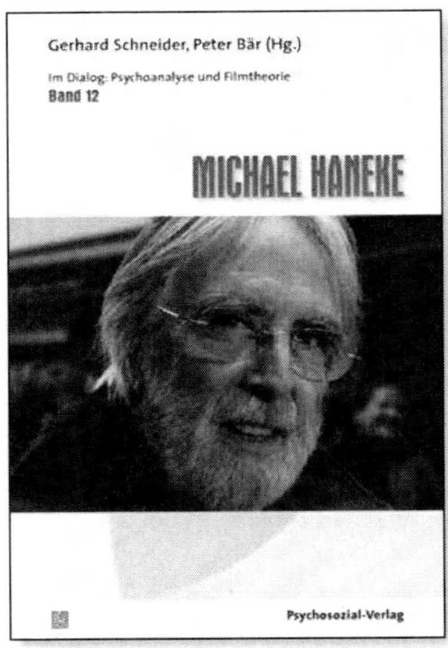

2015 · 190 Seiten · Broschur
ISBN 978-3-8379-2482-4

Der preisgekrönte österreichische Regisseur und Drehbuchautor Michael Haneke (geb. 1942) erlangte durch seine anspruchsvollen, sozialkritischen Filme weltweit Anerkennung. Seine Geschichten sind aus der Realität unserer Gesellschaft resultierende Alpträume, die einen Einblick in unsere soziokulturelle Conditio humana mit ihren apokalyptischen Gewalt- und Zerstörungsfantasien erlauben. Im Jahr 2001 gelang Haneke mit seinem siebten Kinofilm *Die Klavierspielerin* endgültig der internationale Durchbruch. *Das weiße Band* (2009) brachte ihm die Goldene Palme in Cannes und die erste Oscarnominierung ein. Schließlich gewann er mit dem kammerspielartigen Drama *Liebe* (2012) nicht nur erneut die Goldene Palme, sondern den Oscar für den besten fremdsprachigen Film.

Mit Beiträgen von Eva Berberich, Isolde Böhme, Andreas Hamburger, Susanne Kappesser, Katharina Leube-Sonnleitner, Gerhard Midding, Bert Rebhandl, Astrid Riehl-Emde, Gerhard Schneider, Dietrich Stern, Marcus Stiglegger, Edeltraud Tilch-Bauschke und Ralf Zwiebel

Julia Kristeva

Dieses unglaubliche Bedürfnis zu glauben

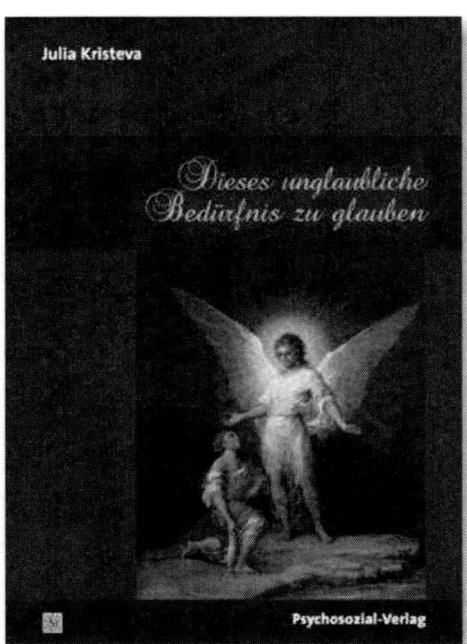

2015 · 166 Seiten · Broschur
ISBN 978-3-8379-2329-2

»Nur hier gewährt Julia Kristeva einen so umfassenden Einblick in ihre Ansichten zu Religion. Ein unverzichtbares Werk für ihre Schülerinnen und Schüler.«

Noelle McAfee, George Mason University

Für Julia Kristeva ist Religion nicht nur Illusion und Quelle für Neurosen. Vielmehr geht »das unglaubliche Bedürfnis zu glauben« jeglicher religiöser Konstruktion voraus: Menschen werden durch dieses Glaubensverlangen geprägt, das mit der Erwartung eines liebenden Dritten beginnt, sich im ersten Sprechen äußert und sich in der Identitätssuche der Jugendlichen fortsetzt, die für Kristeva gläubige Zweifler sind.

In Gesprächen und Essays analysiert Kristeva dieses Bedürfnis und veranschaulicht ihre Gedanken anhand von Texten des Heiligen Paulus, Aristoteles, Immanuel Kant, Friedrich Nietzsche, Hannah Arendt, Karol Wojtyla, Jürgen Habermas und Joseph Ratzinger. Dabei behandelt sie Themen wie die Vater- und Mutterfunktion, Autorität, Idealsucht der Jugend und Feminismus. Ihre Einsichten erhellen gegenwärtige religiöse Konflikte. Auch wenn wir nicht länger an Gott glauben, argumentiert Kristeva, müssen wir an einer kreativen Bestimmung der Menschheit festhalten, die wesentliche Quellen in der christlichen Anthropologie hat.

Rupert von Keller

Zen und Psychoanalyse

Zur therapeutischen Reichweite buddhistischer Meditation

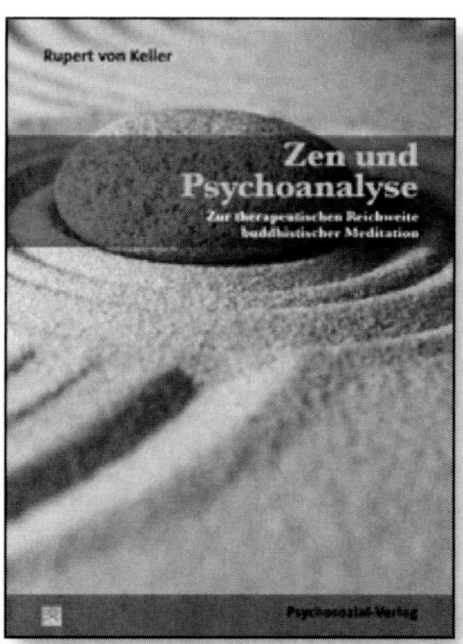

2013 · 220 Seiten · Broschur
ISBN 978-3-8379-2304-9

»Allen Lesern, die an dem Dialog von Zen-Buddhismus und Psychoanalyse und ihren jeweiligen Möglichkeiten, eine ›Kultur des gelungenen Lebens‹ zu erreichen, interessiert sind, kann dieses Buch sehr empfohlen werden.«

Wolfgang Mertens

Unzählige Ratgeber zu Zen und Meditation versprechen eine Verbesserung der Lebensqualität durch die Bewältigung von Stress und anderen psychischen Problemen. Im Zuge der Etablierung fernöstlicher Meditationsformen im westlichen Kulturraum stellt sich heute mehr denn je die Frage, ob die Praxis buddhistischer Meditation ein geeigneter Ersatz für eine analytische Psychotherapie sein kann.

In der vorliegenden Arbeit werden Zen und Psychoanalyse als östliche und westliche Wege zur Heilung von psychischem Leid gegenübergestellt und hinsichtlich der von ihnen angestrebten Wirkung voneinander abgegrenzt. Der Autor arbeitet zentrale Aspekte achtsamkeitsbasierter Meditation des Soto-Zen heraus und vergleicht deren Wirksamkeit mit jener psychoanalytischer Verfahren zur Behandlung von verschiedenen Störungsbildern. Auf der Basis der so gewonnenen Erkenntnisse werden spezifische Indikationsbereiche für Therapie und Meditation definiert und voneinander unterschieden.

Silvia Herb

Psychoanalytiker im Spielfilm

Mediale Darstellungen einer Profession

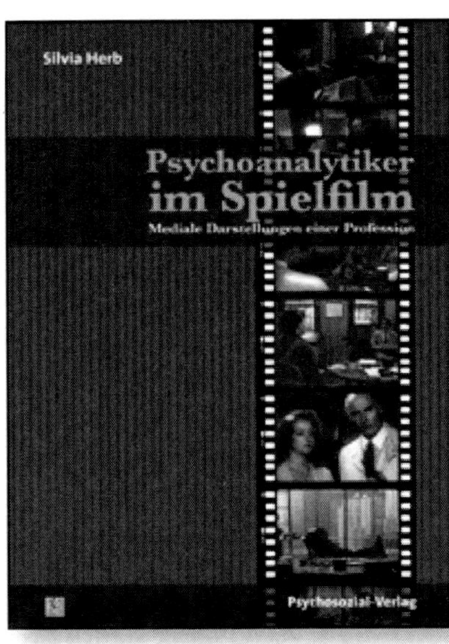

2012 · 346 Seiten · Broschur
ISBN 978-3-8379-2173-1

Seit Anbeginn der Filmgeschichte bevölkern Psychoanalytikerinnen und Psychoanalytiker die Leinwand.

Wie kann man dieses anhaltende Interesse erklären? Was fasziniert die Gesellschaft an diesem Beruf?

Populäre Medien thematisieren häufig Aspekte professioneller Rollen, die dem Publikum nachhaltiges Unbehagen bereiten. Das beharrliche Interesse an Psychoanalysedarstellungen im Film kann daher aus soziologischer Perspektive als anhaltendes Unbehagen der Gesellschaft gegenüber der Psychoanalyse interpretiert werden. Silvia Herb untersucht im vorliegenden Band eine Reihe bekannter Hollywoodfilme der letzten 30 Jahre – wie *Analyze This*, *Nuts* oder *What about Bob?* – und arbeitet das darin zum Ausdruck kommende Verhältnis zwischen Psychoanalyse und Gesellschaft detailliert heraus.